西方现代临床按摩系列

FUNCTIONAL ANATOMY
Musculoskeletal Anatomy, Kinesiology, and Palpation for Manual Therapists

功能解剖
肌与骨骼的解剖、功能及触诊

〔美〕克里斯蒂·凯尔　编著
汪华侨　郭开华　麦全安　主译

天津出版传媒集团

 天津科技翻译出版有限公司

著作权合同登记号：图字 02-2011-13

图书在版编目(CIP)数据

功能解剖：肌与骨骼的解剖、功能及触诊 / (美) 凯尔 (Cael,C.)
编著；汪华侨等译. —天津：天津科技翻译出版有限公司, 2013.1
（西方现代临床按摩系列）
书名原文：Functional anatomy:musculoskeletal anatomy,kinesiology,
and palpation for manual therapists
ISBN 978-7-5433-3182-2

Ⅰ.①功… Ⅱ.①凯…②汪… Ⅲ.①肌肉－人体解剖②骨骼
－人体解剖 Ⅳ.①R322.7

中国版本图书馆 CIP 数据核字(2012)第 317364 号

中文简体字版权属天津科技翻译出版有限公司。

出　　版：天津科技翻译出版有限公司
出 版 人：刘 庆
地　　址：天津市南开区白堤路 244 号
邮政编码：300192
电　　话：022-87894896
传　　真：022-87895650
网　　址：www.tsttpc.com
印　　刷：天津新华印务有限公司
发　　行：全国新华书店
版本记录：889×1194 mm　16 开本　29 印张　160 千字　配图 429 幅
　　　　　2013 年 1 月第 1 版　2013 年 1 月第 1 次印刷
　　　　　定价：198.00 元

（如发现印装问题，可与出版社调换）

译 者 名 单

主 译 汪华侨 郭开华 麦全安

译 者（以汉语拼音为序）
陈胜国 丁自海 董卫国 郭开华 郭培义
黄俊庭 蒋 威 孔 艳 孔令平 李东培
李 明 刘 述 罗 涛 麦全安 倪秀芹
彭映基 曲怀刚 汪华侨 吴海平 臧卫东
邹俊涛

审 稿 者

Kate Anagnostis, ATC, LMT, CKTP
Sports Massage Instructor
Downeast School of Massage
Waldoboro, ME

Amy Appel
Program Director
Massage Therapy Department
P.H.D. Academy
Eau Claire, WI

William Burke, BA
Instructor
Department of Health, Human and Protective Services
Madison Area Technical College
Madison, WI

Patricia Coe, DC
Massage Therapy Clinic Supervisor
Department of Massage
National University of Health Sciences
Lombard, IL

Kirsten Grimm, BS, MS, LMT
Owner/Director/Therapist
Snug Harbor Natural Health Spa
North Muskegon, MI

Josh Herman, ATC, LMBT
Massage Therapy Program Director
Miller-Motte College
Cary, NC

William Raich, NCTMB
Massage Chair
Massage Therapy Department
Rasmussen College
Brooklyn Park, MN

Rachel Miller, BA, LMT
Massage Therapist
Private Practice
Harpswell, ME

献给Alla

　　没有你的爱、支持、技巧、知识、参与、远见、坚定的信念和不可思议的力量，这项工作是不可能完成的。

我永远感激的人

中文版前言

随着经济的发展，人们对健康的要求越来越高。为了适应 21 世纪我国社会进步和医疗卫生事业发展的要求，近十多年来，各医学院校新开设了一些医学相关专业，其中以康复医学和保健医学的专科、本科教育发展迅速，现代康复和保健医学的新技术、新方法不断涌现，康复医学、保健医学已与预防医学、临床医学和基础医学共同组成全面医学。推拿、按摩、物理治疗、纤体疗法和专业健身的相关人员也加入到卫生保健行业，与此同时，新疾病的出现、科学和技术的发展，也是这个行业发展的动力。有些国家的医疗卫生保健行业已成为其最大工种。中国政府加强对医疗卫生保健和医疗器械的重视，并取得了实质性进展，卫生部启动了"健康中国 2020"战略规划，对提高人们的健康水平做出了重要承诺。而提高医疗卫生服务质量，专业人才的培养是关键。对康复、保健医学专业人员来说，功能解剖学是其学习的重要必修课程之一。但目前在功能解剖的学习中，缺少专门教材，主要沿用临床或其他专业的解剖学教材，其内容远远满足不了康复、保健专业的需求，而掌握人体的解剖与功能对他们采取正确的保健治疗行为非常重要。正如《功能解剖：肌与骨骼的解剖、功能及触诊》编写者在前言中所说的：对从事推拿按摩、纤体疗法、护理保健和康复治疗的初入行者与医学生来说，必须理解和掌握治疗时所涉及的人体复杂结构及其功能。结构是功能的基础，而功能是结构的表现。《功能解剖：肌与骨骼的解剖、功能及触诊》的出版就是为了帮助从事人体康复、保健治疗的专业人员懂得解剖结构是如何协作并产生运动功能的。为满足我国该方面专业人员和医学生的需求，天津科技翻译出版有限公司委托中山大学中山医学院解剖学系组织翻译了这本书。

通读原著后，我们觉得《功能解剖：肌与骨骼的解剖、功能及触诊》可谓图文并茂，内容翔实，读起来既通俗易懂，又不枯燥乏味，很有特色，是一本好的教学参考书。学习者不但能从中循序渐进地学到解剖学基本知识，还能从中较快地接触到解剖学知识在康复、保健医学专业中的应用；能够打开视窗，拓展视野，发现和思考新问题，给学习者以深刻的启迪；能够感受到人文教育，提高学习者的品味。

因此，本书既可作为医药院校康复、保健医学专业学生学习的教材，又可供医生、理疗师、职业治疗师、推拿按摩师、护理保健人士及其他卫生保健机构人员使用，还可供从事以人体为题材的美术艺术工作者和医学科普宣传工作者参考。

在翻译本书过程中，我们认真广泛地听取了从事康复、保健医学专业人员提出的许多建设性意见和建议。我们衷心感谢各位译者付出的辛勤劳动；感谢美国 Lippincott Williams & Wilkins 出版公司的授权，特别是天津科技翻译出版有限公司刘庆先生和刘子媛女士为该书的正式出版所做出的不懈努力，在此一并表示衷心感谢。

在该书的翻译过程中，名词术语以国家自然科学名词审定委员会 1991 年公布的《人体解剖学名词》为准，器官的变异与分型及数据以中国解剖学会主编的《中国人体质调查》为据，解剖学名词的外文均采用英文。原著中的有些专业名词与国内通用名词不符，有些概念也有区别，为保持原著特色并忠于原著，除明显不妥之处加以修正外，均照原文译出。

尽管该书的译者作了最大努力，力求做到准确无误，但囿于水平、人力和时间，译文中肯定会存在欠妥或疏漏甚至错误之处。我们恳请使用本书的读者发现后，不吝指教。

汪华侨

2012 年 12 月于广州

如今,越来越多的按摩、纤体疗法和专业健身人员成为健康护理的相关成员。这些专业人士往往与医师、理疗师、职业治疗师、按摩师、护理管理者、律师、保险公司及其他健康护理机构人员一起合作。在其采取相关的保健治疗行为之前,这些专业人士必须对肌和关节有清晰的认识,而不是仅限于简单的了解,这样才能使他们在治疗工作中彼此清晰地交流沟通,维护彼此的信誉,并获得相应的帮助用于治疗。随着"基于结果"的正当性治疗要求的形成,专业人士要彻底了解人体的运动。

《功能解剖:肌与骨骼的解剖、功能及触诊》的出版就是为了帮助从事人体运动和纤体疗法的人员了解人体的解剖学结构是如何协作并产生运动的。对从事按摩和纤体疗法的人员来说,加强对身体的复杂同步性理解是极其关键的。上述职业还要求治疗者要制定一个简明并行之有效的治疗计划。另外,为了使运动员的水平得到最佳发挥并避免其受伤,健身和专业体育工作者更要对复杂的运动模式进行分析,并使之成为常规。

除这些实际的益处外,对功能解剖的理解还能提高人们对人体运动知识的了解和对运动艺术的欣赏。有了对结构和功能关系的深入了解,我们就会明白人体犹如一个充满活力的、精巧的和可运动的奇妙物体。学习功能解剖有助于探索人体参与诸如走、跑、举及扔等运动时相关结构和彼此的解剖关系。通过对相关结构的检查、触摸和活动指导,我们能够对人体及其运动潜能产生一个完整、立体的三维图像。

一、本书的结构和内容

《功能解剖:肌与骨骼的解剖、功能及触诊》的内容编排是按照由深及表建立的解剖区域阐述的。这意味着首先要确认深层结构,然后由深层向浅层进行描述。这种编写方式能够帮助读者理解静态结构如骨、韧带、关节囊与肌的动态功能关系。同时,由浅入深呈现的肌有助于练习系统的触诊技能。另外,功能解剖也按照肌的功能,把功能相关的肌组成的肌群放在一起描述。例如,背阔肌和大圆肌在人体内的位置相互毗邻,有共同的附着处并且完成同样的功能。因此,在

第四章中一起阐述它们。

本书的前三章描述了人体是如何组合并且产生运动的。第一章讨论和阐述人体的基本结构和系统,人体层次结构,解剖学术语和运动;第二章对骨和关节进行深入探讨,包括它们的基本结构,不同的形状、功能、分类,以及不同类型骨和关节的位置;第三章深入研究骨骼肌,包括它们的功能、特性、纤维方向和分类,产生的不同类型收缩及如何调节。学完这几章后,对人体的基本结构和产生运动的方式将有一定的了解。同时,也将会运用专业术语来进行讨论。

其余六章中的每一章都会探讨人体的一个特定部位。这些章节按照统一的编排格式,同类信息会出现在每章相同的地方。这种编排有助于读者方便快捷地找到章节内的任一主题。

这六章中每章前半部的重要内容按顺序编排,包括:

- 学习目标
- 概述
- 表面解剖
- 骨性结构
- 骨性标志的触诊
- 肌的起止点
- 关节和韧带
- 浅层肌
- 深层肌
- 特殊结构(除骨、韧带和肌外)
- 关节所能做的运动
- 关节的被动和抵抗活动范围

各章的开篇之后,首先用1~2页的剖面图介绍局部相关的各肌。其中图片内容包括标识的肌起止点、纤维排列及方向;接下来图片的文字描述了肌的起止点、运动和神经支配;剖面图还包括肌的功能解剖描述,即其和其他肌的关系,除了运动外,在人体内的其他作用,以及与其相关的常见不平衡和功能障碍。最后,以简单、易懂的步骤解释怎样触摸和激起肌的抵抗。另外一张照片既显示了测试者和被测试者的恰当位置,也标示了相关骨性标记和肌特征。对每块肌描

述的简单与一致性保证了其在课堂上或实验室内容易使用,同样也有利于学习和快速查询。

紧接着肌的描述之后,会有一部分内容谈论人体局部的运动功能。包括协同肌和拮抗肌的关系,利用一幅被称为"日常行为中的运动"的图片及短评,来探讨日常生活和体育运动中涉及的结构与功能关系。

本书的每个章节均以一个简要总结、复习和学习活动来结束。学习活动中的有针对性的练习旨在动态地衔接所涵盖的各个解剖结构。

二、本书的特点

在读者的心智及其他感觉器官的参与下,《功能解剖:肌与骨骼的解剖、功能及触诊》使你能更深刻地理解人体结构和功能。借助本书的指导,能够利用动态的、色彩丰富的视觉和运动练习来提高触诊技巧,强化个人以及小组的学习过程。为了进一步理解结构关系和其运动的可能性,将由内到外探讨人体的每个局部结构。同时本书内容还包括简单、易懂的骨性标志的触诊指导和对各肌的起止点、功能及神经支配的简要介绍。

考虑到《功能解剖:肌与骨骼的解剖、功能及触诊》可能会遇到新词汇的挑战,为了利于获取和掌握这些新词汇,与本书相关的网站(thePoint.lww.com/cael)提供有肌名称的发音,可指导您听每一块肌名称的正确发音(有兴趣的读者结合此点可学习英语解剖学名词,具体登录方式可咨询出版社——译者注)。

介绍每一局部的章节内还列出了一张协同肌和拮抗肌的简表,且配以特定的人体运动照片,如屈或伸,并在表内列出参与相应运动的所有肌。同时,配有相反的运动来理解肌的稳定与平衡作用。

为了评估正常关节的功能,在每一局部的章节也讨论和阐述运动过程中的被动和抵抗性活动范围,有助于识别参与运动的特定结构。

如前所述,介绍人体每一局部时安排了"日常行为中的运动"的章节,对日常生活和体育运动中的特定动作进行辨认和阐释。这些运动的照片生动地演示了涉及该动作的相关肌群。在学习资源网站上还有相应的卡通模拟运动,以及对这些动作的进一步探讨。

学习练习活动"试一试"放在每章的结尾,这是一个简单的、实用的项目,它涉及一个或更多本章要求掌握的核心概念。同时列出简单、易懂的步骤和其他一些可能需要的特殊器材。例如,第一章中的"试一试"练习要求读者按卡片上描述的方式进行动作展示或指导搭档进行相应的运动。这一项目强化了多感官刺激,有助于对解剖学术语和概念的正确使用。

为了突出本书的特性,并在学生学习材料与教学资源间建立密切的联系,还可利用学习资源网站。尽管课本是孤立的,但当它与对应的学生学习资源网站 thePoint.lww.com/cael 一起使用时,可强化学习效果。资源网站的特点包括每一章节都有的日常行为中的运动及其相对应的动画,在诸如走、慢跑、站立和掷的运动中,利用动画对肌的功能给以连续的揭示。其他特点包括触诊的录像、自测题、肌的Stedman 音频词汇和有搜索功能的在线全文。除学生资源外,教师也可利用网站中的教学计划、幻灯片和Brownstone 测试程序。

三、本书的设计

《功能解剖:肌与骨骼的解剖、功能及触诊》的设计是为读者创造友好的、可预见和互动式的学习情境体验。例如在触摸练习时,本书的文本和编排方式有利于快速查询和在课堂活动时的最大实用性。特定的图标标示运动发生在哪些部位,而且什么时候有辅助结构参与。本书的这些特点有利于对各章学习目标的掌握。

四、结语

希望《功能解剖:肌与骨骼的解剖、功能及触诊》能够助您发现人体中新的和令人兴奋的事情。其目的是使读者强化个人和课堂学习经验,探索人体是如何工作的。期望您尽可能多地尝试这些运动练习,运用所提供的学习工具,带着疑惑和好奇的心理去开始你的学习旅程。

如对本书有任何评论和建议,请通过 Email:functionalbook@hotmail.com 联系。希望得到读者不断的激励和鞭策。愿与读者分享有关本书的极其宝贵的看法、反馈和体验。同时,祝大家学习愉快,谢谢。

克里斯蒂·凯尔

致 谢

《功能解剖：肌与骨骼的解剖、功能及触诊》的出版是一个需要精力、热情和许多耐心的过程。感谢所有相信我和参与这项工作的人，他们为本书付出了其广博的知识和专长，并且能容忍我在做其他事时对本书的分心。

首先，感谢 Lippincott Williams & Wilkins 出版公司的 Peter Darcy 给予的这个出版机会，John Goucher，谢谢你的前瞻性并给我体现价值的机会。非常感谢你的坚定立场和给予的愉快趣事。Linda Francis，你耐心和优雅地帮我穿梭于书中，很高兴在触诊视频中听到你镇定和欢乐的声音。Jennifer Ajello，你多次说服我，很荣幸得到你的支持，我无法表达我是多么地欣赏你的才华、奉献和创造性，很幸运有你的帮助。Rachelle Detweiler，非常聪明的女性，一直以来，你毫无怨言地做分配给你的任何事情，无论我要求你重做多少次，感激你不知疲倦的工作。身居幕后善于解决问题的 Jennifer Clements，你的贡献不会被忘记的。感谢默默无闻的英雄们，很荣幸由于你们的帮助，使得零碎的东西串联到一起并成就了本书，谢谢你们。

Laura Bonozzoli，因为你的挑战而让我保持了诚实，使我成为一个更好的作者和研究人员。因为你不屈不饶的决心要把这个项目做好，使我在许多方面有所成长。在翻阅早期的初稿时，我认识到本书离不开你一直以来的指导。摄影师 Bob Riedlinger，如此精美的图片很大程度上归功于你果敢的手、细心和温柔的处理方式，你和你拍摄的照片给我的工作带来了莫大的愉快。所有的艺术家们，你们超越了我的期待，在此对你们所有人表达我深深的感激。我要特别感谢艺术指导 Craig Durant 和艺术家 Rob Duckwall、Mike Demaray、Rob Derdirko 以及 Dragonfly 传媒集团的 Helen Wordham。你们的先见之明给予了本书创作灵感。

Alla Kammers，作为家人、朋友和邻居，你从始至终都投入到本书出版的各个方面。你是推拿治疗师、运动医学家、老师、善于倾听者和出资人，我非常幸运有你这么一个搭档。坐在我的对面你常问"你能听进这个么？"或者"那样行得通么？"等等，对我来说这是很好的礼物。你心甘情愿地解决问题，能得到你的论证、批评、支持和对每个平凡细节的考虑是我的福气，本书成功出版同样也有你的贡献。在我有新奇念头产生、灵动和需要记录时，Cameron Buhl, Suzanne Wright, Dusty Hughes 和 Eva Rasor, 感谢你们的来访与我共享。推拿室里自然的"拍照"对于使用本书时的视觉刺激方面是非常重要的。谢谢你们的心甘情愿。Anne Williams，你从一开始就是我的啦啦队长。你的信任和愿意听我的喜怒哀乐是难能可贵的。我同样非常感谢你对每一位作者的同情和建设性的批评。所有我的其他朋友和家人，在我不得不专注于本书编写时，谢谢你们的倾听和容忍。你们每一个人都在以某种方式支持着我，我也非常期望大家能聚在一起庆祝并回归常态。本书的出版是我们大家共同努力的结果。

我在华盛顿 Ashemead/Everest 大学的亲友，请记住这本书的完成同样属于你们。从一个缺乏经验的教师到如今的我，是你们培育了我的职业素养。你们是我最愿意合作，最有活力、创造力和相互支持的团队。我的学生没少给我的专业和个人发展产生影响。每一个班级和每一个学生对我的挑战促进了我的成长和学习能力的提高。同样我也无尽地感激从事于推拿按摩相关专业的家人。在 ABMP 的每一个人都包容我并给我创造一个环境，在那里我们每个人都能够发掘我们的才能和养成平衡的、有意义的生活。谢谢你们。

Tony Holgado, Eva Rasor, Regina Logan, Mary Senecal, Sarah Formica, Nadia Flusche, Nicole Aube, Donne House, Debbie Bates, Christ Woon, Birt-Simone Sutter, Marty Kneeland, Erin Murphy, Alla Kammer 和 Suzanne Wright, 谢谢你们所有人放弃如此多的时间来为这些照片和视频做模特，谢谢你们每一个人的耐心和热情。这是一段漫长的日子，对你们的贡献我无言以谢。我希望你们每个人和我一样对最终的结果感到开心并为此自豪。

最后，我还想衷心感谢所有的审稿人，他们给本书提出了深刻的见解和问责。你们的经验和知识指导了本书出版的整个过程，使我时刻想到我的读者。有多少次，我曾问自己是否处于正确的轨道或是否有人能够理解我尝试传达的信息时，你们富于思想的评论和建议多少次地提醒我，告诉我为什么要接手这个项目并重新点燃了我对它的热情。你们的热情使我能够坚持下来。感谢你们所有人。

目　录

第一章

人体概论

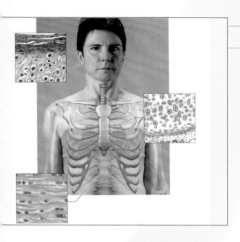

学习目标

学习本章后，你应该能够：
● 在图上标记出人体的部位和分区。
● 画出解剖学姿势，并解释它在理解人体运动中的重要性。
● 用恰当的方位术语描述人体解剖结构的位置特征。
● 掌握并能示范在 3 个平面上发生的运动及其所对应的运动轴。
● 辨认参与人体运动时的主要结构，而且掌握定位和扪及这些结构的技巧。
● 描述人体不同特殊结构的功能，如皮肤、血管、淋巴系统、神经、软骨和黏液囊。

本章纲要

假设一位患者因主诉"他的手臂不能动"就诊,那么现在你对所观察到的上述现象到底怎样描述?哪个关节损伤了?什么运动会受限?或者更专业一些,你会说"看一看他的网球肘"。幸运的是,为了准确地描述人体的部位及其产生的运动,人们建立了国际通用的解剖学交流系统。这些公认的专业语言,称为解剖学术语,它们的命名考虑到专家、学者和学生的共识和参照标准。我们将首先介绍这些专业术语。

人体运动需要多个结构的参与才能完成。骨和肌提供一个杠杆系统,这个系统的组成还包括韧带、肌腱、关节囊和筋膜。维持这个系统的还有一些特殊结构,用以提供营养、感受刺激和保护支持。第一章主要是阐述运动系统及其一些特殊结构。

第一节　解剖学交流术语

在交流有关人体知识时,用科学家、学者和医疗服务人员所约定的语言是非常重要的。

一、部位和分区

当同学向你描述一位患者的腿部有组织损伤时,可能你的同学实际指的是小腿,然而你可能想到损伤部位在大腿。为了避免这种混淆,解剖学者对人体各部位进行了准确的分区(图 1-1)。这是学习的第一步,并且是进行解剖学知识交流和学习的开始。

二、解剖学姿势

即使使用了这些部位的分区术语,如果对两部分结构的描述不是按同一个参照物,沟通和理解的错误还是会发生的,这样就引入了解剖学姿势。西方医学对解剖学姿势是这样描述的:身体直立且面朝前方,足尖向前,上肢自然下垂于躯干两侧,前臂伸展,手掌向前(图 1-1 A,B)。描述解剖结构的相关位置和人体不同部位的运动时均以此姿势为标准。绝大多数的解剖学教材和图谱也用这种姿势位置来描绘和描述人体的结构。

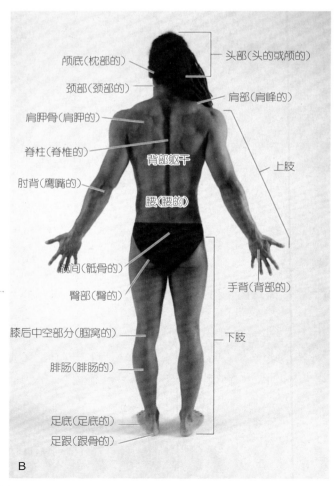

图 1-1　**解剖学姿势的身体分区**。(A)前面观。(B)后面观。

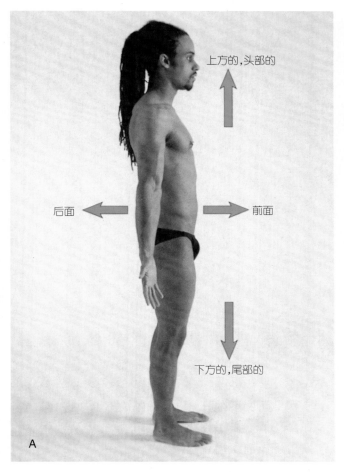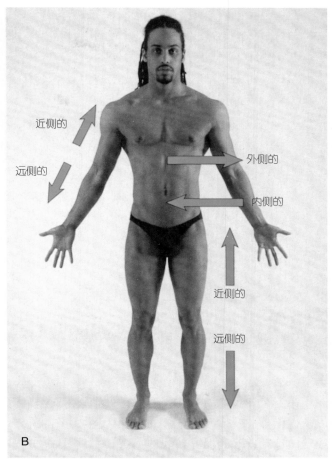

图 1-2　方位术语。(A)侧面观。(B)前面观。

三、方位术语

按照上述的解剖学姿势,可描述人体不同结构的相对位置关系(图 1-2)。例如:

- 胸部位于脊柱的前面。
- 手位于肘的远端;即手比肘离上肢的附着点更远,肘位于更近端。
- 头位于肩部的上方。
- 鼻位于耳的内侧;也就是说鼻比耳更靠近人体的正中线,耳位于更外侧。

方位术语在描述受伤部位时是很有用的,比如,"患者在髌骨左侧近侧端 2 英寸(1 英寸约 2.54cm)的部位有疼痛感"。当描述人体的位置时,它们也很有用,比如,"运动员完成动作时应该把手放于髋部的外侧。"

图 1-2 表示描述一个结构离身体表面远、近的相关术语。这些术语包括浅(距体表或器官表面近)和深(距体表或器官表面远)。例如,以颅骨作为参照物,头皮的位置表浅,而脑的位置较深。

四、运动平面

既然解剖学姿势和合适的方位术语已经确立,我们准备探讨有关人体运动的一些语言。人体以复杂的方式运动着,这使得它很难描述。为了有利于提高对人体运动的理解和交流,科学工作者已经分类并简化人体运动的术语,即通过分解复杂的人体运动,并进行连续性的描述和分析。

关节运动可发生在 3 个运动方向中的 1 个:由前至后的运动,左右两侧的运动,或旋转运动。为了精确地描述这些运动,假设人体位于 3 个大的虚构的平面中,在其中的一个平面中去理解运动是很有帮助的。

第一个平面把人体垂直地分为左、右两半,称为矢状面(图 1-3A)。前后方向的运动即平行于这个平面。走路时手臂和腿的前后摆动就发生在矢状面上。

第二个平面把人体分成前、后两半,这个面称为额状面(或冠状面)(图 1-3B)。在这个平面上关节可进行左右两侧的运动。当你做杰克跳(一种跳跃运动)时,上、下肢产生的运动就在额状面上。

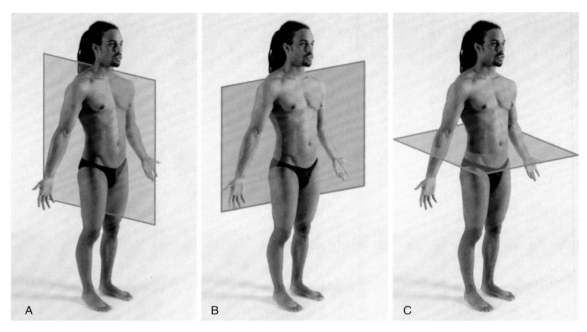

图1-3　身体的平面。（A）矢状面。（B）额（冠）状面。（C）横断（轴）面。

第三个平面把人体分为上、下两部分，称为横断（或轴）面（图1-3C）。在这个面上可发生关节的旋转或转向运动，如下肢的旋转或转头看肩膀。"横向或横切"这个词是"越过"的意思，所以身体的横向观有时被称为"横截面或横断面"。

五、轴

三种运动的每一种，不管是发生在矢状面上（前后），还是额状面（左右）和横断面上的（旋转），都必须围绕一个轴（旋转中心）才能发生。就像一个轮子围绕它的轴转动一样，这个轴是轮子围绕它旋转的枢纽。在三个平面上的每一种运动都有一个相对应的轴，而且这条轴线总是垂直（呈直角）于发生运动的平面。

理解这些虚构的轴线连同它们对应的平面，有助于理解和交流运动的产生过程。例如：

- 矢状平面上的前后运动是以额状轴为枢轴的（图1-4A）。也就是说，走路时摆动的手臂发生在矢状面，而运动轴通过双侧的肩部。另一个例子是弯腰，身体运动（前后）在矢状面上，并以通过骨盆的额状轴（与矢状面垂直）为枢轴。

- 额状平面上左右运动以矢状轴为枢轴（1-4B）。当在额状面上做杰克跳时，上、下肢的运动轴相应的发生于由前至后通过肩和髋关节的虚构线上。当头偏向一侧时也是这样的。偏头发生于额状面（左右）上，运动的轴为由前至后通过颈椎的矢状轴（与额状面垂直）。

- 最后，发生于横断面的旋转运动以纵轴为枢轴（图1-4C）。例如，转头看肩膀时的运动发生在横断面上，围绕的轴为由上至下贯穿脊柱的纵轴。简单地说，当转肩扔飞盘碟时，手臂围绕通过肩关节（与横断面垂直）的纵轴上做旋转运动。

六、关节的运动

发生于每个平面及其相对应轴的运动都有它们唯一的名称。在矢状面上围绕额状轴产生的运动有屈和伸（图1-5A）。在矢状面上，构成关节的骨相互靠近的运动为屈，骨之间夹角增大的运动为伸。

在额状面上围绕矢状轴线的运动称为外展和内收（图1-5B）。肢体（手臂、腿）或肢体的一部分（手、手指等）做远离身体的中心或中线的运动为外展。肢体或肢体的一部分向人体的正中线运动时称为内收。当

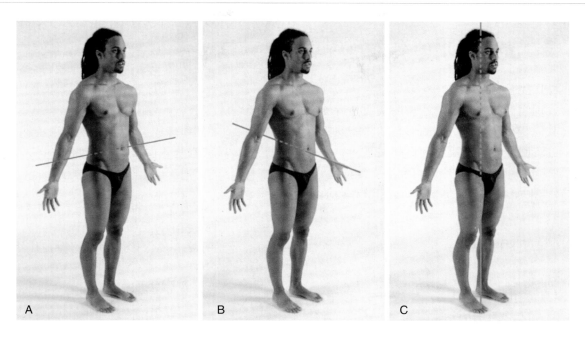

图1-4 **运动发生时的轴线**。(A)矢状面的运动以额状轴线为枢轴。(B)额状面的运动以矢状轴线为枢轴。(C)横断面上的运动以纵轴线为枢轴。

然,在描述人体的相对位置或运动时,是以解剖学姿势为标准的。因此,手的外展为腕弯向大拇指的运动,而内收为腕弯向小拇指的运动。

最后,发生于水平面上围绕纵轴的运动称为旋转(图1-5C)。躯干的旋转运动被分为右转和左转,而同样的运动在四肢被命名为旋内和旋外。旋内朝向身体中线,而旋外是偏离身体中线的旋转运动。这些相同的运作也被称为外旋和内旋。

在人体的几个部位有些特殊的动作,包括肩胛骨、肩部、前臂、腕、髋、踝和足。这些部位的各种特殊运动将会在有关章节进行适当的讨论。

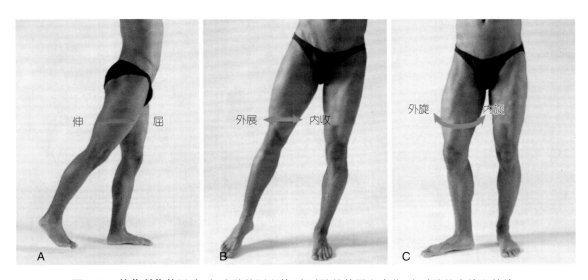

图1-5 **关节所作的运动**。(A)髋的屈和伸。(B)髋的外展和内收。(C)髋的内旋和外旋。

第二节　人体的结构

解剖学研究的是生物体结构。当探索人体结构的时候，就会发现它们有与生理功能相适应的独特的大小、形状和其他特征。人体结构的形态和功能的相互一致有助于运动的产生，有关它们之间关系的研究称为运动学。通过本书的学习，读者可利用文字描述、图片和活体触摸来加深对人体解剖学、生理学和运动学更深层次的理解。

一、人体的组织类型

组织是具有相似结构和功能的细胞集合。整个人体由 4 种基本组织类型组成：称为上皮组织的一种覆盖组织、有支持作用的结缔组织、肌组织和神经组织（图 1-6）。

1. 上皮组织

上皮组织覆盖于人体的内、外表面，并可在皮肤的外层找到，还衬于体腔并存在于腺体内。上皮组织具有保护、吸收、过滤和分泌作用。虽然上皮组织有时与有害的外部环境相接触而死亡，但它有自我再生功能，能替代或修复死亡和受损的细胞。

按功能可把上皮组织分为 3 类：

- 被覆上皮含有片状细胞层，位于人体的内部或外部的表面。它作为机械屏障发挥保护作用，比如皮肤，或者分泌一种保护性物质起保护作用，比如尿道内膜。
- 腺上皮内含有分泌细胞，它存在于两种类型的腺体：外分泌腺，包括汗腺、唾液腺和泪腺，它们通过导管分泌到上皮表面；内分泌腺，如垂体、甲状腺和肾上腺等，则没有导管，分泌激素进入血。

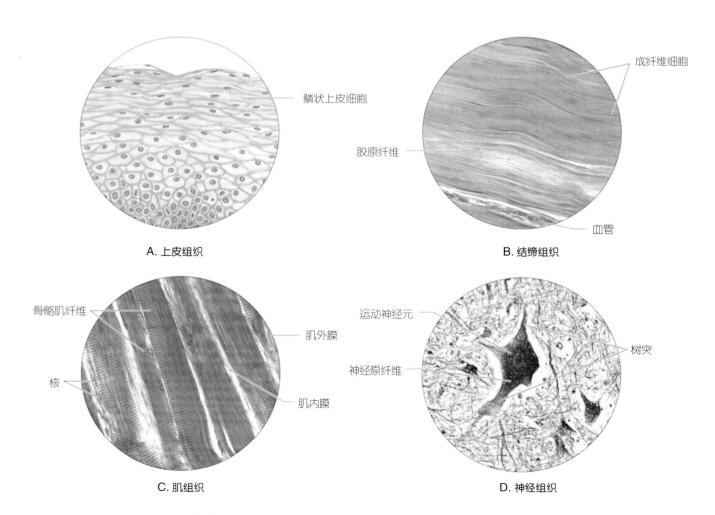

图 1-6　机体的 4 种组织。（A）上皮组织。（B）结缔组织。（C）肌组织。（D）神经组织。

• 感觉上皮包括能够接收和传递特定刺激的专门细胞。这些细胞在听、视、嗅和味等特殊感觉的功能上发挥着关键的作用。

2. 结缔组织

在4种组织中，结缔组织的分布是最为广泛的，几乎存在于参与人体运动的所有结构中。主要的运动结构，如骨、肌腱、韧带和筋膜都被认为是结缔组织，还包括一些支持组织，如软骨、脂肪，甚至血液都认为是结缔组织。

（1）结缔组织的成分

结缔组织由分散在细胞外基质中许多单个细胞组成（图1-7）。细胞外基质由悬浮流体样基质中的不同纤维组成。这种流体包含水、糖胺聚糖、蛋白聚糖和糖蛋白。因组成成分、张力和温度的不同，基质以它们独特的化学特性，既能以水样态（溶胶）存在，又能以固态（凝胶）形式存在。术语"触变性"指的是基质在运动和组织温度增加时相变成为液态的能力。

基质中有3种悬浮的纤维：

• 胶原纤维像绳子一样，许多长、直的蛋白带拧在一起。这些纤维赋予结缔组织拉伸强度和弹性，在需要强抗阻力的组织中含量更多，如韧带和肌腱。
• 网状纤维是由许多能够抵抗多方向张力的细小蛋白交织成的网状结构。它们网络其他支持结构，如血管和神经，使器官成一整体。
• 弹性纤维含有呈分支和波浪形的弹力蛋白。它们的存在使结缔组织具有弹性，使它在被拉伸后能够恢复到原来的形状。

细胞外基质中分布着特有的细胞。这些细胞随结缔组织的位置和功能而不同，但典型的是这些结缔组织内都含有成纤维细胞，其产生和分泌的蛋白组成了细胞外基质中的纤维。特殊类型的结缔组织都有其特定的成纤维细胞名称，比如，在骨中的成纤维细胞称为成骨细胞，而在软骨中它被称为成软骨细胞。结缔组织中分布的其他特有的细胞还有免疫细胞，如巨噬细胞，它们对损伤和感染起反应，而脂肪细胞内的油类成分占据了其大部分结构。

（2）结缔组织的类型

结缔组织内的特殊纤维蛋白及其特有的细胞和基质一起，构成了一个高度变异性、动态的结构。也就是说，结缔组织可通过它构成部分的量和比例不同而改变其表象和功能。

• 疏松结缔组织含有较多的基质和少量纤维，包括脂肪组织和浅筋膜。浅筋膜是位于皮下的一种疏松结缔组织。
• 致密结缔组织更厚、更强，与疏松结缔组织相比，其胶原纤维更多而基质更少。肌腱、韧带、关节囊和包

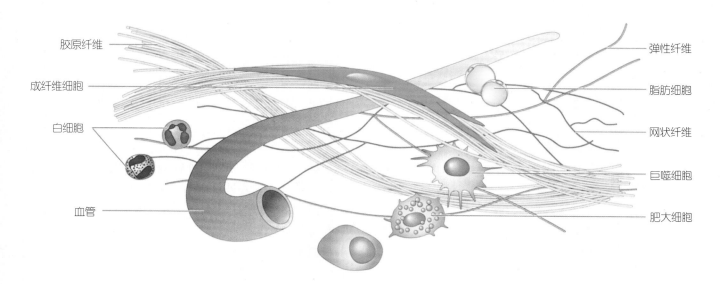

图1-7 结缔组织的细胞和纤维。 基质内不同的细胞使得结缔组织能够支撑其他组织，运输营养物质和代谢终产物，抵御侵入物，以及储存能量。胶原纤维、网状纤维和弹性纤维赋予结缔组织牵张力、柔韧性和弹性。

绕骨的骨膜都是致密结缔组织。

- 液态结缔组织因为出现呈水样的胞浆，作为细胞外基质的胞浆含有90%的水。血液和淋巴即是液态结缔组织的例子。

- 支持结缔组织由于钙盐在基质的沉积而强硬，如软骨和骨。

因为结缔组织遍布于全身，其具有多种功能是不足为奇的。然而，它的主要功能通常认为是支持作用。结缔组织在人体内构成一个连续的网状系统，结合、支撑和加强其他组织。同样，结缔组织也在人体内运输营养和代谢物，容纳抵御有害侵入物的免疫细胞。最后，结缔组织还以脂肪细胞的形式储存能量。

3. 肌组织

肌组织是由收缩蛋白或肌原纤维构成的肌细胞网状系统。肌原纤维可被神经系统刺激而收缩或缩短，产生运动。肌原纤维缩短而产生的力传递到周围的肌筋膜。这个力就是驱动人体内、外运动的源泉。第三章将深入探讨肌组织的特性和类型。

4. 神经组织

神经组织是由神经元和支持细胞构成的一个复杂网络系统。它对刺激有反应并产生电冲动。电冲动从一个神经元传递到另一个神经元或在神经元和其他细胞（如肌细胞）之间传递。这些冲动沟通神经系统和其他组织，使神经系统能监控和调节机体的内、外环境。神经组织及其在运动中的作用将在"特殊结构"和后面的第三章作进一步探讨。

第三节　参与人体运动的结构

在这一节我们将探讨人体运动的主要组织，包括骨、韧带、肌、肌腱和筋膜。了解每种组织的结构、功能、位置和质地是很重要的。其次介绍重要的支持结构，包括皮肤、血管、淋巴管和淋巴结、神经、软骨和黏液囊。理疗师更要意识到这些结构的重要性，更清楚地理解人体是怎样工作的，在触诊和按摩组织的过程中避免损伤这些结构。

将在本章讨论每一个参与运动的人体结构，并对各结构的触诊给以指导。通过这种方式，借助触诊而

框1-1　　触诊技巧

下面的基本指南将帮你通过触诊学会有意识地探索解剖学：

- **想象你将感觉什么样的东西。**当你用手探查或寻找时，有助于对扪及的结构产生一幅画面或模型。

- **慢慢地进行并且要有耐心。**让你的大脑记录用手感觉到的是什么东西。

- **呼吸并放松。**通过深而平静的呼吸，有意识地放松手和指。

- **闭上眼睛。**移开视线以加强其他感观的能力，包括触摸。

- **有怀疑时，尽量少做。**不要压挤你所扪及的结构；相反，要让它们在你等待的手上自我形成。扪及不应该有疼痛感。

- **允许变化。**应预料到人与人之间的差异，因为每个人有不对称性和解剖学上的独特性。

- **保持好奇心。**可能会发现结构与你想象的不同。这是因为解剖学受遗传变异、习惯活动和损伤的影响。

- **实践。**触诊是一种需要通过不断重复而形成的技能。初学者不要期待完美，尽管尝试。

学会分辨不同类型的组织。触诊的大体技巧在框1-1中列出。

一、骨

首先讲骨，因为它是运动的基本结构。骨为人体运动提供复杂的体系结构，而且是肌和肌腱牵引产生运动的杠杆系统。同样也很容易扪及，并为寻找肌、肌腱和韧带提供关键的骨性标志。

骨也称为骨组织，是一种由胶原纤维和矿物质所组成的支持结缔组织，这种胶原纤维和矿物质形成人体的骨骼。这种组织的结构像是在显微镜水平上的树的年轮（图1-8）。每个骨的表面由一层致密结缔组织所覆盖，即骨膜。

骨有许多功能，如为支持和允许人体活动提供骨架；保护脆弱的结构，如脑、脊髓和内脏器官；储存矿物质，如磷酸盐和钙；而且是造血（血细胞形成）的场所。

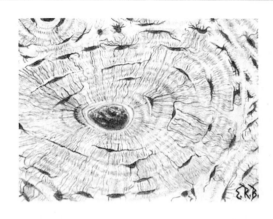

图 1-8 骨的显微镜下观。骨组织是一种与树的年轮类似的、矿物化的支持结缔组织。

1. 骨的形状

骨的形状和大小取决于个人的年龄、性别和活动,以及骨在人体内的作用(图 1-9)。

- 长骨:中间有明显的骨干和不平的两端。如肱骨(手臂骨)和股骨(大腿骨)。

- 短骨:较小或常呈立方形,能做滑行运动,如腕部的腕骨和踝部的跗骨。

- 扁骨:一些骨扁平而稍薄,如胸骨或髂骨(参与盆骨构成)。

- 不规则骨:非常独特,包括颅面骨和构成脊椎的椎骨。

- 最后,是一种被称为籽骨的特殊骨,它被肌腱包裹并利于横跨它的肌提高杠杆作用和强度。髌骨(或称为膝盖骨)就是一种籽骨。

施加于骨上的力可影响它们的形状。重力和压缩决定了骨的密度,而肌腱的牵张力形成了骨的隆起和嵴。熟悉这些局部形状特征有助于理解骨的功能,掌握它们在体内是怎样相互作用的。骨的类型和功能将在第二章详细讲述。

2. 骨的触诊

骨因为坚硬和稳定的形状而易扪及,接下来我们学习触诊表浅的骨。另外,在定位保持骨间连结以及

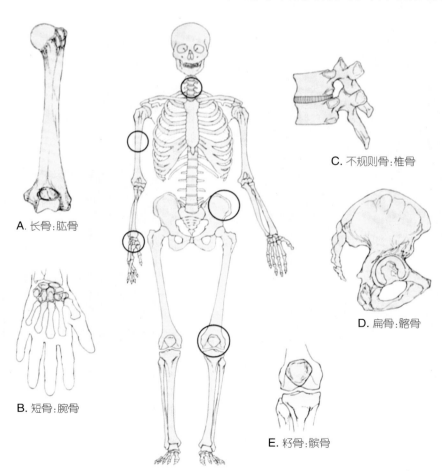

A. 长骨:肱骨

B. 短骨:腕骨

C. 不规则骨:椎骨

D. 扁骨:髂骨

E. 籽骨:髌骨

图 1-9 **骨的形状**。骨有多种形状和大小,这取决于个人的年龄、性别和活动,以及骨在机体内的功能。(A)长骨。(B)短骨。(C)不规则骨。(D)扁骨。(E)籽骨。

骨与肌连结的韧带和肌腱之前,成功地进行骨的触诊也是必要的。触诊骨的具体步骤如下:

(1)向前举起手臂,屈肘。

(2)用指腹和(或)手掌做衬垫,找出你肘部的尖端(尺骨的鹰嘴)(图1-10)。

(3)屈伸肘并保持触摸状态,触到的骨形状不变。

(4)保持同样的姿势并向肘的两侧移动手指和拇指,可发现肘的两侧各有一个坚硬的隆起(即肱骨的内、外上髁)。

(5)用手指和拇指轻轻抓住这些隆起,并屈伸肘部。肱骨上髁的形状不变。

(6)轻轻摩挲这些结构的边缘特征。观察随尺骨的鹰嘴向远侧的手部能扪及多远,随肱骨上髁能向肩部触诊多远。

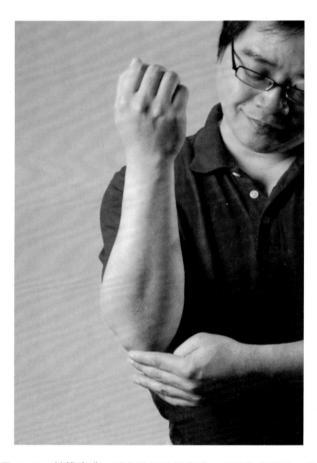

图1-10　**触摸鹰嘴**。肘突是尺骨的鹰嘴,尺骨为前臂的一块骨。肘关节运动不会改变鹰嘴的形状。

(7)在身体的不同部位做这个练习。锁骨、髌骨和踝便是很好的练习部位。

(8)在不同的人身上做同样的练习。比较自己和其他人有何不同。有哪些特征是相似的?又有哪些不同?

二、韧带

韧带是由致密结缔组织构成的纤维结构,使骨相互连结在一起。韧带限制关节运动并维持关节的稳定性。从收缩和牵拉能力上看,肌和肌腱被视为动力稳定器,借此产生运动;而韧带被认为是静力稳定器,因为它们只抵抗拉伸而不收缩。

1. 韧带的结构

韧带是由抵抗多方向应力的胶原纤维构成的一个复杂网络结构(图1-11)。与由方向一致的纤维构成的平滑肌腱相比,这种组织的复杂结构使韧带具有软骨般的感觉。

韧带出现在骨的末端有助于关节的构成。有时韧带的网状结构会包绕整个关节,形成关节囊。第二章将更深入地探讨关节囊的结构和功能。

另一个与韧带相关的结构是骨间膜。它是由致密结缔组织构成的比韧带薄的、连结长骨骨干的宽阔膜状结构。在前臂和小腿处可扪及骨间膜,而体内的骨间膜因位置太深而不易扪及。

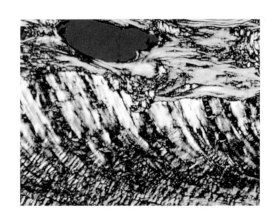

图1-11　**韧带的显微镜下观**。韧带把机体的骨连结起来,提供静态的稳定性并阻止不需要的运动。不同角度的胶原纤维使韧带能维持多个方向的稳定,并且当触摸时有软骨般的感觉。

2. 韧带的触诊

因为韧带和肌腱在体内常伴随在一起，因而很难区别开来。寻找韧带的一种策略是扪及相邻两骨的末端，然后寻找它们之间的纤维连结。运动也有助于区分这两种组织。当肌收缩时肌腱会改变形状并变得坚硬，而韧带没有明显变化。

（1）练习触诊韧带，以足为例。脱去鞋和袜，把两腿交叉并把足放在另一侧的膝盖上。

（2）用拇指扪及内踝（小腿内侧靠近踝的隆起）（图1-12）。

（3）移动拇指至内踝的下缘，然后再轻轻向前。

（4）当拇指向下压时让足做旋转运动，找出踝和足骨之间的间隙。注意扪及的骨间隙，三角韧带浅而易扪及。

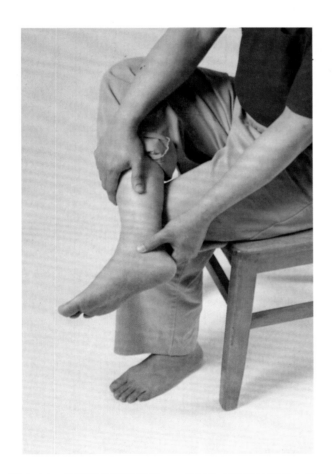

图1-12　触摸踝关节的韧带。一只足放在对侧的膝盖上并触摸踝底部的边缘。三角韧带像软骨样，连结胫骨和足内侧的跟骨、舟骨和足内侧面的距骨。

（5）除三角韧带外，还有几种韧带稳定踝关节。练习扪及位于踝和足周围的骨、韧带和肌腱，并比较它们的异同。

（6）与不同的人交叉练习这个操作，并作比较。

三、肌

肌是4种主要人体组织之一。尽管本身并不是结缔组织，但通过牵拉由结缔组织构成的肌腱而产生运动，并借助于肌腱止于骨外膜。肌的特点和功能将在第三章进一步讨论。

1. 肌的类型

人体的肌有3种类型：

- 平滑肌存在于中空器官、脉管和呼吸道的管壁内，在消化、泌尿、生殖、循环和呼吸系统中起作用。由于平滑肌不受意识支配，而被认为是非自主性的。
- 心肌构成心脏的壁。心肌产生的动力对血液在人体内循环是必要的。该类型的肌同样也是非自主性的。
- 骨骼肌和骨相连并在关节处产生运动。这种类型的肌是自主性的，即受意识支配。三种肌当中，骨骼肌与人体运动的关系最为密切。

骨骼肌的几个特点有助于与其他的组织区分开来，如与骨的区分。首先，骨骼肌由不同的平行纤维束构成，与平滑的骨和肌腱相比，扪及骨骼肌时有起伏感（图1-13）。这些"起伏"有独特的排列，即骨骼肌的

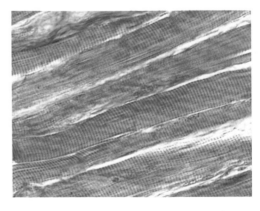

图1-13　骨骼肌纤维。扪及的骨骼肌平行纤维束有助于区分其他结构，如骨、肌腱和韧带。

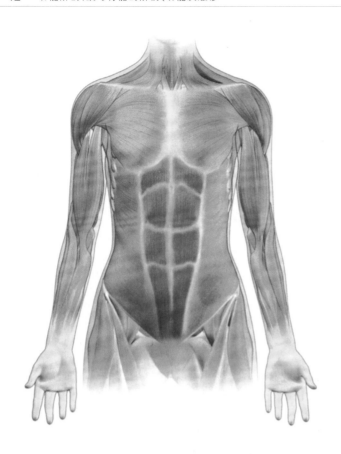

图 1-14   纤维走行。骨骼肌有不同的纤维方向和排列，反映了它们的功能。知道肌纤维走行有助于触摸确认是哪块肌。

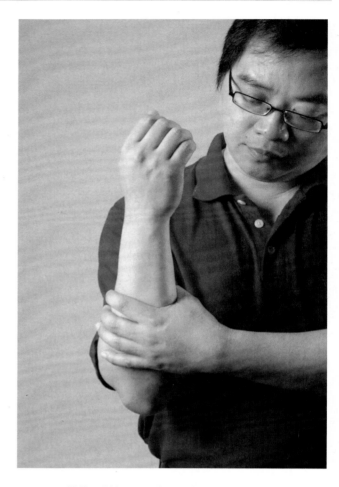

图 1-15   触摸肌组织。用对侧的手握住前臂的肌。在收缩和拉伸之间转换时，肌会改变形状。

纤维走向。当扪及肌时，知道肌的纤维走向利于确定它的位置，并与周围的其他肌区别开来（图1-14）。肌组织的这种特性和肌的功能将会在第三章进一步探讨。

人体运动时骨骼肌会改变形状。一块肌伸展时，其纤维变长且更紧，就像一条紧绷的绳子。相反，当一块肌收缩时，其中央变厚且整块肌变硬。完全放松手臂，然后手再握紧成拳头，可观察到肌的形态随运动变化的状态。

2. 肌的触诊

对于初学者来说，深部的肌很难扪及。所以先从一些浅层的肌开始探索如何进行肌触诊。

（1）用手抓住对侧的前臂，刚远离肘部。放松前臂，可感觉到柔软的肌（图1-15）。

（2）慢慢屈伸腕部。来回运动腕时注意手掌处接触的肌是怎样改变的。

（3）注意哪个动作使肌拉伸和绷紧，而哪块肌又是收缩和变厚的。

（4）用手握住前臂的不同部位并继续这个练习。有没有哪个部位的运动更频繁？想象一下握住的肌像什么样？与骨相比，扪及肌的感觉有何不同？

（5）在身体的不同部位试试这个练习。肩和膝是很好的练习部位。为了更清晰地观察和触诊肌，可不断地拉伸和收缩肌。

（6）尝试在不同的人身上做同样的练习，并比较你的发现。

四、肌腱

包绕肌的致密结缔组织汇聚形成了肌腱（图1-16），借此使肌与骨连结。肌腱富含胶原纤维，也是结缔组织的基本成分。在传递肌产生的力量并运动关节时，胶原纤维赋予了肌腱强度和弹性。

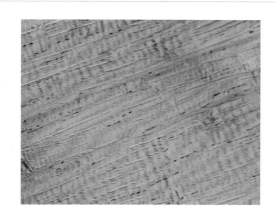

图1-16 肌腱的显微镜下观。包绕肌纤维束的结缔组织汇聚成肌腱,连结于肌肉和骨之间。当肌变得更平滑和坚硬时,能感觉到肌和肌腱间的节点。

1. 肌腱的形状

像骨和肌一样,肌腱的形态和大小取决于其功能和位置。如腰背部的肌腱宽、扁,而前臂和腕部的肌腱呈长索样。

当有力施加于骨时,肌拉动相应的肌腱使其绷紧,这时肌腱给人一种坚硬的感觉;而当肌松弛时肌腱较柔软。这种特性可帮助我们区分肌腱与骨和韧带。另外,肌腱也比肌致密和光滑。

2. 肌腱的触诊

扪及肌腱时,先找到肌,然后沿肌纤维追踪到肌在骨的附着处之前的更平滑部位,即为肌腱。这种平滑组织的过渡区域就是包裹肌的结缔组织汇聚至肌腱的延续。

(1)为了探究肌腱的扪及,应利用容易进行肌定位和观察运动的部位:拇指扪及对侧腕的内侧(图1-17)。

(2)轻轻拨动拇指,感觉皮肤下的肌腱。

(3)拇指扪及位置不动,在握拳和松开时,感觉肌腱移动和改变位置了吗?怎样改变的?

(4)摆动手指并保持拇指位置不变,感觉肌腱运动并改变位置了吗,怎样改变的?

(5)沿肌腱拇指向肘部扪及,能感觉到肌腱至肌的过渡吗?

(6)沿肌腱向手扪及。能感觉到哪些肌腱与骨附着?沿手背的肌腱扪及时更容易体验。

(7)在身体的不同部位重复这个过程。髌骨(膝盖)附近和足背是很好的练习部位。

(8)在不同的人身上试试这个练习并比较你的发现。

五、筋膜

筋膜是覆盖人体结构的疏松或致密结缔组织的薄膜样结构,保护并连结由其形成的功能结构单元。不同的筋膜包绕着骨、肌和关节。筋膜也分隔皮肤、肌层、体腔。另外,它形成血管神经鞘,使神经和血管固定在它们调节或给养的组织周围。同样,筋膜也形成或增厚韧带和关节囊。总之,筋膜使人体各结构相互连结在一起。

1. 筋膜的结构

筋膜有多种形式,而且分层。不同方向胶原纤维构成的多层次筋膜赋予了其独特的外观和不同的手感触觉(图1-18)。

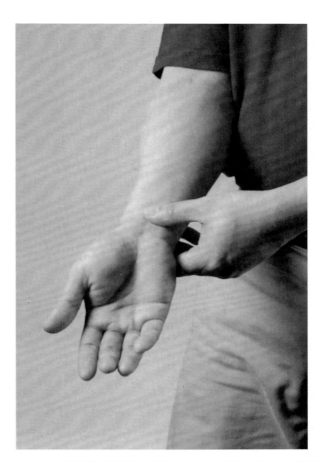

图1-17 手腕肌腱的触摸。拇指扪及对侧腕的内侧,手和腕的关节运动会改变其深面肌腱的张力。

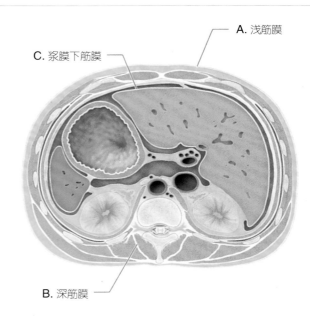

A. 浅筋膜

C. 浆膜下筋膜

B. 深筋膜

图1-18　筋膜的显微结构。胶原纤维按照张力和压力线交织在筋膜中。由结缔组织构成的重叠片可抵抗张力并束缚和分离组织,保持组织的柔韧性。

图1-19　筋膜层。不同的筋膜层分隔组织和机体结构。(A)浅筋膜(也称皮下组织)位于皮肤的下面。(B)深筋膜分隔单个肌和肌群。(C)浆膜下筋膜分隔器官和体腔(如腹腔)。

2. 筋膜的分层

如图1-19所示,有3种不同的筋膜层:

- 浅筋膜直接位于皮肤下面,也称作皮下组织。它储存脂肪和水,并且为神经和血管的穿行提供通道。浅筋膜由疏松结缔组织构成。
- 深筋膜包绕肌并深入内部形成一个卷曲的网状系统。它利于肌运动,提供肌附着点,对肌层起缓冲作用,并包裹神经和血管。这种筋膜层由致密结缔组织构成。
- 浆膜下筋膜分隔深筋膜和衬于人体胸腔和腹腔的膜。这些筋膜层间的疏松结缔组织允许内脏器官在一定范围内移动。与深筋膜一样,浆膜下筋膜也是致密结缔组织。

3. 筋膜的触诊

筋膜把不同的结构连结在一起,有别于其他机体组织。筋膜网状结构的复杂性可从对朗格线(皮纹线)的观察中看出,正常、固定不变的皮肤皱褶反映了皮下胶原纤维的排列(图1-20)。由于筋膜的位置

和组织的健康状态不同,筋膜在扪及时可似波浪感、致密或光滑。

自然状态下,像所有结缔组织一样,筋膜可呈固态或流体样。筋膜采取哪种形式存在,取决于温度、压力和施加于该组织的张力。而且筋膜以多层形式出现并且几乎存在于人体各处,因此扪及筋膜比扪及参与人体运动的其他组织更困难。让我们来尝试扪及肘和前臂的筋膜。

(1)稍屈一只手臂并用另一只手的拇指和手指在肘突起的部位抓起疏松的皮肤(图1-21)。

(2)牢牢地抓住,试试是否能转动手指间的软组织。这就是浅筋膜。

(3)抓住指间的软组织不动,并屈伸肘部。感觉拉紧和松弛的转换。

(4)在前臂的不同地方做同样地抓捏。找到皮肤标记,比如雀斑、痣或瘢痕,或在某个部位用笔做标记。眼盯着标记物,观察是否能够通过牵拉手臂不同部位的软组织来使标记物移动。

(5)在身体的不同部位,如髌骨(膝盖)附近或腹部(腹)做这个练习。比较不同位置软组织的"运动"。观察运动幅度是否改变了扪及的区域。

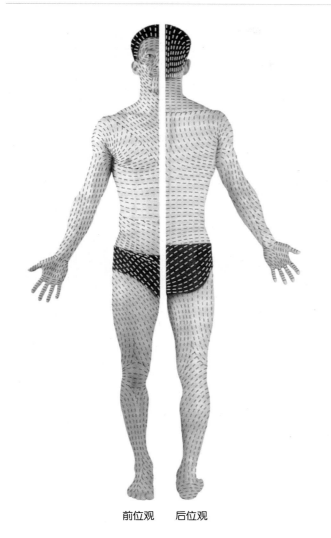

前位观　后位观

图 1-20　朗格线。这些正常的固定皮肤皱褶反映了皮下胶原纤维的排列。

（6）在不同的人身上做这个练习。比较不同部位和不同人的"运动"及扪及范围。

第四节　特殊结构

当我们探讨参与人体运动的结构时,必须意识到存在于人体内的辅助结构。骨、肌、肌腱、韧带和筋膜是组成机械运动的主要结构,但是其他人体系统和结构则对运动给予保护、营养、调节和支持。这些特殊结构包括皮肤、血管、淋巴管和淋巴结、神经、软骨和黏液囊,每一个结构都参与了健全和有效的运动。

一、皮肤

作为一个连续的结构,皮肤覆盖了整个人体。它抵御外界的入侵和放射性损伤,帮助调节内部温度,

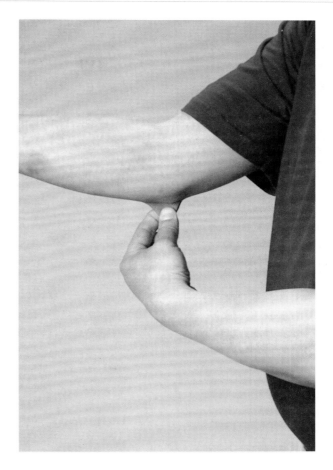

图 1-21　触摸肘部的筋膜。用拇指和示指,捏起肘部鹰嘴突周围疏松的皮肤,让它在手指间挤动,并朝不同的方向轻轻地拉,观察筋膜是怎样随之移动的。

并排泄一些代谢终产物。通过分布于皮肤的复杂感受器系统,我们能更好地适应外界环境。

1. 皮肤的结构

皮肤由三层组织构成(图 1-22):表皮、真皮和皮下组织。

- 覆盖的表皮是上皮组织,是上文所述人体四种主要组织类型之一。它由一些细胞薄层组成,产生一种保护蛋白(称为角质素)和一种色素蛋白(称为黑色素)。真皮内还含有抵御外来物质的免疫细胞。
- 表皮下面是真皮,大部分为致密结缔组织,含有毛囊、腺体、神经、血管和小肌。
- 皮下组织位于真皮之下。这种疏松的结缔组织层含有脂肪细胞,可对深层器官起到缓冲和保护作用。皮下组织也称为浅筋膜。

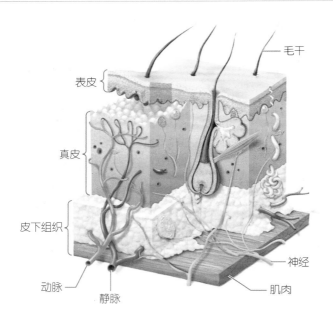

图1-22　**皮肤的结构**。皮肤有两层:覆盖的表皮,较厚的真皮(含有毛囊、腺体、神经、血管和肌肉)。皮肤下方的浅筋膜可见。

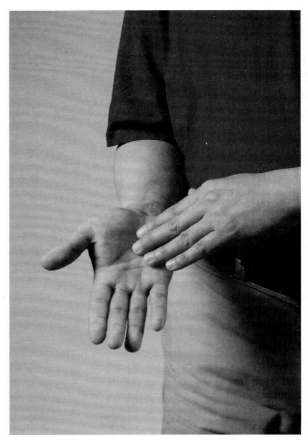

图1-23　皮肤的触诊。

像所有的解剖学结构一样,皮肤的位置、功能与环境相适应。例如,在手掌、手指和足底,遇到摩擦的部位其真皮变厚。与必须经受持续压力的足底相比,真皮在指尖含有更多的神经细胞,赋予更高的触觉敏感性。

2. 皮肤的触诊

皮肤是最表层的组织,因而很容易触摸。触摸时要注意皮肤的温度、柔韧性和质地。下面是触摸皮肤的具体步骤:

(1)把示指指腹放于对侧手掌(图1-23)。

(2)指尖轻轻地扫过皮肤但不移动它。皮肤是光滑的还是粗糙的?是油性的、多汗的,还是干燥的?皮肤是什么颜色?在手背处重复此练习。

(3)指尖回到手掌。

(4)放松两手,并用指尖原位揉动手掌。尝试移动皮肤。

(5)展开手并观察皮肤的改变。

(6)在手背重复这个练习。手掌的皮肤和手背的皮肤有哪些不同的特质?有哪些相同的特质?这些特质随你的触摸有改变吗?

(7)在身体的不同部位试试这个练习并比较你的发现。

(8)在不同的人身上试试这个练习并比较你的发现。

二、血管

血管是循环系统的一部分,是血液流向整个人体的通道(图1-24)。血液循环是运输氧气和营养物质到机体组织及排出代谢终产物所必需的。血管有不同的直径,从大动脉和大静脉到更小的小动脉和小静脉直至最小的毛细血管,在毛细血管处,血液和单个细胞间进行气体、营养物质和代谢物的交换(图1-25)。

血管网络交织于全身,并与淋巴结构、神经和运动结构伴行。扪及运动结构时,要注意避免损伤这些脉管。手指下触到的搏动是压住血管的一个指征,尤其是动脉。

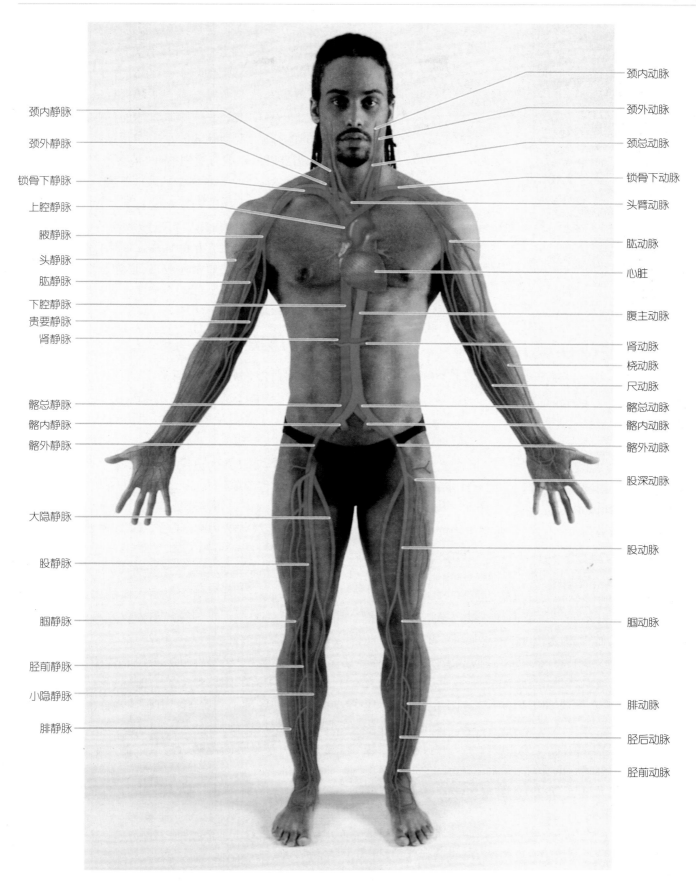

颈内静脉

颈外静脉

锁骨下静脉

上腔静脉

腋静脉

头静脉

肱静脉

下腔静脉
贵要静脉
肾静脉

髂总静脉

髂内静脉

髂外静脉

大隐静脉

股静脉

腘静脉

胫前静脉

小隐静脉

腓静脉

颈内动脉

颈外动脉

颈总动脉

锁骨下动脉

头臂动脉

肱动脉

心脏

腹主动脉

肾动脉
桡动脉
尺动脉

髂总动脉
髂内动脉
髂外动脉

股深动脉

股动脉

腘动脉

腓动脉

胫后动脉

胫前动脉

图 1-24 循环系统。心脏和广泛的血管网络确保血液在机体组织的运输。

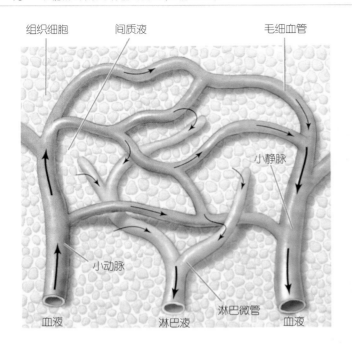

图 1-25　**毛细血管床**。心血管系统的最小单元，营养物质和代谢终产物的交换在这里发生。淋巴管位于这些循环结构的附近，收集来自周围组织的淋巴液。

三、淋巴管和淋巴结

复杂的淋巴系统包括淋巴器官、淋巴结、淋巴导管和淋巴管（图 1-26）。淋巴管的一个主要功能是收集多余的液体（即淋巴液）和漏到组织间隙的胞浆蛋白，并把它们送回到心血管系统。淋巴系统的另一个重要功能是产生和分配淋巴细胞，这种特殊的细胞可帮助机体抵御感染和促进疾病的康复。

淋巴循环不同于血液循环。淋巴毛细血管收集来自于毛细血管和组织间隙的淋巴液，如图 1-25 所示（淋巴循环），然后运送淋巴液到更大的淋巴管。沿淋巴管周围有众多的淋巴结排列，这些小器官具有清除外来颗粒、病毒和细菌的作用（图 1-27）。淋巴液经输入淋巴管进入淋巴结，经过滤和清除外来颗粒后，再经输出淋巴管排出淋巴结，通过淋巴系统的渐大的管继续它的循环。最后，净化后的淋巴液由胸部的两个大淋巴管道——右淋巴导管及胸导管输入到胸部大静脉。

淋巴器官包括淋巴结，也包括如脾、胸腺、扁桃体等大器官和肠的派伊尔淋巴集结。所有这些器官对机体的免疫系统都很重要。免疫系统是一个由器官、组织、细胞和保护机体抵御外部有害侵入及参与内环境稳定的化学物质所组成的一个复杂系统。

淋巴系统并不像心血管系统那样有压力泵。因而，淋巴液的循环要依赖于骨骼肌的收缩和机体运动。呼吸和附近动脉的搏动也能帮助推动淋巴液循环。当淋巴液不能有效地循环时，会聚集于组织间隙内形成水肿，这是一种异常的液体蓄积。

淋巴结在人体的一定部位群集。例如，在颈区（颈）、腋区（腋窝）和腹股沟区（腹股沟）特别密集。这些部位群集的淋巴结由周围的结缔组织固定，并靠近体表。这些淋巴结通常比较小，形如豌豆，正常时柔软、圆滑。疾患时，如病毒或细菌感染，能使相关淋巴结肿大，有胀痛感。

四、神经

作为神经系统的一部分，神经对机体其他结构进行沟通和控制。神经系统包括脑、脊髓，以及具有监控、编码及影响机体变化的外周神经（图 1-28）。

神经携带有进出脑和脊髓及人体末梢的电信号。例如，感觉神经监控人体内外环境并传递这个信息到脑。一旦脑整合了这些信息并做出反应，具有行动导向的运动神经就执行这个命令。通过感受器和反射通路，神经系统能够控制人体活动，并沟通协调机体所有的系统，包括那些参与运动的结构。

不要忘记，神经组织也是人体的四种主要组织之一。在显微镜下，神经显示为可兴奋的索样细胞束，它们被称为神经元（图 1-29）。神经元的功能中心，即细胞核所在之处，称为胞体。如图 1-30 所示，大多数神经元的胞体像多足的蜘蛛。短"足"称为树突，传递神经冲动到胞体。由胞体延伸出的长纤维，即轴突，接收来自胞体的冲动并传到邻近细胞。大多数的轴突被绝缘的髓鞘所覆盖，加速了神经冲动在轴突内的传导。

由于存在肌纤维，每个神经元的轴突由称为神经内膜的结缔组织包绕。每个轴突束（称为束）又有神经束膜包绕，而整个神经被神经外膜所覆盖。从图 1-29 可以发现，神经由细小血管营养。

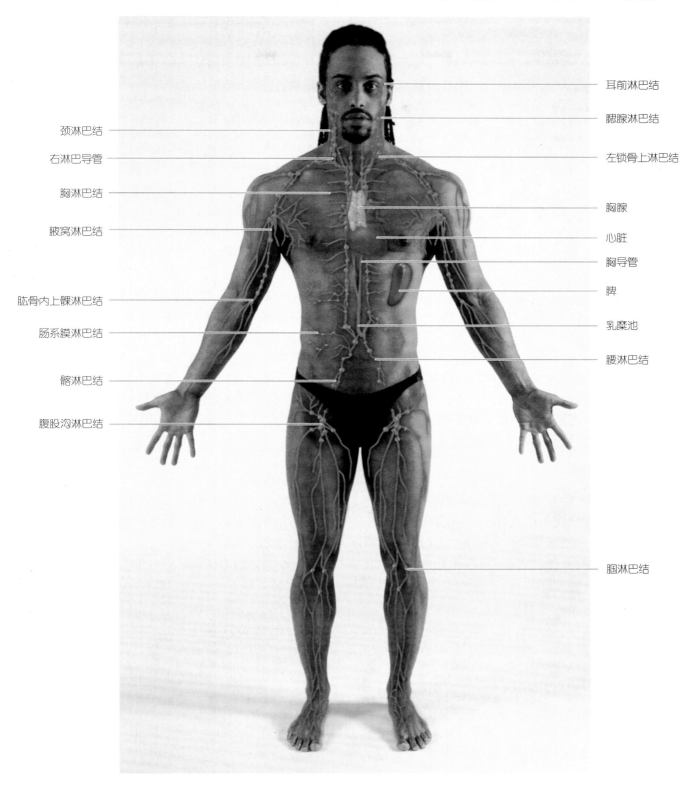

颈淋巴结
右淋巴导管
胸淋巴结
腋窝淋巴结
肱骨内上髁淋巴结
肠系膜淋巴结
髂淋巴结
腹股沟淋巴结

耳前淋巴结
腮腺淋巴结
左锁骨上淋巴结
胸腺
心脏
胸导管
脾
乳糜池
腰淋巴结

腘淋巴结

图 1-26　淋巴系统。淋巴系统收集并输送来自机体组织间隙的多余液体至心血管系统，帮助机体抵抗感染和疾病。它包括淋巴器官，如扁桃体、胸腺和脾，也包括淋巴结和淋巴管。

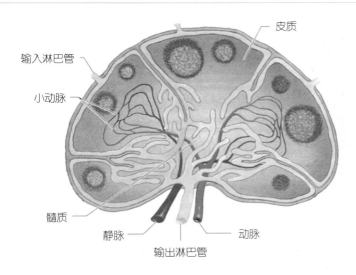

图 1-27　淋巴结的结构。 淋巴液通过输入淋巴管进入淋巴结，过滤并清除外来颗粒后，通过输出淋巴管离开淋巴结。

神经像血管一样穿经人体，从脊髓附近的神经根开始聚集成丛，然后分支成贯穿机体外周的越来越小的分支。粗大的神经张力大且运动不会改变其形状。表面扪及时要注意周围的神经。激惹征、电击痛、麻木、刺痛或无力可能是神经受压的指征。

五、软骨

软骨是一种支持结缔组织，由于其基质内蛋白比例分布不同而在硬度和功能上有所不同。因为软骨不含血管和神经，所以损伤后自愈的能力有限。人体有 3 种类型的软骨，即弹性软骨、透明软骨和纤维软骨（图 1-31）。

弹性软骨是 3 种软骨中弹性纤维含量比例最高的软骨（图 1-31A）。它存在于自我支持且灵活的结构中，比如鼻和耳。弹性软骨并不像其他类型软骨直接参与人体运动。

透明（或关节）软骨存在于喉、肋骨和胸骨之间、气管内以及构成关节的骨表面。透明软骨光滑似橡胶，可减少运动时产生的摩擦（图 1-31B）。通过增加软骨细胞的数量和体积，透明软骨变厚，从而增大关节的缓冲和润滑关节表面，以适应关节的活动幅度。透明软骨损伤能导致关节的慢性炎症，通常称为骨关节炎。

纤维软骨是一种致密的胶原纤维网状结构（图 1-31C）。纤维软骨参与了构成部分椎间盘及股骨与胫骨间的半月板。纤维软骨缓冲关节运动，并保持

关节运动的连续性，也使骨之间吻合得更好。纤维软骨中的胶原网络利于它抵抗牵拉、压缩和剪切力，当在一定范围内有运动发生时，其为一个理想的缓冲垫层。

六、黏液囊

黏液囊是小的扁平囊（bursa 在拉丁语中是"囊"的意思）。它含有的滑液是一种帮助减少摩擦和产生组织滑行运动的润滑剂。黏液囊位于机体有摩擦的部位，如在肌或肌腱必须滑过骨突起的部位。在图 1-32 中，能看到黏液囊是怎样在臀的肌腱和股骨大转子间起衬垫作用的，以避免软组织跨过硬的骨时受损伤。

大的黏液囊多见于肩部、肘、髋和膝的周围，扪及时呈柔软的纤维状。然而，正常情况下黏液囊位于骨和大肌腱之间，通常是很难扪及的。如果暴露，在过度摩擦下，黏液囊可以变大和肿胀，这种病理改变称为滑囊炎，在大黏液囊中常见。当被刺激或炎症时，黏液囊感觉像一袋液体。尽量扪及和观察黏液囊。

总结

- 精确和统一的专业术语是清晰沟通人体及其运动所必需的。
- 分区术语区分了人体的部位和结构，如臂的腋区或胸部的胸肌区。
- 解剖学姿势用于描述结构方位和人体运动的标准位置，即人体直立、向前，臂位于躯干两侧，且手掌向前的一种位置。
- 以解剖学姿势为准，方位术语描述了人体结构的相对位置关系。
- 人体可被虚拟的平面（矢状面、额状面和横断面）所分隔。每一个平面有一相对应的轴（额状轴、矢状轴和纵轴）。
- 人体的平面和轴有其相关的具体运动。这些运动包括屈、伸、展、收、内旋和外旋。
- 人体的一些结构协作产生运动，包括骨、肌、肌腱、韧带和筋膜，也包括神经和其他特殊结构。这些结构能够通过观察和扪及来辨认。
- 不同的特殊结构，包括血管、神经、淋巴管和淋巴结、软骨和黏液囊，用于营养、调节或支持人体运动。

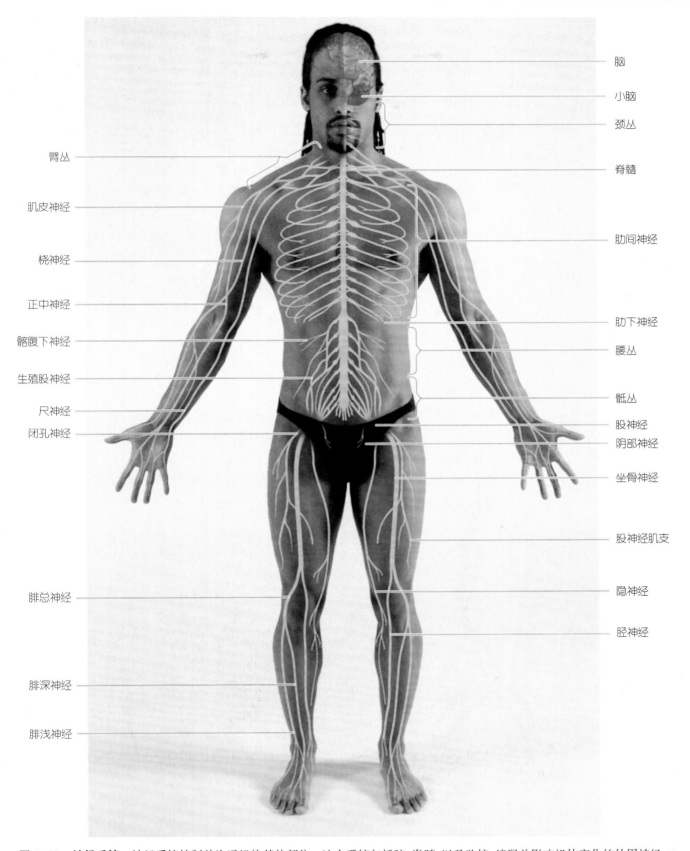

脑
小脑
颈丛
脊髓
肋间神经
肋下神经
腰丛
骶丛
股神经
阴部神经
坐骨神经
股神经肌支
隐神经
胫神经

臂丛
肌皮神经
桡神经
正中神经
髂腹下神经
生殖股神经
尺神经
闭孔神经
腓总神经
腓深神经
腓浅神经

图 1-28　神经系统。神经系统控制并沟通机体其他部位。这个系统包括脑、脊髓，以及监控、编码并影响机体变化的外周神经。

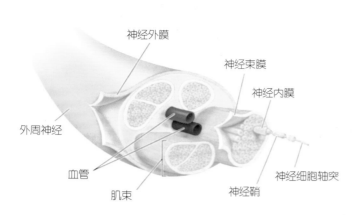

图 1-29 **神经的结构**。神经是由结缔组织包绕轴突的索样束。

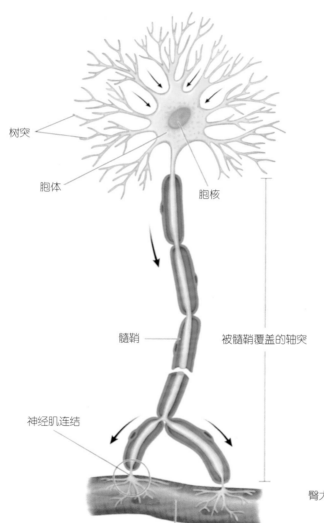

图 1-30 **神经细胞**。一个神经细胞或神经元包含：一个胞体，是细胞的功能中心；树突，传导冲动到胞体；轴突，传导冲动离开胞体到达邻近的细胞。

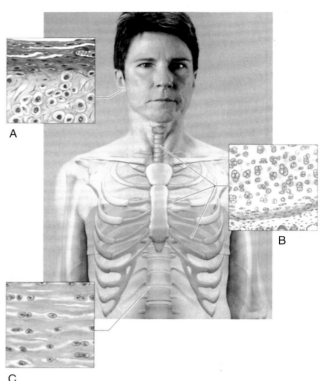

图 1-31 **软骨的不同类型**。（A）弹性软骨，存在于鼻和耳中，是柔韧和柔软的。（B）透明软骨，存在于气管、喉、肋骨和胸骨之间以及构成关节的骨表面，光滑的橡皮样。（C）纤维软骨，存在于椎骨间和膝，坚硬并能抗牵拉、压缩和剪切力。

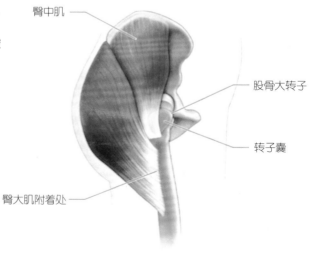

图 1-32 **髋的黏液囊：外侧观**。黏液囊位于机体的摩擦部位，如肌肉或肌腱滑过骨突起的地方。其功能在髋部体现很明显，保护那里的几条臀肌腱免受股骨转子的损伤。

复习

一、多选题

1. 描述相对位置时,腕位于肘的 ＿＿＿＿＿＿
   A. 上方
   B. 尾侧
   C. 前方
   D. 远端

2. 描述相对位置时,头位于胸部的 ＿＿＿＿＿＿
   A. 近端
   B. 前方
   C. 上方
   D. 外侧

3. 描述相对位置时,鼻位于耳的 ＿＿＿＿＿＿
   A. 外侧
   B. 前方
   C. 头部的
   D. 远端

4. 描述相对位置时,脊柱位于腹部的 ＿＿＿＿＿＿
   A. 尾侧
   B. 后方
   C. 近端
   D. 内侧

5. 描述相对位置时,肩位于腕的 ＿＿＿＿＿＿
   A. 前方
   B. 尾侧
   C. 近端
   D. 外侧

6. 弯曲肘使手朝向肩膀描述为:
   A. 外展
   B. 伸
   C. 屈
   D. 旋转

7. 举起整个上肢到一侧直到过头描述为:
   A. 外展
   B. 伸
   C. 屈
   D. 旋转

8. 从坐姿站立起来,直立膝关节描述为:
   A. 内收
   B. 旋转
   C. 外展
   D. 伸

9. 走路的时候,前后摆动你的手臂描述为:
   A. 外展
   B. 屈
   C. 伸
   D. B和C

10. 驾驶时看你的肩膀,这个动作可描述为:
    A. 内收
    B. 旋转
    C. 外展
    D. 伸

二、配伍题

下面列出不同的解剖结构。将结构与功能相匹配。

11. ＿＿＿＿＿＿ 黏液
12. ＿＿＿＿＿＿ 软骨
13. ＿＿＿＿＿＿ 肌
14. ＿＿＿＿＿＿ 毛细血管
15. ＿＿＿＿＿＿ 神经
16. ＿＿＿＿＿＿ 肌腱
17. ＿＿＿＿＿＿ 筋膜
18. ＿＿＿＿＿＿ 骨
19. ＿＿＿＿＿＿ 皮肤
20. ＿＿＿＿＿＿ 淋巴结

A. 促进平滑运动、缓冲和减少骨表面的摩擦。
B. 携带往返于脑和脊髓的信号。
C. 清除外来颗粒、病毒和细菌的过多组织液。
D. 为血细胞形成、贮存无机盐提供场所。
E. 减少摩擦,并在如肌腱与骨性标记间产生滑动。
F. 连结肌与骨。
G. 防御外来侵入者并通过感觉感受器与外部环境互动。
H. 形成力量,产生关节运动。
I. 覆盖或束缚机体各结构。
J. 血液和单个细胞间进行气体、营养物质和代谢产物
   交换的场所。

下面列出不同的运动,用运动搭配其平面和轴(一个答案可能被多次使用)。

21. _____ 内旋　　　　　　A. 额状轴
22. _____ 屈　　　　　　　B. 纵轴
23. _____ 外展　　　　　　C. 矢状轴
24. _____ 侧旋　　　　　　D. 矢状面
25. _____ 外旋　　　　　　E. 横断面
26. _____ 内收　　　　　　F. 额状面
27. _____ 旋内
28. _____ 伸

三、简答题

29. 简要描述解剖学姿势。

30. 明确扪诊时骨区别于其他结构的特性有哪些。

31. 明确扪诊时肌区别于其他结构的特性有哪些。

32. 明确下图中人体的每个分区。

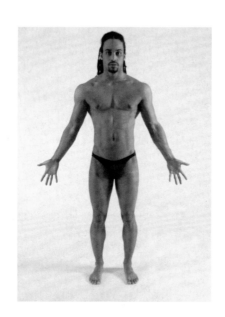

试一试

学习活动：用 3~5 张纸牌样的卡片描述或画出具体的人体运动,例如,杰克跳、打保龄球、堆雪人等。找一个搭档,让他做解剖学姿势。画一张卡片并且不要让你的搭档看到它描绘的是什么,只用适当的方位和运动术语,让他们按卡片上描述的方式运动他们的身体。如果是以小组方式进行,可以是一个比赛,第一个能正确描述并做出动作的小组获胜。

交换搭档,换另一张卡片。重复上面的步骤,和不同的搭档练习不同的运动。通过增加动作的难度来挑战自我。

（黄俊庭　汪华侨　麦全安　译）

推荐读物

Hendrickson T. *Massage for Orthopedic Conditions*. Baltimore: Lippincott, Williams & Wilkins, 2003.

Juhan D. *Job's Body*. 3rd Ed. Barrytown, NY: Station Hill, 2003.

Kendall FP, McCreary EK, Provance PG, et al. *Muscles: Testing and Function with Posture and Pain*. 5th Ed. Baltimore: Lippincott, Williams & Wilkins, 2005.

Mage DJ. *Orthopedic Physical Assessment*. 2nd Ed. Philadelphia: Saunders, 1992.

Myers TW. *Anatomy Trains: Myofascial Meridians for Manual and Movement Therapists*. Edinburgh, London, New York: Churchill Livingstone, 2001.

Premkumar K. *The Massage Connection Anatomy & Physiology*. 2nd Ed. Baltimore: Lippincott, Williams & Wilkins, 2004.

Scheumann DW. *The Balanced Body: A Guide to Deep Tissue and Neuromuscular Therapy*. 3rd Ed. Baltimore: Lippincott, Williams & Wilkins, 2007.

学习网站

1. Anatomy & Histology Center:
   (http://www.martindalecenter.com/MedicalAnatomy.html)
   Part of Martindale's Health Science Guide, this metasite provides links to a comprehensive list of anatomy resources. It includes links to atlases, courses, images, databases, teaching files, and exams.

2. Visible Human Project:
   (http://www.nlm.nih.gov/research/visible/visible_human.html)
   The Visible Human Project provides transverse CT, MRI, and cryosection images of a representative male and female cadaver at an average of 1 millimeter intervals. This site provides a description of the project and information on how to access the images.

3. American Association of Anatomists:
   (http://www.anatomy.org/)
   AAA is the professional association for biomedical researchers and educators interested in anatomical form and function. The site provides professional information and links to a variety of anatomy-related resources for researchers, educators, and students.

第二章

骨骼学和关节学

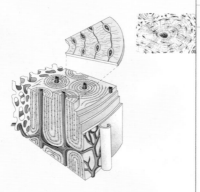

学习目标

通过这一章内容的学习,能够:

- 明确骨的功能。
- 比较和区分松质骨和密质骨。
- 描述肌腱和韧带是如何附着于骨。
- 识别人体骨骼并区分出中轴骨和四肢骨。
- 描述不同骨的种类和形状,以及其对应的功能。
- 确认骨性标志的类型和作用。
- 说明人体关节是如何命名的,区分中轴关节和四肢关节的特点。
- 按结构和功能对人体的关节进行分类,并举例说明每种关节。
- 列出滑膜关节的基本结构,并概括每种结构的功能。
- 识别6种类型的滑膜关节,并举例说明每种关节。
- 描述3种辅助运动,并举例说明各种运动。

本章纲要

人体骨骼是有生命的、不断改变的骨性结构,反映了它们在人体内的功能以及日常活动对它们的需求。例如,骨的特殊标志(压迹、嵴、髁和其他特征)均是因为骨受到了不同力的作用而形成的。作用于骨的力包括重力压迫以及肌肉和肌腱的牵拉。

骨与骨相连构成关节。不同形状和结构组成的关节,其功能活动也相差甚远。一些关节微动或不动,另一些关节活动范围较大并可朝不同方向运动。本章将阐述骨和关节的结构和功能。了解这些结构的功能解剖对了解人体运动是非常必要的。关节运动的类型和方向会影响相关结构(例如韧带及肌肉)的构型和功能。

第一节　人体骨骼

学习骨的基本功能、结构和分类有助于更好地理解运动。单词前缀 osteo- 的意思是骨。"Osteology"即骨骼学,它是考察骨对环境变化的反应及其如何适应的一门科学。

一、骨的功能

骨在人体中有 4 个基本功能,即支持与保护功能、运动的杠杆功能、造血功能及矿物质与脂肪的储备功能。

1. 支持和保护

骨骼作为骨架支持所有的人体软组织,并保护许多重要器官。例如,颅骨保护脑组织免于创伤,脊柱保护着脊髓。胸廓结构也有很明显的保护作用,庇佑着心脏和肺。

2. 运动

肌肉牵拉骨产生运动时,骨在其中起到刚性杠杆的作用。当人体处于坐或站的静止姿势时,其空间位置的维持有赖于肌肉、骨和诸如重力等外力之间巧妙的相互作用。运动的产生和控制需要各结构间更为复杂的相互作用。

3. 造血

一些骨的内部有腔,并含有红骨髓。红骨髓是能产生血细胞的一种疏松结缔组织。血细胞的生成过程称为造血,主要发生于颅骨、骨盆、肋骨、胸骨以及成人的股骨和肱骨末端。在婴儿时期,红骨髓

也存在于长骨骨干内。随年龄增长,红骨髓转变为黄骨髓,主要成分是脂肪组织。黄骨髓可作为造血的储备,当需要大量红细胞的时候,黄骨髓会重新转变为红骨髓。

4. 矿物质和脂肪的储备

骨内矿物质的储备使骨具有刚性。钙和磷酸盐等矿物质像骨中的"水泥",形成的晶体在胶原纤维附近沉积。这些矿物质不仅赋予骨硬度,而且能够从骨中释放,并作为极其重要的化学元素对人体起作用。例如,钙是碱性的(一种碱),可用于维持血液的酸碱平衡。如果血液呈酸性,骨中沉积的钙释放入血液而使血的 pH 稳定。钙也用于神经冲动的传导、协助肌肉收缩、维持血压和外伤后引发的血液凝固。随着骨这个"储存库"中大量的钙、磷酸盐和其他的骨矿物质的消耗,其储备量越来越少,从而使骨密度下降,导致出现所谓的骨质疏松,增加了骨折发生的危险。

通常认为人体骨骼是致密的、静态的结构,实际上它是动态的,具有应变性,随着施加外力的变化,骨会不断地重塑。这种现象称为 Wolff 定律,它认为"骨形成于有压力的部位,无压力部位则发生骨的重吸收"。换言之,骨像肌肉一样,在一生中由于使用状态的改变而不断地重塑。阐述骨的组织时将进一步明晰骨的适应性。

二、骨组织

第一章中将骨组织作为一种支持结缔组织的例子进行了简单描述。人体内几乎所有的骨都含有两种骨组织:松质骨和密质骨。两种骨组织是由两种骨细胞产生和维持结构的,即成骨细胞和破骨细胞。成骨细胞具有骨形成作用,位于细胞基质胶原纤维网络内的含钙晶体旁。整个生命活动过程中,当新的、不同的压力作用于骨时,破骨细胞即分解原来的骨组织,释放出钙等化学物质入血。这一活动为成骨细胞的成骨做好准备。两种骨细胞通过不断的破骨和成骨作用对骨进行重塑,以使最小体积和重量的骨强度达到最大化。

1. 松质骨

松质骨是具有多孔三维结构的骨组织,填充有红骨髓(图 2-1)。与密质骨相比,松质骨不致密,像家庭用的海绵。松质骨内的"骨柱"或者骨小梁的形成和重

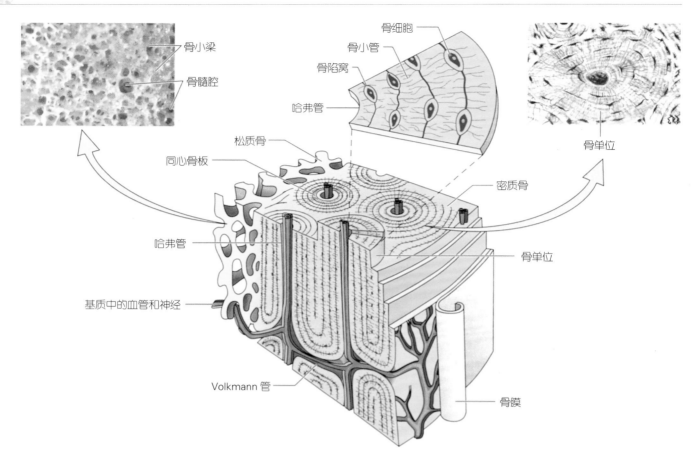

图 2-1 **骨组织**。图中可见深层的松质骨和外层的密质骨。注意转运管道系统，包括哈弗管、Volkmann 管和骨小管。上面观和侧面观可见骨板组成的同心圆。上方正中小图示出一个骨单位，重点描述骨细胞系统及容纳骨细胞的骨陷窝、中央哈弗管和对应的骨小管。骨膜包绕骨形成保护性的结缔组织。松质骨的镜下观（左上图）示出其多孔性结构。右上图密质骨的镜下观上的小黑点是骨陷窝内的骨细胞。大的黑色区域是中央哈弗管。

建是沿应力线方向排列的。像建筑中使用的支架一样，骨小梁赋予骨最大的强度。松质骨常位于骨的内部，密质骨的深面。营养物质穿过由外层密质骨形成管道的血管系统，营养着深部的松质骨。

2. 密质骨

观察图 2-1 时，你首先会发现密质骨远比松质骨致密。密质骨具有几个特性。骨基质中骨细胞所占据的椭圆形小腔，称为骨陷窝。呈同心圆（骨板）包绕的小腔环绕着中央哈弗管。血管和神经穿行于哈弗管内，营养附近的骨组织。骨板和哈弗管一起构成骨的功能单位，称为骨单位（或者哈弗系统）。这些骨单位的形状类似树轮。

一些管道以哈弗管为中心呈放射状排列，称作骨小管，即"微小的管"。穿过密质骨基质的骨小管内有微小的血管和神经分支，随骨小管的走行营养远处的骨细胞。Volkmann 管（也称穿通管）走行方向与哈弗管垂直，以完成从骨表面到骨内部的通路。

如图 2-1 中所示，整个复杂结构由致密的结缔组织覆盖，称为骨膜。骨膜包绕、营养和保护骨。骨膜上分布的血管营养着骨和神经，骨受机械刺激时，骨膜上的神经还可传导信息。骨膜也参与骨损伤后的骨组织再生和骨折后的新骨形成过程。

三、人体骨骼

人体 206 块骨可分成两部分（图 2-2）。中轴骨构成人体的"中轴"，也就是组成人体的中央部位。中轴骨由头和躯干部的骨组成，包括颅骨、舌骨、胸骨、肋骨、

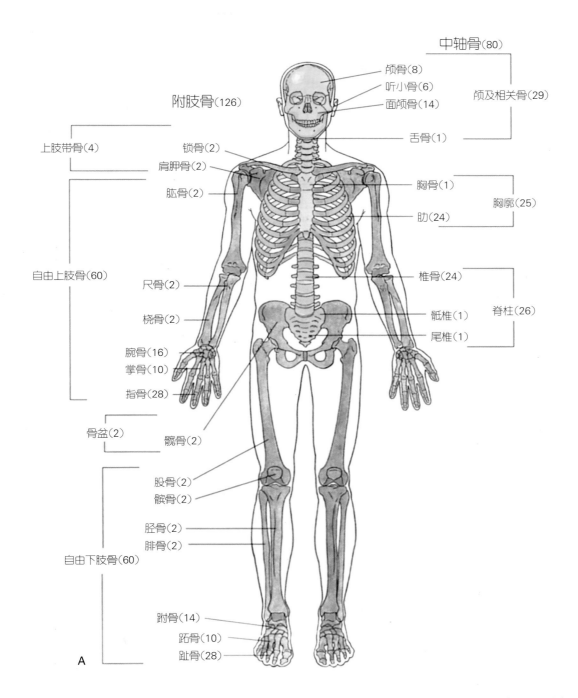

图 2-2 人体骨骼。人体有 206 块骨，中轴骨（黄色）有 80 块，附肢骨（粉红）有 126 块。（A）前面观。（待续）

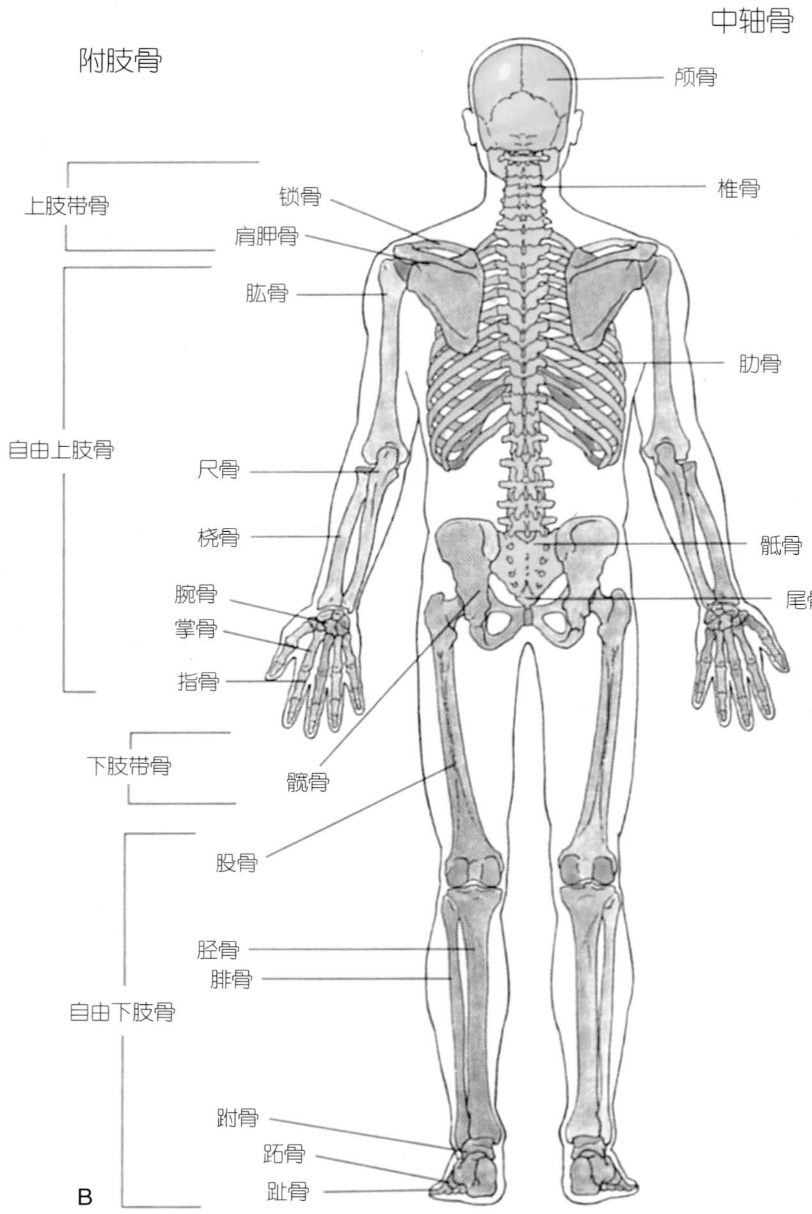

附肢骨

中轴骨

上肢带骨

自由上肢骨

下肢带骨

自由下肢骨

锁骨
肩胛骨
肱骨

尺骨
桡骨

腕骨
掌骨
指骨

髋骨

股骨

胫骨
腓骨

跗骨
跖骨
趾骨

颅骨

椎骨

肋骨

骶骨
尾骨

B

图 2-2　人体骨骼。（B）后面观。

椎骨、骶骨和尾骨。成人中轴骨一般有 80 块骨。

附肢骨即"附加"于中轴骨的骨骼。成人通常有 126 块附肢骨,按结构排列如下:

- 上肢带骨包括锁骨和肩胛骨。
- 自由上肢骨包括肱骨、桡骨、尺骨、腕骨、掌骨和指骨。
- 下肢带骨包括髋骨(髋是臀的意思),该骨由髂骨、坐骨和耻骨三块骨融合而成。
- 自由下肢骨包括股骨、胫骨、腓骨、跗骨、跖骨和趾骨。

上肢骨和下肢骨,或称为附肢骨,对人体的自由运动和与环境的充分交流是非常必要的,但是轮椅、人造肢体和其他装置也能帮助四肢不健全者过有意义的生活。

第二节　骨的分类

骨的不同形状和尺寸取决于其在人体内的功能(图 2-3)。一些骨是细长形的,另一些是小方形的,还有一些是不规则形的。

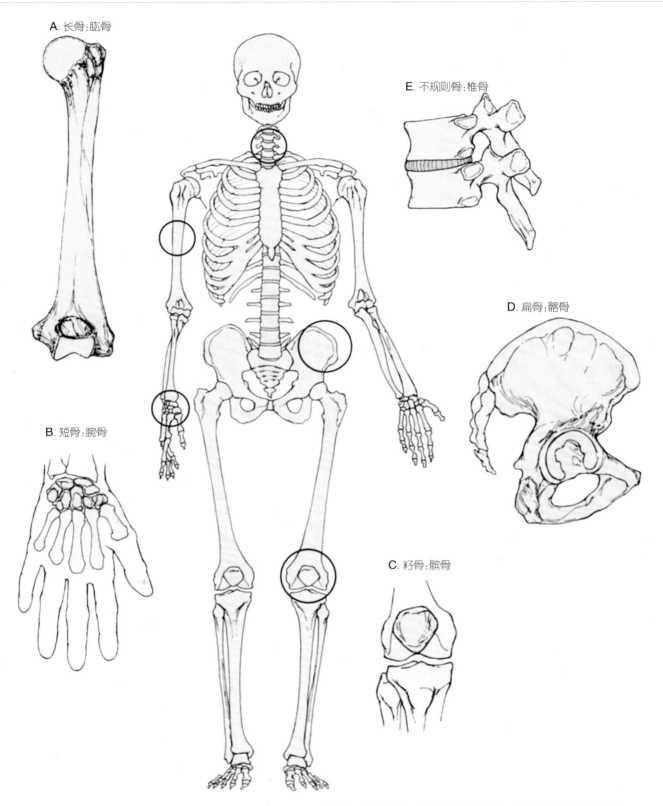

A. 长骨:肱骨

E. 不规则骨:椎骨

D. 扁骨:髂骨

B. 短骨:腕骨

C. 籽骨:髌骨

图 2-3　**骨的分类**。(A)长骨(肱骨)。(B)短骨(腕骨)。(C)籽骨(髌骨)。(D)扁骨(髂骨)。(E)不规则骨(椎骨)。

一、长骨

长骨呈长管状(图 2-3A),可分为骨干(体)和两个骨骺(不平的末端)几部分。骨干由密质骨组成,其中央的腔,称为骨髓腔,内部填充着黄骨髓。黄骨髓含有大量脂肪组织。婴儿期骨髓腔内充满红骨髓,进入成年后,红骨髓为黄骨髓所取代。

骨骺由薄层密质骨覆盖的松质骨组成。骨骺与骨干连结的部位称为骺板或生长板。长骨借助骺板处透明软骨的发育和骨化得以伸长。骨化过程中,骨组织中的成骨细胞最终取代软骨。成年期骨化过程停止,而且此时骺板处的软骨全部由骨组织取代,骺板的骨生长作用消失。

在与其他骨的连结部位,骨骺的表面常由透明软骨覆盖。透明软骨可以降低骨之间的关节运动摩擦。人体的长骨有肱骨、桡骨、尺骨、股骨、胫骨和腓骨等。

二、短骨

短骨通常呈立方形,主要由松质骨构成(图 2-3B),外面包绕一薄层的密质骨。腕关节处的腕骨和踝部的跗骨都属于短骨。在这些关节部位由许多短骨构成的网状结构,使得手和足的精细复杂运动得以完成。

一种特殊的短骨叫做籽骨,对于人体运动有着特殊重要的作用(图 2-3C)。这些骨形如芝麻粒,并形成于肌腱内。籽骨可加强肌腱并提高相应肌肉的牵引力。人体中最大的籽骨是髌骨,手和足部位还有些较小的籽骨。

三、扁骨

扁骨形状扁而薄,通常有弯曲(图 2-3D)。这些骨不是由透明软骨形成,而是由纤维网状结构骨化形成。发育成熟的扁骨由一薄层的松质骨及其周围垫层的密质骨组成。扁骨中央的松质骨是造血的场所。扁骨包括大多数的颅骨、胸骨、肩胛骨、肋骨和髂骨。

四、不规则骨

不规则骨有特殊的形状,所以不易对它们进行分类(图 2-3E)。具有特殊形状和功能的椎骨、构成骨盆的坐骨和耻骨都是不规则骨。

缝间骨指出现在颅骨骨缝内的不规则形小骨。除了颅骨外,缝间骨也可发生骨化。缝间骨通常在颅骨内对称分布,大小各异。并不是所有人的颅骨都有缝间骨,缝间骨一般只有 2~3 块。

第三节　骨性标志

随着时间的推移,骨表面形成特殊的骨性标志,并起着不同的作用。每一个骨性标志有着标明其位置和作用的独特名称。表 2-1 列出了部分骨性标志的通用术语。

一、压迹、沟、陷凹和开口

骨陷凹呈盆状或沟槽样,有肌肉、肌腱、神经和血管走行其中。临床上把陷凹分为两种。窝是较浅的陷凹。肱骨远侧末端和骨盆的髂骨都有窝。沟是狭窄的长陷凹,例如,在肱骨近侧端的两结节之间有结节间沟。

开口是允许神经、血管、肌肉、肌腱通过的一个洞或者通道。许多开口交汇产生填充空气的腔称为窦。描述骨开口的术语有裂、孔和道。裂就是劈开,有点像扩展的裂隙或切口,例如,与眼球后面相邻的颅骨眶上裂。孔有小有大,通常是圆形的口,例如枕骨大孔,它是脊髓和脑干相连的通道。道是通路,尤其是指管道的外口,例如颞骨的外耳道。

二、关节部位的骨性突起

关节处的骨面可见一些结节或者突起。它们通常位于骨的末端,包括圆形的髁、扁平的面、大的长骨头和形成骨桥的支。

三、肌腱和韧带的附着部位

结节和隆起标示了肌腱和韧带的附着点。由于肌肉或肌腱产生的力和类型不同,结节和隆起的形状及大小也多种多样。一些附着部位比较窄长,例如嵴、线、冠。其他的则呈圆形,如结节、粗隆、转子。上髁、乳突和棘是软组织连结于骨的其他突出物。

一些骨性特征在出生时就已存在,其他的则是因为外力牵拉反应才形成的。例如外耳道一出生时就有。相反,乳突(耳后的一个大隆起)是由于多年的颈肌牵拉骨性附着处才形成的。因此,骨在韧带和肌腱的附着部位有形成骨性突起的能力。另外,骨还具备改变骨小梁结构和增加密质骨厚度的能力,从而使骨的结构和功能彼此更加适应。

▶ 表 2-1 骨性标志

骨性标志的类型	说明	范例	图解
裂	深沟、狭缝、裂缝	颅的眶裂	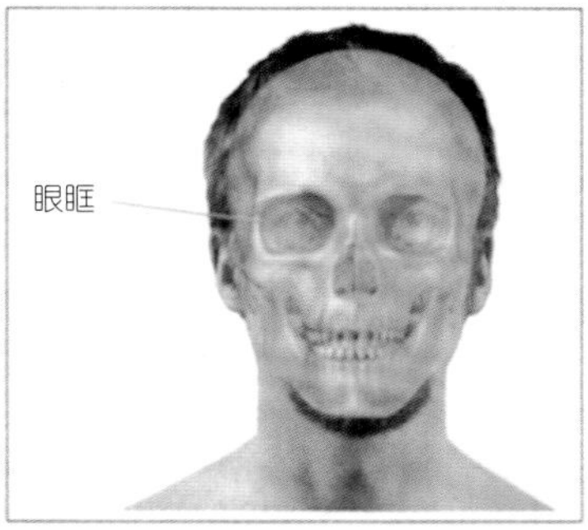 眼眶
孔	穿过骨的圆形开口	颅的枕骨大孔	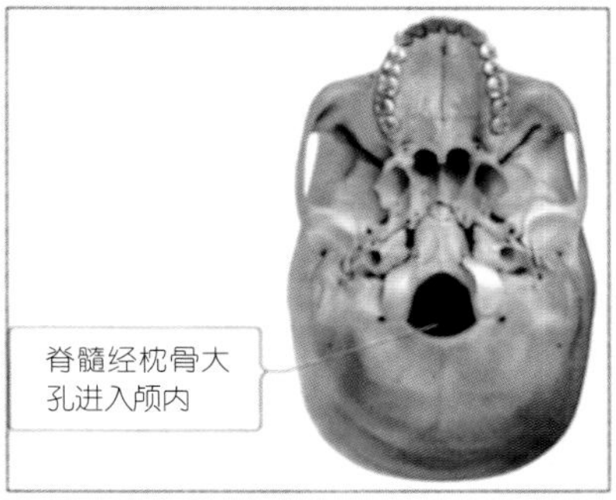 脊髓经枕骨大孔进入颅内
窝	长的盆样压迹	肩胛骨的关节盂	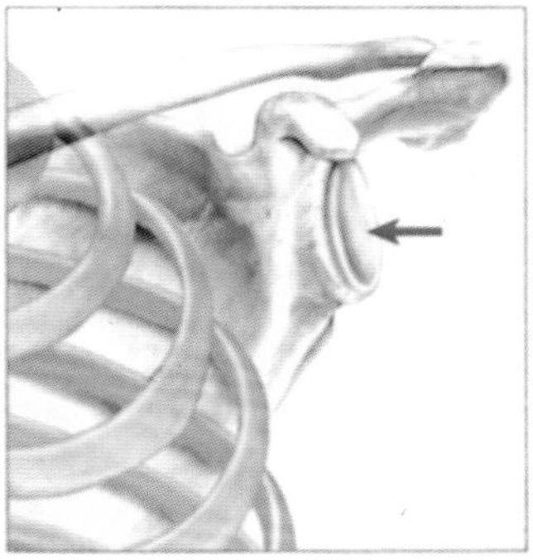
沟	狭长的压迹	肱骨结节间沟	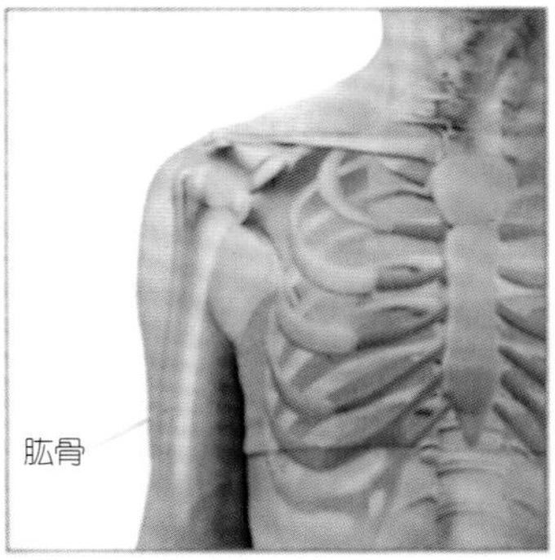 肱骨

（待续）

▶ 表 2-1　骨性标志（续）

骨性标志的类型	说明	范例	图解
管、道	通道或管道	颞骨的外耳道	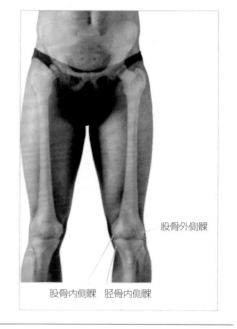
窦	骨性空腔	筛窦	

构成关节的骨性突起

髁	圆形关节突起	股骨髁	

（待续）

▶ 表 2-1 骨性标志（续）

骨性标志的类型	说明	范例	图解
面	小的光滑面	胸椎肋凹	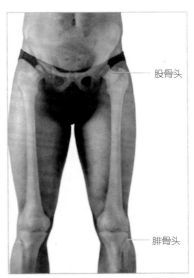
头	狭窄颈延伸的圆状突起或末端	腓骨头 股骨头	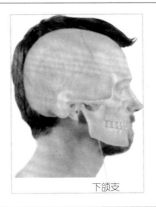
支	突起的部分或伸出的突起或者分支	下颌支	

（待续）

▶ 表 2-1　骨性标志（续）

骨性标志的类型	说明	范例	图解
附着处的突起			
嵴	窄的突起或边缘	髂嵴	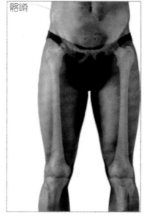
上髁	髁面或髁上方的突起	肱骨上髁	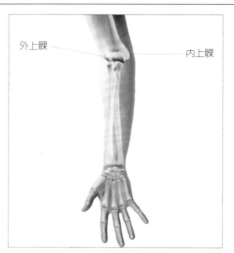
线	嵴，比嵴小的突起	股骨粗线	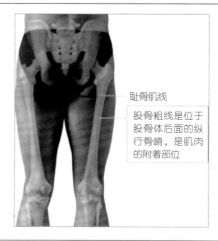

（待续）

▶ 表 2-1　骨性标志（续）

骨性标志的类型	说明	范例	图解
突	骨性突起	肩胛骨的喙突	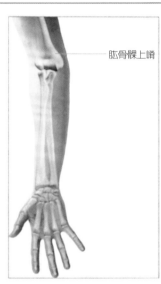 肩胛骨喙突位于锁骨前下,是肩部肌肉的牢固附着部位
嵴	线性隆起	肱骨的髁上嵴	肱骨髁上嵴
冈	锐利,细长的突起	肩胛冈	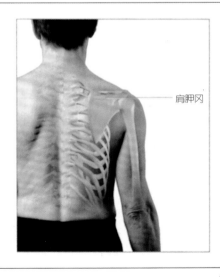 肩胛冈

（待续）

▶ 表 2-1　骨性标志(续)

骨性标志的类型	说明	范例	图解
结节	小而圆的突起	股骨的收肌结节	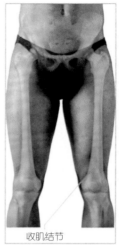
粗隆	大而圆的粗糙突起	胫骨粗隆	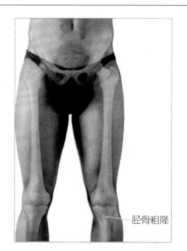
转子	股骨上大的、钝圆突起	大转子	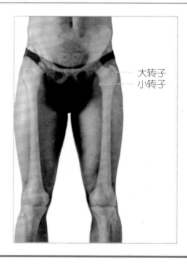

收肌结节

胫骨粗隆

大转子
小转子

第四节　人体的关节

人体中的骨与骨连结形成关节。英文前缀 arthr- 即"关节"的意思。关节学是研究关节怎样运动及其运动机制的学科。

一、关节的命名

关节按照相互连结的骨命名。例如,肱骨和前臂的尺骨相关节。为了命名关节,可直接组合两块骨的名字而加以命名,故称为肱尺关节。一般而言,越大越稳定的骨名称排在前,其后是小的、活动度大的骨名称。

有时一块骨与多块骨构成关节。肩胛骨就参与了两个关节的组成。这种情况下,采用构成关节的骨性标志来命名。肩胛骨的关节盂和肱骨相连形成的关节就称为盂肱关节(肩关节)。而肩胛骨也以肩峰与锁骨相连构成关节,则称为肩锁关节。

有些关节命名不遵从上述原则。例如,髋关节可命名为臀关节,由股骨与臀或称为髋骨（由髂骨、坐骨、耻骨 3 骨组成）相关节。如果用骨加骨的命名原则,就会称为髂坐耻股关节,这样的名称非常罗嗦,而"髋关节"这个称谓非常明了。另一个例子是,临床上称踝关节为距小腿关节,由胫骨、腓骨、距骨三块骨形成的关节,命名却来源于距骨加上与人体局部相连的部位(小腿)。

二、关节的结构

关节有三种主要的结构类型:纤维连结、软骨连结和滑膜关节。

1. 纤维连结

纤维连结在骨之间形成很稳定的连结,由致密的胶原结缔组织把骨和骨紧密地连结在一起,其内有一个小的关节腔(或连结表面的间隔)。这些连结微动或不具有运动的可能,是最稳定的关节类型。纤维连结有三种类型:

- 缝(图 2-4A)是骨间连续的骨膜连结,例如各颅骨间的缝。
- 韧带连结(图 2-4B)是连结骨的条索状(韧带)或膜板状(骨间膜)纤维结缔组织。小腿胫骨和腓骨间的连结就有韧带连结。

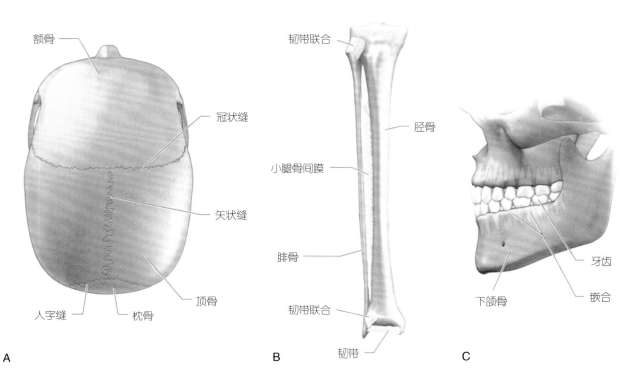

额骨　冠状缝　矢状缝　顶骨　枕骨　人字缝

韧带联合　胫骨　小腿骨间膜　腓骨　韧带联合　韧带

牙齿　嵌合　下颌骨

A　B　C

图 2-4　**纤维连结**。骨间牢固的纤维连结限制了关节运动。(A)颅骨缝。(B)下肢的韧带和骨间膜形成的韧带连结。(C)上牙槽和牙齿间的嵌合。

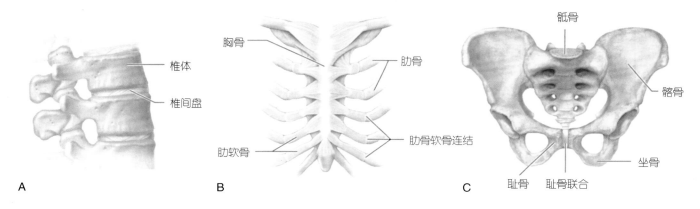

图2-5 软骨连结。软骨增加关节柔软性,允许其轻微运动。(A)脊柱的椎间盘。(B)胸廓的胸肋连结。(C)骨盆的耻骨联合。

- 嵌合(图2-4C)是特殊的纤维连结,如牙槽内种植的牙齿(嵌合意为钉入)。

2. 软骨连结

软骨连结比纤维连结有较大的活动范围。软骨将相邻骨的关节面分隔开来(图2-5)。连结中的软骨增加了关节柔软性,还可允许轻微的运动。这种类型的关节见于椎体间的连结(图2-5A),在行走、奔跑、跳跃及举重时缓冲和吸收了脊柱的负荷和震荡。在肋骨软骨交界处(肋与胸骨结合处),软骨连结允许胸廓扩大或缩小以利于呼吸运动(图2-5B)。软骨连结也存在于耻骨联合(两耻骨在骨盆前端的联合处)(图2-5C)。行走和奔跑时,特别是在不平的路面,骨盆软骨连结的轻微运动使它看起来像一个悬浮系统,对运动进行缓冲。

3. 滑膜关节

滑膜关节是所有关节中活动范围最大的关节,以它们的独特结构来命名(图2-6)。其特殊解剖结构和分类将在后面深入讨论。

三、关节的功能

了解不同关节类型后,下文将探讨它们的独特功能。按功能可把关节分为3类。

- 不动关节:极少或不能运动。
- 微动关节:有轻微的可动性。
- 可动关节:是所有关节中活动度最大的。

1. 不动关节

不动关节的关节面之间非常靠近,从而限制其活动范围。一些纤维连结是不动关节,另外一些关节类型称为骨性结合(骨与骨间的骨性连结)。骨盆的髂骨、耻骨和坐骨之间就是骨性结合。

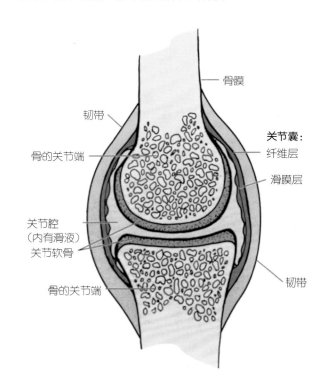

图2-6 滑膜关节解剖。滑膜关节有几种特性,包括厚的关节囊分成外层的纤维囊和内层的滑膜层。滑膜层产生滑液,减少关节腔内摩擦,光滑的关节软骨覆盖在关节面上,也可减少运动时的摩擦。韧带支持纤维囊并稳定关节。

2. 微动关节

微动关节的两关节面间较不动关节有稍远的间距，关节面之间或周围有柔韧的结构。这样使关节有较大的活动性。这种柔韧结构可体现为韧带（韧带联合），或是纤维软骨（联合）。如小腿胫、腓骨间的小腿骨间膜和骨盆前部的耻骨联合都属微动关节。

3. 可动关节

可动关节因为两关节面相距更远，最易进行自由运动。关节面的分离状态可增加所有类型关节的活动范围。滑膜关节一般认为是动关节。接下来讨论滑膜关节的关节腔及其他解剖结构，分析其是如何展现出高度机动特点的。

研究关节的结构和功能关系时，对关节的解剖结构是如何影响其运动要有一个清晰的认识。一些关节的结构和功能见表2-2。

第五节　滑膜关节的结构和功能

人体的许多运动都涉及滑膜关节，本节将主要讨论滑膜关节的结构和功能。

一、滑膜关节的结构

滑膜关节是可自由运动的动关节，具有几种特性（图2-6）。

骨的关节端被致密的关节囊包裹。关节囊可分为两层：纤维层和滑膜层。外层的纤维稳定和保护关节。

囊外韧带可限制一些特殊的运动，也对关节提供支持和保护作用。内层的滑膜层覆于关节腔内面并产生滑液，能够润滑减少关节面摩擦并营养关节软骨。滑液充填于关节腔内，关节腔是动关节独有的小空间，对关节的自由运动是非常必要的。

滑液也见于关节外的摩擦接触部位。有滑液的囊称作滑膜囊，可见于全身各部（见第一章）。滑液鞘包绕手和足的长肌腱。

二、滑膜关节的类型

所有滑膜关节都由上述的基本结构组成，但是它们的形态各异，从而允许不同的运动可能（表2-3）。

- 球窝关节由球状关节头和圆形关节窝组成。球窝关节有最大运动的可能，认为是三轴关节，可在3个平面上运动：矢状面、冠状面和水平面（见第一章）。典型的球窝关节包括肩关节和髋关节。
- 屈戌关节中的一关节头呈滑车状，而另一关节面则有与之适应的关节窝压迹。屈戌关节为单轴关节，只能在一个平面上运动。肘关节的肱尺关节就是屈戌关节。颞下颌关节和膝关节是改良后的屈戌关节：除作为屈戌关节的运动外，还能做其他的额外运动。
- 车轴关节的关节头呈圆柱状，与它的另一关节窝相适应。车轴关节也是单轴关节，允许关节在垂直轴上做旋转运动。颈椎的寰枢关节和前臂的桡尺关节就是车轴关节。

▶ 表2-2　关节的结构和功能

关节结构	关节功能	关节活动度	范例
纤维连结	不动关节	不能活动	颅骨的骨缝 胫腓韧带联合 牙齿的嵌合
软骨连结	微动关节	轻微活动	椎间的关节 胸廓的胸肋关节 骨盆的耻骨联合
滑膜关节	可动关节	自由活动	肩关节 肘部的肱尺关节 膝关节

▶ 表 2-3　滑膜关节类型

关节类型	平面／轴数	运动方式	举例
球窝关节 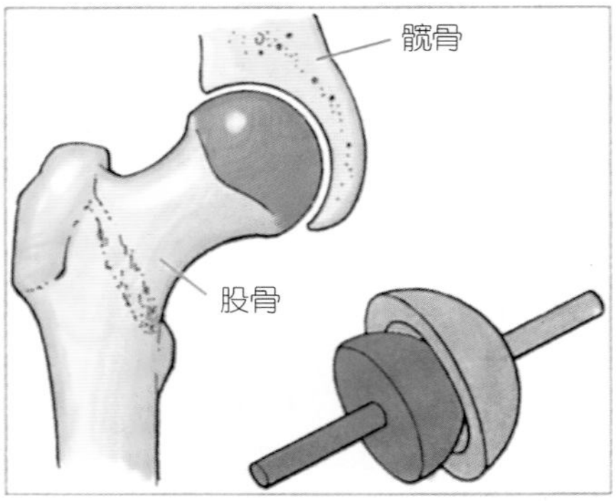 	三轴	屈 伸 外展 内收 内旋 外旋 环转（联合运动）	肩关节 胸锁关节 髋关节
屈戌关节 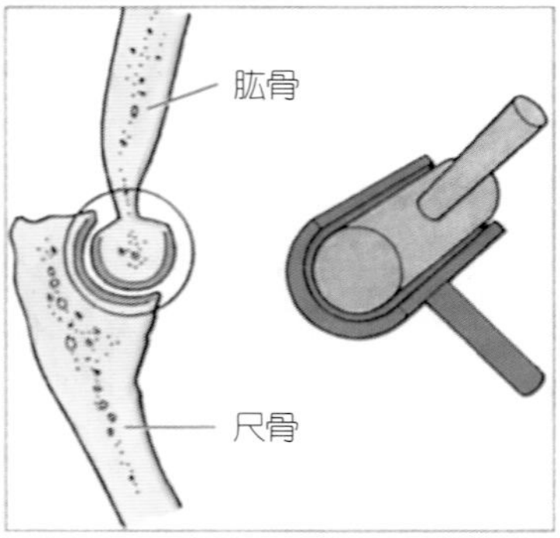 	单轴	屈 伸	颞下颌关节（改良的） 肱尺关节 指间关节 膝关节（改良的） 距小腿关节
车轴关节 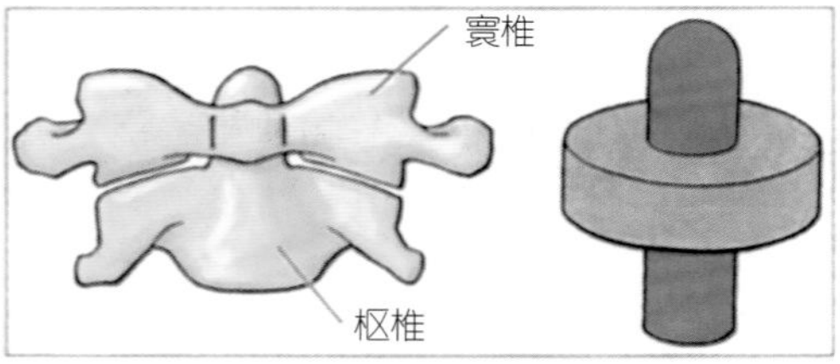 	单轴	旋转	寰枢关节 桡尺关节
髁状（椭圆关节） 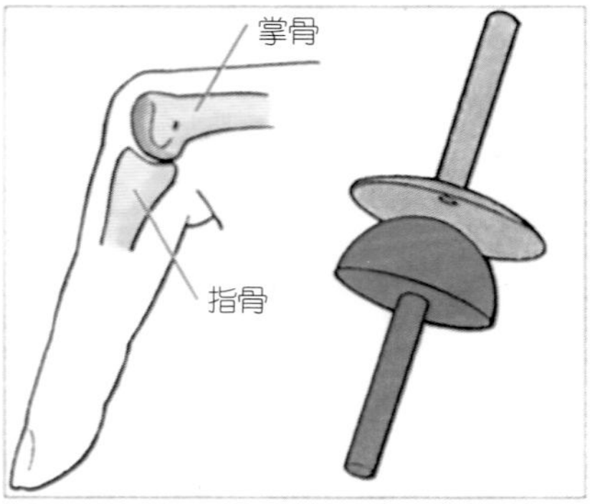 	双轴	屈 伸 外展 内收（或脊柱侧屈）	寰枕关节 桡腕关节 掌指关节

（待续）

表 2-3 滑膜关节类型(续)

关节类型	平面 / 轴数	运动方式	举例
鞍状关节	双轴	屈 伸 外展 内收	拇指腕掌关节
滑动关节	无轴	N/A	肩锁关节 腕骨间关节

- 髁状关节(或称椭圆关节)类似球窝关节,但其卵圆形的关节面接近于扁平的环或椭圆。一些关节面类似于前面描述的骨圆形隆突,即髁。髁状关节能在两个平面运动,是双轴关节。腕部的桡腕关节和手的掌指关节就是髁状关节。
- 鞍状关节的两关节面凹凸相对。鞍状关节的关节面相互吻合,像一个骑士坐在马鞍上,并因此得名。鞍状关节也是双轴关节,拇指的腕掌关节是唯一的鞍状关节。鞍状关节使得拇指能完成其他四指不能做的独特运动。
- 滑动关节(平面关节)的关节面扁平,能允许小范围的平面运动。这些关节被认为是无轴关节,是滑膜关节中活动度最小的关节。这种有限运动见于椎骨的关节突间、上肢带骨间、腕骨间和跗骨间的滑动关节中。

第六节　辅助运动

第一章描述了在各平面的关节运动,有屈、伸、收、展等。这些大幅度运动称为生理运动。相反,辅助运动描述的是组成关节的各关节面间的相互运动。全程生理运动依赖于健全的辅助运动,进而又取决于包绕关节的关节囊和关节韧带,它们"授予"的多少决定了辅助运动的广度和范围。这种"授予"称为关节内活动。

滚动、滑动和旋转等术语描述了生理运动中关节面之间发生的运动(图 2-7)。生理运动中的每一个辅助运动有助于维持关节的最佳位置,并防止关节面间的挤压和接触面积的减少。

一、滚动

滚动发生于一关节面上的系列点与对应的另一关节面上系列点的连续接触时(图 2-7)。就像一辆车

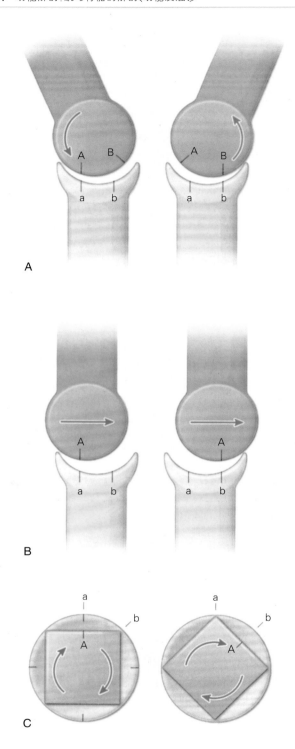

子行驶在路上时,车胎的不同点与路面的不同点交替接触,车子前进后留下的碾过标记。例如,股骨髁在凹陷的胫骨平台的滚动,促使了膝关节的屈和伸。

二、滑动

滑动发生在关节面上的一个点与另一关节面上系列点的连续接触(图2-7B)。有点类似于"滑移":刹车后,轮胎没有滚动,但车依然向前行驶。有时滑动就是指平移。滑动和滚动常一起发生,从而维持关节的最佳位置。以膝关节为例(图2-8),试想要坐椅子时,膝关节屈曲,股骨向后滚动但同时也向前滑动,从而维持了运动中骨关节面的最合适接触。现在假使从椅子上站起来,即膝关节伸时,股骨向前滚动但同时却也向后滑动(图2-8B)。

凸凹定律决定了关节滑动和滚动的方向。这个定律阐述了关节面的形态决定其运动的方式。许多关节面要么是凸形(朝外圆形的),要么是凹形的(朝内圆形的)(图2-9)。如果一个凹关节面(如胫骨近端)在固定的凸关节面运动时(如股骨远端),滑动和滚动都会在同一个方向(股骨)发生。相反,如果一个凸关节面(如股骨远端)在固定的凹关节面上运动(如胫骨近端),滑动和滚动的方向就彼此相反。按照这个定律,膝关节的辅助运动类型取决于人体是否承重(站在固定的胫骨上),或没有承重(坐着或者躺着而股骨固定)。

图2-7 辅助运动。正常的辅助运动对于大范围的生理运动发生是必需的。辅助运动能减少关节面之间的挤压并保证关节面的接触。(A)一关节面的系列点(A和B)与对应的另一关节面的系列点(a和b)(侧面观)接触时,就产生了滚动。(B)滑动发生于关节面上的一个点与另一关节面对应的系列点接触时(侧面观)。(C)旋转即一关节面(A)绕着固定的纵轴顺时针或逆时钟转动(上面观)。

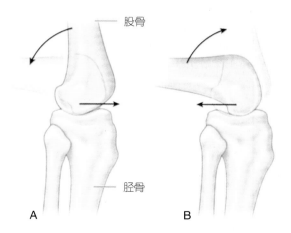

图2-8 膝关节的滚动和滑动。膝关节的滚动和滑动常同时发生,利于保持合适的关节位置。(A)侧面观,屈膝时可见股骨在胫骨上向后滚动及向前滑动。(B)伸膝时,股骨向前转动和向后滑动。胫骨固定时,辅助运动形式遵循凹凸定律。

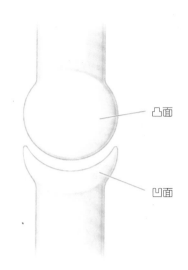

图 2-9 凹凸定律。这项定律确定了滚动和滑动的方向,认为关节面的形状将决定其运动形式。大多数关节表面不是凸圆的,就是凹圆的。哪一关节面固定可决定辅助运动的方向。

三、旋转

旋转即为一关节面绕着固定的纵轴顺时针或逆时针转动。旋转类似于轮胎绕着车轴转动。因为膝关节是一个"改良"的屈戌关节,能够进行轻微的转动。当膝关节完全伸展时,相对于股骨,胫骨能够转向外侧(图 2-10),这样的运动能够使膝关节转动和"锁

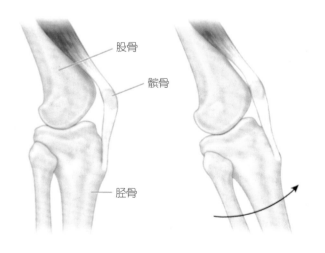

图 2-10 膝关节的旋转。膝完全伸展,胫骨相对于股骨向外旋转,使关节转动和"锁定"。

定",完全伸展时膝关节也最稳定。相反的旋转运动(胫骨内旋),可在膝关节屈时"开启"关节。

总结

- 骨有四种基本功能:支持和保护软组织、充当运动中的杠杆、造血场所、矿物质和脂肪的储存。
- 两种骨组织:松质骨和密质骨。松质骨是多孔的,内有沿压力线排列的骨小梁,也是造血的地方。密质骨密度高,一般围绕在松质骨的周围,其有许多独特的结构,包括有一套运输渠道。
- 骨由骨膜包绕,骨膜可保护和营养其深面的结构。
- 一般人体骨骼有 206 块骨。中轴骨包括头和躯干骨,附肢骨有上肢带骨、自由上肢骨、下肢带骨和自由下肢骨。
- 骨的形状有多种,包括长骨、短骨、扁骨、不规则骨和缝间骨。人体骨的形态与其独特的功能有关。
- 骨性标志能标示神经、血管的经过部位;标示肌肉、韧带或者其他结构所在之处;标示关节构成以及肌腱和肌肉的附着部位。骨性标志独一无二的名字表明了其功能和位置。
- 骨和骨的连结构成了关节。按照结构和功能可以将关节进行分类。
- 关节有一套特殊的命名系统,由于关节常由两块骨连结形成,可以用这两块骨的名称相加命名。
- 关节结构类型包括纤维连结、软骨连结和滑膜关节,每种都有特殊的组织将它们结合在一起。
- 关节可分为不动关节、微动关节和可动关节。每种关节都可在关节面间距增大时,其运动幅度也加大。
- 人体中滑膜关节的运动是最复杂的。
- 滑膜关节的特点有厚的关节囊和含有滑液的关节腔。
- 滑膜关节有多种不同形状,包括球窝关节、屈戌关节、车轴关节、髁状(椭圆)关节、鞍状关节和滑动关节。每种关节都有其特殊的运动方式。
- 辅助运动是描述两关节面间的运动。它与生理运动息息相关。人体运动时,辅助运动能减缓压力并优化关节的最适位置。
- 滚动、滑动、旋转是辅助运动的三种类型。

复习

一、多选题

1. 描述血细胞形成的术语是：
   A. 内环境稳态
   B. 造血作用
   C. 血流动力学
   D. 出血

2. 下面哪种骨内存储的矿物质有维持血中的酸碱平衡、神经冲动传导、肌肉收缩、血压维持、凝血功能：
   A. 磷
   B. 锰
   C. 钙
   D. 碳

3. 哪个组织是多孔的造血场所：
   A. 松质骨
   B. 骨小梁
   C. 密质骨
   D. 骨外膜

4. 哪种组织是包绕在骨的外面，提供营养、保护且损伤后能够再生：
   A. 松质骨
   B. 骨小梁
   C. 密质骨
   D. 骨外膜

5. 参与关节构成的圆形突起是：
   A. 孔
   B. 道
   C. 髁
   D. 窝

6. 连结肌腱、韧带的骨性尖细突出物是：
   A. 支
   B. 嵴
   C. 道
   D. 小平面

7. 下面哪种过程是成骨细胞取代纤维或者软骨的过程：
   A. 骨化
   B. 造血作用
   C. 骨骼学
   D. 关节学

8. 填充于成人长骨骨干中央的组织是：
   A. 骨小梁
   B. 钙
   C. 黄骨髓
   D. 红骨髓

9. 填充于颅骨骨缝间的骨是：
   A. 籽骨
   B. 缝间骨
   C. 不规则骨
   D. 扁骨

10. "一关节面上的一系列点与对应的另一关节面上系列点的接触"，该辅助运动描述的是：
    A. 旋转
    B. 滑动
    C. 滚动
    D. 凸面

二、配伍题

下面列出了不同类型的关节。选出最佳的特性与之匹配。

11. ＿＿＿＿ 枢轴关节
12. ＿＿＿＿ 纤维连结
13. ＿＿＿＿ 滑动关节
14. ＿＿＿＿ 鞍状关节
15. ＿＿＿＿ 滑膜关节
16. ＿＿＿＿ 髁状关节（椭圆关节）
17. ＿＿＿＿ 软骨连结
18. ＿＿＿＿ 屈戌关节
19. ＿＿＿＿ 球窝关节
20. ＿＿＿＿ 骨性结合

A. 包括有关节囊、关节腔和滑液，可以自由活动。
B. 唯一的三轴滑膜关节。
C. 骨面由结缔组织紧密连结。
D. 只见于拇指的腕掌关节。
E. 骨与骨之间有骨化形成。
F. 能旋转的单轴关节。
G. 骨面由柔韧的软组织连结，可轻微运动。
H. 见于腕骨间关节。
I. "改进"的单轴关节，运动范围超出一般单轴关节的屈伸。
J. 见于掌指关节或者手的"指关节"。

三、简答题

21. 描述骨的功能。

22. 比较和区别中轴骨和附肢骨,并列出它们的组成部分。

23. 区分人体不同的骨形状,并举例说明。

24. 比较辅助运动和生理运动。如何区分辅助运动的三种类型。

25. 辨认下图中标出的结构。

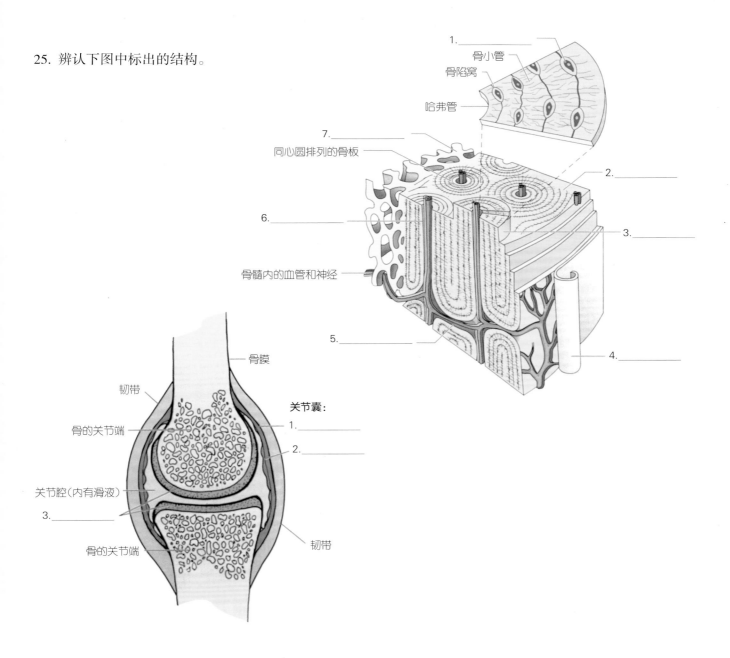

试一试

学习活动:创建一套卡片,每张卡标明一种关节(纤维连结、软骨连结和滑膜关节)。另外,每张卡还标明不同类型的滑膜关节(球窝、屈戌、车轴、髁状/椭圆、鞍状的、滑动关节)。卡片打乱顺序后,从中选取一张。依卡片指示,在自己(或者搭档)身上指出关节的位置(如肩关节不能说成肩部)。如果不能记住关节名称,可以试着将两块骨的名称组合成该关节的名称。即使是单独训练时也要大声说出关节名称。

通过辨认单轴关节、双轴关节、三轴关节和无轴关节(比如选择滑膜关节),不断挑战自己,加强学习。完成练习后,活动相应的关节,并说出关节的运动类型。

(郭开华　丁自海　译)

推荐读物

Clarkson H. *Joint Motion and Function: A Research-Based Practical Guide.* Baltimore, MD: Lippincott, Williams & Wilkins; 2005.

Frost HM. From Wolff's law to the Utah paradigm: insights about bone physiology and its clinical applications. *Anat Rec.* 2001;262(4):398–419.

Moore KL, Dalley AF II. *Clinical Oriented Anatomy.* 4th Ed. Baltimore, MD: Lippincott Williams, & Wilkins; 1999.

Oatis CA. *Kinesiology—The Mechanics and Pathomechanics of Human Movement.* Baltimore, MD: Lippincott, Williams & Wilkins; 2004.

Prekumar K. *The Massage Connection Anatomy & Physiology.* 2nd Ed. Baltimore, MD: Lippincott, Williams, & Wilkins; 2004.

Prentice WE. *Techniques in Musculoskeletal Rehabilitation.* New York, NY: McGraw-Hill; 2001.

Ruff C, Holt B, Trinkaus E. Who's afraid of the big bad Wolff? "Wolff's law" and bone functional adaptation. *Am J Phys Anthropol.* 2006;129(4):484–498.

肌 学

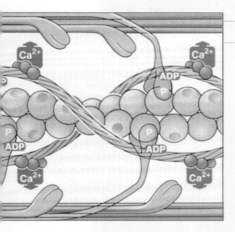

第三章

阐明骨学和关节学后,现在开始学习肌学。所有的运动,从眨眼到跨栏都需要肌的参与。虽然人体有3种肌组织,本章只重点探讨产生运动的骨骼肌。学习骨骼肌的功能特性,然后探讨骨骼肌结构与其产生收缩并驱使运动的关系。

学习肌学后,第一章到第三章的概念将融会贯通,能更好地理解人体的复杂运动。学习本章人体内的杠杆及其作用后,接下来将探讨本体感觉结构及其作用机制。最后研究学习运动范围、运动类型、运动目的,以及指导如何完成运动范围的评估。

第一节　肌组织的类型

人体有3种肌组织类型,即平滑肌、心肌和骨骼肌。每种类型都分布在特定区域并执行各自功能(图 3-1)。

一、平滑肌

平滑肌分布于中空器官、血管和呼吸道的壁,参与消化、生殖、循环和呼吸。这种肌类型不受意识控制,因此称为非随意肌。比如,我们不需要考虑将食物吞入消化道,相反,食物的刺激能使平滑肌自动产生波浪样收缩(称蠕动),将食物推进。血管和支气管内的平滑肌能进行扩张或收缩,通过增加或减少血流或空气而进行收缩调解。光线的变化引起瞳孔扩大或缩小的反应也是由平滑肌参与的。此外,寒冷时,毛囊周围平滑肌收缩可使发根直立,使散热减少,起到保暖作用。

之所以命名为平滑肌是由于其不具备其他肌组织的明暗条纹。条纹标明肌蛋白质排列紧密,并能进行有力的肌收缩。而平滑肌内收缩蛋白分布分散,因此看不到条纹。事实上,平滑肌收缩缓慢、稳定,且比心肌和骨骼肌的收缩强度弱,因此平滑肌也不需要条纹结构。

二、心肌

心肌组成心脏的壁,并完成血液循环所必需的泵血活动。与平滑肌一样,心肌也是非随意肌:对心肌纤维跳动和泵血的调控不受意志支配。与平滑肌不同,心肌是有条纹的,其收缩蛋白带可产生稳定而有力的收缩。

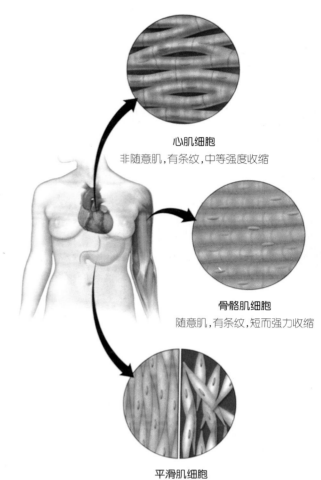

心肌细胞
非随意肌,有条纹,中等强度收缩

骨骼肌细胞
随意肌,有条纹,短而强力收缩

平滑肌细胞
非随意肌,无条纹,缓慢而稳定收缩

图 3-1　肌组织类型。人体中有心肌、平滑肌和骨骼肌 3 种肌组织。每种肌组织都有独特的结构和分布,与其功能相适应。

心肌的独特在于其纤维的收缩需要电冲动刺激。传导通路确保了心肌纤维收缩的同步,功能上形成统一单位。因此,心肌的一致收缩产生强大泵血功能,从而驱动循环系统。

三、骨骼肌

骨骼肌与骨相连,并在关节处产生运动。骨骼肌是唯一的随意肌(受意识控制):我们可以决定骨骼肌何时及做怎样的收缩运动。当然,骨骼肌有时也可有不自主运动,如反射,无意识的骨骼肌运动是人体的一种保护性机制。像心肌一样,骨骼肌也有条纹,兴奋时产生强烈、迅速的收缩。然而,与平滑肌和心肌纤维相比,骨骼肌纤维较易疲劳。

骨骼肌纤维脆弱,容易损伤,且损伤后不易再生。但骨骼肌纤维排列成束,并有结缔组织加强,肌强烈收缩时,结缔组织对肌纤维有保护作用。包裹肌的结缔组织会聚成肌腱,并附着于驱使其运动的骨。

第二节 骨骼肌功能

由于本章主要的学习内容是运动,所以重点放在骨骼肌。骨骼肌有产生运动、维持姿势、保护、产热和液体泵多种功能。

一、运动

骨骼肌的主要功能是牵拉骨产生运动。肌收缩可做抬足、手臂旋前和旋后,甚至走路时的摆髋动作。呼吸运动时,骨骼肌收缩可改变胸廓的容积。所有这些运动都在骨骼肌收缩的驱动、调节和控制之下。

二、姿势

骨骼肌帮助人体克服重力,保持直立姿势。抬头、躯干直立、臀部和膝盖与双足对齐都涉及骨骼肌收缩。骨骼肌还参与改变姿势,如身体倾斜和由椅子上坐起时的调节反应。清醒直立时,维持姿势的肌是不能休息的。

三、保护

在没有骨的部位,骨骼肌具有保护内部结构的功能。例如,腹部是没有骨骼保护的部位,内部器官容易受损,但强大的腹肌在允许躯干自由活动的同时,能够保护其深部结构。

四、产热

骨骼肌收缩产生运动时也产生热量,这种热量的产生称为产热。骨骼肌产生的能量约3/4是热能。当机体由于寒冷而颤抖时,这种不自主的肌收缩可产生热量,用以维持体温。

五、血管泵

众所周知,心肌是驱动血液循环系统的主要动力,但骨骼肌在此过程中也起一定作用,特别是骨骼肌收缩能促进静脉血与淋巴回流。心脏泵血可使动脉保持较高压力,但淋巴管和静脉内的压力相对较低,需从周围肌的收缩中获得动力,驱使腔内液体向前流动。尤其是在液体需要克服重力向上流动时,如静脉血从下肢向心回流的过程中,骨骼肌的收缩显得尤为重要。

第三节 纤维走向和肌的命名

回顾前面学过的肌触诊(第一章),骨骼肌细胞称为肌纤维,是平行排列的。大量肌纤维成束排列在一起以完成特定功能(表 3-1)。肌纤维排列方向主要为平行排列和羽状排列。

一、平行排列

平行肌的肌纤维长度相等,不相互交叉。这种排列方式确保了整块肌收缩长度和方向的一致,使运动范围最大。平行排列形态包括梭形、环形和三角形。

1. 梭形肌

梭形肌纤维排列为厚的中心肌腹和逐渐变细的两端。变细的末端易使力集中于其特殊骨性标志的附着处。臂的肱肌和肱二头肌就属于梭形肌,尤其是肱二头肌有非常特定的附着点及较大的运动幅度。

2. 环形肌

环形肌纤维排列围绕开口形成括约肌,收缩时关闭通道,舒张时则打开。口周围的口轮匝肌和肛周围的肛门括约肌都是环形肌。这些肌调节消化系统的摄入和排出。

3. 三角肌

三角形肌纤维排列始于一个宽阔的基底部,而后汇聚到一点。这种扇形排列可使肌的活动分散,产生多种运动的可能性。胸大肌和斜方肌就属于三角肌,能产生多种甚至是相反的活动。三角肌不同部位肌纤维兴奋可产生不同方向的运动。

▶ 表 3-1　肌纤维排列

	外观	作用	范例
平行排列		等长收缩、方向一致，使运动范围最大化	
梭形肌		对其附着的特殊骨性标志集中产力	肱肌 肱二头肌
环形肌		收缩时关闭孔道，舒张时则打开	口轮匝肌 肛门括约肌
三角肌		使活动分散，可产生多种运动	胸大肌 斜方肌
羽状排列		使局部的肌纤维数量最大，以产生更大的力	
半羽肌		从一个方向产生较大收缩力	胫骨后肌 股二头肌
羽肌		从两个方向产生强大收缩力	股方肌
多羽肌		多向肌收缩，力量较弱	三角肌

二、羽状排列

羽状肌形如羽毛(penna 是羽毛的意思),其短肌纤维和中心腱相交。这种排列方式增大了局部肌纤维的数量。肌纤维越多,横截面积越大,产生的肌力也越大。像平行肌一样,羽状肌也有几种不同类型,包括半羽肌、羽肌和多羽肌。

1. 半羽肌

半羽肌纤维从中心腱的一侧斜行,像一支羽毛的半边。这种排列可使一个方向产生更大的力。胫骨后肌和股二头肌就属于半羽肌。

2. 羽肌

羽肌纤维从中心腱的两侧斜行,像整个羽毛。从两个方向牵拉中心腱,羽肌可产生非常强大的收缩。股方肌就是羽肌。

3. 多羽肌

多羽肌的特点是两侧都有斜形肌纤维连结的多条肌腱。肌纤维与肌腱相连,从多个方向牵拉肌腱。在羽状肌的三种类型中,这种类型产生的肌力最小。三角肌的多羽状结构包裹肩关节,并可产生多向运动。

三、肌的命名

一块肌的名称可反映这块肌的某个特征,包括纤维走向、位置、功能、大小、形状以及头数。

框 3-1　　用于肌命名的特性

- 纤维走向(斜、直、横)
- 位置(肱、股、胸、腹)
- 功能(屈、伸、收、展、旋前、旋后)
- 大小(大、小、中间、薄、长、短)
- 形状(斜方、菱形、三角、锯状、方形)
- 头数(二头、三头、四头)

---

1. 纤维走向

已经在肌纤维汇聚与肌腱的关系方面讨论过肌纤维的走向(见上文)。从斜、直等术语可明确纤维走向。腹外斜肌和腹直肌都属于腹肌,但纤维走向不同。

2. 位置

肌名称通常包含位置或体内的相对位置,使其能够与其他部位的类似肌区分开来。例如肱、股、胸、腹等术语就表示所在位置。通过这种方法可区分肱二头肌和肱三头肌、股直肌和腹直肌以及胸大肌。

肌名称也可反映其附着点,如喙肱肌连于肩胛骨的喙突,髂肌连于盆部的髂窝。同样,棘肌连于椎骨的棘突。相反,冈上肌不与椎骨相连,而连于肩胛骨的冈上窝,冈是指肩胛冈。

3. 功能

有时,可从肌名称了解其功能,如屈、伸、收、展等术语就可看出肌功能。根据功能命名的肌有桡侧腕屈肌、指伸肌和旋前圆肌。

4. 大小

当形状和功能相似的肌位于同一区域时,就需要通过大小或体积来区分这些肌。以下肌就是通过大小来区分的:

- 胸大肌和胸小肌
- 臀大肌、臀中肌和臀小肌
- 腓骨长肌、腓骨短肌和第三腓骨肌
- 大收肌、长收肌和短收肌

5. 形状

有时,肌具有独特形状和外观,可使人联想到一些物体的形状,如风筝形的斜方肌就类似几何学的斜方形;三角形的三角肌看起来像希腊字母三角"Δ";锯齿状的前锯肌与锯的形状相似。

6.肌头数目

最后，一块肌可能不止一个头。英文使用后缀-ceps，意思是"头"，解剖学家将肌分为二头、三头和四头。例如上肢的肱二头肌和肱三头肌。股前部的股四头肌，其四块肌一起跨越膝关节，是典型的四头肌。两块小腿后群肌，腓肠肌(有两个头)与比目鱼肌共享一个跟腱，称为小腿三头肌。

综合分析这些特性，可从肌名称获得相关信息。例如，知道胸大肌是胸部的一块大肌，就会推测到在相同区域还有一块较小的肌(胸小肌)。从背阔肌的名称可推测它是背部的一块阔肌。尺侧腕屈肌是一块连结至尺骨，有屈腕能力的肌。通过名称可推测其相关特征，即肌走向、位置、功能、大小、形状以及头数。

第四节　骨骼肌的特性

现在，已经对人体为什么需要骨骼肌，骨骼肌是怎么配布以及如何命名有了清晰认识，下面来进一步了解它们的功能。肌组织是体内四大主要组织类型之一(见第一章)。与其他组织(神经组织、上皮组织和结缔组织)的不同点在于它具有伸展性、弹性、兴奋性、传导性和收缩性，这些特性使骨骼肌能够产生运动。

一、伸展性

伸展性是指在没有受到损伤的情况下肌的可伸

框 3-2	骨骼肌特性

* 伸展性：在不受损伤情况下伸长的能力
* 弹性：伸长或缩短后回复原始形状的能力
* 兴奋性：对电信号刺激产生反应的能力
* 传导性：传播电信号的能力
* 收缩性：对刺激产生反应并变短、变厚的能力

缩能力。这个特性使骨骼肌在松弛时可伸长。具有了这种特性，骨骼肌进行不同方向活动时，还可保持关节的稳定和平衡。如果一块肌收缩，另一块与之反方向收缩的肌必须松弛并伸长，以确保关节能朝既定的方向运动。例如，当臂的前肌群(屈肌)收缩变短时，臂的后肌群(伸肌)必须松弛并伸展。如果没有伸展性，拉长的肌就会受损。

二、弹性

弹性是指伸长或缩短后回复原始形状的能力。肌组织在执行各种功能时，形状会发生改变，一旦工作完成，肌组织即可休息并恢复原始状态。除了伸展性以外，肌弹力特征也可使其维持特殊几何形状。还用前面例子，当臂屈肌和相对应伸肌完成收缩和拉长后，肌静息长度的恢复都有赖于其弹力特性。

三、兴奋性

兴奋性(又称应激性)是指肌组织对电信号刺激产生反应。对触摸刺激或决定做运动时，神经肌接头处的神经末梢会释放特殊的化学物质，称作神经递质。神经递质迅速扩散，产生电信号，称作动作电位。动作电位进而启动一系列引起肌收缩事件(见肌丝滑行学说)。没有这种对神经系统产生反应的能力，肌就不能收缩，发挥功能。

四、传导性

传导性是指肌组织传播电信号包括动作电位的能力。一旦肌组织被神经系统"兴奋"，它就将电信号传导至细胞内结构。传导性使动作电位沿肌细胞传递，兴奋肌组织及刺激肌收缩。

五、收缩性

收缩性是肌对特殊刺激产生反应，使其变短、变厚并产生力。此时的刺激是由神经系统产生的动作电位。收缩能力是肌组织的特性，是力产生的根源。肌组织中的特殊蛋白相互作用使肌变短、变厚，以产生力。依靠这种力，人体产生了运动。

第五节　骨骼肌的解剖

为了帮助理解肌如何产生力和运动,有必要看看它们的大体解剖和显微解剖。

一、大体解剖

结缔组织支持、保护并分隔部分或整块肌(图3-2)。肌细胞称作肌纤维,每一个肌纤维包裹在一个结缔组织鞘内,称作肌内膜。许多肌纤维聚在一起称作肌束,并由称作肌束膜的结缔组织包绕。最后,这些肌束的肌束结构被深筋膜(见第一章)的一部分——肌外膜包绕。所有这些结缔组织层在肌收缩时协同作用,有助于力的传递,同时保护肌纤维,使其免受损伤。

如图3-2所示,肌外膜包绕整块肌最终汇聚成肌腱与骨相连。肌腱结合部即为结缔组织汇聚起始处。肌腱之间的肌称为肌腹。大血管和神经包裹在肌外膜内,毛细血管和神经纤维末梢包裹在肌内膜内,并与单个肌纤维相互作用。

二、显微解剖

如果在显微镜下观察肌纤维,会发现几个特殊结构(图3-2)。整个肌纤维被肌纤维膜包绕,肌膜作为细胞膜,可调节进出肌纤维的化学物质转运。充填于肌纤维内部结构周围的胶状物质称为肌浆,为肌细胞的胞浆。

肌纤维内的重要结构是细胞核和肌原纤维。人体内大部分细胞只有一个细胞核,然而肌纤维有多个含有细胞功能信息的细胞核控制着细胞活动。肌原纤维是特殊的收缩蛋白,使骨骼肌组织呈现条纹样外观。肌原纤维的条纹反映出两种类型的肌丝:细肌丝(在图3-2中呈亮蓝色)单独存在于亮 I 带。暗 A 带是细肌丝和粗肌丝(呈红色)重叠的部位。亮 I 带的中间有锯齿状的 Z 线。Z 线是肌纤维功能单位——肌节的边界:也就是,一个肌节包括从一个 Z 线到下一个 Z 线之间的结构。肌节的缩短产生肌收缩,因此,肌节被认为是肌纤维的功能单位。后面还要做进一步解释。

肌纤维膜内其他功能结构包括产生三磷腺苷(ATP)的线粒体,ATP 为储存肌收缩所需能量的化合物。还有小管网:这些横向小管与肌节垂直,将神经冲动从肌膜传向细胞内。肌浆网是由液体小房构成的网络,像蕾丝套一样包绕每个肌原纤维。肌浆网的通道内储存有钙离子。在第二章介绍过钙离子可启动肌收缩。

第六节　肌收缩的生理过程

肌组织的特性之一是兴奋性。肌细胞要执行其功能,必须对神经系统的刺激作出反应。因此,在研究引起肌收缩的因素之前,首先学习神经和肌是如何沟通信息的。

一、神经肌接头活动

图3-3 示出了神经元和肌纤维间的连结,称作神经肌接头。

第一章介绍过神经元从胞体发出细长的突起,通过神经末梢将动作电位传递给其他细胞,这里的下位细胞是骨骼肌纤维。不像其他类型的电信号,动作电位信号强、稳定,能够在体内长时间传递——如从脊髓到肌纤维再到手指。轴突分支几乎触及它所支配的肌纤维,但一个称为突触(或突触间隙)的结构阻止了信号直接由神经末梢传至肌。只有在乙酰胆碱(简称 Ach,一种神经递质)的帮助下,信号才能跨过这间隙。Ach 储存在轴突末梢内一种称作突触小泡的结构内, 当动作电位到达神经肌接头时可释放入突触间隙。跨过突触间隙后,Ach 与肌外膜上的受体结合, 进而刺激肌纤维一侧的神经肌接头产生化学变化,诱发新的动作电位。这个新动作电位反过来启动了肌收缩的化学过程。正如本章前面所述,动作电位之所以能够在骨骼肌纤维内传递, 是由于其具有传导性。

现将与启动肌收缩有关的步骤归纳如下:

1. 神经元释放的电信号称动作电位,沿轴突传递。

2. 信号到达轴突终末,刺激突触小泡释放神经递质——Ach。

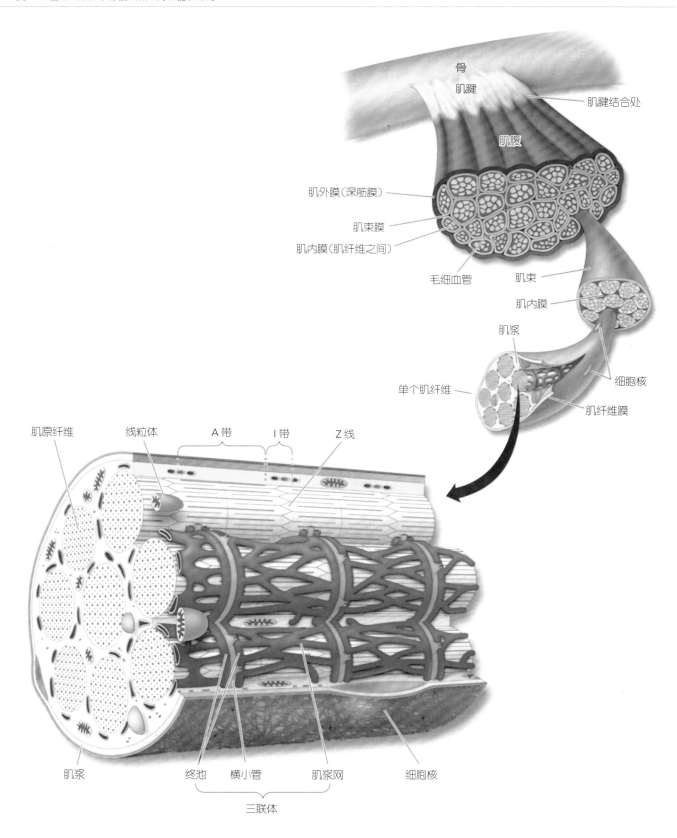

图 3-2 骨骼肌的显微解剖。肌纤维由结缔组织逐层包绕组成肌，这些结缔组织有肌外膜、肌束膜和肌内膜。在将力指向骨的同时，结缔组织膜可分隔并保护脆弱肌纤维。肌纤维膜包裹细胞核、线粒体和肌原纤维。肌原纤维内的蛋白有规律的重叠、配布形成 Z 线、I 带和 A 带。肌浆网储存钙，横小管将电信号从肌膜传递到细胞内，两者对肌功能发挥至关重要。

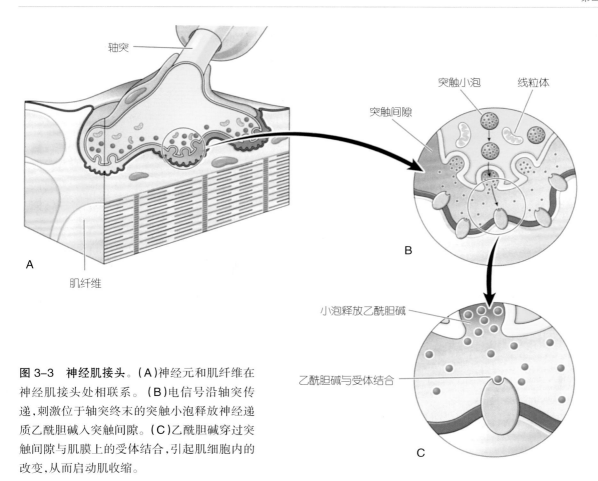

图 3-3 神经肌接头。（A）神经元和肌纤维在神经肌接头处相联系。（B）电信号沿轴突传递，刺激位于轴突终末的突触小泡释放神经递质乙酰胆碱入突触间隙。（C）乙酰胆碱穿过突触间隙与肌膜上的受体结合，引起肌细胞内的改变，从而启动肌收缩。

3. 乙酰胆碱穿过突触间隙，与肌外膜上的受体结合。
4. 肌动作电位沿肌膜通过横小管传向细胞内。
问题是肌动作电位如何引起肌收缩的？

二、肌丝滑行学说

描述肌动作电位引发的事件称肌丝滑行学说。此学说解释了位于肌原纤维粗、细肌丝内的收缩蛋白如何结合和释放而产生肌节缩短的，即肌收缩。有 4 种收缩蛋白参与了此过程（图 3-4）：

• 细肌丝是由几股称作肌动蛋白的球形蛋白组成，如图 3-4 所示，肌动蛋白呈"串珠"样聚集成长股。
• 肌动蛋白串珠表面被线状的原肌球蛋白缠绕。原肌球蛋白与肌舒张时的长度一致，覆盖肌动蛋白分子的结合位点，阻止其参与肌收缩。
• 呈簇状分布的肌钙蛋白镶嵌在原肌球蛋白上并控制其活动。肌钙蛋白使原肌球蛋白在肌舒张时覆盖在肌动蛋白结合位点的表面，在肌即将收缩之前移开，允许肌收缩。

• 粗肌丝由肌球蛋白组成。肌球蛋白是具有球形头部且短而厚的绳状结构（图 3-4）。这些球形头部必须与肌动蛋白结合，肌收缩才能开始。

现在，来看看这 4 种蛋白如何参与肌收缩。

当动作电位跨过神经肌接头后，传递至肌浆网。然后肌浆网将储存的钙离子释放入肌浆，钙离子与细肌丝上镶嵌的肌钙蛋白结合，进而移开覆盖肌动蛋白结合位点的原肌球蛋白。当肌动蛋白结合位点暴露后，细肌丝已经为收缩做好了准备。

同时，位于粗肌丝上的肌球蛋白头部从 ATP 分解获得能量（肌纤维内线粒体合成 ATP），能量用于使肌球蛋白头部与肌动蛋白受体位点结合，形成的连结叫横桥。

一旦横桥形成，一种称作动力冲程的棘轮效应即可产生，同时肌球蛋白头部与肌动蛋白结合，牵拉肌节，就像大船的一排桨同时划水，肌球蛋白头部沿粗肌丝两侧向肌节的中心牵拉及滑动细肌丝，完成缩短肌节过程（图 3-5）。

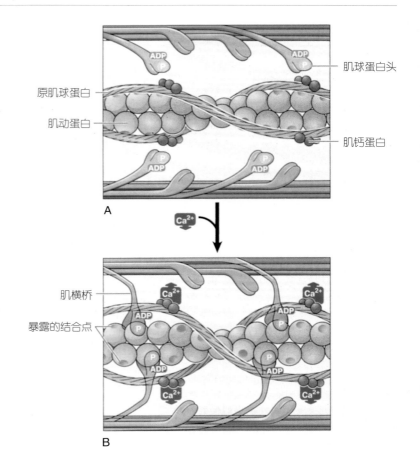

肌球蛋白头
原肌球蛋白
肌动蛋白
肌钙蛋白
肌横桥
暴露的结合点

图 3-4　肌收缩活动。(A)静息时,原肌球蛋白覆盖肌动蛋白结合位点,阻止肌球蛋白与激动蛋白结合。(B)动作电位释放钙进入肌浆,与肌钙蛋白结合,暴露肌动蛋白结合位点,允许肌球蛋白头部与肌动蛋白之间形成横桥。

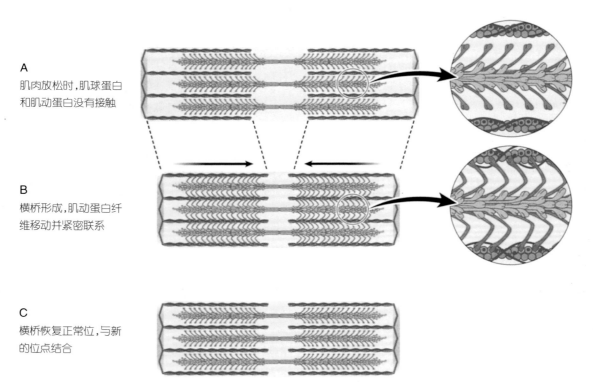

A
肌肉放松时,肌球蛋白和肌动蛋白没有接触

B
横桥形成,肌动蛋白纤维移动并紧密联系

C
横桥恢复正常位,与新的位点结合

图 3-5　肌丝滑行学说。(A)在动作电位传递之前,没有横桥连结肌动蛋白和肌球蛋白。(B)一旦肌动蛋白位点暴露,肌球蛋白头与肌动蛋白结合,动力冲程启动,肌球蛋白头同步运动,牵拉肌节,使肌缩短。(C)ATP 供能使肌球蛋白头移开,回到原始位置,准备下一个动力冲程。

一块肌运动单位数量和大小来控制产力的大小。刺激少数几个运动单位产力较小,而激活一块肌所有的运动单位产力最大。募集越来越多运动单位的过程称累积,募集的运动单位越大、越多,产生的力量就越大。

一些运动单位一直保持激活状态,在静息状态,肌产生小量的张力,保持其稳定和准备收缩。持续运动单位激活引起的张力称肌张力,反映了神经系统和骨骼肌之间的联系力度。如果肌经常被利用,例如锻炼,肌张力会增强。事实上,有时肌劳累会引发过度张力,称高张性。降低肌使用或损伤可产生低张力或肌松弛。肌张力有助于维持姿势及关节稳定,并减少产力所需时间。

当肌球蛋白完成动力冲程后,便结合更多的ATP。为释放与肌动蛋白的结合提供能量,以利横桥分离。此过程重复于肌球蛋白交替结合沿肌纤维长轴分布的细肌丝两侧,并产生了肌收缩。

一旦滑动的粗细肌丝完成肌收缩,神经动作电位停止,位于突触间隙内的乙酰胆碱随即分解并失活。钙离子从肌钙蛋白上释放,并被泵回至肌浆网(利用ATP的额外供能),原肌球蛋白与肌动蛋白结合位点重新结合,阻止新横桥的形成,肌即回复至静息时的长度。

三、影响肌力产生的因素

所有肌依靠肌丝滑动机制产生力量,但同一块肌是如何产生不同力量?如何能用同样的肌提起像一片纸一样的物体和像书这样的重物?此外,为什么一些肌比其他肌产生的力量大?影响力量产生的因素有运动单位募集、横截面积、纤维排列和肌长度。

1. 运动单位募集

神经元和肌纤维之间的关系对力量产生至关重要。启动运动的神经元称运动神经元,与特定数量的肌纤维联系。一个运动神经元及其所控制的肌纤维称作一个运动单位(图 3-6)。一些位于手和脸部的运动单位,只有很少的肌纤维,因此可产生精细运动。而其他像位于大腿的运动单位有上千条肌纤维,因此可产生强大力量,但缺乏精细调控。

一块肌由多个运动单位组成。人体可通过变换

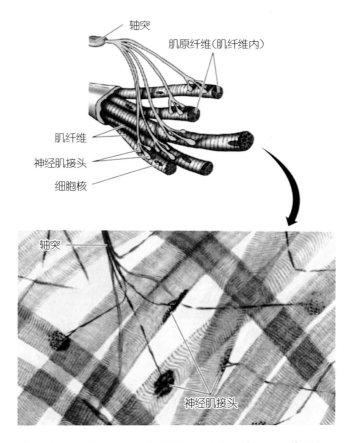

图 3-6　**运动单位**。运动单位包括一个运动神经元和其所支配的纤维。如图所示,一些运动单位含有几条肌纤维,而有些则有上千条。运动单位的大小影响产力程度。

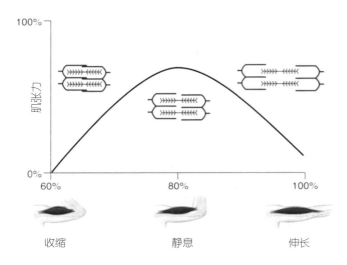

图3-7 长度-张力关系。肌静息时的长度可产生的力量最大。缩短和伸长的肌,其粗、细肌丝之间的相互作用受限。

2. 横截面积

肌横截面积是影响产力的主要因素。事实上,与肌的总体积相比,肌厚度与产力关系更密切。因此,短而厚的肌较细长肌产力大。横截面积与肌原纤维的大小也有关。经常使用可致肌原纤维变大(肥大),同时肌横截面积增大,致使产力也加大。

3. 纤维排列

羽状配布比平行配布肌产力大。羽状配布允许一个指定部位有更多的肌纤维,更多的肌纤维有效地增加了肌横截面积及产力能力。虽然羽状肌运动范围小,但产力大、速度快。

4. 肌长度

粗、细肌丝之间的关系受肌长度影响,即肌是否缩短、松弛或伸长超过静息长度(图3-7)。在缩短的肌,粗、细肌丝重叠的距离很短,从而降低了其产力能力。相反,肌在静息时的长度为肌缩短提供了空间以及粗、细肌丝之间最大限度的联系,允许最大程度产力。当肌伸长超过静息长度时,肌动蛋白和肌球蛋白之间形成的横桥消失,即意味着产力减小。

第七节　骨骼肌纤维的类型

前面根据纤维配布进行骨骼肌分类,现在,再根据其纤维类型分类。纤维类型不仅与各自解剖有关,而且与ATP获能方式有关。这些因素反过来影响这3类肌的收缩速度,正如各自名称所反映的一样:慢缩肌纤维、快缩肌纤维和中间肌纤维。

一、慢缩肌纤维

慢缩肌纤维又称慢氧化纤维,收缩慢但抗疲劳(图3-8A)。因为慢缩肌纤维依赖有氧产能。有氧产能在生成ATP时需要氧,因此命名为有氧的。慢缩肌纤维在长时间(大于2分钟)兴奋时被使用,例如走路和慢跑。维持姿势的肌必须长时间保持收缩状态,也主要由慢缩肌纤维组成。

二、快缩肌纤维

快缩肌纤维又称快速糖酵解纤维,可产生快速、有力收缩,但易疲劳(图3-8B)。由于这些纤维肌丝数

图3-8 肌纤维的类型。(A)慢缩肌纤维含有更多有氧产能所需的毛细血管和肌红蛋白。这些纤维在长时间活动时被使用,如走路、慢跑和休闲游泳。(B)快缩肌纤维厚而白,不需氧产能。这些纤维容易疲劳、在举重、跳高和短跑时被使用。

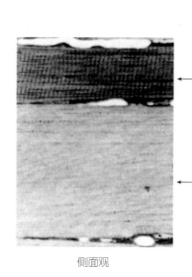

侧面观

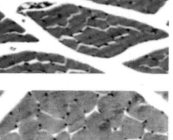

A. 慢缩肌纤维直径较小,肌红蛋白使其颜色较深

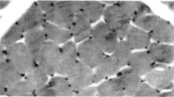

B. 快缩肌纤维直径较大,颜色较浅

横断面

量多,所以直径比慢缩肌纤维大。更多的肌丝意味着产力大。快缩肌纤维的能量产生不依赖氧,能应用无氧的产能方式。无氧产能时,葡萄糖转变成乳酸盐的过程称糖酵解。快缩肌纤维在短时间(小于 2 分钟)兴奋时被使用,例如短跑和举重。大块、有力的肌主要由快缩肌纤维组成。

三、中间肌纤维

中间肌纤维或称快氧糖酵解纤维,兼有慢缩肌纤维和快缩肌纤维的特征。一些证据显示,中间肌纤维能适应机体需要,例如长跑训练时,中间肌纤维像慢缩肌纤维一样需氧产能。而举重等训练时,中间肌纤维像快缩肌纤维一样无氧产能。因此可以想象,中间肌纤维作为后备力量,随时随地准备回应机体需要。

四、各类肌纤维的分布

慢缩肌纤维、快缩肌纤维和中间肌纤维是间杂分布的且由遗传决定。一些人的肌含有高度集中的慢缩肌纤维,他们的肌较长且脂肪少,使其能进行长时间活动,像马拉松或长途骑自行车。一些人的肌含有高度集中的快缩肌纤维,这使他们成为短跑健将或健身者,而且肌常常大而厚。各类肌纤维的分布虽然具有群体连续性,但个体间差异较大。

第八节　肌收缩的类型

有些肌收缩产生运动,有些则控制运动,还有一些可稳定关节、维持姿势。等长收缩和等张收缩用以描述这些不同的可能性。

一、等长收缩

当肌产生张力, 但其长度及其与关节的角度不变,即为等长收缩(图 3-9A)。这类收缩主要用于稳定关节,而不是产生运动。推拉不能移动的物体或用一个固定姿势拿物体需要肌用力,但不移动关节。

二、等张收缩

等张收缩是指肌收缩改变肌长度, 并产生运动(图 3-9 B,C)。有两种类型:向心收缩和离心收缩。

1. 向心收缩

在向心收缩中,肌缩短。这类收缩可产生或加速运动及克服一些额外的抵抗,如重力(图 3-9 B)。从书桌上拿起一本书或起立,需要的是向心收缩。

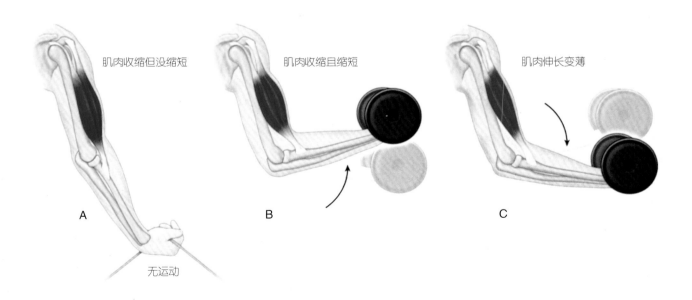

图 3-9　肌收缩类型。(A)等长收缩,肌长度不变,用于稳定关节。相反,等张收缩,肌长度改变。(B)当肌缩短产生加速运动或克服额外抵抗力时产生向心收缩。(C)离心收缩时肌伸长,可减慢并控制运动。

2. 离心收缩

肌在收缩产生张力的同时被拉长的收缩称为离心收缩。离心收缩时参与肌伸长。离心收缩可减速和控制运动并快速产生最大力量（图 3-9C）。离心收缩的力量最大，其次是等长收缩，然后是向心收缩。慢慢将书放到桌上或坐椅子都有离心收缩参与。当试图阻止或控制诸如摔倒或物体掉落而产生离心收缩时，常会受到损伤。

三、人体运动中收缩类型的整合

看看是否可以明确人体如何应用等长、向心、离心收缩来完成日常任务的。首先，以坐在椅子上的动作为例，股四头肌在此活动中起重要作用。假设从坐位决定起立，股四头肌缩短，牵拉膝盖，使你能从椅子上站起来，就是股四头肌的向心收缩。躯干肌在起立时保持身体稳定，则是由躯干肌等长收缩完成的。当决定坐回椅子上时，股四头肌伸长，减缓下降的速度，以防止摔落到椅子上。

再看看另外的例子，向壶里注水。假设站在水槽边，一只手拿着壶从水龙头向壶里注水，在注水过程中，你会感觉上臂前群肌（屈肘肌）在努力工作，当你稳稳拿住壶时是等长收缩。当壶充满水，从水槽里提起它时，是使用同样的屈肘肌做向心收缩。将壶拿到火炉边，小心地将它放到火上，尽量不要洒水或掉落壶，这一放下动作是由屈肘肌离心收缩完成的。

第九节 肌之间的关系

通过从椅子上站起和向壶里注水的例子可观察肌协同完成的一系列活动。肌通常成组完成一个活动、支持一个活动或拮抗一个活动。可通过特殊肌和肌群来了解它们是如何相互作用和产生运动的。

一、主动肌

主动肌是指那些产生关节运动所涉及的肌，又称原动肌。主动肌主要通过如屈或外展等特定的活动使关节产生运动。主动肌也在描述与其他肌和肌群关系时作为参照。例如，三角肌的主要功能是外展肩关节，因此它是肩关节外展的主动肌。

二、协同肌

协同肌以某种方式帮助主动肌。协同肌提供的帮助是稳定、控制或参与特定的关节运动。进行相同活动的肌互为协同肌。例如冈上肌帮助三角肌外展肩关节，这两块肌互为协同肌。一些肌的所有活动都相同，因此是直接协同肌；而有些肌之间只有几种活动相同，它们是相对协同肌。这些运动中，协同肌之间的关系与运动特异性有关。

三、拮抗肌

与主动肌执行相反活动的肌称为拮抗肌。背阔肌是三角肌和冈上肌的拮抗肌，因为背阔肌的作用是使肩关节内收，与三角肌和冈上肌使肩关节外展的作用正好相反。相反的活动包括屈和伸、展和收以及旋内和旋外。协同肌或拮抗肌的关系是关节所特异的，这意味着肩关节的各肌可以互为协同肌或拮抗肌，而髋关节或膝关节的肌则不然。

主动肌和拮抗肌的关系对人体保持平衡姿势以及减速和控制运动至关重要。例如，竖脊肌（躯干伸肌）被拮抗肌腹直肌（躯干屈肌）相平衡。主动肌和拮抗肌的协调发育对维持躯干的正常直立姿势是非常重要的。上肢带肌中的前锯肌（肩胛外展肌、降肌、上旋肌）和菱形肌（肩胛内收肌、上提肌、下旋肌）也是很好的例子，彼此通过相反的运动保持肩胛与胸廓的相对位置。

走路时，屈髋肌和伸膝肌使腿向前摆动，推动身体向前。而伸髋肌和屈膝肌则减慢和停止这一运动。没有这些肌群间的协调运动，人体将不能控制和完成开始的运动。在后面章节学习单个肌和肌群时，将进一步探讨这些关系。

第十节　人体的肌

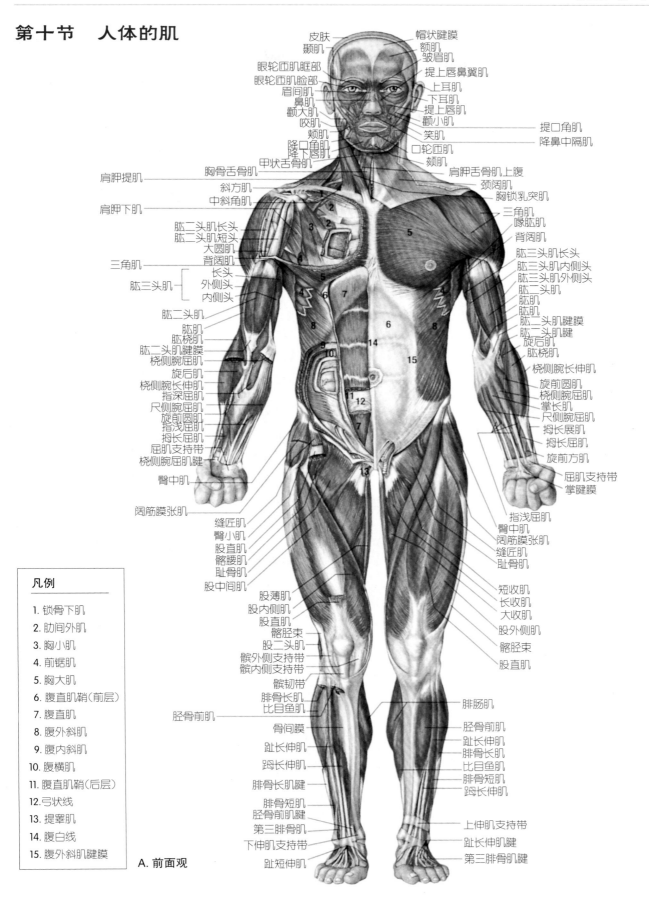

图 3-10　人体的肌。（A）前面观。（待续）

凡例

1. 锁骨下肌
2. 肋间外肌
3. 胸小肌
4. 前锯肌
5. 胸大肌
6. 腹直肌鞘（前层）
7. 腹直肌
8. 腹外斜肌
9. 腹内斜肌
10. 腹横肌
11. 腹直肌鞘（后层）
12. 弓状线
13. 提睾肌
14. 腹白线
15. 腹外斜肌腱膜

A. 前面观

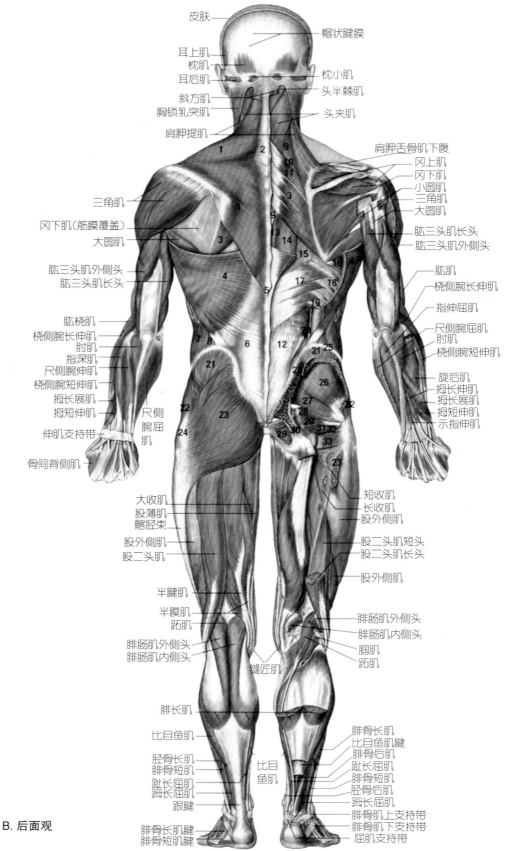

凡例

1. 斜方肌
2. C₇棘突
3. 大菱形肌
4. 背阔肌
5. T₁₂棘突
6. 胸腰筋膜
7. 腹外斜肌
8. 腹内斜肌
9. 颈夹肌
10. 上后锯肌
11. 小菱形肌
12. 竖棘肌
13. 胸棘肌
14. 胸最长肌
15. 腰髂肋肌
16. 前锯肌
17. 下后锯肌
18. 肋间外肌
19. 第12肋
20. 胸腰筋膜（切除）
21. 臀中肌
22. 阔筋膜张肌
23. 臀大肌
24. 股骨大转子
25. 髂嵴
26. 臀小肌
27. 梨状肌
28. 上孖肌
29. 闭孔内肌
30. 骶结节韧带
31. 下孖肌
32. 闭孔外肌
33. 股方肌

B. 后面观

皮肤
帽状腱膜
耳上肌
枕肌
耳后肌
枕小肌
头半棘肌
斜方肌
胸锁乳突肌
头夹肌
肩胛提肌
肩胛舌骨肌下腹
冈上肌
冈下肌
小圆肌
三角肌
三角肌
大圆肌
冈下肌（筋膜覆盖）
肱三头肌长头
大圆肌
肱三头肌外侧头
肱三头肌外侧头
肱三头肌长头
肱肌
桡侧腕长伸肌
肱桡肌
指伸屈肌
桡侧腕长伸肌
尺侧腕屈肌
肘肌
肘肌
指深肌
桡侧腕短伸肌
尺侧腕伸肌
桡侧腕短伸肌
旋后肌
拇长展肌
拇长伸肌
拇短伸肌
拇短伸肌
尺侧
示指伸肌
腕屈肌
伸肌支持带
骨间背侧肌
大收肌
短收肌
股薄肌
长收肌
髂胫束
股外侧肌
股外侧肌
股二头肌短头
股二头肌
股二头肌长头
股外侧肌
半腱肌
半膜肌
跖肌
腓肠肌外侧头
腓肠肌内侧头
腓肠肌外侧头
腘肌
腓肠肌内侧头
跖肌
缝匠肌
腓长肌
比目鱼肌
腓骨长肌
比目鱼肌腱
胫骨长肌
腓骨后肌
腓骨短肌
比目鱼肌
腓骨短肌
趾长屈肌
胫骨后肌
跗长屈肌
拇长屈肌
跟腱
腓骨肌上支持带
腓骨长肌腱
腓骨肌下支持带
腓骨短肌腱
屈肌支持带

图 3-10(续)　人体的肌。（B）后面观。

第十一节 人体的杠杆

现在,把学过的知识整合起来,以了解人体运动是如何产生的。回顾第二章内容,学习骨骼时已揭示骨是一个杠杆系统,即为传递或修正力量以产生运动的刚性装置。

一、杠杆组成

要理解杠杆系统,必须先剖析其组成。每个杠杆系统必须有个轴(或支点)。这是杠杆围绕其转动的部分。例如,一把剪刀,轴是手柄和刀片间的支点。扳手是以旋转螺栓中心为轴的杠杆。人体中,关节即为轴。例如,肘关节是臂和前臂转动的支点。

接下来还需要两种机械能源:一种是内源性的,由牵拉肌产生,简称为驱动力;另一种是外源性的,如重力或摩擦力,称为抵抗力。以使用剪刀为例,在手柄上施加的是驱动力,抵抗力则来源于所剪物体。在扳手例子中,旋转螺栓所做的努力是驱动力,而抵抗力来源于螺栓的螺纹。

二、杠杆类型

完成不同任务时,杠杆系统可配置成不同的类型。人体的3种不同类型杠杆有第一类杠杆、第二类杠杆和第三类杠杆。下面将以日常生活为例逐一说明(图3-11)。

1. 第一类杠杆

第一类杠杆的轴在中心,一侧为驱动力,另一侧为抵抗力。这种杠杆称之为驱动力-轴-抵抗力型(FAR)。如果玩过跷跷板,就经历过第一类杠杆(图3-11A)。把一块厚木板放在中央的支座上,两端各坐一人。两人在中轴水平可保持平衡,或者一人下降而另一人上升。

这类杠杆可保持平衡。将支点移近或远离一端可改变杠杆作用或机械效益。当支点向驱动力(肌)方向移动时,运动的幅度和速度加大;当支点向抵抗力方向移动时,杠杆产生的力加大。

人体需要平衡力量时就利用第一类杠杆。向下看然后抬头的动作就是第一类杠杆在工作。相对于脊柱而言,头的重量是向前的,这就构成了杠杆的抵抗力。

颅底和第一颈椎之间的关节形成了支点。斜方肌及其使头后伸的协同肌,提供杠杆移动的驱动力。抵抗力在一端,支点在中央,而驱动力在另一端。这种位置上的这类杠杆使头在脊柱上保持平衡。

2. 第二类杠杆

第二类杠杆的驱动力在一端,支点在另一端,而抵抗力在两者之间(FRA)。独轮手推车是常用的第二类杠杆(图3-11B)。身体提起把手在一端施加驱动力,轮子为支点,位于中间盛满垃圾或其他东西的铲斗提供了抵抗力。第二类杠杆产力非常大,运动所需运动幅度和速度也较大。

人体足踝处可见第二类杠杆。踮脚站立时形成的杠杆就是一个例子。此时以跖球为支点,与足跟相连的强大腓肠肌(屈跖肌)提供驱动力。抵抗力则来自经胫骨传递的体重。走路、跑步和跳跃时就是这类强大杠杆推动着躯体。第二类杠杆也有助于解释为什么相对于较小的胫骨肌,腓肠肌非常强大。这类杠杆并不用于维持平衡,而是动力。

3. 第三类杠杆

第三类杠杆的抵抗力在一端,支点在另一端,驱动力则在两者之间(RFA)。铲子就属于第三类杠杆(图3-11C)。用铲子挖地时,地面提供了抵抗力;当提起铲把的中间部分时则施加了驱动力,而握住把手末端的另一只手提供了支点。这类杠杆提供的运动速度和幅度都较大。

第三类杠杆是人体内最常见的一类杠杆。屈肘使手靠近肩部就是第三类杠杆在工作。此时肘关节是支点,肱二头肌和肱肌提供驱动力,抵抗力是前臂重量及手中拿的物体。

第十二节 本体感觉

前面已经阐明属于神经系统的运动神经元是如何来启动肌收缩和产力的。神经系统还通过本体感觉来维持肌肉的健康和功能。本体感觉是对身体位置的全方位感知。这种感知是不依赖视觉的,但对防止损伤和产生有效运动非常重要。神经系统通过不同的本体感受器与肌、肌腱及关节联系,以便感知和改变体位。

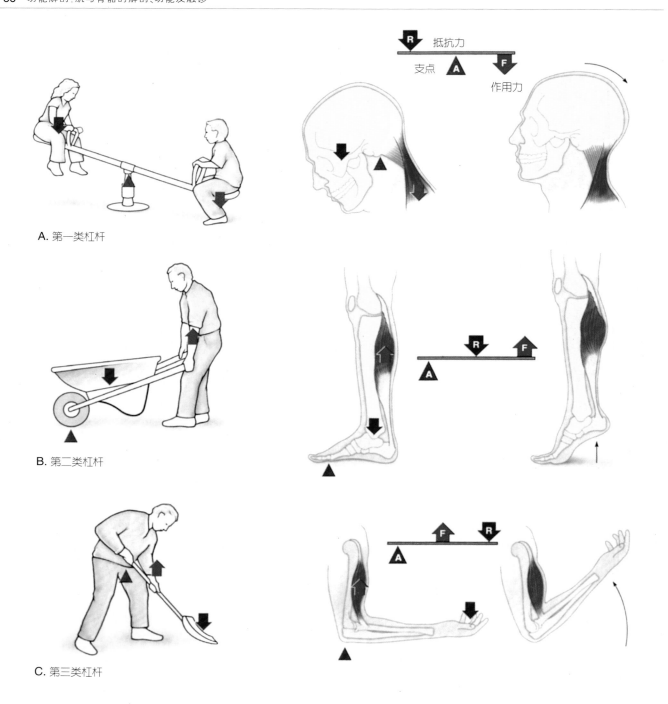

图3-11　杠杆类型。杠杆组成部分的不同配置可完成人体不同的行为目的。(A)第一类杠杆提供平衡力,见于头和脊柱之间。(B)第二类杠杆力量最大,可见于足踝。(C)第三类杠杆最常见,可增加运动速度和幅度。

　　闭上眼睛或者不看胳膊,试着将胳膊举过头顶。能感知胳膊什么时候开始举起,什么时候举过头顶吗?不看它,又如何知道呢?是什么感觉在起作用呢?试着单脚站立,稳住,然后闭上眼睛。能感觉到身体在调整吗?这是怎么发生的?这就是本体感觉的功能(表 3-2)。

一、肌梭

　　肌梭是分布于骨骼肌的本体感受器,能感受组织长度变化。一个肌梭包括称作梭内肌纤维的特殊肌纤维和围绕纤维的感觉神经末梢。这种感觉神经或传入纤维可监视肌内的伸展速率和幅度。

▶ **表 3-2 肌纤维排列**

结构	位置	触发	反应
肌梭 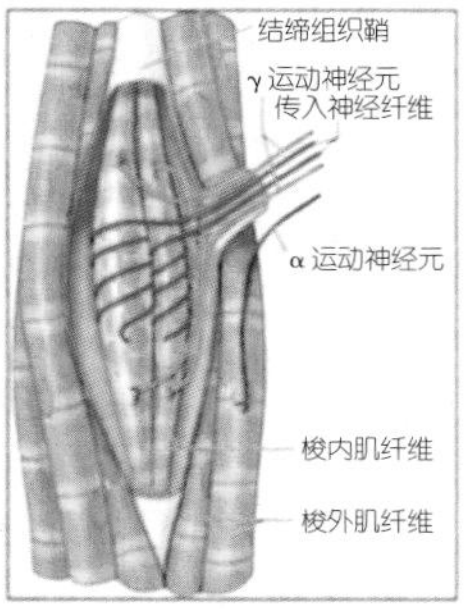	与骨骼肌纤维平行	快速或过度的肌拉伸	肌收缩
Golgi 腱器 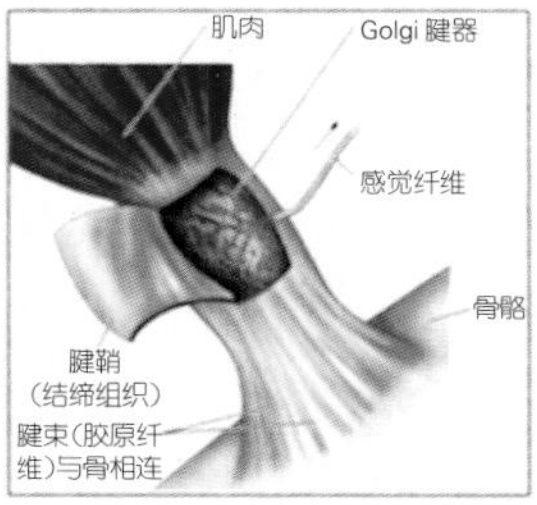	肌腱结缔组织内	过度的肌收缩或被动拉伸	抑制肌收缩或使拮抗肌收缩
前庭器官 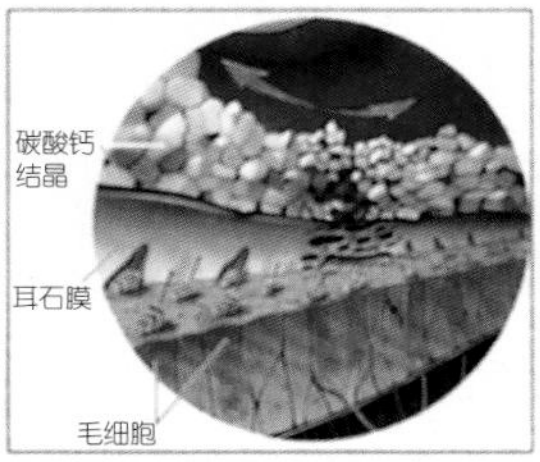	内耳	头部位置的变化	重新调整平衡状态
环层小体 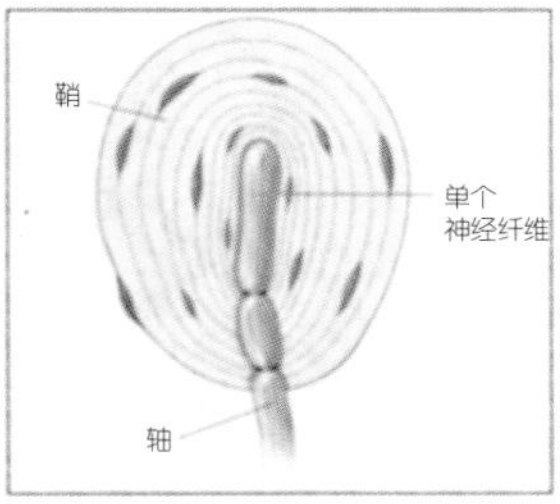	皮肤、结缔组织、肌、肌腱	震动和深部压力	指明运动的方向和速度
Ruffini 小体 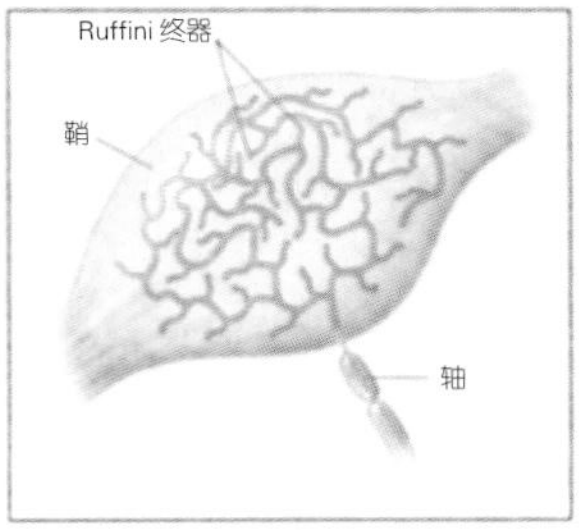	关节囊	关节囊变形	指明关节位置

如果一次伸展的强度过大或速度过快,会造成组织的潜在损伤,α 运动神经元刺激梭外肌纤维收缩,使肌缩短,以防止其损伤。这种反应称作肌伸张反射。当梭外肌纤维调节其长度保护肌时,γ 运动神经元调节肌梭的张力,维持其长度并有监测功能。

如果做过包括神经反射的体格检查,就用到肌伸张反射。反射锤敲击后,膝盖前方的髌韧带便快速伸张。这个动作常引起大腿前方的股四头肌收缩,产生踢小腿动作,可证实肌梭工作正常。

二、Golgi 腱器

Golgi 腱器是另一种重要本体感受器。Golgi 腱器与肌腱内的结缔组织交织在一起,以感受肌腱的改变。伸展或收缩时刺激 Golgi 腱器,使肌产生一定张力。

肌强烈收缩或伸展产生过度张力时,Golgi 腱器将抑制肌收缩,加速肌舒张过程,同时促使其拮抗肌收缩,这两种活动能使受累肌张力降低。这种反应称作逆伸张反射。在惊险电影中可能见过这种反应,当坏人拼命地抓住什么东西时,他的手随后会松开,这个松手就是 Golgi 腱器试图保护手臂肌免受损伤的功能。

肌梭和 Golgi 腱器能相互抑制。相互抑制是指某肌舒张时,其拮抗肌收缩。从而使人体能在没有自我抵抗的情况下进行活动。为了保持平稳、协调运动,互为拮抗的肌彼此间适当的让步妥协是非常必要的。

三、其他本体感受器

除了肌梭和 Golgi 腱器外,人体还依赖其他的本体感受器。位于内耳、皮肤、结缔组织和关节囊内的感受器则提供了人身体位置和运动的额外反馈信息。

1. 前庭器

内耳前庭器提供了头部位置的反馈信息。当头倾斜时,前庭器内的碳酸钙晶体因重力作用而移动。这种移动会刺激一些特殊细胞,将头部的相对位置信息传递至脑。内耳的损伤或感染会破坏平衡功能并降低本体感觉。

2. 机械感受器

机械感受器是受到压力会变形的特殊神经末梢。这种变形与挤压手中的橡皮球类似。通过记录变形的速度和大小,来显示相关结构的位置和运动。两种类型的机械感受器与本体感觉有关:

- 环层小体位于皮肤、肌周围的结缔组织和肌腱内。能感受组织内震动及其深部压力,有助于监测身体运动方向和速度。
- Ruffini 小体散布于关节囊。关节囊形状发生变化时 Ruffini 小体可确定关节位置。

第十三节　运动范围

运动范围是一个用来描述关节可能运动范围的术语。每个关节都有其正常可能的运动幅度。这个正常的运动幅度受到几种因素的限制,包括:构成关节的骨形状,连结骨的韧带,跨越关节的肌长度,同一肌肉张力大小或神经系统的控制,损伤或对诸如肿胀或瘢痕形成等损伤的慢性反应,以及诸如年龄和性别等其他因素。

运动范围可分为 3 种:运动的主动活动范围、运动的被动活动范围和运动的抵抗活动范围。

一、运动的主动活动范围

当一个人通过独立的可能运动移动物体时即发生关节的主动活动。由此证实了受检者自动自发、主动执行运动关节的能力。为了完成主动活动,所有结构和系统必须协同作用。与被动活动(后面讨论)相比,主动活动可能稍微弱些,因为神经系统限制其可活动范围以保护关节周围的肌和肌腱。

评价主动活动范围的步骤包括:

1. 受检者采用舒适、直立的对称姿势。

2. 检查者或治疗师的位置以能够观察到受检者运动和面部表情为宜,能看到引起受检者疼痛的运动。

3. 示范让受检者完成的动作。演示动作时,指导受检者在其觉得舒适的范围内活动。使用一般常用的术语,如让受检者"伸直右臂且拇指向上举过头顶"。

4. 现在让受检者完成运动。在正常节律或对称状态下,观察运动是否受限或暂停。

5. 适宜的情况下,让受检者对侧肢体重复上述动作,并比较两侧肢体的活动。

6. 询问限制运动的因素,从伸展、接近(身体相互靠近)、疼痛和恐惧或警惕辨别出不同的感觉。这些感觉将在后面介绍。

7. 记录观察结果,并作比较。

二、运动的被动活动范围

当受检者不动,治疗师移动其关节在可能的范围内活动时即产生关节的被动活动。在关节可能的范围内完成被动活动,同时受检者要保持放松。操作者即可获得运动终末感,也就是关节被动运动达到最末端时所获得的手感或抵抗感(限制因素)。肌和肌腱被动伸展时,关节的运动终末感类型能反映运动中被动或惰性稳定结构如韧带、关节囊、肌及肌腱的健康和功能状况,也包括了执行运动的拮抗肌(如被动屈肘也可评估伸肘结构的健康和功能状况)。

有 4 类益于健康的运动终末感。

- 在骨性运动终末感中,两骨的接触是受限的。有时称为一个硬性运动终末感,这种运动终末感可见于让受检者伸肘关节终止处(图 3-12A)。
- 囊性运动终末感中,关节囊提供坚实的限制。例如,如果被动旋转受检者的大腿,在运动结束时会遇到"皮革"样感觉(图 3-12B)。
- 在弹性(或肌性)运动终末感中,肌和肌腱的伸展限制关节运动。例如,肩关节外展,背阔肌和大圆肌被伸展,与"皮革"样感觉不同,此时则产生更有弹性的感觉(图 3-12C)。
- 接近运动终末感是第 4 类有益健康的运动终末感,当身体各部相互接近时, 如前臂与上臂靠近时,肘关节有屈曲的限制感(图 3-12D)。

关节损伤或疾病时可能产生不正常的运动终末感。肌痉挛(也称为肌卫)的特征是在达运动最大限度之前出现急速或摇摆运动。可能是肌或关节的损伤加速了神经系统对运动的限制。弹性阻碍是终末运动前

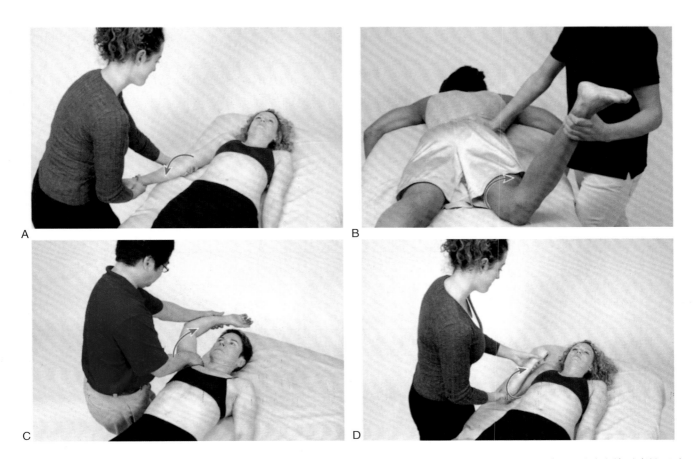

图 3-12 **正常运动终末感的不同类型**。蓝色箭头指明运动的方向。(A)伸肘时的骨性或硬性运动终末感。(B)髋内旋时囊性运动终末感。(C)肩外展时的弹性运动终末感。(D)屈肘时的接近运动终末感。

出现的橡胶样或弹性中断。通常由软骨撕裂造成,如膝关节中协调关节运动的半月板损伤。松弛或空运动终末感发生在本应由韧带或关节囊限制运动的位置,却产生了不正常运动。最后,海绵状运动终末感表现为黏滞似沼泽,表明关节肿胀。每个不正常运动终末感均表明关节有损伤或病理改变,应由医生做出评估。表3-3总结了正常和不正常运动终末感的例子。

评价被动活动范围的步骤包括:

1. 受检者置于舒适和有支撑的地方,以便观察受检者关节运动和面部表情。

2. 托住关节,使其受到保护并尽可能放松。

3. 当使关节在适宜的范围内运动时,指导受检者完全放松。

4. 询问受检者在运动过程中有无不适或疼痛。

5. 运动关节获得运动终末感,鉴别正常(骨性、囊性、弹性或接近)或不正常(肌痉挛、弹性阻碍、松弛或空,或海绵状)的运动终末感类型。

6. 适宜的时候,在对侧重复同样的运动,并比较两侧的差异。

7. 记录观察结果,包括运动量和相应的运动终末感。

三、运动的抵抗活动范围

当受检者试图活动一个关节,受到来自操作者阻力时即产生抵抗活动范围。抵抗活动范围用来评价收

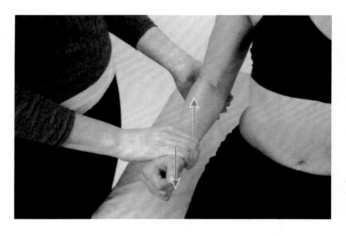

图3-13　运动的抵抗活动范围。屈肘时完成和观察抵抗活动范围。红色箭头指明操作者的施力方向,绿色箭头指明受检者抵抗力的方向。

缩肌及其肌腱的健康功能状况。神经系统、肌纤维及肌腱共同协作产力对抗重力及来自操作者的阻力。

抵抗活动范围的评价步骤包括:

1. 受检者置于舒适、直立的对称姿势。

2. 检查者处于施加抵抗运动并能观察受检者面部表情的位置。不能直接面对受检者时,可以利用镜子。

3. 适宜的时候,稳定受试部位近端关节,将其放在合适的位置或用手拖住。这样有助于降低消耗,以检查特定的肌。

▶ 表3-3　正常和异常的运动终末感

运动终末感类型	运动限制因素	举例
正常运动终末感		
骨性	骨接触	伸肘
囊性	关节囊伸展	旋髋
弹性	肌、肌腱伸展	肩外展
接近	骨接触	屈肘
异常运动终末感		
肌痉挛 / 肌卫	损伤的肌、肌腱或关节	痛,肌扭伤
弹性阻碍	软骨撕裂,关节内异物	膝关节半月板撕裂
松弛 / 空感	缺乏限制	韧带或关节囊撕裂(扭伤)
海绵样	肿胀	急性韧带挫伤或关节囊炎症

▶ 表3-4　抵抗活动范围分级

分级	描述
5	能承受重力及最大的抵抗力,并保持受试体位不变
4⁺	能承受最大抵抗力,但不能持续保持体位不变
4	能承受重力及适中抵抗力,并保持受试体位不变
4⁻	能承受重力及较小抵抗力,并保持受试体位不变
3⁺	能承受重力及最小抵抗力,并保持受试体位不变
3	能承受重力,并保持受试体位

注:3级以下表明有病理改变,应由病理医师进行评估。

4. 示范要施加抵抗的运动,指导受检者配合抵抗施加的外力。

5. 施加抵抗力,让受检者尝试运动关节(图3-13)。受检者产生的肌收缩将是固定的(等长的),即不产生运动。受检者只需要配合抵抗施加的外力,而不要试图克服它。

6. 询问受检者在运动过程中有无不适或疼痛。

7. 适宜的时候,在对侧重复同样的运动,并比较两侧的差异。

8. 按照表3-4给受检者的抵抗分级。在受检者记录本上记录观察结果。

所有关节都有可能的活动范围,每个关节的评价步骤将在本书每个局部章节里讨论。

总结

- 肌组织是人体4种主要组织类型之一。3种肌组织为心肌、平滑肌和骨骼肌。每种肌组织都有其特定功能,并反映其解剖形态及位置。
- 骨骼肌在体内的功能包括运动引发、维持姿势、保护深部结构、产热和液体泵。
- 骨骼肌纤维平行或羽状配布有赖于肌位置和功能。平行配布的肌纤维运动范围大,而羽状配布的产力大。
- 影响骨骼肌命名的因素包括纤维方向、位置、运动、大小、形状和头数。
- 骨骼肌组织的一些特性对其执行功能是必不可少的,包括伸展性、弹性、兴奋性、传导性和收缩性。其中收缩性是肌组织所特有的。

- 结缔组织如肌外膜、肌束膜和肌内膜分层包绕着肌和肌纤维。这样的配布可保护脆弱的肌纤维并有助于力量传递。
- 肌细胞含有多个细胞核,由肌膜或细胞膜及容纳特殊细胞器的肌浆组成。
- 肌丝是产力的特殊蛋白。肌钙蛋白、原肌球蛋白和肌动蛋白组成细肌丝,而肌球蛋白组成粗肌丝。
- 肌细胞内,粗、细肌丝遵循肌丝滑动学说相互作用并产力。这个过程由神经系统中称为动作电位的电信号来启动和控制肌丝滑行。
- 影响肌产力大小的因素包括募集运动单位数量、肌横截面积、纤维配布和肌长度。
- 慢缩肌纤维、快缩肌纤维和中间肌纤维产生能量的方式不同,在体内执行的功能也不同。这些纤维的分布和发育是散在的,并与遗传学、肌功能和体力活动模式有关。
- 肌产生等长收缩、向心收缩和离心收缩。这些收缩类型协同稳定躯体并产生和控制运动。
- 肌组织协同作用,原动肌产生运动,协同肌一起合作,与拮抗肌平衡制约。肌群间的健全关系对姿势维持和功能运动至关重要。
- 体内有第一类、第二类和第三类杠杆。支点、驱动力和抵抗力的不同配布可完成不同的目标运动,包括平衡、力量、速度和运动幅度。
- 本体感觉是对人体空间位置的感知,这种感知是不依赖视觉的。肌梭和Golgi腱器官感受肌长度和张力,前庭器官感受头部位置,机械感受器感受关节位置和运动。总之,本体感受器可强化运动,并保护相关结构。

- 主动活动范围是没有外界帮助的自主运动。主动活动需要体内多个系统协同完成。
- 被动活动范围需要外力参与，用于评估运动终末感及惰性结构，如韧带和关节囊。
- 抵抗活动范围利用可控制的拮抗运动，来评价动力结构的健全功能，如肌和肌腱。

复习

一、多选题

1. 心肌细胞的特点包括：
   A. 随意控制，有横纹
   B. 随意控制，无横纹
   C. 非随意控制，有横纹
   D. 非随意控制，无横纹

2. 平滑肌细胞的特点有：
   A. 随意控制，有横纹
   B. 随意控制，无横纹
   C. 非随意控制，有横纹
   D. 非随意控制，无横纹

3. 骨骼肌细胞的特点有：
   A. 随意控制，有横纹
   B. 随意控制，无横纹
   C. 非随意控制，有横纹
   D. 非随意控制，无横纹

4. 最有力的肌纤维配布是：
   A. 多羽状
   B. 三角形
   C. 半羽状
   D. 梭形

5. 肌组织独有的特性是：
   A. 传导性
   B. 收缩性
   C. 兴奋性
   D. 弹性

6. 股方肌是根据何种特性来命名的？
   A. 大小和位置
   B. 头数和运动
   C. 位置和方向
   D. 形状和位置

7. 能够根据机体需要改变产能方式的纤维类型是：
   A. 慢缩肌纤维
   B. 快缩肌纤维
   C. 中间肌纤维
   D. 以上都是

8. 短跑、跳跃和投掷主要应用哪种类型的肌纤维？
   A. 慢缩肌纤维
   B. 快缩肌纤维
   C. 中间肌纤维
   D. 以上都是

9. 体内用于产生运动的肌收缩是：
   A. 等长收缩
   B. 向心收缩
   C. 离心收缩
   D. 以上都是

10. 辅助其他肌运动或功能的肌称为：
    A. 主动肌
    B. 拮抗肌
    C. 原动肌
    D. 协同肌

二、配伍题

将以下肌收缩事件按发生先后进行排序。

11. _____神经细胞通过其轴突释放动作电位。

12. _____动作电位到达横小管。

13. _____突触小泡释放乙酰胆碱（ACh）。

14. _____钙离子结合到肌钙蛋白。

15. _____乙酰胆碱（ACh）与肌膜上的受体结合。

16. _____原肌球蛋白变形，暴露肌动蛋白的结合位点。

17. _____肌舒张，肌节恢复至静息时长度。

18. _____肌节开始缩短。

19. _____肌浆网释放钙离子。

20. _____肌动蛋白结合位点和肌球蛋白头之间形成横桥。

三、简答题

21. 列出骨骼肌的功能。

22. 鉴别骨骼肌组织的特性并解释每一特性对运动的意义。

23. 鉴别和描述所有影响肌产力的因素。

24. 简要说明中间肌纤维作用及其如何适应不同运动类型的。

25. 用自己的话定义本体感觉。鉴别和描述与本体感觉有关的特殊解剖学结构。

26. 鉴别下图上的结构。

A. _____

B. _____

C. _____

D. _____

E. _____

F. _____

G. _____

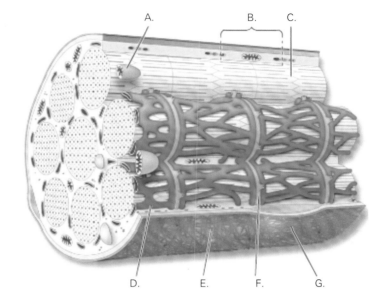

试一试　学习活动：参照图 3-10，用肌名称制作一套卡片。每张卡片的一面写上肌名称。将卡片混洗并抽出一张。大声说出所知有关这块肌的知识。记住，肌名称可反映出它的特性，如纤维方向、位置、运动、大小、形状或头数。

为了进一步挑战自我，在卡片另一面画出这块肌，包括肌的独特纤维配布。将卡片混洗，不要看上面的图并抽出一张。能记得它的纤维配布吗？平行的或羽状的？肌的形状是什么样的？梭形的、环形的或三角形的？如果是羽状的，它是半羽肌、羽状肌还是多羽肌？

作为最后的挑战，看看能否鉴别出这块肌的纤维是慢缩纤维还是快缩纤维。记住，维持姿势的小、深层肌趋向为慢缩纤维，大而有力的肌趋向为快缩纤维。可在本书第四至九章查阅有关肌资料，看看是否正确。

（李东培　臧卫东　译）

推荐读物

Chandler J, Brown LE. *Conditioning for Strength and Human Performance*. Philadelphia: Lippincott, Williams & Wilkins, 2008.

Cohen BJ. *Memmler's the Structure and Function of the Human Body*. 8th Ed. Philadelphia: Lippincott, Williams & Wilkins, 2005.

McArdle WD, Katch FI, Katch VL. *Essentials of Exercise Physiology*. 2nd Ed. Baltimore: Lippincott, Williams and Wilkins, 2000.

Oatis CA. *Kinesiology—The Mechanics and Pathomechanics of Human Movement*. Baltimore: Lippincott, Williams & Wilkins, 2004.

Prekumar, K. *The Massage Connection Anatomy & Physiology*. 2nd Ed. Baltimore: Lippincott, Williams & Wilkins, 2004.

肩部

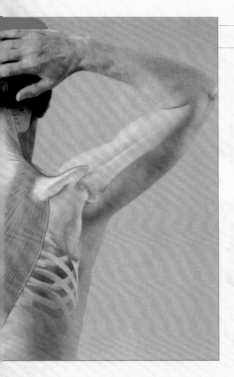

学习目标

通过这一章节内容的学习,能够:

- 识别肩部主要结构,包括骨、关节、特殊结构以及肩部的深、浅层肌。
- 标识和扪及肩部的主要体表标志。
- 画出、标记、触诊肩部深、浅层肌,并能诱发相应肌运动。
- 确认肩部肌肉的附着点及其神经支配。
- 识别及演示肩部肌的运动方式。
- 展示肩部的被动活动范围和抵抗活动范围。
- 描述肩部各肌的独特功能解剖及其相互关系。
- 辨别参与肩部运动的协同肌和拮抗肌。
- 识别涉及肩关节 4 种协调运动,如伸、举、投、推等的肌。

▶ 概述

肩部为臂、颈和头部运动提供了坚实的基础。肩部由成对的骨及许多有力肌组成。这些结构保证了人体位置和运动改变时对稳定性和灵活性的需要。

肩关节的一些特殊结构,如韧带、神经、滑膜囊等,对运动起决定作用。还有淋巴管、血管等对维护肩部及其周围器官的健康和功能也必不可少。

肩部所有结构处于健康、平衡和功能健全时,肩部就是一个有活力的、功能强大的工具,可使我们举手过肩,推、拉及在身体前、后交叉双手,用手支撑体重,及完成像扔东西之类的复杂运动。可能你也会想,不当使用肌、不当的运动模式和运动曲线可能会破坏这种功能平衡。因而,理解每块肌的功能及其与其他相关结构的关系有助于预测和预防疾患发生,从而提高每日工作效率,更好地完成锻炼、运动及各种日常活动。

▶ 肩部表面解剖

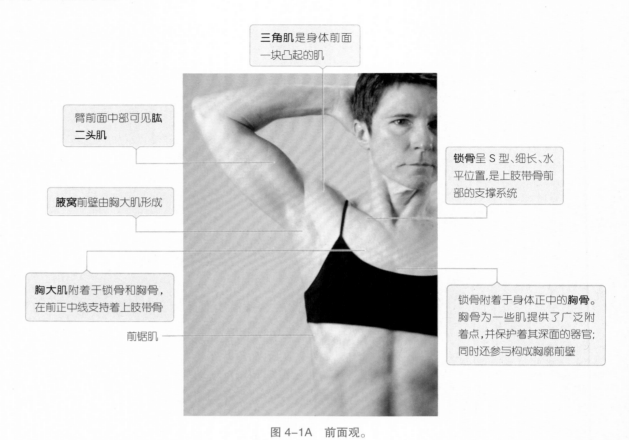

三角肌是身体前面一块凸起的肌

臂前面中部可见肱二头肌

腋窝前壁由胸大肌形成

锁骨呈 S 型、细长、水平位置，是上肢带骨前部的支撑系统

胸大肌附着于锁骨和胸骨，在前正中线支持着上肢带骨

前锯肌

锁骨附着于身体正中的胸骨。胸骨为一些肌提供了广泛附着点，并保护着其深面的器官；同时还参与构成胸廓前壁

图 4-1A　前面观。

肩峰是肩胛骨上缘的凸起，为高出周围三角肌的圆形隆突，并与锁骨的外侧端连结

三角肌

上臂后面可见肱三头肌

锁骨
胸骨

肱二头肌

图 4-1B　侧面观。

▶ 肩部表面解剖

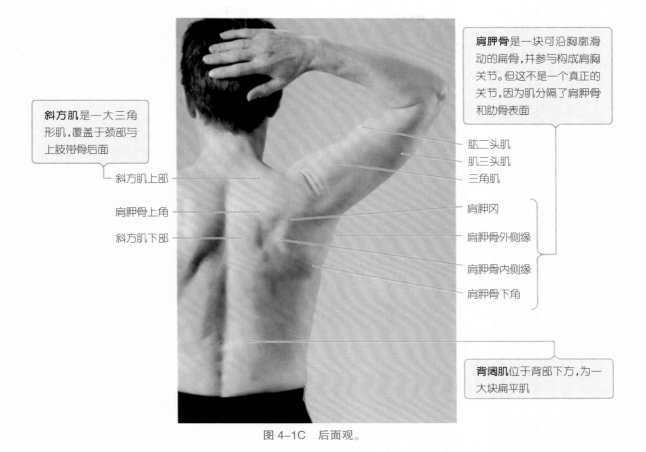

肩胛骨是一块可沿胸廓滑动的扁骨,并参与构成肩胸关节。但这不是一个真正的关节,因为肌分隔了肩胛骨和肋骨表面

斜方肌是一大三角形肌,覆盖于颈部与上肢带骨后面

斜方肌上部

肩胛骨上角

斜方肌下部

肱二头肌

肌三头肌

三角肌

肩胛冈

肩胛骨外侧缘

肩胛骨内侧缘

肩胛骨下角

背阔肌位于背部下方,为一大块扁平肌

图 4-1C　后面观。

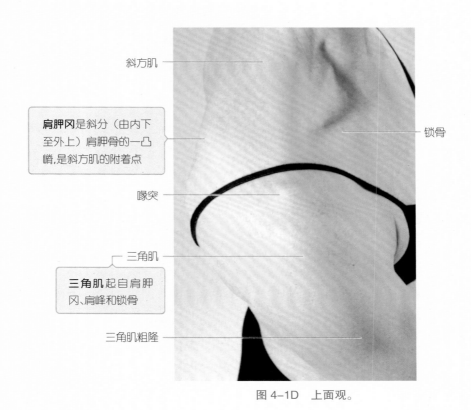

斜方肌

肩胛冈是斜分(由内下至外上)肩胛骨的一凸嵴,是斜方肌的附着点

喙突

三角肌

三角肌起自肩胛冈、肩峰和锁骨

三角肌粗隆

锁骨

图 4-1D　上面观。

▶ 肩部骨性结构

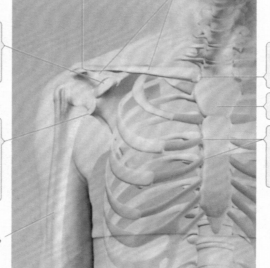

肩锁关节由肩胛骨上部的肩峰和锁骨外侧端构成

肩带由两块骨组成：锁骨和肩胛骨。肩带也称为上肢带

喙突是肩胛骨的突起，位于锁骨前方，是背部一些强力肌的附着点

肩胛骨的浅凹陷是关节盂，构成了盂肱关节的臼。肱骨头和肩胛骨的关节盂构成盂肱关节。盂肱关节又称为肩关节

胸锁关节是连结锁骨内侧端与胸骨柄的关节

胸骨柄是胸骨的最上段

胸骨借助于肋软骨与肋连结，构成能轻微活动的胸廓前部

肱骨

图 4-2A　前面观。

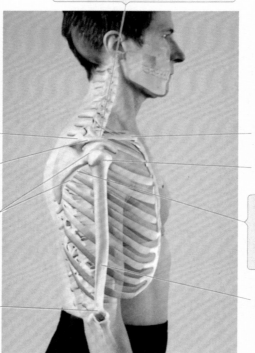

肩胛骨借助于肩锁关节与中轴骨骼相连，使肩部运动范围大大增加

肩胛冈

肩峰

肩胸关节与盂肱关节可以做复合运动，称为肩周节奏

肱骨外上髁是肘部和前臂肌附着的骨性突起

锁骨

肱骨头

肩胛骨前面（下面）的凹陷形成了肩胛下窝。附着有旋转肩部的肩胛下肌

肱骨体

图 4-2B　侧面观。

▶ 肩部骨性结构

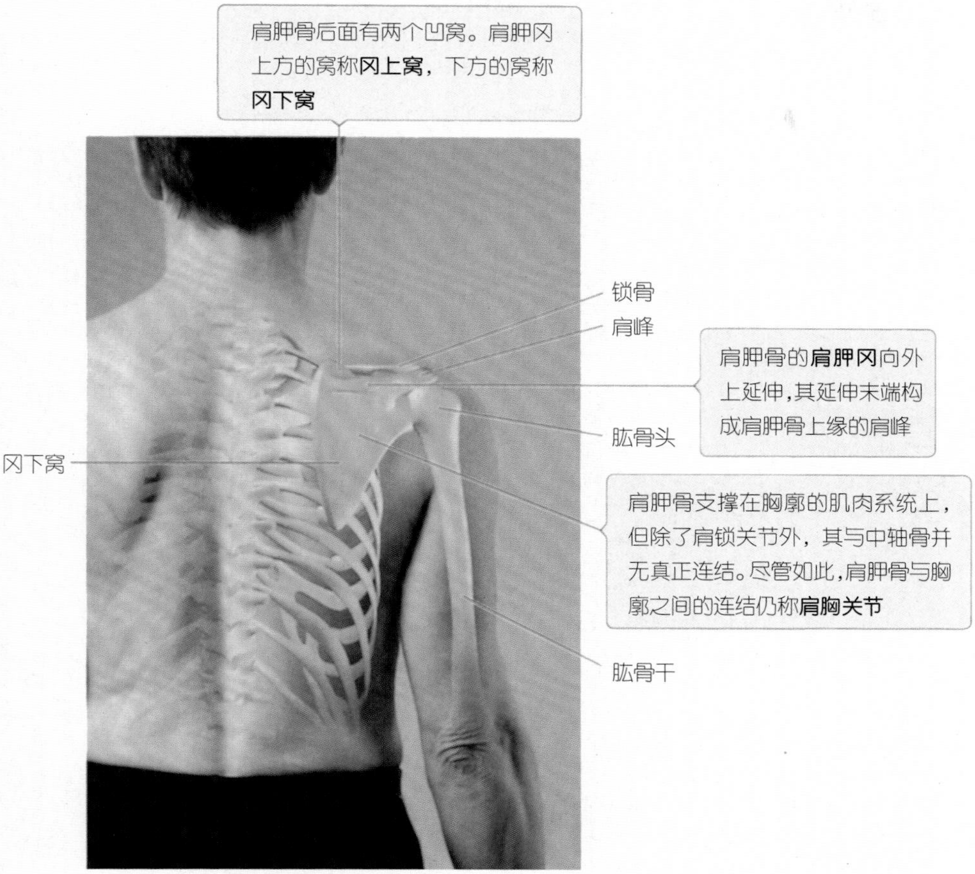

肩胛骨后面有两个凹窝。肩胛冈上方的窝称**冈上窝**，下方的窝称**冈下窝**

锁骨
肩峰

肩胛骨的**肩胛冈**向外上延伸,其延伸末端构成肩胛骨上缘的肩峰

肱骨头

冈下窝

肩胛骨支撑在胸廓的肌肉系统上,但除了肩锁关节外,其与中轴骨并无真正连结。尽管如此,肩胛骨与胸廓之间的连结仍称**肩胸关节**

肱骨干

图 4-2C 后面观。

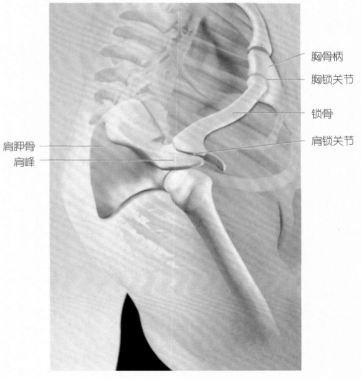

胸骨柄
胸锁关节

锁骨

肩锁关节

肩胛骨
肩峰

图 4-2D 上面观。

▶ 肩部骨性标志

触诊锁骨

体位:受检者仰卧。
1. 扪及颈根部中线外侧水平突出物。
2. 向后下方扪及"S"形的锁骨骨嵴。

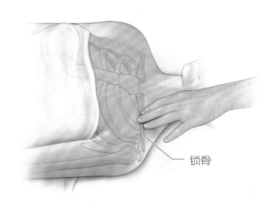

图 4-3A   锁骨。

触诊肩峰

体位:受检者仰卧。
1. 确定锁骨,扪及锁骨最外侧端。
2. 向后外侧可扪及肩峰形成的肩部圆点。

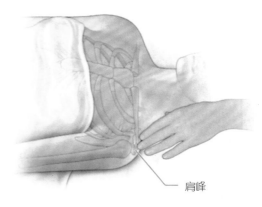

图 4-3C   肩峰。

触诊胸骨

体位:受检者仰卧。
1. 扪及锁骨最内侧端。
2. 向内下方可扪及胸部正中扁平宽阔的胸骨。

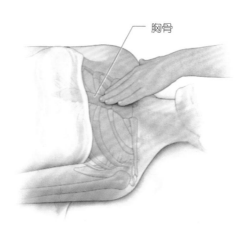

图 4-3B   胸骨。

触诊喙突

体位:受检者仰卧。
1. 扪及锁骨外侧 S 形的最凹陷处。
2. 在最凹陷处下方深面可扪及肱骨头内侧的圆形喙突。

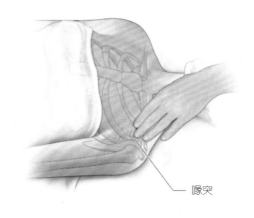

图 4-3D   喙突。

▶ 肩部骨性标志

触诊肱骨大结节

体位：受检者仰卧，肩关节自然放松。
1. 定位肩峰外侧端，扪及下方的肱骨头。
2. 扪及肱骨头前外侧面的圆形隆起。

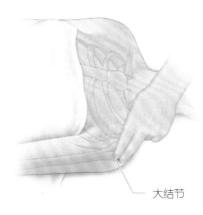

图 4-3E　大结节。

触诊肱骨小结节

体位：受检者仰卧，肩关节自然放松。
1. 扪及肱骨大结节，被动旋转受检者的肩部时保持位置不变。
2. 手指滑过肱二头肌沟，扪及小的圆形隆起，即肱骨小结节。

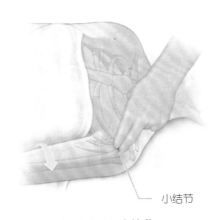

图 4-3G　小结节。

触诊结节间沟

体位：受检者仰卧，肩部自然放松。
1. 扪及肱骨大结节，被动旋转受检者的肩部时保持位置不变。
2. 肱骨大结节内侧，手指滑过结节间沟。

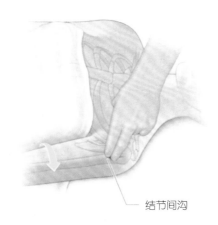

图 4-3F　结节间沟。

触诊三角肌粗隆

体位：受检者仰卧。
1. 确定肩峰外侧部，向下触摸至肱骨外侧面中部。
2. 肱骨中段内侧深部可扪及三角肌的汇聚部位，即三角肌粗隆。

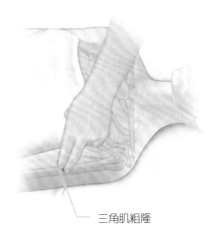

图 4-3H　三角肌粗隆。

▶ 肩部骨性标志

触诊肩胛冈

体位:受检者俯卧。
1. 肩部最外端定位肩峰,向内侧稍偏下触诊。
2. 滑过肩胛骨,可扪及向后突出的尖锐肩胛冈。

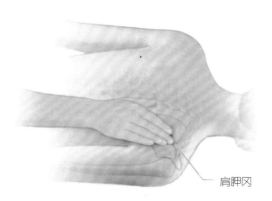

肩胛冈

图 4-3I　肩胛冈。

触诊肩胛骨内侧缘

体位:受检者俯卧。
1. 确定肩胛冈的位置,扪及肩胛骨最内侧端。
2. 由肩胛冈最内侧端垂直向上及向下扪及延伸的内侧缘。

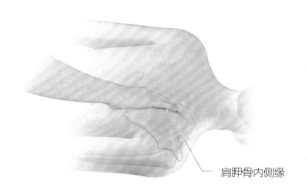

肩胛骨内侧缘

图 4-3J　肩胛骨内侧缘。

触诊肩胛骨上角

体位:受检者俯卧。

1. 定位肩胛骨内侧缘,滑过肩胛冈向上触诊。
2. 可扪及肩胛骨向外弯曲形成的上角。

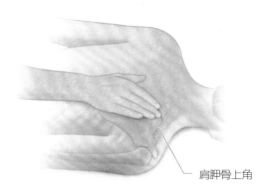

图 4-3K　肩胛骨上角。

触诊肩胛骨外侧缘

体位:受检者俯卧。

1. 扪及肩胛骨内侧缘,向下扪及肩胛骨下角。
2. 绕过肩胛骨下角,继续向上可扪及与腋后襞平行的肩胛骨外侧缘。

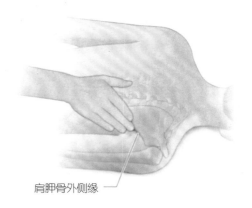

图 4-3L　肩胛骨外侧缘。

▶ 肌的附着点

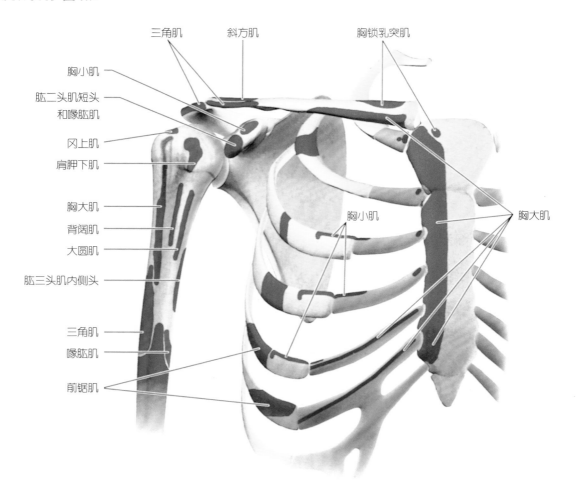

图 4-4　腋窝周围肌附着点：前面观。胸廓为肩的一些肌形成稳固的附着，如胸大肌在胸廓有宽阔的起点（图中红色部位），而在肱骨上则有较小的止点（蓝色部位）。

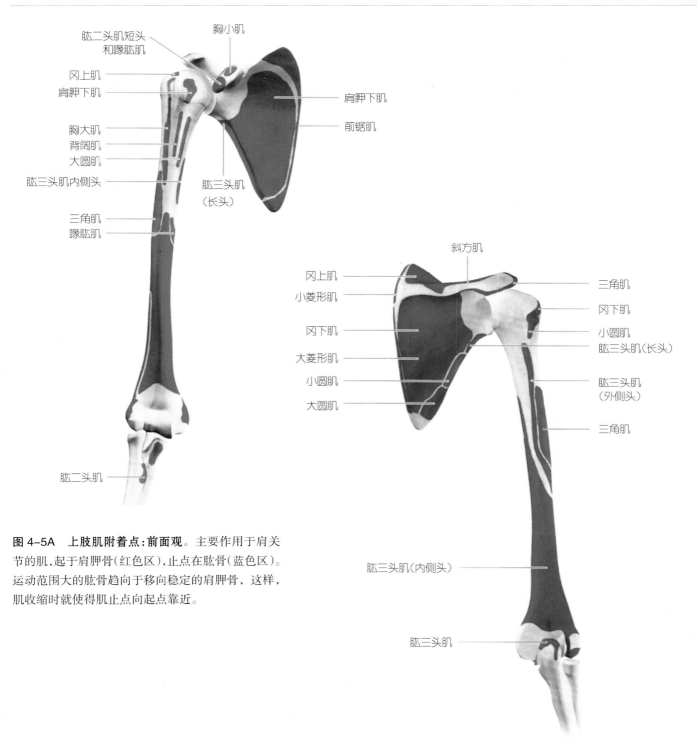

肱二头肌短头
和喙肱肌
胸小肌
冈上肌
肩胛下肌
胸大肌
背阔肌
大圆肌
肱三头肌内侧头
三角肌
喙肱肌
肱三头肌
（长头）
肩胛下肌
前锯肌
肱二头肌

斜方肌
冈上肌
小菱形肌
冈下肌
大菱形肌
小圆肌
大圆肌
三角肌
冈下肌
小圆肌
肱三头肌（长头）
肱三头肌
（外侧头）
三角肌
肱三头肌（内侧头）
肱三头肌

图 4-5A　上肢肌附着点：前面观。主要作用于肩关节的肌，起于肩胛骨（红色区），止点在肱骨（蓝色区）。运动范围大的肱骨趋向于移向稳定的肩胛骨，这样，肌收缩时就使得肌止点向起点靠近。

图 4-5B　上肢肌附着点：后面观。肩胛骨后部为肩部肌提供了数个附着点；肩胛冈为斜方肌和三角肌收缩提供了很好的杠杆作用。同时，稳定肩关节的旋轴套肌充填着冈上窝和冈下窝。

▶ 肩部韧带

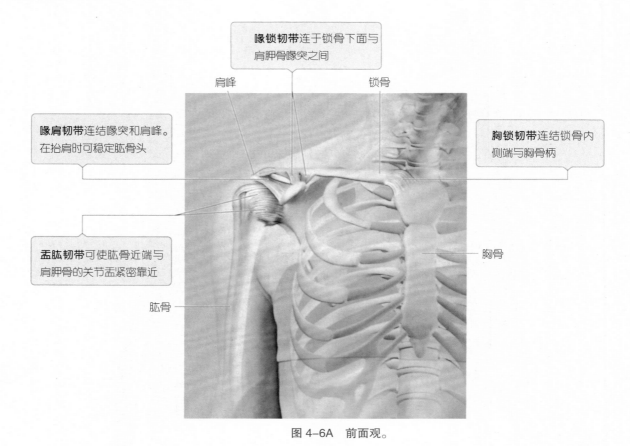

喙锁韧带连于锁骨下面与肩胛骨喙突之间

肩峰

锁骨

喙肩韧带连结喙突和肩峰。在抬肩时可稳定肱骨头

胸锁韧带连结锁骨内侧端与胸骨柄

盂肱韧带可使肱骨近端与肩胛骨的关节盂紧密靠近

胸骨

肱骨

图 4-6A　前面观。

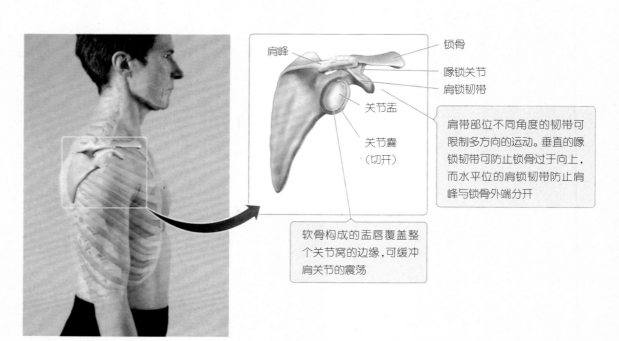

肩峰

锁骨

喙锁关节

肩锁韧带

关节盂

关节囊（切开）

肩带部位不同角度的韧带可限制多方向的运动。垂直的喙锁韧带可防止锁骨过于向上，而水平位的肩锁韧带防止肩峰与锁骨外端分开

软骨构成的盂唇覆盖整个关节窝的边缘，可缓冲肩关节的震荡

图 4-6B　侧面观。

▶ 肩部韧带

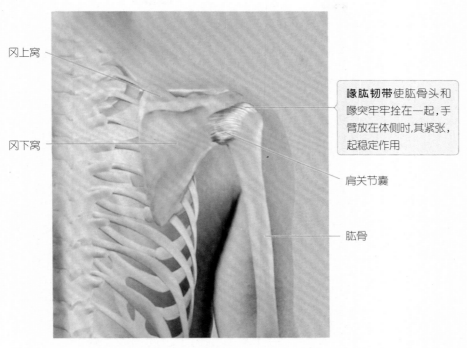

冈上窝

冈下窝

喙肱韧带使肱骨头和喙突牢牢拴在一起，手臂放在体侧时，其紧张，起稳定作用

肩关节囊

肱骨

图 4-6C　后面观。

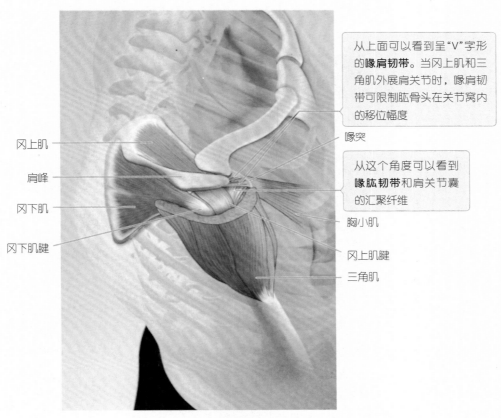

从上面可以看到呈"V"字形的**喙肩韧带**。当冈上肌和三角肌外展肩关节时，喙肩韧带可限制肱骨头在关节窝内的移位幅度

喙突

从这个角度可以看到**喙肱韧带**和肩关节囊的汇聚纤维

冈上肌

肩峰

冈下肌

冈下肌腱

胸小肌

冈上肌腱

三角肌

图 4-6D　上面观。

▶ 肩部浅层肌

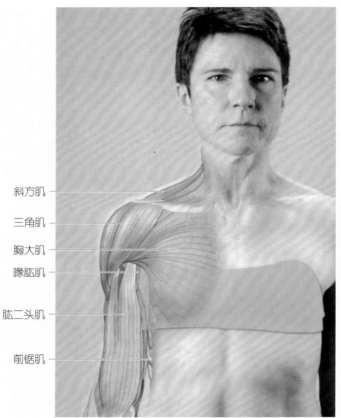

斜方肌

三角肌

胸大肌

喙肱肌

肱二头肌

前锯肌

图 4-7A 前面观。

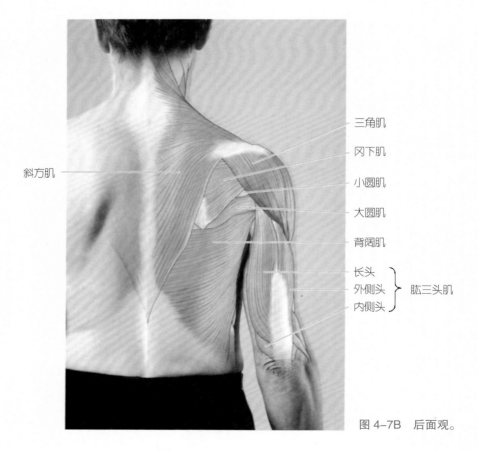

斜方肌

三角肌

冈下肌

小圆肌

大圆肌

背阔肌

长头

外侧头 } 肱三头肌

内侧头

图 4-7B 后面观。

▶ 肩部深层肌

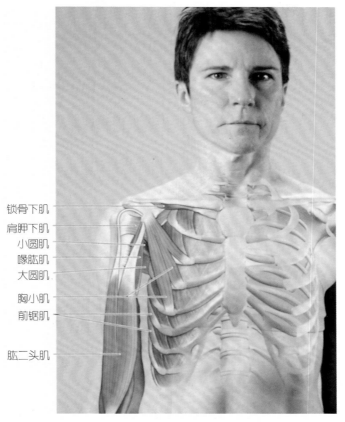

锁骨下肌
肩胛下肌
小圆肌
喙肱肌
大圆肌
胸小肌
前锯肌
肱二头肌

图 4-8A 前面观。

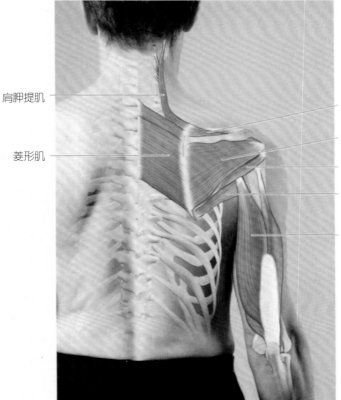

肩胛提肌
菱形肌

冈上肌
冈下肌
小圆肌
大圆肌
肱三头肌

图 4-7B 后面观。

▌肩部特殊结构

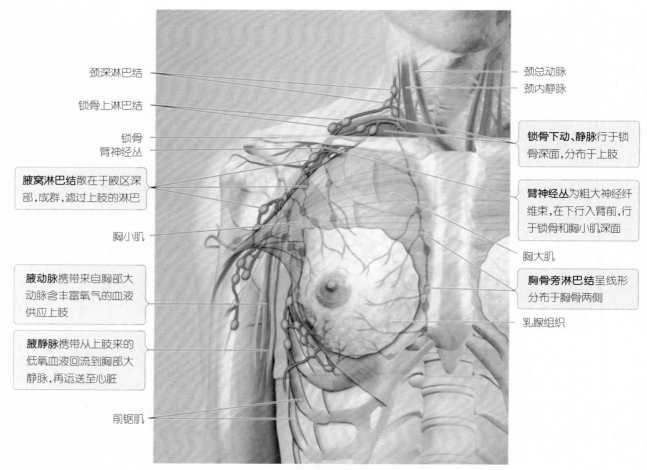

颈深淋巴结

锁骨上淋巴结

锁骨
臂神经丛

腋窝淋巴结散在于腋区深部,成群,滤过上肢的淋巴

胸小肌

腋动脉携带来自胸部大动脉含丰富氧气的血液供应上肢

腋静脉携带从上肢来的低氧血液回流到胸部大静脉,再运送至心脏

前锯肌

颈总动脉
颈内静脉

锁骨下动、静脉行于锁骨深面,分布于上肢

臂神经丛为粗大神经纤维束,在下行入臂前,行于锁骨和胸小肌深面

胸大肌

胸骨旁淋巴结呈线形分布于胸骨两侧

乳腺组织

图 4-9 肩部的特殊结构。

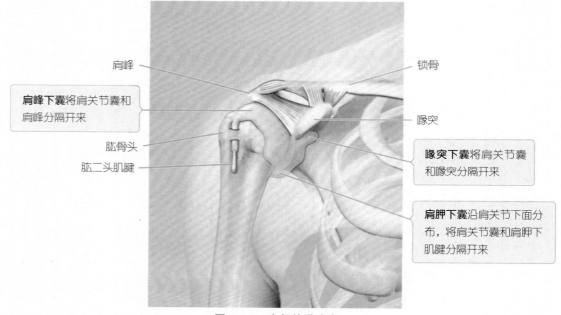

肩峰

肩峰下囊将肩关节囊和肩峰分隔开来

肱骨头
肱二头肌腱

锁骨

喙突

喙突下囊将肩关节囊和喙突分隔开来

肩胛下囊沿肩关节下面分布,将肩关节囊和肩胛下肌腱分隔开来

图 4-10 肩部的滑液囊。

▌ **运动展示:肩胸关节**

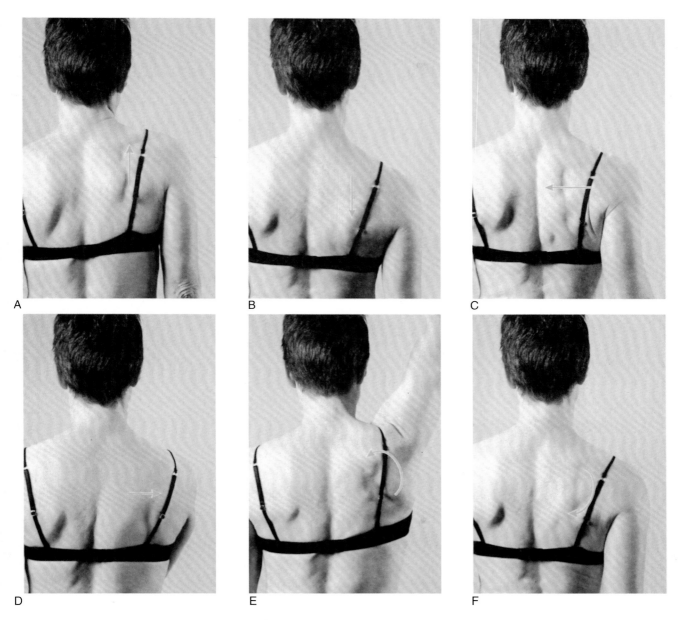

图 4-11 (A)抬肩。(B)降肩。(C)后拉。(D)前伸。(E)向上旋转。(F)向下旋转。

▶ 运动展示：肩关节

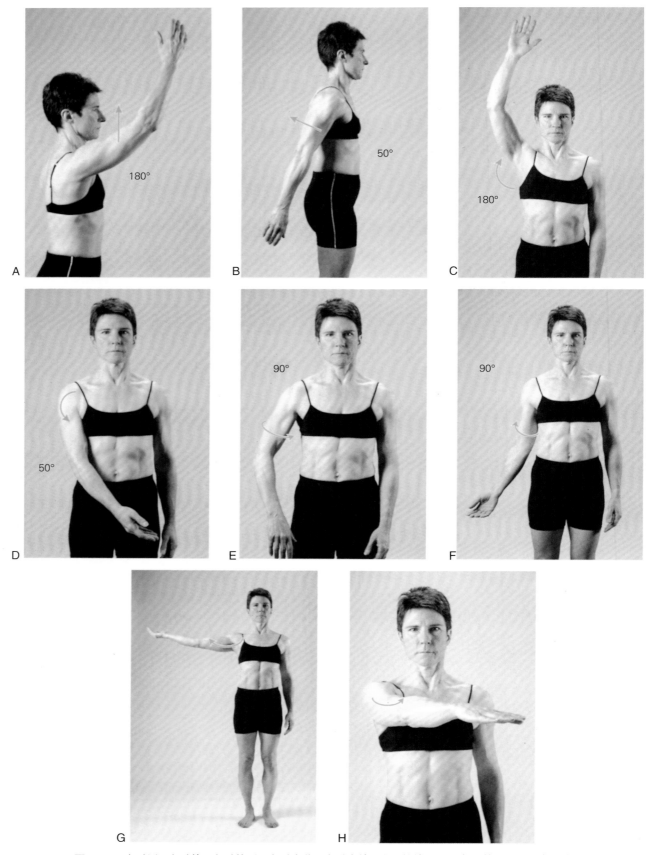

图 4-12　(A)屈。(B)伸。(C)外展。(D)内收。(E)内旋。(F)外旋。(G)水平外展。(H)水平内收。

▶ 被动活动范围

肩关节被动活动范围评估有助于确定惰性结构（诸如肩关节囊和盂肱关节、肩锁关节及胸锁关节周围韧带）的健康和功能状况。同时也利于评估肩胸关节和肩关节的相对运动。

受检者平卧于按摩或治疗床上。嘱其放松，在没

有外力帮助下完成肩关节被动活动范围的评估。检查步骤如下：被动运动肩关节以获得运动终末感，同时观察肩胸关节或躯干的代偿运动（附加运动），以评估肩胛骨和肩关节的整体功能。被动活动范围操作指导已在第三章阐述。

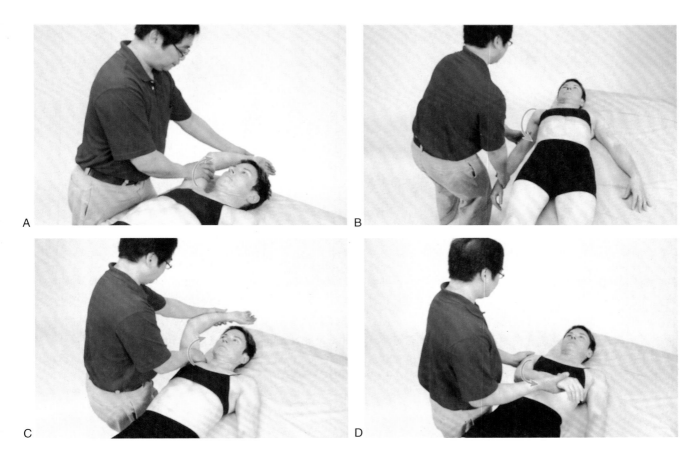

图4-13 （A）被动屈曲肩关节。蓝色箭头代表被动运动方向。检查者立于床头一侧，一手持腕，一手握肘。向内（朝向受检者身体）转动手掌，尽量使肘自然伸直。然后移动手臂越过头顶。评估伸肩关节的关节囊及其肌的运动范围。（B）被动伸展肩关节。检查者立于受检者一侧，一手握腕，一手握住肘部。向内转动手掌，尽量使自然伸直。带动手臂向后向下运动至最大幅度，在受检者舒适范围内尽量靠近地板。评估屈肩的关节囊及肌的运动范围。（C）被动外展肩关节。检查者面向床头、立于受检者一侧，手持肘、腕部，转动其手掌朝天花板向上。侧向移动手臂远离躯干，无不适范围内外展至最大幅度。评估肩部内收的关节囊及肌运动范围。（D）被动内收肩关节。检查者立于受检者一侧，同被动外展肩关节一样手持肘、腕部，下拉手臂跨过身体前面至最大幅度，评估关节囊和肌外展肩关节的运动范围。（待续）

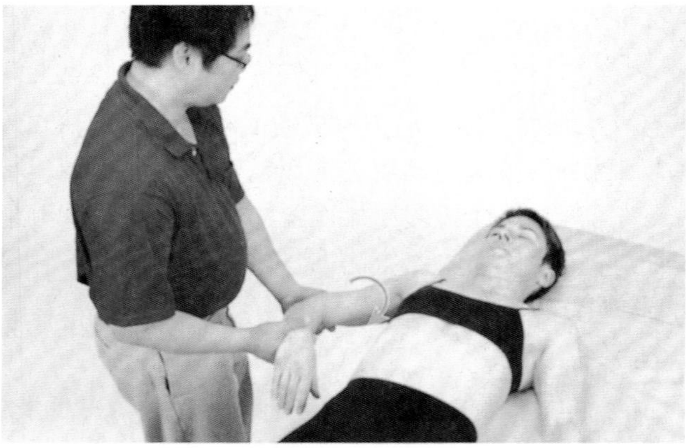

图 4-13(续) （E）被动内旋肩关节。检查者立于受检者一侧，一手持腕，一手握肘，屈肘关节成直角。以肩关节为轴心朝地板方向尽可能下移手至最大幅度。评估关节囊和外旋肩关节肌的运动范围。(F)被动外旋肩关节。检查者立于受检者一侧，一手持腕，一手握肘，屈曲肘关节成直角。以肩关节为轴心朝天花板方向尽量上移手至最大幅度。评估关节囊和内旋肩关节肌的运动范围。(G)被动水平外展肩关节。检查者立于受检者一侧，手持其肘、腕部。移动手臂至肘关节和肩关节平齐，然后朝地板方向下移手臂至最大幅度。评估关节囊和水平内收肩关节肌的运动范围。(H)被动水平内收肩关节。检查者立于受检者一侧，手持其肘、腕部。移动手臂至肘关节和肩关节平齐，然后移动手臂向内跨过身体至最大幅度。评估关节囊和水平外展肩关节肌的运动范围。

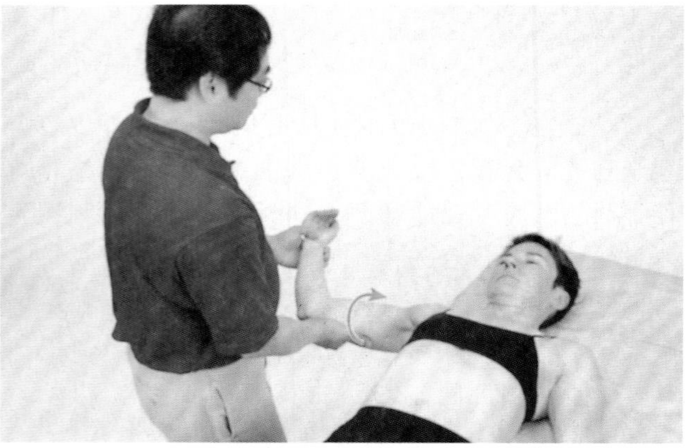

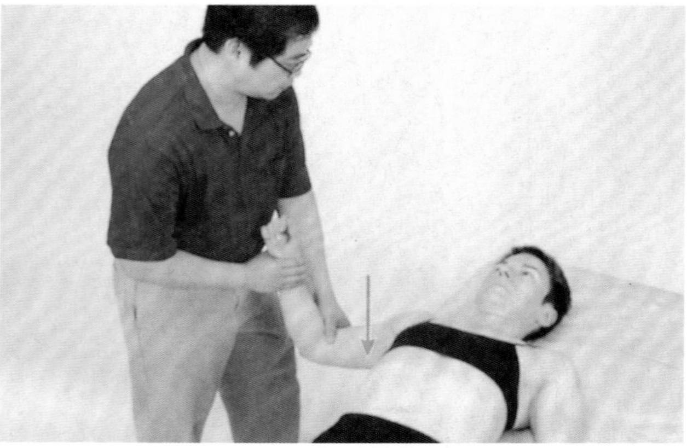

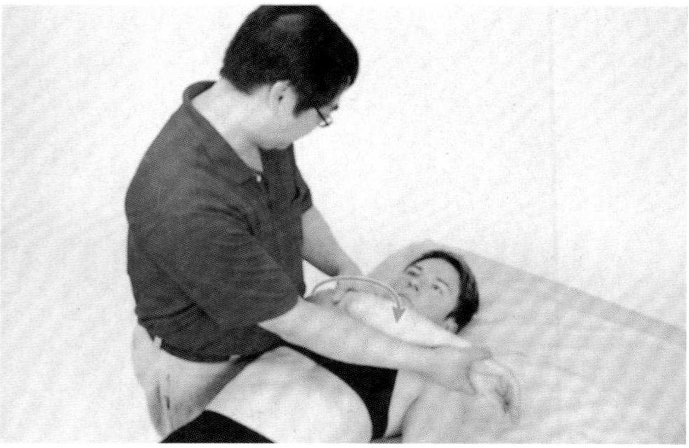

▶ 抵抗活动范围

　　完成肩胸关节和肩关节的抵抗性活动范围评估有助于确定此部位动态稳定结构和原动肌的健康功能水平。功能性力量和耐力的评估有助于识别活动肩胛骨、稳定肱骨头和运动肱骨的各肌之间存在的平衡和潜在不平衡状态。注意不要单独评估肩胛骨的上旋和下旋功能，因为两者在肩关节的运动中为一整体。完成步骤和对抵抗活动范围的分级在第三章中已有概述。

肩胛骨

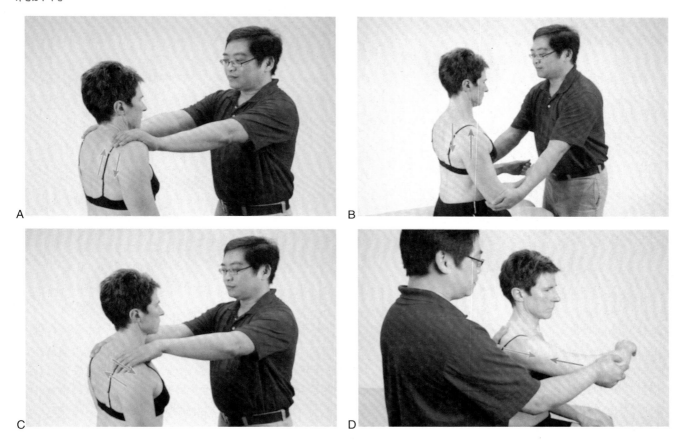

图4-14　（A）抵抗上抬肩胛骨。绿色箭头代表受检者的运动方向,红色箭头代表检查者的抵抗力方向。检查者面向受检者站立,双手掌置于受检者肩上,下压肩胛骨时嘱受检者向上耸肩与外力拮抗。评估上提肩胛骨肌的力量和耐力。（B）抵抗下拉肩胛骨。检查者面向受检者站立,双手掌托住受检者前臂,上托肩胛骨时嘱受检者下压肩胛骨与外力拮抗。评估下拉肩胛骨肌的力量和耐力。（C）抵抗回缩肩胛骨。检查者面向受检者站立,双手掌置于受检者肩部两侧,轻稳向前(向受检者)拉肩胛骨时,嘱受检者回缩肩部以与外力拮抗。评估后拉肩胛骨肌的力量和耐力。（D）抵抗前伸肩胛骨。检查者站于受检者身后,一手持受检者肘部,且其屈肘成直角。在轻稳向后平拉肩胛骨时,嘱受检者向前推,以与外力拮抗。评估前伸肩胛骨肌的力量和耐力。

肩关节

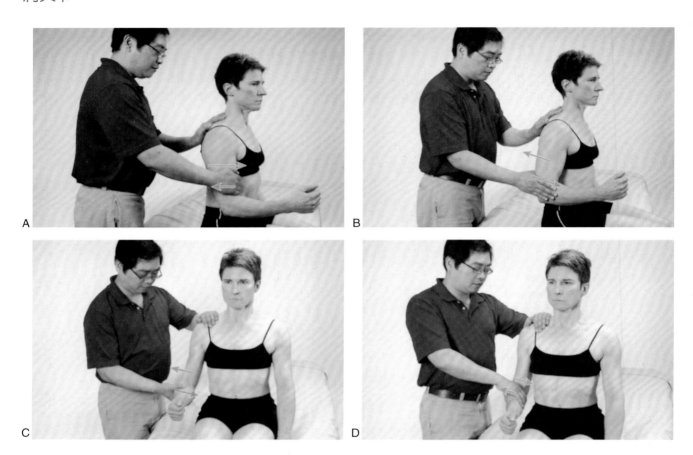

图 4-15 （A）抵抗屈曲肩关节。检查者立于受检者身后，一手固定于受检者肩关节上方，另一手握住其臂中部。嘱受检者微握拳并屈肘关节成 90°，并用力使臂朝前运动，同时检查者施加外力以拮抗。评估屈肩关节肌的力量和耐力。（B）抵抗伸展肩关节。检查者立于受检者身后，一手固定于受检者肩关节上方，另一手握住其臂的肱骨远端。嘱受检者微握拳并屈肘关节成 90°，且用力使臂向后运动，同时检查者施加外力以拮抗。评估后伸肩关节肌的力量和耐力。（C）抵抗外展肩关节。检查者立于受检者一侧，一手固定其肩关节上方，另一手握住前臂外侧。嘱受检者微握拳并屈肘关节成 90°，然后用力使臂外展远离躯干，同时检查者施加外力以拮抗。评估外展肩关节肌的力量和耐力。（D）抵抗内收肩关节。检查者立于受检者一侧，一手固定其肩关节，上方另一手握住其前臂内侧。嘱受检者微握拳并屈肘关节成 90°，然后用力使臂内收贴近躯干，同时受检者施加外力以拮抗。评估内收肩关节肌的力量和耐力。（待续）

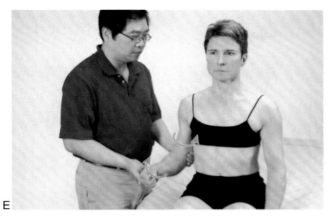
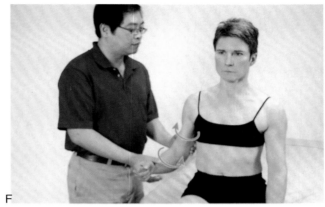

E

F

图 4-15(续) （E）抵抗内旋肩关节。检查者立于受检者一侧，一手固定受检者肘关节，另一手握住其前臂内侧近腕关节处。嘱受检者微握拳并屈肘关节成 90°，然后以臂为轴带动前臂向身体一侧旋转，同时检查者施加外力以拮抗。评估内旋肩关节肌的力量和耐力。（F）抵抗外旋肩关节。检查者立于受检者一侧，一手固定其肘关节，另一手握住前臂外侧近腕关节处。嘱受检者微握拳且屈肘关节成 90°，然后以臂为轴带动前臂向远离身体的一侧旋转，同时检查者施加外力以拮抗。评估外旋肩关节肌的力量和耐力。

三角肌(Deltoid) ● Greek *the letter delta* "**oid**" Latin *resemblance*

附着点
起点：锁骨外侧 1/3，肩峰及肩胛冈
止点：三角肌粗隆

功能
- 外展肩关节（所有肌纤维）
- 屈曲、内旋、水平内收肩关节（前部肌纤维）
- 伸展、外旋、水平外展肩关节（后部肌纤维）

神经支配
- 腋神经
- 第 5~6 颈神经(C_5~C_6)

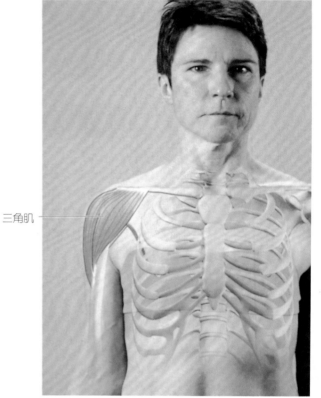

三角肌

图 4-16

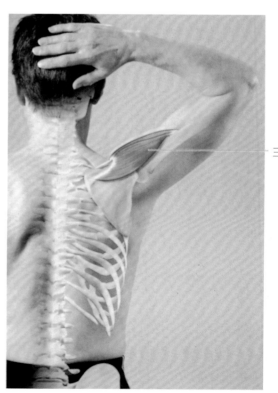

三角肌

图 4-17

三角肌（续）

功能解剖

　　三角肌几乎是肩部所有运动的原动肌。其羽状排列的纤维、很大的横截面积及广泛的附着点在肩关节联合运动中起着很大的作用。三角肌包绕和支持着肩关节，对稳定肩部也起了重要的作用。三角肌所有纤维收缩时为一有力的外展肌。肩外展时，冈上肌可稳定肱骨头，并防止肱骨头冲击肩峰。三角肌的外展对于完成上举物品高过头顶的活动是必不可少的。

　　三角肌前部肌纤维和胸大肌协同工作能屈曲肩关节和内旋肱骨。在做推、伸和扔运动时更能体现出它们有力的协同作用。作为与胸大肌共同协作运动的结果，而且事实上日常起居活动大多发生在身体前面，所以三角肌前部肌纤维通常很发达，而后部肌纤维却相对薄弱。

　　最后，三角肌后部肌纤维与背阔肌和大圆肌协同工作可以伸展肩部和外旋肱骨。牵拉运动时，如划船，三角肌后部肌纤维也是有力的主动肌。在过顶运动中，如投掷和击打时，三角肌后部肌纤维就会同胸大肌、背阔肌和大圆肌协同作用，使肩关节屈曲，同时使肱骨伸展过头部。

触诊三角肌

三角肌前中部纤维

体位:受检者仰卧。

1. 扪及肩峰。
2. 沿肌腹向下用手掌触诊。
3. 继续触摸肌腹至肱骨外侧中部。
4. 受检者抵抗肩部的屈曲和（或）伸展，以确定三角肌的合适位置。

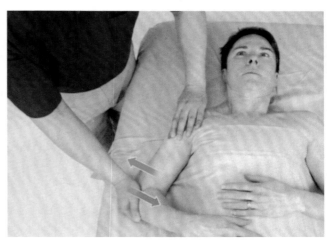

图 4-18

三角肌后部纤维

体位:受检者俯卧，双臂平放两侧。

1. 用四指末端扪及肩胛冈。
2. 沿肩胛冈向外扪及肩峰。
3. 向三角肌粗隆的远侧扪及三角肌肌腹。
4. 受检者拮抗肩关节伸展，以确定三角肌的合适位置。

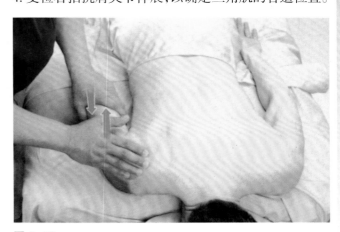

图 4-19

胸大肌(Pectoralis Major) ● "pectoral" Latin *chest* "major" Latin *larger*

附着点

起点:锁骨内侧端、胸骨、第 1~7 肋

止点:肱二头肌结节间沟外端

功能

- 屈曲肩关节(锁骨部)
- 伸展肩关节(肋部)
- 内收肩关节
- 外展肩关节
- 内旋肩关节
- 水平内收肩关节(所有纤维)

神经支配

- 胸内、外侧神经
- 第 5 颈神经 ~ 第 1 胸神经(C_5~T_1)

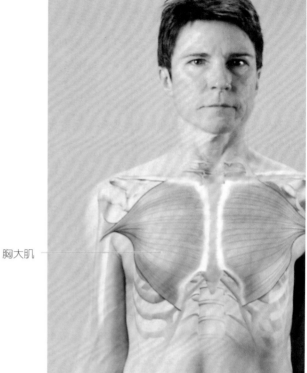

胸大肌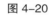

图 4-20

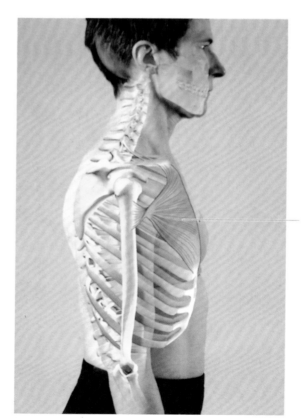

胸大肌

图 4-21

胸大肌（续）

功能解剖

　　胸大肌是一块参与身体前部运动的重要胸部肌肉，参与推、伸、投掷和冲击等运动。胸大肌拥有上行、水平和下行等多方向的肌纤维。不同方向走行的肌纤维可以完成多方向的运动。胸大肌上部或锁骨部纤维能屈曲肩关节。其中部或胸骨部纤维与其他肌协作能内收肩关节。其下部或肋部肌纤维能使肩关节从屈曲或过头位至伸展。

　　胸大肌在其肱骨附着点附近有一明显扭转。此特征使其在肩部可利用不同的肌纤维杠杆完成多方向运动。充分屈曲肩部可以将远端附着点附近的"扭转"展开，为其外展和内旋肱骨做好准备。胸大肌在一些超越头顶的强力运动中显得尤其重要，比如投掷、击打、扣球和游泳等。背阔肌上也有一相似的扭转，是其相互之间进行协作运动的纽带。这两个扁平而强壮的肌共同运动，与大圆肌及三角肌的后部一起产生巨大的力量，可将手臂强行从过头位拉下。

　　手臂支持体重时，胸大肌与附着在肩带上的肌一起可保持胸部直立。这种情况多发生于从椅子上站起来或者参加一些像双杠之类的体育运动时。从过头位下拉物体或使身体向固定的手处上移时，如爬梯或攀绳，背阔肌和大圆肌也与胸大肌协同作用，使肩内收。

胸大肌的触诊

肌腹
体位：双臂置于体侧，仰卧位。
1. 扪及锁骨下面。
2. 用手掌沿肌腹向下至胸骨和肋软骨触摸胸大肌。
3. 沿肌腹至其锁骨、胸骨和肋软骨的附着点处扪及胸大肌。
4. 受检者拮抗内旋肩关节，以确认正确的触诊位置。

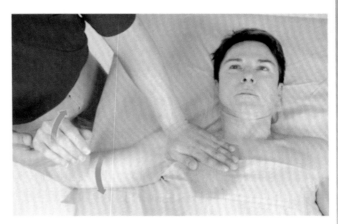

图 4-22

腋窝前界
体位：受检者仰卧，手臂外展。
1. 指尖扪及锁骨下面。
2. 拇指扣及腋窝内的胸大肌外侧缘，向锁骨下方的其余手指挤压胸大肌。
3. 受检者拮抗内旋肩关节，以确认正确的触诊位置。

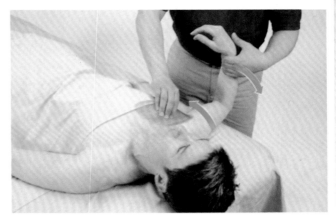

图 4-23

喙肱肌（Coracobrachialis） ● "coraco" Greek *coracoid process* "brachialis" Latin *arm*

附着点
起点：肩胛骨喙突
止点：肱骨体中 1/3 内侧面

功能
- 屈曲及内收肩关节
- 神经支配
- 肌皮神经
- 第 5~7 颈神经（C_5~C_7）

功能解剖

喙肱肌可与肱二头肌相互配合，使肩关节屈曲及内收。喙肱肌就像肱二头肌的第三个头。喙肱肌与三角肌有类似的附着点，但三角肌附着于肱骨的外侧面，而喙肱肌附着于肱骨的内侧面，因此是三角肌的拮抗肌。

喙肱肌、背阔肌、大圆肌、胸大肌及肱三头肌长头协同作用使肩关节内收。完成下拉及内收活动、手臂负重、体操吊环及双杠等体育运动，都涉及肩关节内收。高尔夫球的挥杆及快速投出垒球时也需用到喙肱肌完成手臂运动。

喙肱肌对肩关节的稳定也具有重要作用，并在步行时可协调手臂向前摆动。

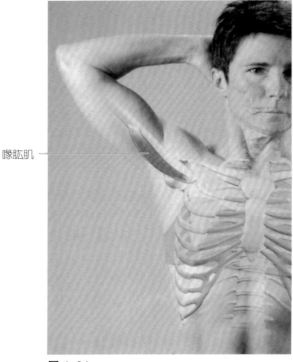

喙肱肌 ——

图 4-24

触诊喙肱肌

体位：受检者仰卧，手臂置于体侧。
1. 定位腋窝前缘。
2. 沿肱骨内侧面向后外侧触摸。
3. 朝着喙肱肌止点处触诊，即与三角肌止点相对应的肱骨内侧面，可扪及肱二头肌深面的喙肱肌肌腹。
4. 受检者拮抗肩关节内收，以确认正确的触诊位置。

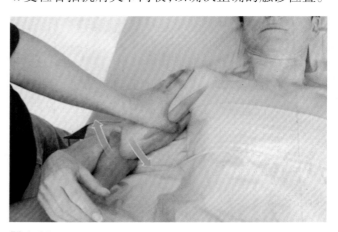

图 4-25

肱二头肌（Biceps Brachii） ● "biceps" Latin *two heads* "brachii" Latin *arm*

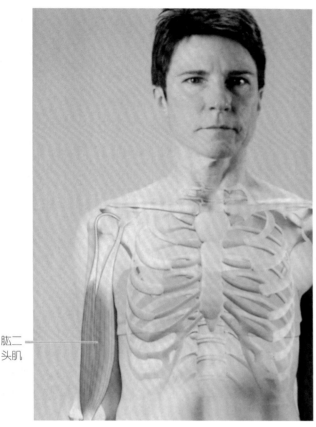

肱二
头肌

图 4-26

触诊肱二头肌

体位：受检者仰卧，手臂旋后置于躯干两侧。

1. 扪及臂前面中央的肌腹。
2. 在肩与肘之间中部钳夹肌腹。
3. 受检者抵抗屈肘和前臂旋后以确定肱二头肌的位置。

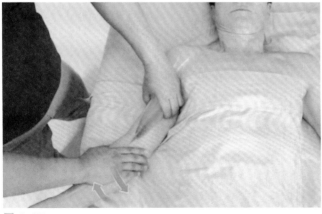

图 4-27

附着点
长头起点：肩胛骨盂上结节
短头起点：肩胛骨喙突
止点：桡骨粗隆和覆盖于屈肌总腱上的肱二头肌腱膜

功能
- 屈曲、外展（肱二头肌长头）和内收（肱二头肌短头）肩关节
- 屈曲和旋后前臂

神经支配
- 肌皮神经
- 第 5~6 颈神经（C_5~C_6）

功能解剖

　　肱二头肌是臂最表浅的肌之一，对肩和前臂都起作用。与具有羽状肌纤维排列的、仅作用于单关节的三角肌和肱肌相比，肱二头肌的梭状纤维及多关节作用限制了其机械作用发挥。

　　肱二头肌长头和短头的相对附着点有助于在完成屈曲动作时，使肩关节稳定。通过这种方式，它与三角肌、喙肱肌及肱三头肌协同作用。肱二头肌短头同时也和喙肱肌一起使臂内收，并在行走时使臂向前摆动。

　　肱二头肌最主要的作用是和肱肌、肱桡肌及大多数屈腕肌一起使前臂屈曲。拧开瓶盖时，额外的前臂旋后功能使它能完成绞合动作。

胸小肌（Pectoralis Minor） ● "pectoris" Latin *chest* "minor" Latin *smaller*

附着点
起点：第 3~5 肋
止点：肩胛骨喙突

功能
• 前伸和降低肩胛骨
• 上提第 3~5 肋

神经支配
• 胸外侧、内侧神经
• 第 5 ~ 8 颈神经和第 1 胸神经（$C_5 \sim T_1$）

功能解剖

胸小肌牢固附着于肩胛骨喙突，将肩胛骨束缚在胸廓前方。当体重或外力作用于手臂时，胸小肌有助于稳定肩胛骨前部。用手臂撑起身体时，胸小肌与前锯肌协同作用使肩胛骨紧贴身体。推离椅子站起或做俯卧撑推离地面时，肩胛骨的这种锚定作用是非常必要的。上述这些肌与锁骨下肌一起，维持着肩带的动力学稳定，并保持正常姿势。

胸小肌同样也是第二呼吸肌：通过固定肩胛骨和上抬第 3~5 肋，有利于扩展胸廓及增大胸腔容积。完成这个功能，胸小肌需与膈肌、肋间外肌、斜角肌、前锯肌、上后锯肌、下后锯肌和腰方肌一起协同收缩。所有这些肌都附着于胸廓，在用力呼吸时，可参与胸廓的扩张。

胸小肌的过度使用和紧张可造成圆肩的姿态偏斜，常见于在身体前方从事重复性活动的人，比如利用电脑工作、驾驶、推和举重等。

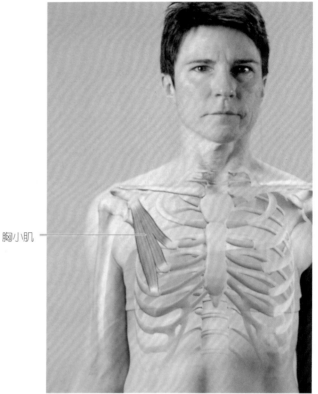

胸小肌

图 4-28

触诊胸小肌

体位：受检者仰卧。
1. 被动外展臂，以使肌肉放松。
2. 从外侧向内侧滑动手指入腋窝。
3. 扪及肩胛骨喙突，并沿肋骨前面向内下滑动，扪及胸小肌纤维。
4. 拮抗肩胛骨下降，以确认胸小肌的正确位置。

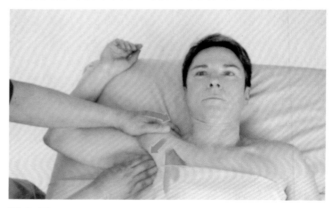

图 4-29

锁骨下肌(Subclavius) ● "sub" Latin *under* "clavius" Latin *key*

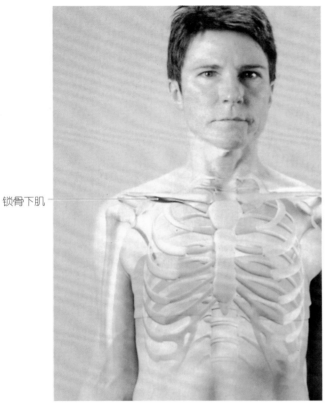

锁骨下肌 ——

图 4-30

触诊锁骨下肌

体位:受检者仰卧。

1. 在锁骨两端之间扪及锁骨下缘。
2. 向下滑动拇指至锁骨深部。
3. 受检者拮抗肩胛骨下降,以确认正确的触诊位置。

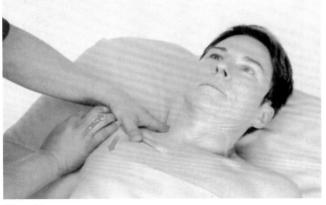

图 4-31

附着点

起点:第 1 肋骨与肋软骨结合处

止点:锁骨中下面 1/3

功能

● 从下方固定锁骨或上抬第一肋

● 协助前伸肩胛骨,向前下拉肩部

神经支配

● 臂丛的神经分支

● 第 5~6 颈神经(C_5~C_6)

功能解剖

  锁骨下肌的功能存在争议或不太明确。多数人认为它在臂或肩部运动时主要起到稳定或固定锁骨的作用。因此,锁骨下肌主要作用于胸锁关节和肩锁关节,而这两个关节都有强大的韧带限制其移动。多数运动产生于胸锁关节,它是球窝关节,臂在头部上方运动时,可允许锁骨轻微旋转。

  锁骨下肌可与其他起稳定作用的肌如胸小肌和前锯肌协同收缩,以维持肩部动力学稳定性。无论在手臂承受体重时,或者向外推外部负荷时,肩胛骨和锁骨都必须得到有力固定。这些活动使得锁骨下肌及其协同肌的稳定作用不断增强。

斜方肌(Trapezius) ● "trapezius" Greek *little table*

附着点

整块肌起点：枕部项韧带和第 7 颈椎到第 12 胸椎的
棘突

上部肌纤维起点：枕外隆凸,枕部上项线的内侧 1/3,
项韧带和第 7 颈椎的棘突

中部肌纤维起点：第 1~5 胸椎的棘突

下部肌纤维起点：第 6~12 胸椎的棘突

止点：锁骨外侧 1/3、肩峰和肩胛冈

功能

- 伸展、侧屈头颈,并向同侧(侧屈的对侧)转动头和颈
- 上提和向上旋转肩胛骨(上部纤维)
- 后拉肩胛骨(整块肌)
- 下拉和向上旋转肩胛骨(下部纤维)

神经支配

- 胸内侧、外侧神经
- 第 5 颈 ~ 第 1 胸神经(C$_5$~T$_1$)

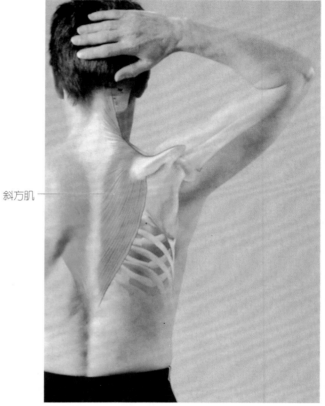

斜方肌

图 4-32

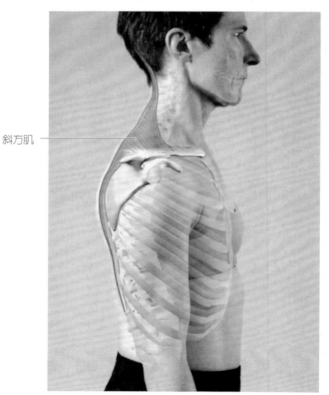

斜方肌

图 4-33

斜方肌（Trapezius） ● "trapezius" Greek *little table*

功能解剖

斜方肌是背部最表浅的肌,覆盖一处风筝状宽大区域——由颅底向外侧延伸跨过肩胛骨,然后与背阔肌上部在脊柱处重叠。斜方肌有三个不同方向的纤维,包括上部纤维、中部纤维和下部纤维。

上部纤维向上走行,与肩胛提肌和菱形肌协同作用,可耸肩或上提肩胛骨;还可完成头和颈的伸展、侧屈和向对侧旋转。

中部纤维水平走行。与菱形肌协同后拉肩胛骨。

下部纤维向下走行,能下降肩胛骨。上部和下部肌纤维协同作用可向上旋转肩胛骨。

所有斜方肌纤维一起作用时,会使肩胛骨贴紧于胸廓,在承重和推举时可提供强大的支持作用。上肢不固定时,斜方肌的不同纤维和其他一些协同肌共同完成肩胛骨的一些具体运动,如上提、后拉或下降肩胛骨。过头运动时,斜方肌向上旋转肩胛骨的功能有助于保持关节窝的适宜位置,增强了盂肱关节的运动范围。

尽管斜方肌纤维可作为整体进行收缩,但在提、拉、搬运中,下部纤维常很弱因而未被充分利用,而上部纤维常常紧张并被过度使用。因而常导致耸肩样姿态偏斜。斜方肌上部纤维和下部纤维之间力量和柔韧性的平衡有助于保持头部和肩部的适宜位置来抵抗重力。

触诊斜方肌

肌腹

体位:受检者俯卧,手臂放于两侧。

1. 扪及肩胛骨内侧缘。
2. 用掌缘沿肌腹内侧向脊柱方向触诊。
3. 沿着三个不同肌纤维方向对肌腹进行触诊:向枕骨方向向上触诊,向上部胸椎水平触诊,向下部胸椎向下触诊。
4. 受检者抵抗肩胛骨后伸,以确认正确的触诊位置。

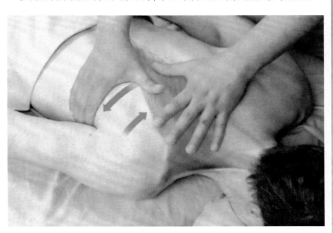

图 4-34

上部纤维

体位:受检者俯卧,手臂放于两侧。

1. 用拇指扪及肩胛冈。
2. 拇指移至肩胛冈上方,其他手指在前方扣住锁骨正上方的肌肉。
3. 用拇指和其他手指一起钳夹定位斜方肌上部肌纤维。
4. 受检者抵抗上提肩胛骨,以确认正确的触诊位置。

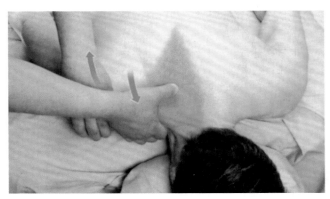

图 4-35

肩胛提肌（Levator Scapula） ● "levator" Latin *raiser* "scapula" Latin *shoulder blade*

附着点
起点：第 1~4 颈椎横突
止点：肩胛骨上角

功能
- 上提和向下旋转肩胛骨
- 伸展、侧屈颈部，使颈部转向同侧

神经支配
- 肩胛背神经
- 第 3~5 颈神经（C_3~C_5）

功能解剖

　　肩胛提肌和斜方肌上部纤维协同作用可上提肩胛骨和使头后伸。在另外一些场合，斜方肌使肩胛骨向上旋转时，肩胛提肌则拮抗斜方肌上部和下部纤维使肩胛骨向下旋转。大、小菱形肌协助肩胛提肌进行这种下旋，有助于在上肢的运动中保持关节盂的位置。关节盂的"操控"有利于增强盂肱关节的运动，尤其是内收时。

　　进行承重活动（如推）时，这些肌和其他稳定肩部的肌（胸小肌和前锯肌）一起收缩，有助于将肩胛骨贴紧胸廓。靠近颈椎横突附着点附近有明显的肌纤维，其扭转有助于肩胛提肌在其运动范围内一直持续紧张和产力。

　　在上肢一些不对称的搬、提、取的活动中，肩胛提肌常会被过度使用和处于高张力状态。肩胛提肌通常与其他肌（如斜方肌和菱形肌）协同作用。因此，这些协同肌群的功能紊乱往往是相似的。

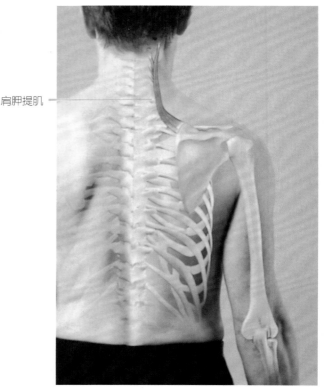

肩胛提肌

图 4-36

触诊肩胛提肌

体位：受检者俯卧。
1. 站在受检者头侧，并在同一侧找到肩胛上角。
2. 用另一只手的指头扪及上部颈椎横突。
3. 沿肩胛提肌的肌腹追踪至肩胛骨。
4. 受检者抵抗肩胛骨上提，以确认正确的触诊位置。

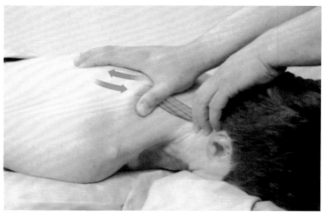

图 4-37

大菱形肌和小菱形肌（Rhomboid Major and Minor） ● "rhombos" Greek *rhombus (a geometric shape)* "oid" Latin *resemblance*

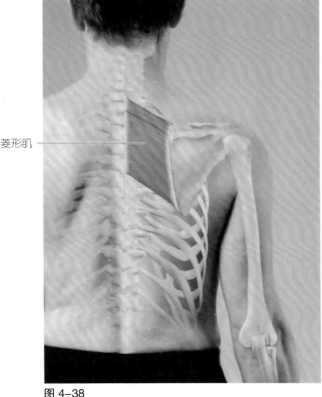

菱形肌 —

图 4-38

附着点
小菱形肌起点：第 7 颈椎 ~ 第 1 胸椎棘突
大菱形肌起点：第 2~5 胸椎棘突
止点：肩胛骨内侧缘（大小菱形肌）

功能
● 后伸、上提和向下旋转肩胛骨

神经支配
● 肩胛背神经
● 第 4~5 颈神经（C_4~C_5）

功能解剖

　　在承重运动中，菱形肌和斜方肌、肩胛提肌及前锯肌协同作用将肩胛骨稳定于胸廓。菱形肌和前锯肌虽然都附着于肩胛骨内侧缘，但它们的肌纤维走向却相反，因此，它们之间有着特别明显的拮抗关系。这两块有力肌的协同收缩有助于把肩胛骨牢牢稳定在胸廓背侧。向下旋转时，菱形肌、肩胛提肌和前锯肌也可驾驭关节窝，以提高肩关节的运动范围。拉的动作，如划船，是菱形肌和斜方肌协同作用后拉肩胛骨的结果。

　　与中部斜方肌一样，菱形肌一般都发育不全，利于圆肩姿态形成。当菱形肌和强大的前锯肌之间失去平衡时，肩胛骨便处于前拉及下降位，导致颈椎的张力增加和可动性下降，使附着于肩胛骨和肩带的各肌因保持一定的肌力，可有利于身体上部健康的对位和可动性。

触诊菱形肌

体位：受检者俯卧，手臂放于两侧。
1. 定位第 7 颈椎 ~ 第 5 胸椎棘突。
2. 用 4 个指尖扪及肩胛骨内侧缘。
3. 注意：肌腹是扁平的，肌纤维的方向斜行向下。
4. 受检者拮抗肩胛骨后伸和上提，以确认正确的触诊位置。

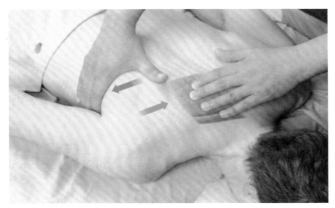

图 4-39

背阔肌（Latissimus Dorsi） ● "latissimus" Latin *wide* "dorsi" Latin *back*

附着点
起点：第 7 胸椎 ~ 第 5 腰椎棘突，髂嵴后部和骶骨
　　　后面（借助胸腰腱膜）
止点：肱骨结节间沟的内侧唇

功能
• 内收、伸展及内旋肩关节

神经支配
• 胸背神经
• 第 6~8 颈神经（C_6~C_8）

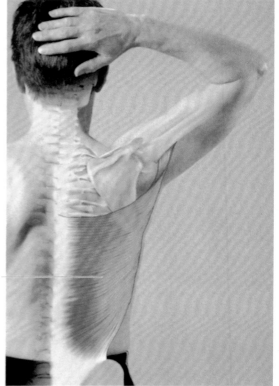

背阔肌 ——

图 4-40

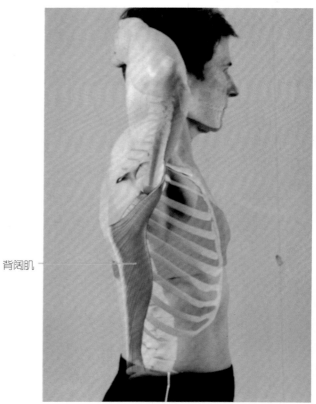

背阔肌 ——

图 4-41

背阔肌（续）

功能解剖

背阔肌是背部的一块大肌，主要是运动肱骨。其在胸腰筋膜内的宽广附着点以及在肱骨的特定附着点，具有对肩关节产生巨大力量的潜能。少数人的背阔肌也附着于靠近大圆肌的肩胛骨外下部。

背阔肌在其肱骨的附着处有明显的扭转。胸大肌也有类似的扭转。这一共同特点可能是这两块宽阔强大肌肉存在协同关系的原因。在任何投掷运动（会使远端附着点附近的扭转"展开"）中，它们与大圆肌及三角肌后部协同作用，可下拉上举的手臂。上肢固定，如攀爬时，背阔肌与胸大肌协同作用，外展手臂或提升躯体。最后，在手臂承重时，如从椅子上撑起、挂拐杖行走或在健身馆进行吊环或双杠运动时，这些肌的协同作用可防止躯干向下移动。

背阔肌足够的活动范围对于正确进行头部上方运动很有必要。当这块肌紧张时，背部代偿性后弓，可对脊柱后部结构产生压迫。进行反复越过头部上方的运动，比如举重或推动，会使背阔肌劳损，导致田径运动员和其他人常见的腰痛。

触诊背阔肌

肌腹
体位：受检者俯卧，手臂放两边。
1. 手掌扪及腰椎棘突。
2. 从外侧向肩胛下角方向触诊。
3. 从骶骨和髂嵴后面开始，至肱骨近端定位扪及宽阔的肌腹。
4. 受检者抵抗肩关节内收和伸展，以确认正确的触诊位置。

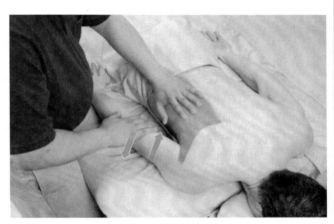

图 4-42

腋窝后缘
体位：受检者俯卧，手臂外展。
1. 用4个手指指腹扪及肩胛骨外侧缘。
2. 拇指和其他四指从腋窝内面钳夹后部和外侧肌。
3. 受检者抵抗肩关节伸展，以确认正确的触诊位置。

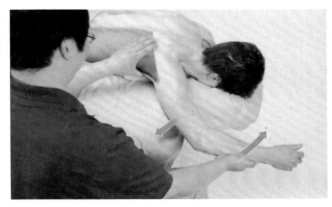

图 4-43

大圆肌(Teres Major) ● "teres" Latin *round* "major" Latin *large*

附着点
起点:肩胛骨的外侧下缘
止点:肱骨结节间沟的内侧唇

功能
• 内收、伸展和内旋肩关节

神经支配
• 下段肩胛下神经
• 第 5~7 颈神经(C_5~C_7)

功能解剖

大圆肌是背阔肌的直接协同肌,它们共同完成所有相同活动:伸展、内收和内旋肩关节。这两块肌向前包绕肱骨并止于小结节和肱骨结节间沟。因为两肌有力的协同作用,大圆肌常被称为"背阔肌的小助手"。

内旋肩关节时,大圆肌与肩胛下肌的作用远远大于其他旋转肩袖的肌。小圆肌虽然和大圆肌有相同的形状,但其功能不同。事实上,小圆肌包绕肱骨后面并具有外旋肌的功能,是大圆肌的拮抗肌。

手臂固定时,大圆肌和背阔肌协同作用将躯干拉向手臂,如攀爬时。手臂处于自由状态时,大圆肌和所有肩部内旋肌及伸肌协同作用,可将上举的手臂拉向前方和下方,如游泳、投掷和过头击打投掷时。

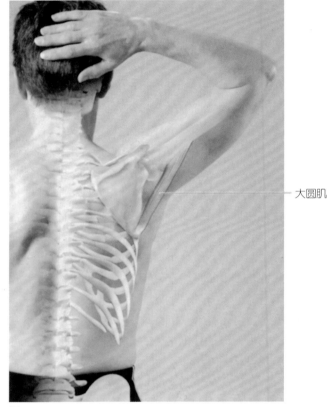

大圆肌

图 4-44

触诊大圆肌

体位:受检者俯卧,手臂放于两旁。
1. 拇指定位肩胛骨外侧缘。
2. 在肩胛骨外侧缘的下外侧扪及肌腹。
3. 沿着厚圆的肌腹触诊,是它促成了腋窝后界的形成。
4. 受检者抵抗肩部伸展,以确认正确的触诊位置。

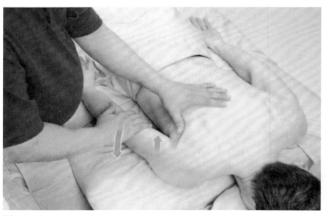

图 4-45

前锯肌（Serratus Anterior） ● "serra" Latin *saw* "anterior" Latin *toward the front*

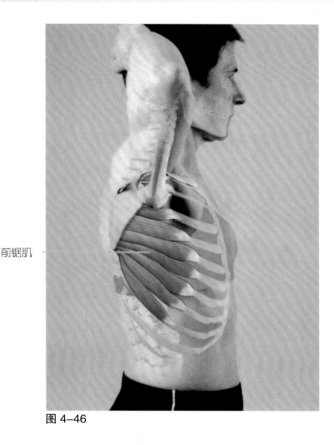

前锯肌

图 4-46

附着点
起点：上位 8 或 9 根肋骨的外面
止点：肩胛骨内侧缘的肋面

功能
• 前伸、上旋、下降肩胛骨
• 止点固定时，协助用力吸气

神经支配
• 胸长神经
• 第 5~8 颈神经（C_5~C_8）

功能解剖

前锯肌有多种功能，最主要的是和胸小肌一起使肩胛骨贴靠胸廓，特别是在手臂负重时。涉及推的活动中就会用到前锯肌这个功能。前锯肌位于肩胛下肌的深面，肩胛骨和胸廓之间，与菱形肌在肩胛骨内侧缘有共同的附着点。

需要做越过头顶的活动时，前锯肌与斜方肌协同操控关节窝位置，以使关节活动度最大化。在取、扔、推的活动中，这个功能对保持正常的肩肱节律是非常重要的。肩肱节律是指肩胸关节和盂肱关节之间的协调运动。

最后，前锯肌和膈肌、肋间外肌、胸小肌、斜方肌及其他附着于胸廓的肌一起协同完成用力吸气。比如，运动锻炼常伴发呼吸困难时，就会调用前锯肌，但只有在肩胛骨的内侧缘固定于胸廓时才能发挥前锯肌的功能。

触诊前锯肌

体位：受检者侧卧位，手臂前伸。
1. 检查者站在受检者背后，用手扪及肩胛骨最外侧。
2. 由肩胛骨外侧缘沿前下方向肋骨方向触诊。
3. 沿各部肌腹向其各个肋骨止点触诊。
4. 受检者抵抗肩部前伸，确认正确的触诊位置。

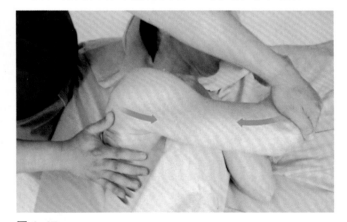

图 4-47

冈上肌(Supraspinatus) ● "supra" Latin *above* "spina" Latin *spine (of the scapula)*

附着点
起点:肩胛骨冈上窝
止点:肱骨大结节

功能
• 外展肩关节

神经支配
• 肩胛上神经
• 第 5~6 颈神经(C_5~C_6)

功能解剖

冈上肌是组成肩袖的 4 块肌之一。冈上肌、冈下肌、小圆肌和肩胛下肌在功能上可作为一个整体,使肱骨头稳定于关节窝内。手臂移动到不同的位置时,每块肌都对操纵肱骨头运动方向发挥其特定作用。如果没有肩袖动力学稳定关节的功能,那么肱骨头就会和其周围骨性结构(如肩峰和喙突)碰撞,这会造成关节囊、肌腱、血管和神经的损害。

特别是,就像三角肌是运动肩关节使肩外展的原动肌,冈上肌则是驱使肱骨头向下的原动肌。这样就可以防止肱骨撞击喙突和损害肩峰下的关节囊及冈上肌腱。

由于冈上肌腱位于肩峰下,因此冈上肌易患肌腱炎,易受骨性撞击和肌撕裂损伤。这块肌的创伤常见,可使整个肩关节的功能受到削弱。维持冈上肌及其他肩袖肌的强壮健康,对保证肩关节功能至关重要。

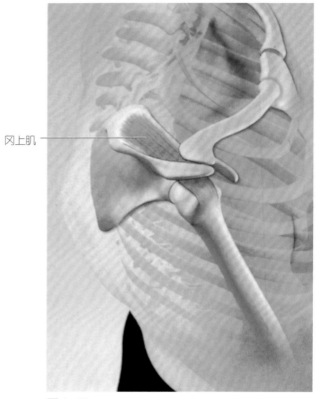

冈上肌

图 4-48

触诊冈上肌

体位:受检者俯卧,手臂放于体侧。
1. 拇指扪及肩胛骨上缘。
2. 向上移动拇指置于肩胛冈上、扪及冈上窝。
3. 在冈上窝扪及其肌腹。
4. 在喙突下沿冈上肌的肌腱扪及至肱骨大结节。
5. 受检者抵抗肩关节外展,以确认正确的触诊位置。

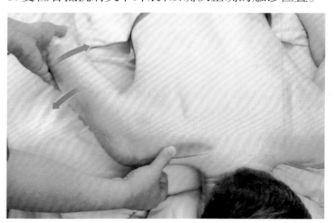

图 4-49

冈下肌(Infraspinatus) ● "infra" Latin *below* "spina" Latin *spine (of the scapula)*

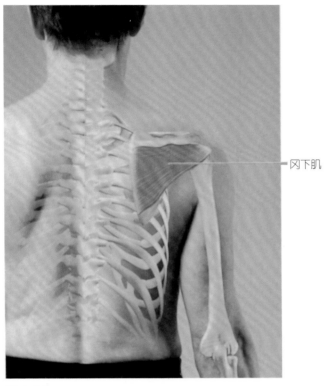

图 4-50

附着点
起点：肩胛骨的冈下窝
止点：肱骨大结节

功能
● 外旋,内收,伸展,水平外展肩关节

神经支配
● 肩胛上神经
● 第 5~6 颈神经(C_5~C_6)

功能解剖

冈下肌是组成肩袖的四块肌之一。冈上肌、冈下肌、小圆肌和肩胛下肌作为一个整体的功能是把肱骨头稳定在关节窝内。手臂运动到不同位置时,每块肌都对操纵肱骨头的运动方向发挥其特定作用。特别是冈下肌与小圆肌一起可使肱骨头向后就位于关节窝内,并可防止肱骨头撞击肩胛骨的喙突。

冈下肌是肩关节最有力的外旋肌之一,对上肢"预加载"后伸和外旋以利肩关节运动是必不可少的,如过头投掷和击打运动。在适量强烈运动的持续或减速阶段,也会离心性调用冈下肌减慢上肢的运动。

在强有力的肩部内旋肌(胸大肌、背阔肌、大圆肌、三角肌前部和肩胛下肌)与较弱的外旋肌(三角肌后部、冈下肌和小圆肌)之间常产生功能不平衡,从而造成盂肱关节的力学失稳。

触诊冈下肌

体位：受检者俯卧,两臂置于检查床外。
1. 拇指扪及肩胛骨外侧缘。
2. 用同一手的手指向内上方扪及冈下肌。
3. 在肩胛骨的冈下窝定位该肌腹。
4. 顺着冈下肌肌腱向上外方扪及肱骨头周围,直至肱骨大结节。
5. 受检者拮抗肩关节外旋,以确认正确的触诊位置。

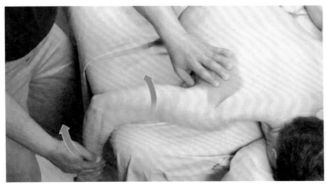

图 4-51

小圆肌（Teres Minor） "teres" Latin *round* "minor" Latin *small*

附着点
起点：肩胛骨的上外侧缘
止点：肱骨大结节

功能
- 外旋、内收、伸展和水平外展肩关节

神经支配
- 腋神经
- 第 5~6 颈神经（C_5~C_6）

功能解剖
　　小圆肌也是组成肩袖的 4 块肌之一。冈上肌、冈下肌、小圆肌和肩胛下肌作为一个整体的功能是把肱骨头稳定在关节窝内。手臂运动到不同位置时，每块肌都对操纵肱骨头的运动方向发挥其特定作用。特别是小圆肌和冈下肌一起可使肱骨头向后就位于关节窝内，并可防止对肩胛骨喙突的撞击。

　　小圆肌和大圆肌、背阔肌及胸大肌的肋部纤维协同作用可降低上举的手臂。在复杂的运动中，如扔、拉、投掷时，这种功能有利于获得恰当的机械力。

　　在手臂过头活动的"兴奋"或预加载期间，调用小圆肌与冈下肌协同完成肩部外旋，并在这些活动的持续期间对上肢起离心减速作用。

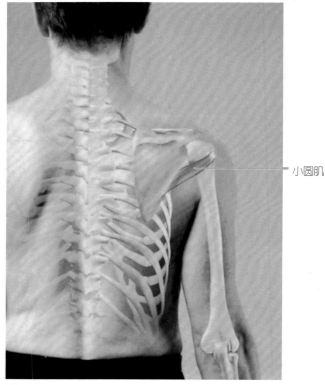

小圆肌

图 4-52

触诊小圆肌

体位：受检者俯卧，手臂置于检查床外。
1. 拇指扪及肩胛骨外侧缘。
2. 向内上方移动拇指扪及小圆肌。
3. 在冈下窝下方找到小而圆的肌腹。
4. 沿肩胛骨外侧缘，扪及小圆肌肌腱，上外方为肱骨头周围，再至肱骨大结节。
5. 受检者抵抗肩关节外旋，以确认正确的触诊位置。

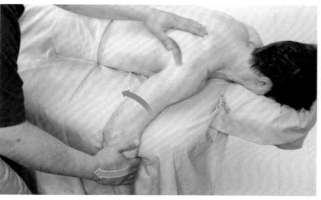

图 4-53

肩胛下肌（Subscapularis）　　"sub" Latin *under* "scapula" Latin *shoulder blade*

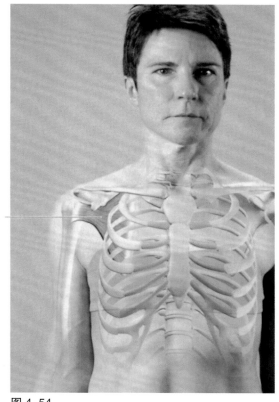

肩胛下肌

图 4-54

触诊肩胛下肌

体位：受检者俯卧，手臂置于两旁。

1. 用 4 个手指掌侧扪及肩胛骨外侧缘。
2. 向后内方下压背阔肌，其组成了腋窝的后界。
3. 用另一只手在侧面扣住肩胛骨，以利于扪及肩胛骨的前面。
4. 受检者抵抗肩关节内旋，以确认正确的触诊位置。

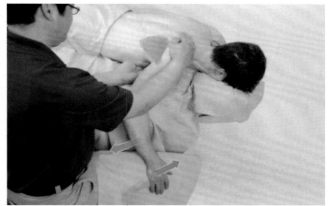

图 4-55

附着点

起点：肩胛骨的肩胛下窝
止点：肱骨小结节

功能

- 内旋肩关节

神经支配

- 肩胛下神经的上支和下支
- 第 5~6 颈神经（C_5~C_6）

功能解剖

　　肩胛下肌是组成肩袖的 4 块肌之一。冈上肌、冈下肌、小圆肌和肩胛下肌在功能上作为一个整体，使肱骨头稳定于关节窝内。手臂移动到不同的位置时，每块肌都对操纵肱骨头运动方向发挥其特定作用。肩胛下肌是最大的肩袖肌及唯一的内旋肌。

　　明确地说，胸大肌、背阔肌、大圆肌和三角肌前部进行强力运动时，肩胛下肌可以使肱骨头稳定，因为在一些拉的运动中，比如过顶击打和投掷活动，这些肌可使上抬的手臂降低。为了正确执行动作，这些过顶姿态需要肩袖所有的 4 块肌肉之间保持精确平衡。在这些类型的活动中，当肩袖肌功能紊乱时，肩胛下肌尤其易于受到撞击损伤。

　　正常行走步态中，肩胛下肌主要是驱使手臂向后摆动。

肱三头肌（Triceps Brachii） ● "triceps" Latin *three heads* "brachii" Latin *arm*

附着点

长头起点：肩胛骨的盂下结节
外侧头起点：肱骨干后部的近侧半
内侧头起点：肱骨干后部的远侧半
止点：尺骨鹰嘴

功能

- 伸展和外展肩关节（长头）
- 伸展肘关节

神经支配

- 桡神经
- 第 6~8 颈神经（C_6~C_8）

功能解剖

　　与肱二头肌一样，肱三头肌是一种多关节肌。这两块肌都作用于肩关节和前臂，互相之间起拮抗作用。在牵拉运动（如划船）中，肱三头肌和背阔肌、大圆肌及三角肌后部一起伸展肩关节。

　　肱三头肌长头将上抬或前伸的手臂向后拉向身体或进入伸展位。塞衬衣这类动作时，肱三头肌将肩拉向身体及体后。

　　肱三头肌的最强大功能是伸展前臂，完成此动作所有的肌纤维都要参与。肘肌通过将肘关节的滑膜拉出鹰嘴的前移路径协助完成前臂的伸展。臂和肩的推动活动充分利用了肱三头肌的这种功能。

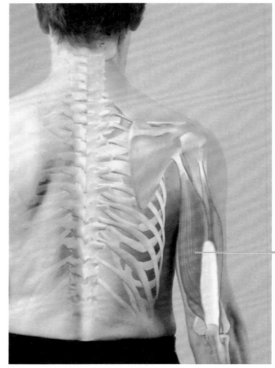

肱三头肌

图 4-56

触诊肱三头肌

体位： 受检者俯卧，手臂置于体侧并旋前。

1. 扪及鹰嘴突。
2. 拇指和其他手指沿肌腹朝肩部向上触诊。
3. 在三个肌头合并成马蹄形的部位钳夹或定位肌腹。
4. 顺着内、外侧头扪及至其肱骨附着处，沿长头扪及至三角肌下部和肩胛骨。
5. 受检者抵抗伸肩及伸肘，以确认正确的触诊位置。

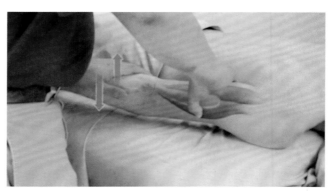

图 4-57

▶ 协同肌与拮抗肌：肩胛骨

肩胛骨运动		参与的肌	肩胛骨运动		参与的肌
上提	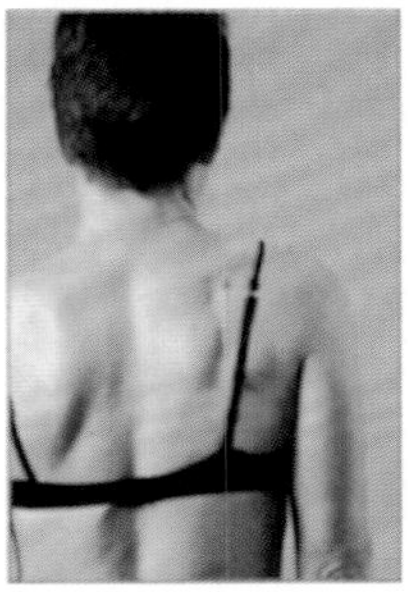	斜方肌（上部纤维） 肩胛提肌 菱形肌	下降	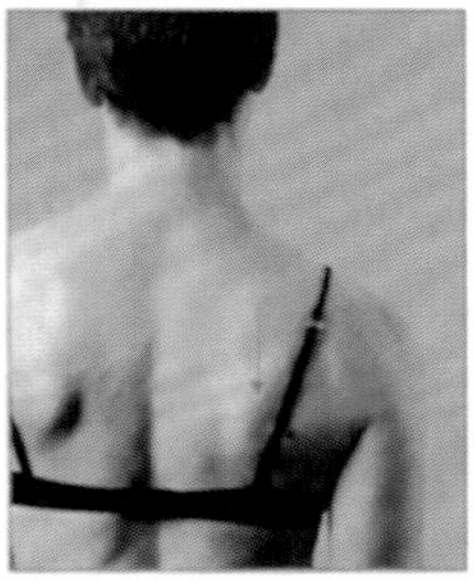	斜方肌（下部纤维） 胸小肌 前锯肌
后缩	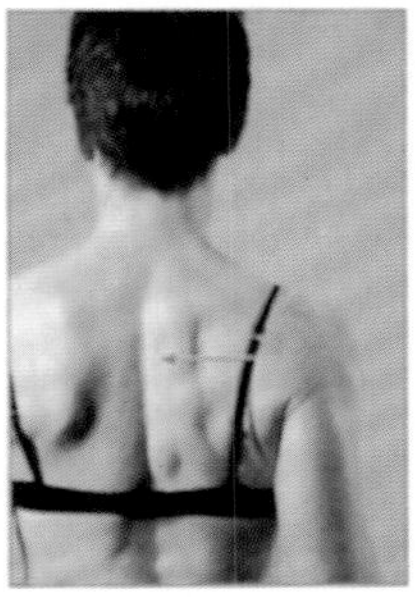	斜方肌（全部肌纤维） 菱形肌 肩胛提肌	前伸	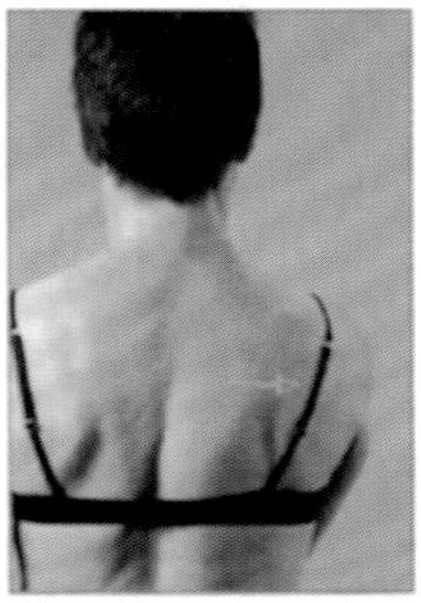	胸小肌 前锯肌
上旋	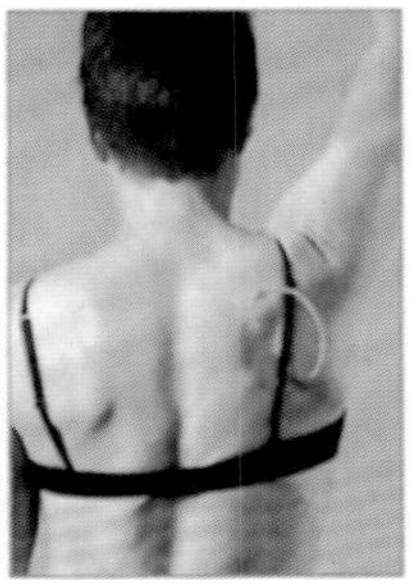	斜方肌（全部纤维） 前锯肌	下旋	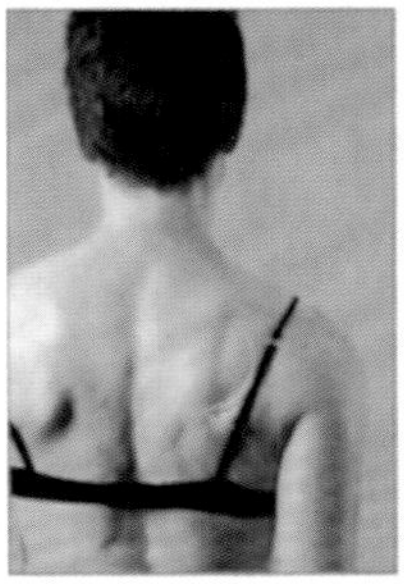	肩胛提肌 胸小肌 菱形肌

▶ 协同肌与拮抗肌：肩关节

肩部运动		参与的肌	肩部运动		参与的肌
屈	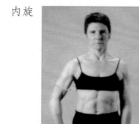	三角肌（前部纤维） 胸大肌（锁骨部纤维） 喙肱肌 肱二头肌	伸		三角肌（后部纤维） 背阔肌 大圆肌 胸大肌（胸部纤维） 肱三头肌（长头）
外展		三角肌（所有纤维） 冈上肌 胸大肌（过顶）	内收		胸大肌 背阔肌 大圆肌 小圆肌 喙肱肌 肱三头肌（短头）
内旋	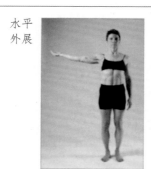	三角肌（前部纤维） 胸大肌 背阔肌 大圆肌 肩胛下肌	外旋	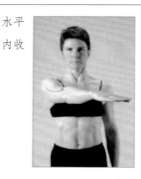	三角肌（后部纤维） 冈下肌 小圆肌
水平 外展		三角肌（后部纤维） 冈下肌 背阔肌 小圆肌	水平 内收		胸大肌 三角肌（前部纤维）

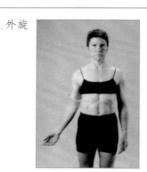

▶ 日常行为中的运动类型

肩胸关节和肩关节的肌协同作用，完成一些常见的动作，如伸取、提举、投掷和前推。正如上文所述，这种协调运动称为肩肱节律。运动的平稳性有赖于多个肌群按正确时间顺序进行收缩。在这些运动中，有些需要将身体某个部位或某个物体在空间移动，而另一些运动则要求克服重力移动整个身体。肌的同心性收缩产生运动，而离心性收缩则可减缓和控制臂部运动。

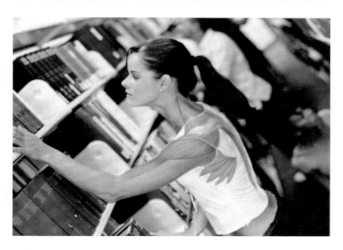

伸取：几块肌必须同时作用，将手臂举起过头，并克服重力将物品拿下。这些肌肉包括稳定肱骨头的肌肉，如冈上肌、冈下肌、小圆肌、肩胛下肌和肱二头肌，以及一些原动肌，如三角肌前部、胸大肌和斜方肌。

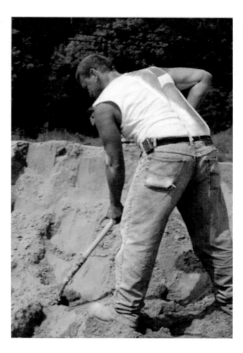

提举：肩带和肩关节必须和躯体核心及手臂协调动作，才能从地面提起物体。菱形肌和斜方肌使肩胛骨后缩，而三角肌、背阔肌、大圆肌和肱二头肌则稳定、外展和伸展肩关节。

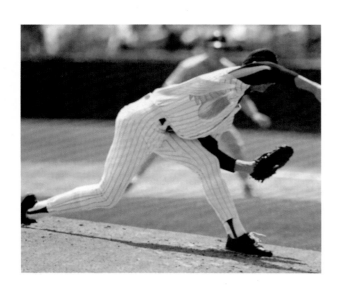

投掷：是上肢最复杂的运动之一，投掷需要各肌协同强力收缩并要深部稳定盂肱关节。肩袖肌稳定肱骨头，而强大的胸大肌、背阔肌、三角肌前部和肱三头肌把手臂越过身体拉向前面。一旦把球扔出去，三角肌后部、小圆肌、冈下肌、菱形肌和斜方肌必须离心收缩以减缓手臂的运动。这些拮抗肌和主动肌协同作用使这个动作顺畅而有效。

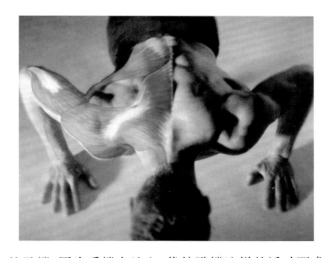

俯卧撑：因为手撑在地上，像俯卧撑这样的活动要求肩胛骨紧贴在胸廓上，而盂肱关节要在其整个运动范围内活动。斜方肌、菱形肌、胸小肌和前锯肌固定位肩胛骨，三角肌前部和胸大肌则上、下移动身体。

总结

- 肩部有6块骨,包括左、右侧的锁骨、肩胛骨和肱骨。
- 肩部两个主要部分为肩带和盂肱关节。肩带由锁骨和肩胛骨组成,构成肩锁关节。锁骨内侧端和胸骨柄衔接形成胸锁关节。盂肱关节是由肩胛骨的关节盂和上肢骨的肱骨头一起构成的关节,该关节通常也称为肩关节。
- 肩胸关节不是一个真正的关节，因为在肩胛骨和胸廓之间没有骨性连结。肩胛骨是在胸廓肌群上滑动的。
- 附着于肩胛骨的肌能进行几种运动，包括上提、下降、后缩、前伸、上旋和下旋。
- 盂肱关节的可能运动包括屈曲、伸展、外展、内收、内旋、外旋、水平外展和水平内收。
- 被动活动范围有助于确定惰性结构的健康和功能状态,如肩关节囊以及肩关节、肩锁关节和胸锁关节的韧带;也能用来评价盂肱关节和肩胸关节之间的相对运动。
- 抵抗活动范围有助于确定肩胸关节和盂肱关节的动力稳定结构和原动结构的健康和功能状况。评价功能强度和耐力有利于辨别操控肩胛骨、稳定肱骨头和移动肱骨的各肌肉之间的平衡和潜在的失衡状况。
- 肩部深层小肌群,如肩袖肌趋向于稳定关节;大而表浅的肌如胸大肌则能产生有力运动。
- 肩带和盂肱关节肌群的协调运动称为肩肱节律。
- 肩带和盂肱关节的肌群必须协调运动才能完成如扔、取、举和推等活动。

复习

一、多选题

1. 组成肩锁关节的骨是:
   A. 肩胛骨和胸骨
   B. 肩胛骨和锁骨
   C. 锁骨和胸骨
   D. 以上都不是

2. 肩（盂肱）关节是:
   A. 屈戌关节
   B. 滑动关节
   C. 不动关节
   D. 球窝关节

3. 肩胸关节是:
   A. 球窝关节
   B. 鞍状关节
   C. 屈戌关节
   D. 以上都不是

4. 肩峰下方可减少肩峰与肱骨头之间摩擦的结构是:
   A. 肩峰下囊
   B. 关节囊
   C. 肩锁韧带
   D. 肩袖

5. 组成肩袖的四块肌是:
   A. 冈上肌、冈下肌、大圆肌和肩胛下肌
   B. 冈上肌、冈下肌、小圆肌和肩胛下肌
   C. 锁骨下肌、冈下肌、小圆肌和肩胛下肌
   D. 锁骨下肌、冈下肌、大圆肌和肩胛下肌

6. 所有运动肩胛骨的肌是:
   A. 胸小肌、肩胛提肌和前锯肌
   B. 胸大肌、背阔肌和大圆肌
   C. 胸小肌、菱形肌和小圆肌
   D. 肩胛下肌、前锯肌和菱形肌

7. 伸展肱骨的三块肌是:
   A. 喙肱肌、肱二头肌和背阔肌
   B. 肱二头肌、肱三头肌和三角肌
   C. 肱三头肌、三角肌和背阔肌
   D. 背阔肌、大圆肌和冈上肌

8. 外旋肱骨的三块肌是:
   A. 背阔肌、胸大肌和三角肌
   B. 胸大肌、大圆肌和三角肌
   C. 肩胛下肌、冈下肌和小圆肌
   D. 三角肌、冈下肌和小圆肌

9. 下拉肩胛骨的三块肌是:
   A. 肩胛提肌、冈上肌和斜方肌
   B. 前锯肌、胸小肌和斜方肌
   C. 斜方肌、背阔肌和大圆肌
   D. 前锯肌、胸小肌和背阔肌

10. 跨过两个关节的两块肩部肌是:
    A. 喙肱肌和小圆肌
    B. 喙肱肌和肱二头肌
    C. 肱二头肌和肱三头肌
    D. 肱三头肌和肩胛下肌

二、配伍题

下面列出了不同肌附着点。请与正确的肌相配。

11. _____枕部、项韧带和 C_7~T_{12}（指椎骨）棘突 A. 前锯肌

12. _____肩岬骨喙突 B. 冈下肌

13. _____锁骨外侧、肩峰和肩胛冈 C. 斜方肌

14. _____肱骨大结节 D. 菱形肌

15. _____肩胛骨内侧缘的肋面 E. 三角肌

16. _____肱骨结节间沟的外侧唇 F. 背阔肌

17. _____肩胛骨的盂下结节 G. 肩胛提肌

18. _____肱骨结节间沟的内侧唇 H. 胸小肌

19. _____肩胛上角 I. 肱三头肌

20. _____C_7~T_5棘突 J. 胸大肌

下面列出了不同肌肉功能。请与正确的肌相配。答案可有多个。

21. _____ 上提肩胛骨 A. 喙肱肌

22. _____ 下降肩胛骨 B. 三角肌（后部纤维）

23. _____ 下旋肩胛骨 C. 前锯肌

24. _____ 后缩肩胛骨 D. 冈上肌

25. _____ 前伸肩胛骨 E. 肩胛提肌

26. _____ 屈曲肩关节 F. 菱形肌

27. _____ 伸展肩关节 G. 肱三头肌

28. _____ 外展肩关节 H. 肱二头肌

29. _____ 内收肩关节 I. 胸小肌

30. _____ 水平外展肩关节 J. 斜方肌（上部纤维）

三、简答题

31. 定义肩肱节律。

32. 简述胸锁关节的大体结构,并与肩（盂肱）关节的大体结构相比较。

试一试

学习活动:找一搭档,完成日常生活中的运动类型中的一种动作。辨认完成这一动作肩部的具体作用,并做记录。利用协同肌表鉴别哪些肌协同完成这一动作。确认按正确的顺序完成动作。看能不能发现哪些肌稳定关节,哪些肌控制关节,哪些肌产生运动。

建议:交换同伴,完成日常生活中的运动类型中的不同动作。重复上述步骤。为了加深理解,练习日常生活中的运动类型之外的动作技巧。

(彭映基 曲怀刚 译)

推荐读物

Bernasconi SM, Tordi NR, Parratte BM, et al. Effects of two devices on the surface electromyography responses of eleven shoulder muscles during azarian in gymnastics. *J Strength Cond Res.* 2006;20(1):53–57.

Bongers PM. The cost of shoulder pain at work: variation in work tasks and good job opportunities are essential for prevention. *BMJ.* 2001;322(7278):64–65.

Brumitt J, Meira E. Scapula stabilization rehab exercise prescription. *J Strength Cond Res.* 2006;28(3):62–65.

Cogley RM, Archambault TA, Fiberger JF, et al. Comparison of muscle activation using various hand positions during the push-up exercise. *J Strength Cond Res.* 2005;19(3):628–633.

Davies GJ, Zillmer DA. Functional progression of a patient through a rehabilitation program. *Orthopaedic Physical Therapy Clinics of North America.* 2000;9:103–118.

Grezios AK, Gissis IT, Sotiropoulos AA, et al. Muscle-contraction properties in overarm throwing movements. *J Strength Cond Res.* 2006;20(1):117–123.

Jeran JJ, Chetlin RD. Training the shoulder complex in baseball pitchers: a sport-specific approach. *J Strength Cond Res.* 2005;27(4):14–31.

McMullen J, Uhl TL. A kinetic chain approach for shoulder rehabilitation. *J Athl Train.* 2000;35(3):329–337.

Myers JB, Pasquale MR, Laudner KG, et al. On-the-field resistance-tubing exercises for throwers: an electomyographic analysis. *J Athl Train.* 2005;40(1):15–22.

Ronai P. Exercise modifications and strategies to enhance shoulder function. *J Strength Cond Res. 2005;*27(4):36–45.

Terry GC, Chopp TM. Functional anatomy of the shoulder. *J Athl Train.* 2000;35(3):248–255.

Tyson A. Identifying and treating rotator cuff imbalances. *J Strength Cond Res.* 2006;28(2):92–95.

Tyson A. The importance of the posterior capsule of the shoulder in overhead athletes. *J Strength Cond Res.* 2005;27(4):60–62.

Tyson A. Rehab exercise prescription sequencing for shoulder external rotators. *J Strength Cond Res.* 2005;27(6):39–41.

Voight ML, Thomson BC. The role of the scapula in the rehabilitation of shoulder injuries. *J Athl Train.* 2000;35(3):364–372.

肘、前臂、腕和手

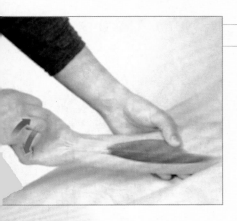

通过这一章内容的学习,能够:

- 掌握肘、前臂、腕和手的主要结构,包括骨骼、关节、特殊结构和浅深层肌。
- 触摸并标记肘、前臂、腕和手的主要体表标志。
- 确定肘、前臂、腕和手部肌的附着点及神经支配。
- 辨认并演示肘、前臂、腕和手部肌的所有运动。
- 演示肘、前臂、腕和手的被动活动及抵抗活动范围。
- 画出、标记、触诊并激发肘、前臂、腕和手部的浅层和深层肌。
- 描述肘、前臂、腕和手部各肌的独特功能解剖及其相互关系。
- 辨认涉及肘、前臂、腕和手部各种运动(屈、伸等)的协同肌和拮抗肌。
- 完成四种协调运动时,即举重、扭动、射击和抓握,辨认参与肘、前臂、腕和手部相应运动的肌。

▶ 概述

肘、前臂、腕和手有多种运动方式,并具有许多重要的功能。例如抓和举的动作就非常有力。其他如用手扭转、采摘等,则更为精确和灵敏。很多复杂动作揭示了该部位主要关节的多功能性,例如,肘具有屈伸和旋转能力。肘部的两个独特关节和腕部的一个独特关节协同工作,使这种多功能性成为可能。腕和手有多个关节和许多小肌肉,因此两者也是多功能的。总之,从肘到指的各关节协同工作可完成人类特有动作。

肘和前臂的肌腹借助长肌腱联结于腕和手部的骨骼上。这套滑轮系统利用复杂的韧带、结缔组织和神经网使其功能最优化,由血液和淋巴管供应该部位营养。关节囊和腱鞘则用来减小关节内不同结构之间的摩擦。

鉴于滑轮系统结构的复杂性,因此不难理解为什么不正确的运动方式和对位容易破坏该部位的功能。理解本章内容有助于提高你和你的患者的健康功能水平。

▶ 肘、前臂、腕和手的表面解剖

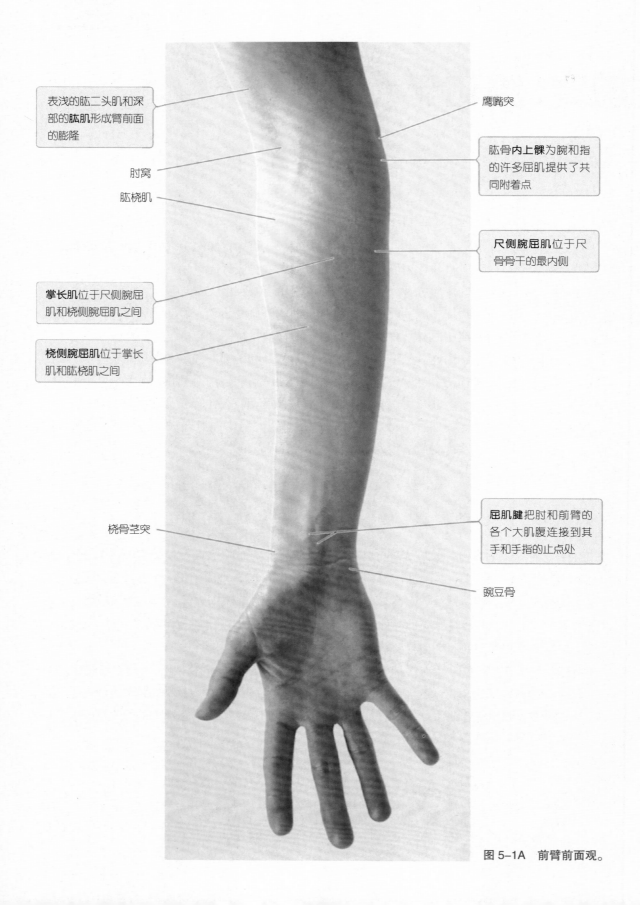

表浅的**肱二头肌**和深部的**肱肌**形成臂前面的膨隆

肘窝

肱桡肌

掌长肌位于尺侧腕屈肌和桡侧腕屈肌之间

桡侧腕屈肌位于掌长肌和肱桡肌之间

桡骨茎突

鹰嘴突

肱骨**内上髁**为腕和指的许多屈肌提供了共同附着点

尺侧腕屈肌位于尺骨骨干的最内侧

屈肌腱把肘和前臂的各个大肌腹连接到其手和手指的止点处

豌豆骨

图 5-1A　前臂前面观。

▌肘、前臂、腕和手的表面解剖

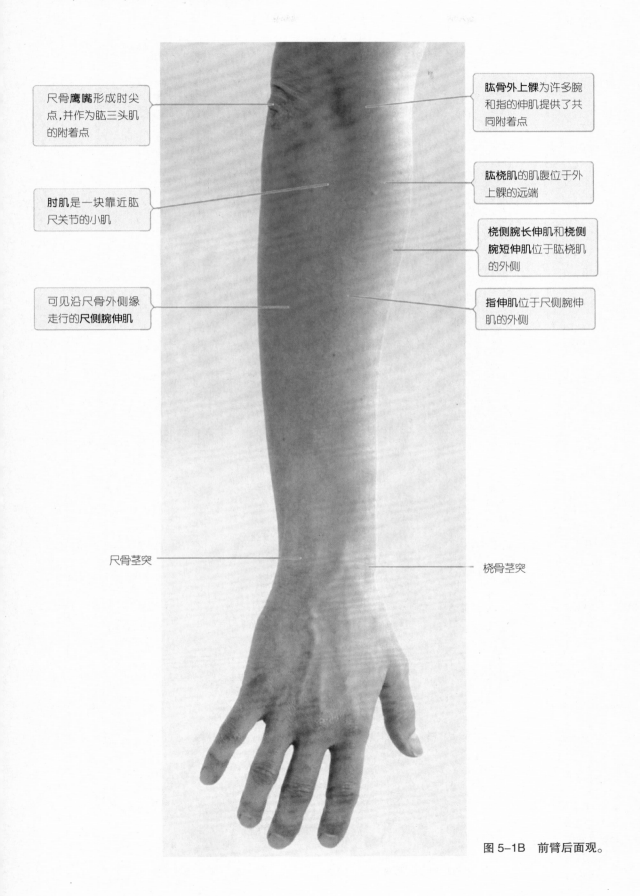

尺骨鹰嘴形成肘尖点，并作为肱三头肌的附着点

肘肌是一块靠近肱尺关节的小肌

可见沿尺骨外侧缘走行的**尺侧腕伸肌**

尺骨茎突

肱骨外上髁为许多腕和指的伸肌提供了共同附着点

肱桡肌的肌腹位于外上髁的远端

桡侧腕长伸肌和桡侧腕短伸肌位于肱桡肌的外侧

指伸肌位于尺侧腕伸肌的外侧

桡骨茎突

图 5-1B　前臂后面观。

▶ 肘、前臂、腕和手的表面解剖

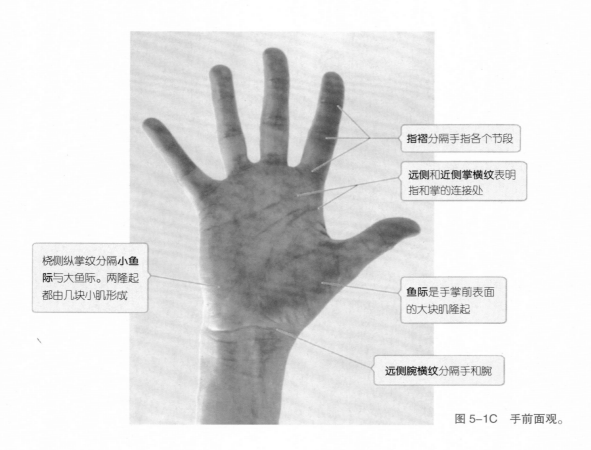

指褶分隔手指各个节段

远侧和**近侧掌横纹**表明指和掌的连接处

桡侧纵掌纹分隔**小鱼际**与大鱼际。两隆起都由几块小肌形成

鱼际是手掌前表面的大块肌隆起

远侧腕横纹分隔手和腕

图 5-1C 手前面观。

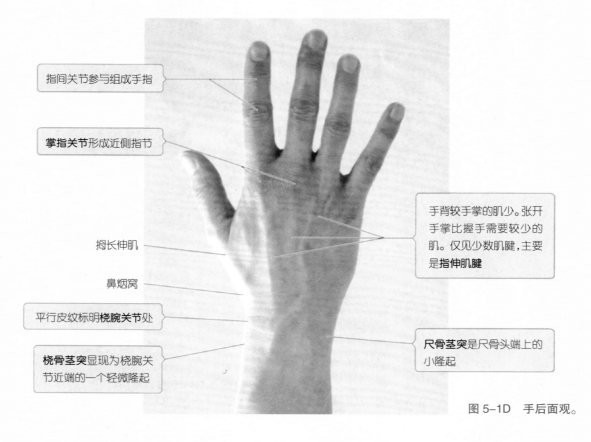

指间关节参与组成手指

掌指关节形成近侧指节

拇长伸肌

鼻烟窝

平行皮纹标明**桡腕关节**处

桡骨茎突显现为桡腕关节近端的一个轻微隆起

手背较手掌的肌少。张开手掌比握手需要较少的肌。仅见少数肌腱,主要是**指伸肌腱**

尺骨茎突是尺骨头端上的小隆起

图 5-1D 手后面观。

▶ 肘、前臂、腕和手的骨性结构

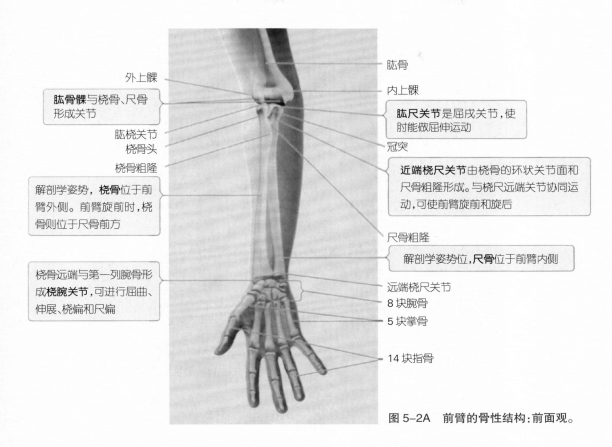

外上髁

肱骨髁与桡骨、尺骨形成关节

肱桡关节
桡骨头

桡骨粗隆

解剖学姿势，**桡骨**位于前臂外侧。前臂旋前时，桡骨则位于尺骨前方

桡骨远端与第一列腕骨形成**桡腕关节**，可进行屈曲、伸展、桡偏和尺偏

肱骨

内上髁

肱尺关节是屈戍关节，使肘能做屈伸运动

冠突

近端桡尺关节由桡骨的环状关节面和尺骨粗隆形成。与桡尺远端关节协同运动，可使前臂旋前和旋后

尺骨粗隆

解剖学姿势位，**尺骨**位于前臂内侧

远端桡尺关节
8 块腕骨
5 块掌骨

14 块指骨

图 5-2A　前臂的骨性结构：前面观。

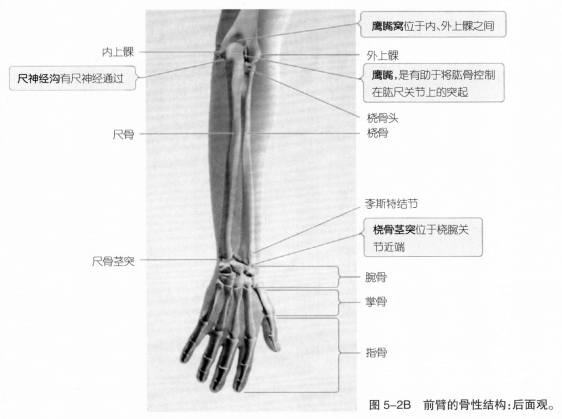

鹰嘴窝位于内、外上髁之间

内上髁

尺神经沟有尺神经通过

尺骨

尺骨茎突

外上髁

鹰嘴，是有助于将肱骨控制在肱尺关节上的突起

桡骨头
桡骨

李斯特结节

桡骨茎突位于桡腕关节近端

腕骨

掌骨

指骨

图 5-2B　前臂的骨性结构：后面观。

▶ 肘、前臂、腕和手的骨性结构

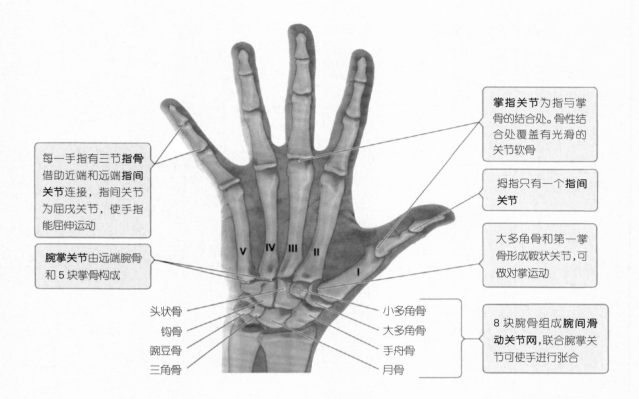

掌指关节为指与掌
骨的结合处。骨性结
合处覆盖有光滑的
关节软骨

每一手指有三节指骨
借助近端和远端指间
关节连接,指间关节
为屈戊关节,使手指
能屈伸运动

拇指只有一个指间
关节

大多角骨和第一掌
骨形成鞍状关节,可
做对掌运动

腕掌关节由远端腕骨
和 5 块掌骨构成

头状骨
钩骨
豌豆骨
三角骨

小多角骨
大多角骨
手舟骨
月骨

8 块腕骨组成腕间滑
动关节网,联合腕掌关
节可使手进行张合

图 5-2C　手的骨性结构:前面观。

▶ 肘、前臂、腕和手的骨性标志

触诊鹰嘴

体位：受检者仰卧，肘部屈曲，前臂自然放松。

1. 扪及肘部后表面。
2. 被动屈伸受检者肘部，可触摸到鹰嘴圆点。

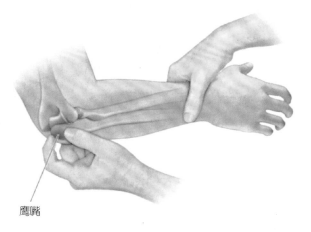

图 5-3A　鹰嘴。

触诊外上髁

体位：受检者仰卧，肘部屈曲。

1. 扪及尺骨鹰嘴。
2. 向前外侧滑动手指，可扪及一大的圆形隆起，即为外上髁。

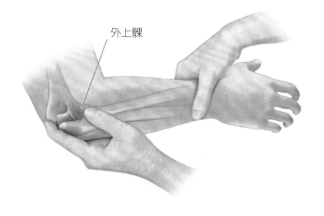

图 5-3C　外上髁。

触诊鹰嘴窝

体位：受检者仰卧，肘部屈曲。

1. 扪及尺骨鹰嘴。
2. 向上滑动手指，深部扪及一凹陷，即为鹰嘴窝。

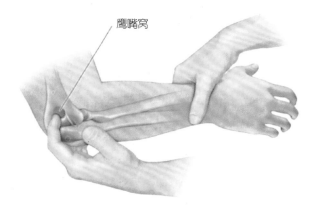

图 5-3B　鹰嘴窝。

触诊内上髁

体位:受检者仰卧,屈肘,前臂旋后。

1. 扪及尺骨鹰嘴。
2. 向前内侧滑动手指,可触及一大的圆形隆起,即为内上髁。

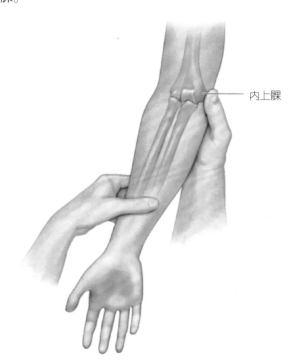

图 5-3D 内上髁。

触诊桡骨头

体位:受检者仰卧,屈肘,前臂自然放松。

1. 扪及肱骨外上髁。
2. 向远侧滑动手指触及桡骨头,同时让手指为支点使前臂被动旋前、旋后。

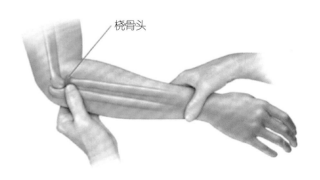

图 5-3E 桡骨头。

触诊尺骨嵴

体位:受检者仰卧,屈肘,前臂自然放松。

1. 扪及尺骨鹰嘴。
2. 沿着尺骨嵴的锐边缘向远端的腕部滑动手指。

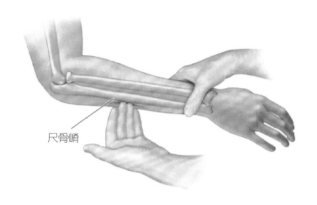

图 5-3F 尺骨嵴。

触诊尺骨茎突

体位:受检者仰卧,肘放松,前臂旋前。

1. 扪及腕的外侧缘。
2. 向前滑动手指触及一突起,即为尺骨茎突。

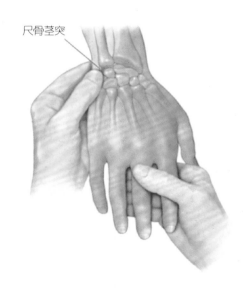

图 5-3G 尺骨茎突。

触诊李斯特结节

体位:受检者仰卧,肘放松,前臂旋前。

1. 扪及尺骨茎突。
2. 向内侧滑动手指,深部可触及李斯特结节。

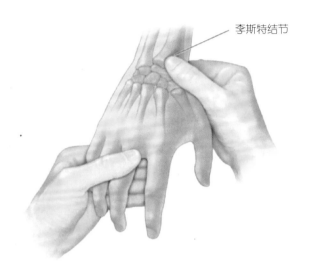

图 5-3H　李斯特结节。

触诊腕骨背侧

体位:受检者仰卧,肘放松,前臂旋前。

1. 用双手拇指扪及桡骨茎突和尺骨茎突。
2. 拇指向远端滑动可扪及腕骨背面。

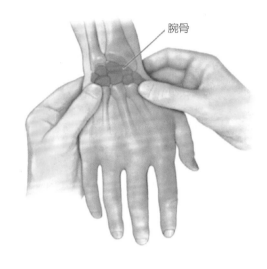

图 5-3J　腕骨背侧。

触诊桡骨茎突

体位:受检者仰卧,肘放松,前臂旋前。

1. 扪及桡骨的李斯特结节。
2. 向内侧和远端滑动手指,可触及圆形突起,即为桡骨茎突。

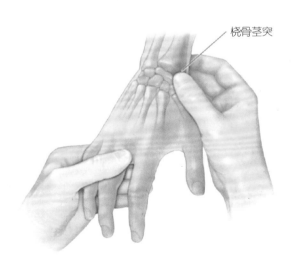

图 5-3I　桡骨茎突。

触诊手舟骨

体位:受检者仰卧,肘放松,前臂旋前。

1. 用拇指扪及桡骨茎突。
2. 使腕关节被动尺偏,向远端滑动拇指,深处可扪及手舟骨的平坦表面。

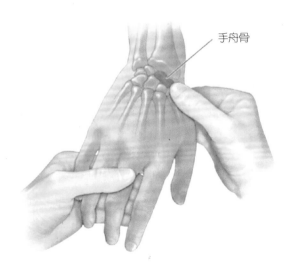

图 5-3K　手舟骨。

触诊掌骨

体位:受检者仰卧,肘放松,前臂旋前。
1. 用双手拇指扪及指节。
2. 沿细长的掌骨骨干向近侧滑动拇指。

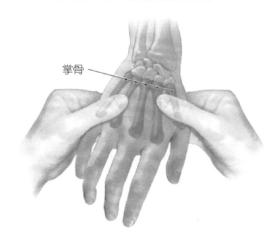

图 5-3L　掌骨。

触诊腕骨掌侧

体位:受检者仰卧,肘放松,前臂旋后。
1. 用双手拇指扪及手掌鱼际和小鱼际隆起。
2. 在两软组织间向深处扪及腕骨掌侧面。

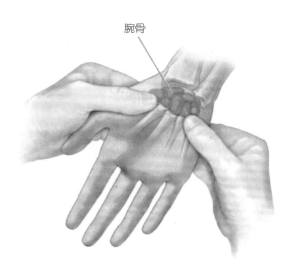

图 5-3M　腕骨掌侧。

触诊豌豆骨

体位:受检者仰卧,肘放松,前臂旋后。
1. 用拇指扪及小鱼际。
2. 向近侧滑动拇指,可触及一小凸起,即为豌豆骨。

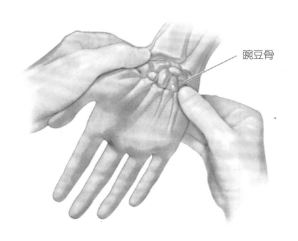

图 5-3N　豌豆骨。

触诊钩骨

体位:受检者仰卧,肘放松,前臂旋后。

1. 用拇指扪及豌豆骨。
2. 向偏内侧、远端滑动拇指,深面可扪及小的钩骨。

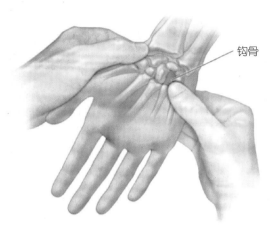

钩骨

图 5-3O   钩骨。

触诊指骨

体位:受检者仰卧,肘放松,前臂旋后。

1. 双手钳夹掌指关节。
2. 向远端滑动手指,可扪及指骨以及近端指间关节和远端指间关节。

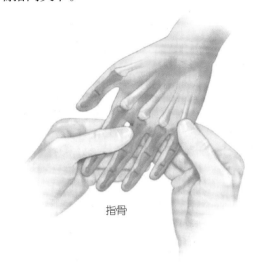

指骨

图 5-3P   指骨。

▶ 肌的附着点

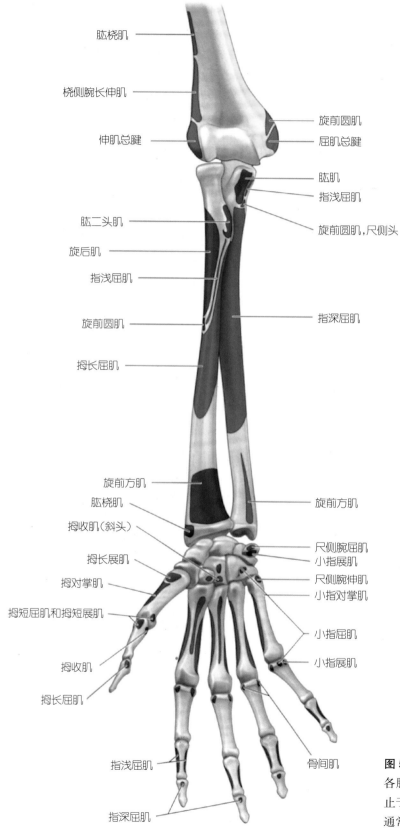

肱桡肌

桡侧腕长伸肌

伸肌总腱

旋前圆肌

屈肌总腱

肱肌

指浅屈肌

旋前圆肌，尺侧头

肱二头肌

旋后肌

指浅屈肌

旋前圆肌

拇长屈肌

指深屈肌

旋前方肌

肱桡肌

拇收肌（斜头）

拇长展肌

拇对掌肌

拇短屈肌和拇短展肌

拇收肌

拇长屈肌

旋前方肌

尺侧腕屈肌

小指展肌

尺侧腕伸肌

小指对掌肌

小指屈肌

小指展肌

指浅屈肌

指深屈肌

骨间肌

图 5-4A　手及臂肌附着点：前面观。肘、前臂、腕和手部各肌主要起自（红色标记）肱骨和桡、尺骨近端。大多数止于（蓝色标记）远端的腕骨、掌骨和指骨。当肌收缩时，通常使灵活的远端止点向稳定的近端起点移动。

▶ 肌的附着点

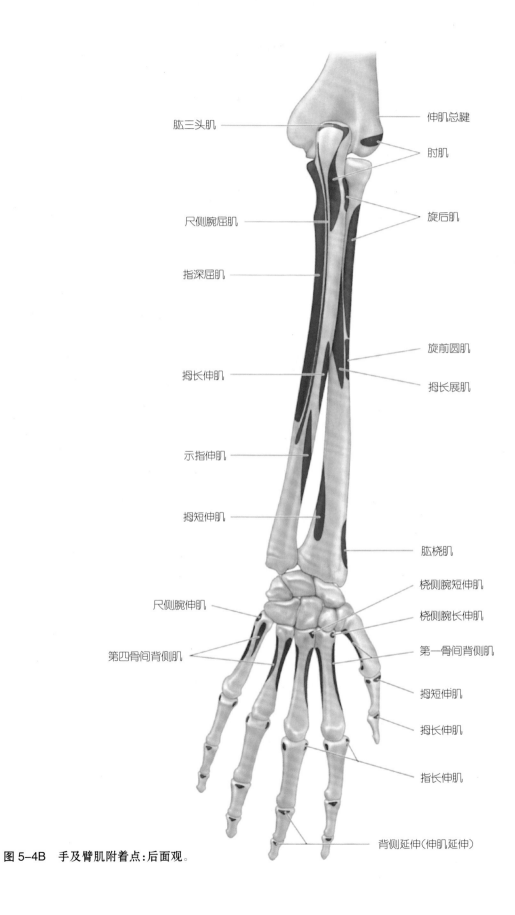

肱三头肌

伸肌总腱

肘肌

旋后肌

尺侧腕屈肌

指深屈肌

旋前圆肌

拇长伸肌

拇长展肌

示指伸肌

拇短伸肌

肱桡肌

尺侧腕伸肌

桡侧腕短伸肌

桡侧腕长伸肌

第四骨间背侧肌

第一骨间背侧肌

拇短伸肌

拇长伸肌

指长伸肌

背侧延伸(伸肌延伸)

图 5-4B　手及臂肌附着点:后面观。

▶ 肘、前臂、腕和手的韧带

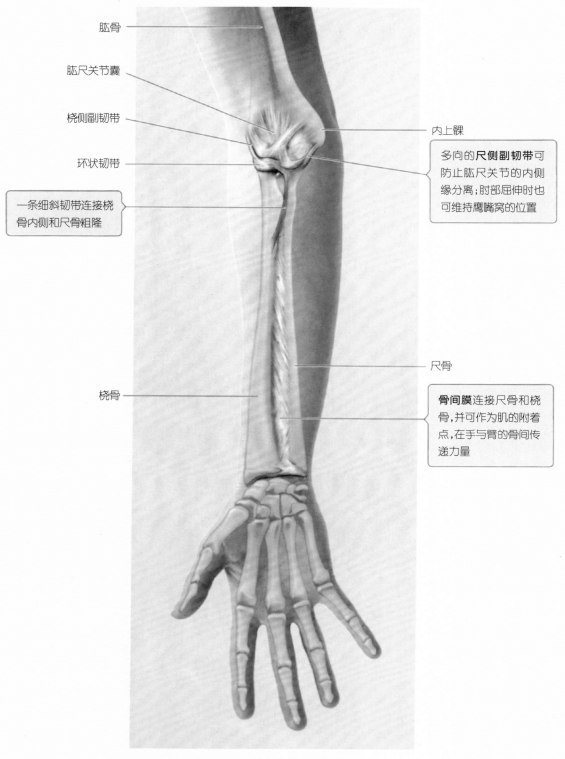

肱骨

肱尺关节囊

桡侧副韧带

环状韧带

内上髁

多向的**尺侧副韧带**可防止肱尺关节的内侧缘分离;肘部屈伸时也可维持鹰嘴窝的位置

一条细斜韧带连接桡骨内侧和尺骨粗隆

尺骨

桡骨

骨间膜连接尺骨和桡骨,并可作为肌的附着点,在手与臂的骨间传递力量

图 5-5A 肘部韧带:前面观。

▶ 肘、前臂、腕和手的韧带

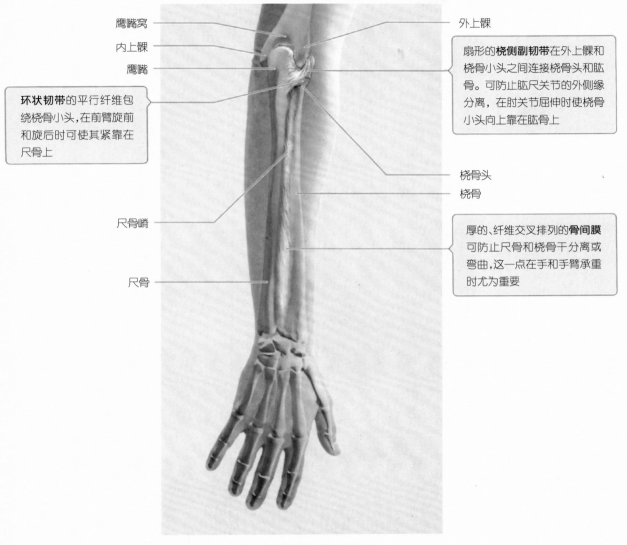

鹰嘴窝

内上髁

鹰嘴

外上髁

扇形的**桡侧副韧带**在外上髁和桡骨小头之间连接桡骨头和肱骨。可防止肱尺关节的外侧缘分离，在肘关节屈伸时使桡骨小头向上靠在肱骨上

环状韧带的平行纤维包绕桡骨小头，在前臂旋前和旋后时可使其紧靠在尺骨上

尺骨嵴

尺骨

桡骨头

桡骨

厚的、纤维交叉排列的**骨间膜**可防止尺骨和桡骨干分离或弯曲，这一点在手和手臂承重时尤为重要

图 5-5B 肘部韧带：后面观。

▶ 肘、前臂、腕和手的韧带

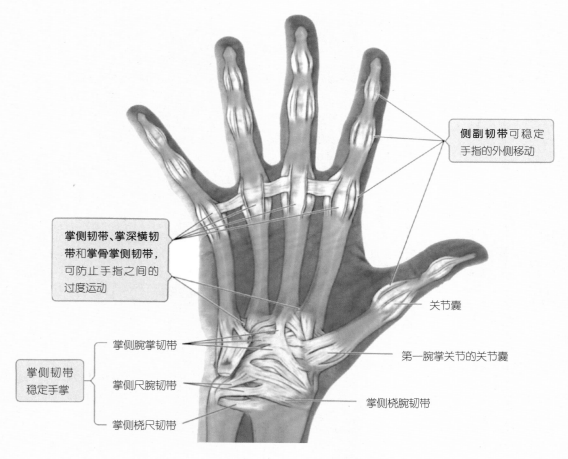

侧副韧带可稳定手指的外侧移动

掌侧韧带、掌深横韧带和掌骨掌侧韧带,可防止手指之间的过度运动

关节囊

第一腕掌关节的关节囊

掌侧韧带稳定手掌 {
掌侧腕掌韧带
掌侧尺腕韧带
掌侧桡尺韧带
}

掌侧桡腕韧带

图 5-5C   手和腕的韧带:前面观。

◗ 肘、前臂、腕和手的浅层肌

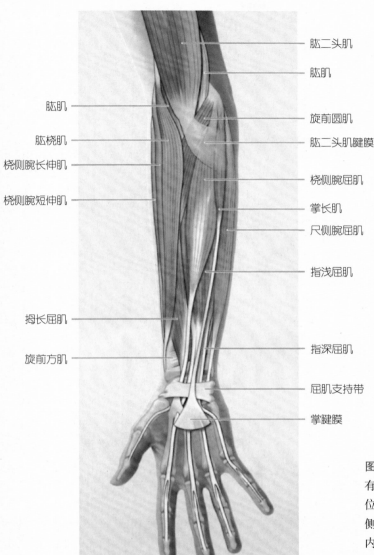

肱肌

肱桡肌

桡侧腕长伸肌

桡侧腕短伸肌

拇长屈肌

旋前方肌

肱二头肌

肱肌

旋前圆肌

肱二头肌腱膜

桡侧腕屈肌

掌长肌

尺侧腕屈肌

指浅屈肌

指深屈肌

屈肌支持带

掌腱膜

图 5-6A　前臂和手的浅层肌：前面观。这些肌靠近肘部具有大的肌腹，而较细的肌腱位于腕及手部。腕伸肌和**肱桡肌**位于外侧。**旋前圆肌**位于前臂上部肱二头肌腱膜深面及桡侧腕屈肌外侧。**桡侧腕屈肌、掌长肌**和**尺侧腕屈肌**占据前臂内侧。**肱二头肌腱膜**和**掌腱膜**是**屈肌支持带**的附着结缔组织，位于前臂浅层。相比于深层肌（旋前方肌和指深屈肌，见图 5-7A 所示），浅层肌较强壮且功能较复杂。

▶ 肘、前臂、腕和手的浅层肌

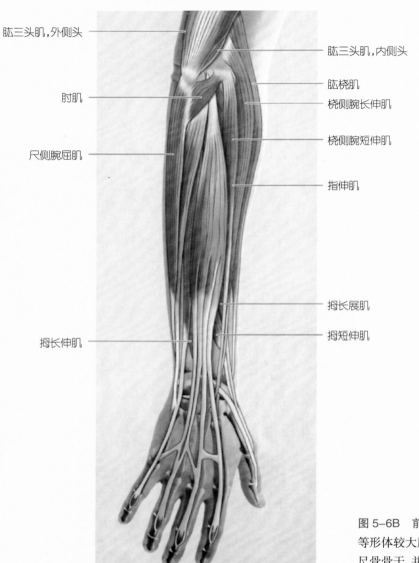

肱三头肌,外侧头

肱三头肌,内侧头

肘肌

肱桡肌

桡侧腕长伸肌

桡侧腕短伸肌

尺侧腕屈肌

指伸肌

拇长展肌

拇短伸肌

拇长伸肌

图 5-6B 前臂和手的浅层肌:后面观。尺侧腕伸肌及指伸肌等形体较大肌支配前臂后部。**肘肌**与尺侧腕屈肌共同附着于尺骨骨干,并包裹着前臂内侧。**桡侧腕长伸肌、尺侧腕伸肌及指伸肌**共同起于肱骨外上髁,占据了前臂外侧。

▶ 肘、前臂、腕和手的深层肌

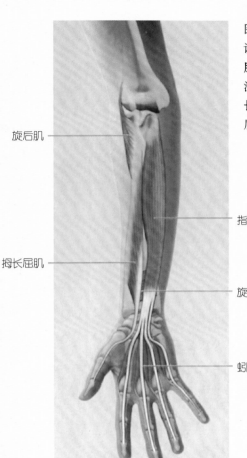

旋后肌

拇长屈肌

图 5-7A　前臂和手的深层肌：前面观。该部位深层肌可稳定肘部和前臂（**旋后肌**和**旋前方肌**），也能做细微动作。手部深层肌主要做抓握动作（**指深屈肌**和**拇长屈肌**）和精细手指动作如手指节段性屈曲及手的张合（**蚓状肌**）。

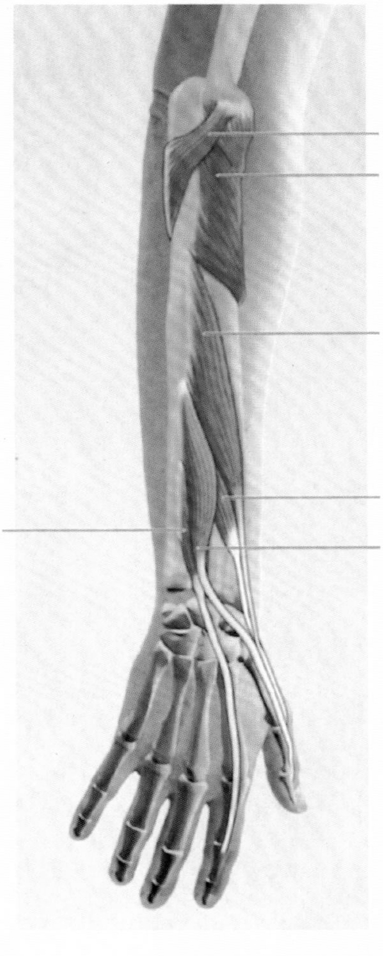

指深屈肌

旋前方肌

蚓状肌

肘肌
旋后肌

拇短展肌

拇短伸肌
拇长伸肌

示指伸肌

图 5-7B　前臂和手的深层肌：后面观。前臂和手后面的肌包绕前臂并稳定旋转（**旋后肌**和**肘肌**）。一些深层肌运动拇指（**拇长展肌**、**拇短伸肌**和**拇长伸肌**）和示指（**示指伸肌**）。

▶ 肘、前臂、腕和手的特殊结构

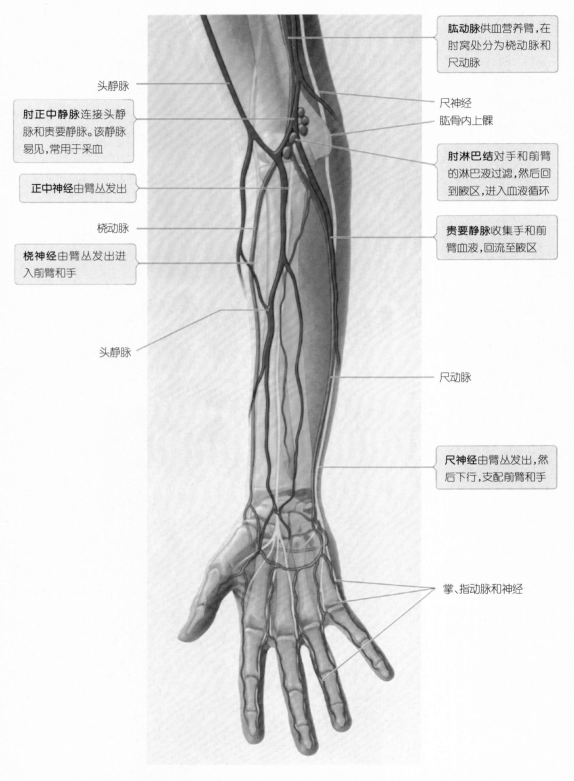

头静脉

肘正中静脉连接头静脉和贵要静脉。该静脉易见，常用于采血

正中神经由臂丛发出

桡动脉

桡神经由臂丛发出进入前臂和手

头静脉

肱动脉供血营养臂，在肘窝处分为桡动脉和尺动脉

尺神经
肱骨内上髁

肘淋巴结对手和前臂的淋巴液过滤，然后回到腋区，进入血液循环

贵要静脉收集手和前臂血液，回流至腋区

尺动脉

尺神经由臂丛发出，然后下行，支配前臂和手

掌、指动脉和神经

图 5-8A 肘、前臂、腕和手的特殊结构。前臂和手的淋巴结、神经和血管：前面观。

▶ 肘、前臂、腕和手的特殊结构

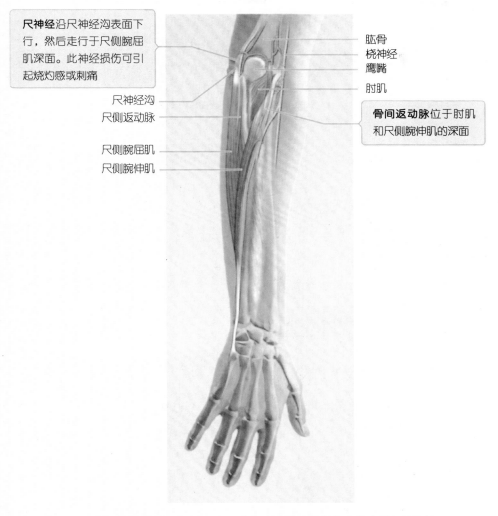

尺神经沿尺神经沟表面下行，然后走行于尺侧腕屈肌深面。此神经损伤可引起烧灼感或刺痛

尺神经沟
尺侧返动脉
尺侧腕屈肌
尺侧腕伸肌

肱骨
桡神经
鹰嘴
肘肌

骨间返动脉位于肘肌和尺侧腕伸肌的深面

图 5-8B　肘、前臂、腕和手的特殊结构。肘部神经和血管：后面观。

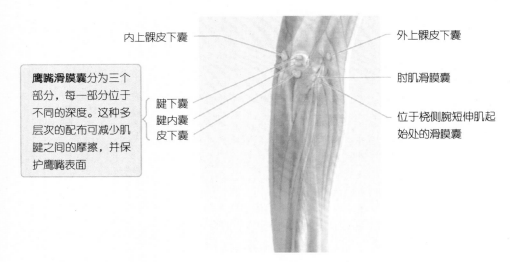

内上髁皮下囊

鹰嘴滑膜囊分为三个部分，每一部分位于不同的深度。这种多层次的配布可减少肌腱之间的摩擦，并保护鹰嘴表面

腱下囊
腱内囊
皮下囊

外上髁皮下囊

肘肌滑膜囊

位于桡侧腕短伸肌起始处的滑膜囊

图 5-8C　肘、前臂、腕和手的特殊结构。肘部滑膜囊：后面观。

▌肘、前臂、腕和手的特殊结构

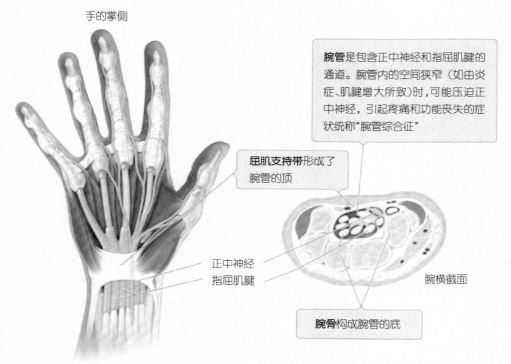

手的掌侧

腕管是包含正中神经和指屈肌腱的
通道。腕管内的空间狭窄（如由炎
症、肌腱增大所致）时，可能压迫正
中神经，引起疼痛和功能丧失的症
状统称"腕管综合征"

屈肌支持带形成了
腕管的顶

正中神经
指屈肌腱

腕骨构成腕管的底

腕横截面

图 5–8D　肘、前臂、腕和手的特殊结构。腕管。

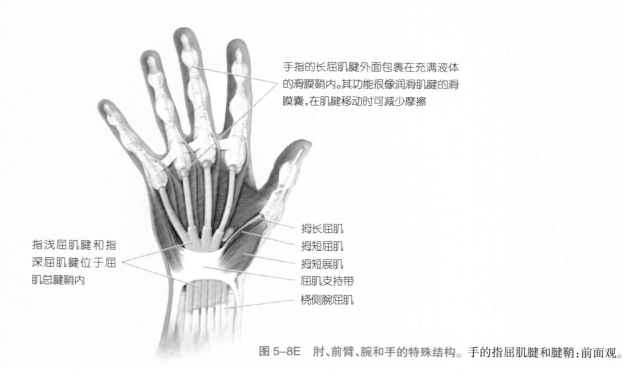

手指的长屈肌腱外面包裹在充满液体
的滑膜鞘内。其功能很像润滑肌腱的滑
膜囊,在肌腱移动时可减少摩擦

指浅屈肌腱和指
深屈肌腱位于屈
肌总腱鞘内

拇长屈肌
拇短屈肌
拇短展肌
屈肌支持带
桡侧腕屈肌

图 5–8E　肘、前臂、腕和手的特殊结构。手的指屈肌腱和腱鞘:前面观。

▶ 运动展示:肘和腕

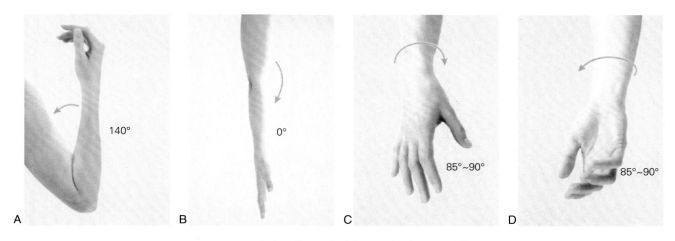

图5-9 (A)屈肘。(B)伸肘。(C)旋后。(D)旋前。

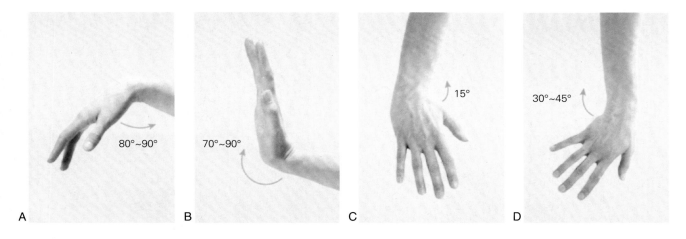

图5-10 (A)屈腕。(B)伸腕。(C)桡侧偏斜。(D)尺侧偏斜。

▌ 运动展示:手

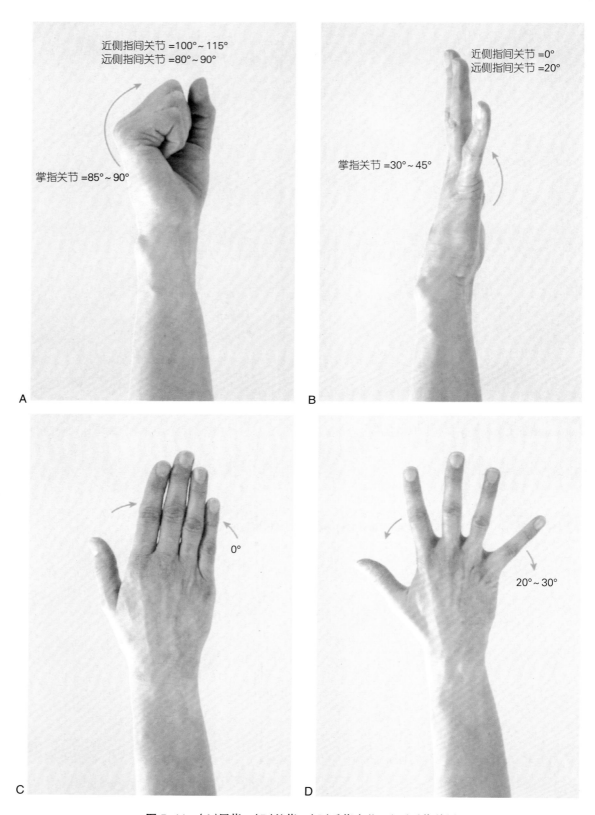

图 5-11 (A)屈指。(B)伸指。(C)手指内收。(D)手指外展。

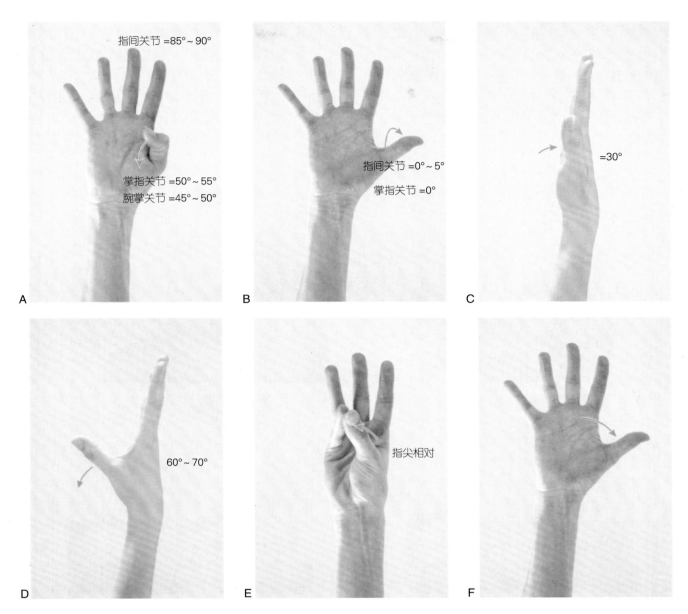

图 5-12 （A）拇指屈曲。（B）拇指伸展。（C）拇指内收。（D）拇指外展。（E）拇指对掌。（F）拇指复位。

▶ 被动活动范围

　　完成肘、前臂、腕和手的被动活动范围评估可确定关节囊及韧带的健康和功能状态,及其拮抗肌群的可拉伸长度。嘱受检者舒适地躺在按摩床或体检床上。受检者放松,以便让检查者站立完成被动活动范围评估。

　　对于以下介绍的每一个动作,都要扪及肘、前臂、腕或手的终末感,同时观察到其他关节或部位的补偿运动(无关的运动)。有些动作,如手指和拇指内收,不包括在评估范围内,因为它们已经是很靠近了。有关被动活动范围和运动终末感的说明可查阅第三章末尾。

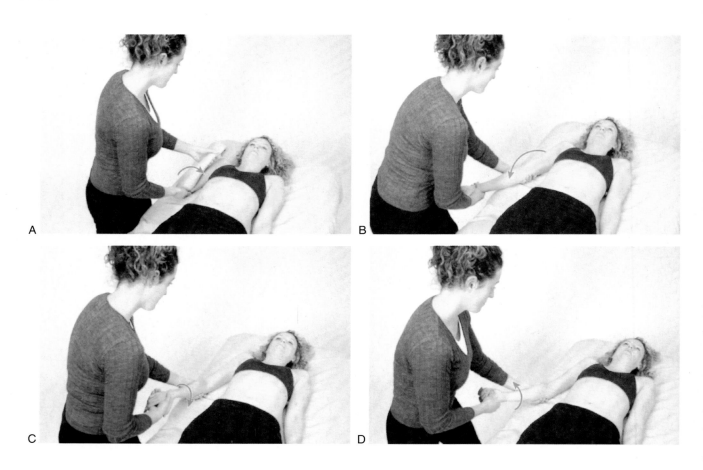

图 5-13 　(A)被动屈肘。蓝色箭头表示运动方向。检查者面对受检者站在床边。一手握住受检者手腕,另一手抓住肘部,以稳定上肢。将受检者前臂旋后,肘部伸展。然后使受检者屈肘,使其前臂从体侧移向上臂。评估肘关节囊以及伸肘肌的运动范围。(B)被动伸肘。检查者站在受检者一边,与评估被动屈肘一样,一只手握住受检者的手腕,另一只手抓住肘部,以稳定上肢。先将受检者前臂旋后、屈肘,然后舒适地尽量将受检者前臂放回体侧并伸直。评估肘关节囊以及屈肘肌的运动范围。(C)被动前臂旋前。检查者站在受检者一侧,一手握住受检者腕部,另一手抓住肘部,以稳定上肢。先让受检者的前臂旋前或掌心向上,然后舒适地尽量转动受检者的前臂使之掌心向下。评估肘关节囊及旋后肌的运动范围。(D)被动前臂旋后。检查者站在受检者一侧,一只手握住受检者腕部,另一手抓住肘部,以稳定上肢。先让受检者的前臂旋后、掌心向下,然后舒适地尽量转动受检者前臂使之掌心向上。评估肘关节囊以及旋前肌的运动范围。

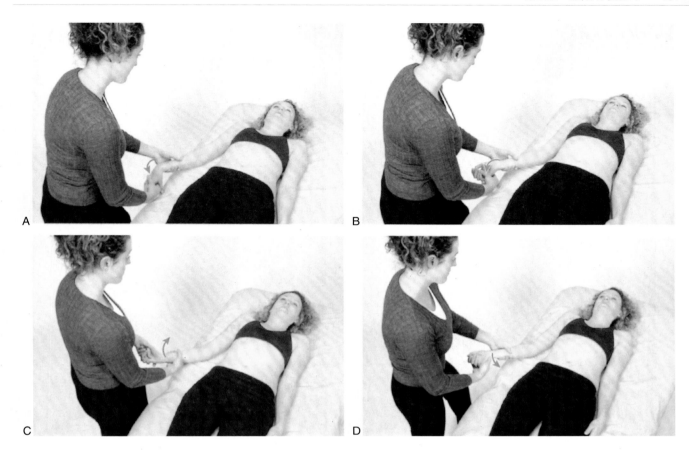

图 5-14 （A）被动屈腕。检查者站在受检者一侧,一手握住受检者手,另一手抓住前臂,以稳定上肢。先将受检者前臂旋前,然后轻轻屈曲受检者的腕部,舒适地尽量使其手移向地面。评估腕关节囊及伸腕肌的运动范围。（B）被动伸腕。检查者站在受检者一侧,一手握住受检者手,另一手抓住前臂,以稳定上肢。先将受检者前臂旋后,然后轻轻地屈腕,舒适地尽可能使其手靠近地面。评估腕关节囊及屈腕肌的运动范围。（C）被动桡偏。检查者站在受检者一侧,一手握住受检者手,另一手抓住前臂,以稳定上肢。先将受检者前臂旋后,然后再轻轻屈腕,并舒适地尽量使其手移向外侧。评估腕关节囊及尺偏肌的运动范围。（D）被动尺偏。检查者站在受检者一侧,一手握住受检者手,另一手抓住前臂,以稳定上肢。先将受检者前臂旋后,然后轻轻屈腕,并舒适地尽量使手移向内侧。评估腕关节囊以及桡偏肌的运动范围。

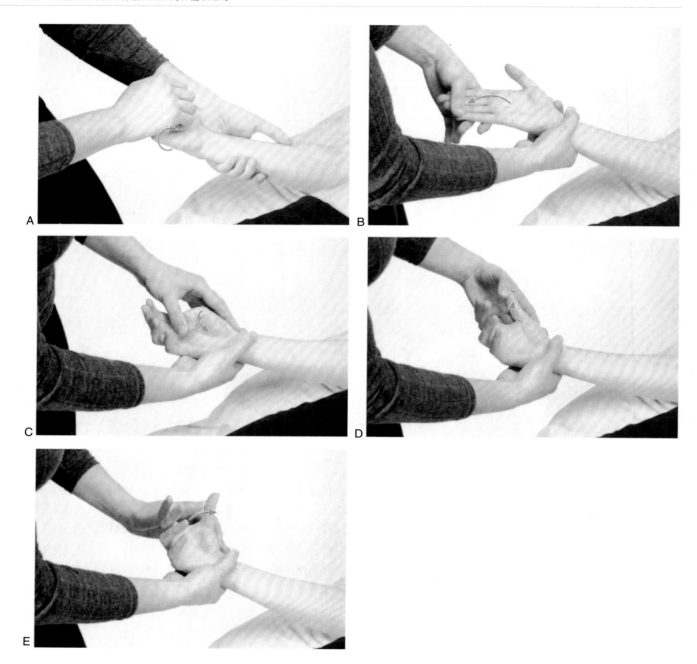

图5-15 (A)被动屈指。检查者站在受检者一侧,一手握住受检者手,另一手抓住前臂,以稳定上肢。先将受检者前臂旋后,然后在其舒适范围内尽量屈指。评估关节囊及伸指肌的运动范围。(B)被动伸指。检查者站在受检者一边,一手握住受检者手,另一手抓住前臂,以稳定上肢。先将受检者前臂旋后,然后舒适尽量将手指向后扳。评估关节囊及屈指肌的运动范围。注:*被动内收和外展手指不包括在内*。(C)被动屈曲拇指。检查者站在受检者一侧,一手握住受检者拇指,另一手抓住腕部,以稳定上肢。先将受检者前臂旋后,然后轻轻弯曲拇指,舒适地尽量让指尖移向手掌。评估关节囊以及拇指伸肌的运动范围。(D)被动伸展拇指。检查者站在受检者一侧,一手握住受检者拇指,另一手抓住腕部,以稳定上肢。先将受检者前臂旋后,然后轻轻伸直拇指,舒适地尽量让指尖移离手掌。评估关节囊以及拇指屈肌的运动范围。(E)被动外展拇指。检查者站在受检者一侧,一手握住受检者拇指,另一手抓住腕部,以稳定上肢。先将受检者前臂旋后,然后舒适地尽量将拇指轻轻移离示指。评估关节囊以及拇指内收肌的运动范围。注:*被动内收拇指不包括在内*。

抵抗活动范围

　　评估抵抗活动范围可明确肘、前臂、腕和手的动态稳定结构和原动肌的健康和功能状况。评估其功能强度和耐力有助于辨认弯曲手臂以及抓放物体各肌肉之间的平衡与潜在的不平衡状况。嘱受检者舒适地坐在椅子上或者按摩床或体检床上。以下介绍的每个动作，都是在抵抗受检者动作的同时来评估力量和耐力。同时也要注意观察其他关节或部位的代偿动作（肌复位）。完成和评估抵抗活动范围的动作指导，在第三章已有介绍。

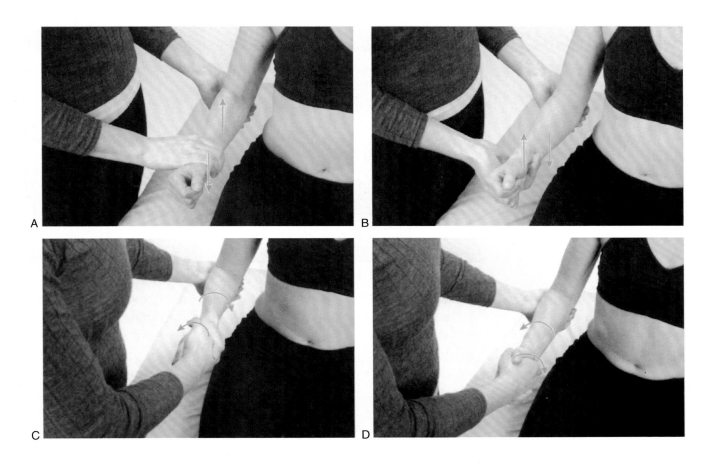

图5-16　（A）抵抗屈肘。绿色箭头表示受检者的运动方向，红色箭头表示检查者的抵抗施力方向。检查者站在受检者一侧，一手放在受检者的肘下以稳定肘关节，另一置于受检者前臂上方。嘱受检者抬举前臂来迎合检查者的抵抗动作，即检查者轻稳地按压受检者前臂。评估屈肘肌的力量和耐力。（B）抵抗伸肘。检查者站在受检者一边，一手放在受检者肘下，以稳定肘关节，另一手置于受检者的前臂下方。嘱咐受检者下压前臂来迎合检查者的抵抗动作，即检查者轻稳地上举受检者前臂。评估伸肘肌的力量和耐力。（C）抵抗旋前。检查者站在受检者的前面，一手置于受检者肘下以稳定肘关节，另一手抓住受检者的手。嘱受检者旋转前臂使手掌向下来迎合检查者的抵抗动作，即检查者轻稳地转动受检者前臂使手掌上翻。评估前臂旋前肌的力量和耐力。（D）抵抗后旋。检查者站在受检者前面，一只手置于受检者肘下以稳定肘关节，另一手抓住受检者的手。嘱受检者旋转前臂使手掌向上来迎合检查者的抵抗动作，即检查者轻稳地转动受检者的前臂使手掌下翻。评估前臂旋后肌的力量和耐力。

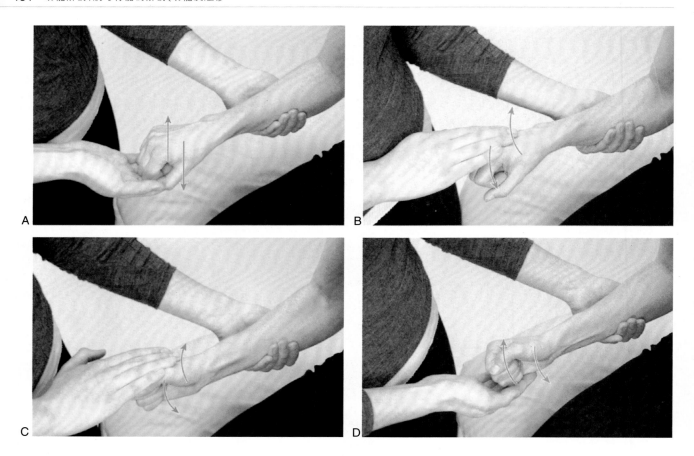

图 5-17 （A)抵抗屈腕。检查者站在受检者前面。检查者一手置于受检者前臂下方以稳定前臂,另一手置于受检者旋前、握拳的手下。检查者轻稳地上抬受检者的手时,嘱咐受检者屈腕并将握拳的手向地面下压迎合此抵抗动作。评估屈腕肌的力量和耐力。(B)抵抗伸腕。检查者站在受检者前面。检查者一只手置于受检者前臂下方以稳定前臂,另一手置于受检者旋前、握拳的手上面。检查者轻稳地下压受检者的手时,嘱咐受检者屈腕并将握拳的手弯向天花板迎合此抵抗动作。评估伸腕肌的力量和耐力。(C)抵抗腕关节桡偏。检查者站在受检者面前。检查者一手置于受检者前臂下方以稳定前臂,另一手置于受检者中立位(拇指在上方)握拳的手上面。检查者轻稳地向地面下压受检者握拳的手时,嘱咐受检者屈腕并将握拳的手向上抬以迎合此抵抗动作。评估腕关节桡偏肌的力量和耐力。(D)抵抗腕关节尺偏。检查者站在受检者面前。检查者一只手置于受检者的前臂下方以稳定前臂,另一只手置于受检者中立位(拇指在上方)握拳的手下方。检查者朝向天花板轻稳地上抬受检者握拳的手时,嘱咐受检者屈腕并将握拳的手下压以迎合此抵抗动作。评估腕关节尺偏肌的力量和耐力。

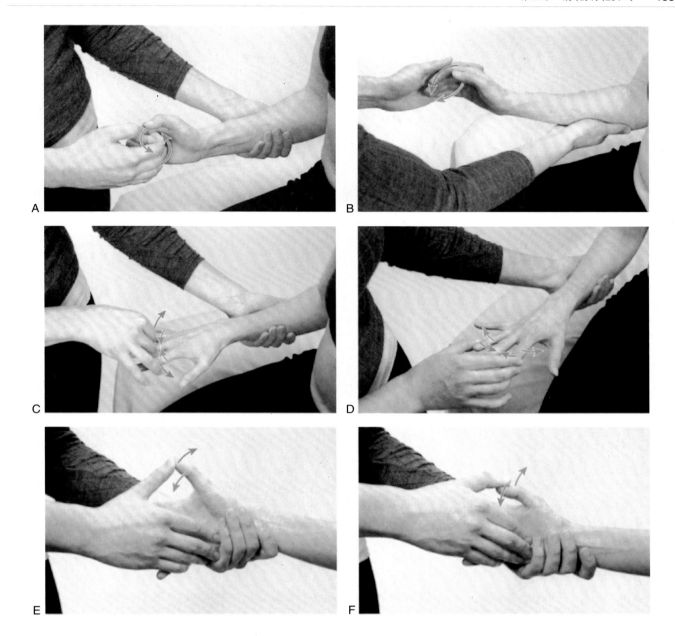

图 5-18　（A）抵抗屈指。检查者站在受检者前面，将一手置于受检者前臂下方以稳定前臂，另一手的手指置于受检者的指腹。检查者轻稳地扳开受检者屈曲的手指时，受检者要持续屈指以迎合此抵抗动作。评估屈指肌的力量和耐力。（B）抵抗伸指。检查者站在受检者前面，将一手置于受检者前臂下方以稳定前臂，另一手的手指位于受检者指背。检查者轻稳地屈曲受检者的手指时，嘱咐受检者伸指以迎合此抵抗动作。评估伸指肌的力量和耐力。（C）抵抗手指内收。检查者站在受检者前面，将一手置于受检者的前臂下方以稳定前臂，另一手的手指置于受检者的指缝之间。检查者轻稳地扩张受检者手指时，嘱受检者手指内收合拢以迎合此抵抗动作。评估手内收肌的力量和耐力。（D）抵抗手指外展。检查者站在受检者前面，将一手置于受检者前臂下方以稳定前臂，另一手的手指置于受检者手指外侧缘。检查者轻稳地合拢受检者的手指时，嘱受检者手指外展以迎合此对抗动作。评估手指外展肌的力量和耐力。（E）抵抗拇指屈曲。检查者站在受检者前面，将一手置于受检者手腕下方以稳定手腕，另一手的拇指与受检者拇指指腹相对。检查者轻稳地外伸受检者拇指时，嘱受检者屈曲大拇指以迎合此对抗动作。评估屈曲拇指肌的力量和耐力。（F）抵抗拇指伸展。检查者站在受检者前面，将一手置于受检者腕下方以稳定手腕，另一手的拇指指腹顶住受检者拇指指背。检查者轻稳地屈曲受检者拇指时，嘱咐受检者伸展拇指以迎合此对抗动作。评估伸展拇指肌的力量和耐力。（待续）

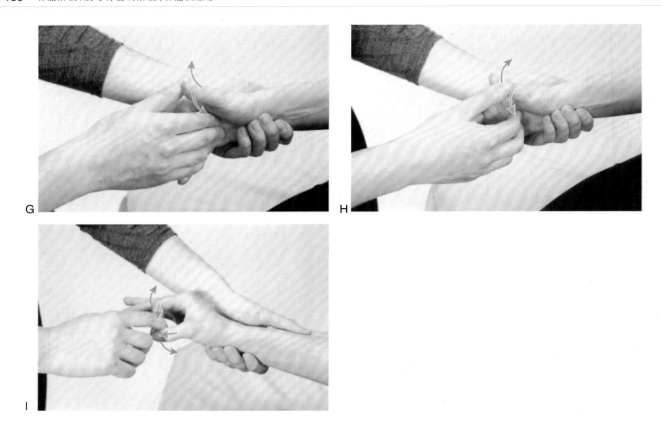

图 5-18（续） （G）抵抗拇指内收。检查者站在受检者前面，将一手置于受检者腕下方以稳定手腕，另一手的拇指指腹置于受检者拇指的内侧缘。检查者轻稳地外展受检者的拇指时，嘱受检者拇指内收以迎合此对抗动作。评估内收拇指肌的力量和耐力。（H）抵抗拇指外展。检查者站在受检者前面，将一手置于受检者腕下方以稳定手腕，另一手的拇指指腹置于受检者拇指外侧缘。检查者轻稳地内收受检者的拇指时，嘱受检者拇指外展以迎合此对抗动作。评估外展拇指肌的力量和耐力。（I）抵抗拇指对掌。检查者站在受检者前面，检查者一手置于受检者腕下方以稳定手腕，嘱受检者用拇指和食指做"OK"的手势。检查者将另一手的食指置入受检者手势的圆圈中，然后轻稳地将它们分开，嘱受检者保持拇指和示指对合以迎合此对抗动作。评估拇指对掌肌的力量和耐力。

肱肌（Brachialis） ● "brachium" Latin *arm*

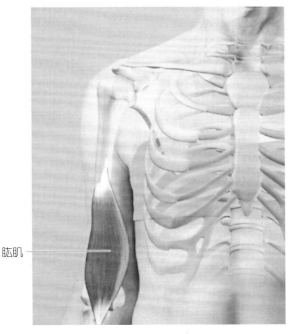

肱肌

图 5-19

触诊肱肌

体位：受检者仰卧，前臂旋前。
1. 肘部被动屈曲，以松弛组织。
2. 在前臂前面捏握扪及肘屈肌的内侧界和外侧界。
3. 朝向肘纹远端轻轻滑动手指，停止于肘纹上方几英寸处。
4. 受检者轻微抵抗屈肘，以确认正确的触诊位置。

附着点
起点：肱骨前面远侧半
止点：尺骨 结节和冠突

功能
● 屈肘

神经支配
● 肌皮神经
● 第 5~6 颈神经（C_5~C_6）

功能解剖

　　肱肌主要与肱二头肌和肱桡肌一起屈肘。与肱二头肌不同的是，肱肌附着于尺骨而不是桡骨，所以不能旋转前臂。肱肌的独特之处在于，它是一个纯粹的屈肘肌并且不论前臂位置如何始终起到杠杆作用。肱二头肌和肱桡肌随前臂旋转位置的不同具有不同的力量。

　　肱肌有力地附着于肱骨前方的广泛部位。从而允许肱肌能产生强大力量而不受伤。大幅度运动如举重、牵拉和引体向上都依赖于肱肌。当前臂处于旋前位（掌心向下）时，肱二头肌和肱桡肌会失去其力学优势，此时肱肌的作用尤其重要。肱二头肌和肱肌均是快缩屈肌，使手臂能做大范围快速运动。肱二头肌和肱肌产生的力量分布于尺骨和桡骨之间，可最大限度地提高关节功能并减少损伤。

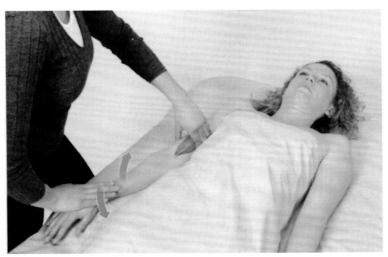

图 5-20

肱桡肌（Brachioradialis）　"brachium" Latin *arm* "radius" Latin *spoke or ray*

附着点
起点：肱骨外侧髁上嵴近端 2/3
止点：桡骨茎突外侧

功能
- 屈肘
- 使旋后的前臂旋前，并恢复中立位
- 使旋前的前臂旋后，并恢复中立位

神经支配
- 桡神经
- 第 5~6 颈神经（C_5~C_6）

功能解剖

　　肱桡肌与它的协同肌——肱二头肌和肱肌不同。这三块肌都能屈肘，但肱桡肌的起点更靠近肘关节，而不像另两块肌是止点靠近肘关节。这样的起止点有助于肱桡肌强力屈肘以及更有效地提举重物，如拎水桶或食品杂货袋。

　　当前臂处于中立位（拇指向上）时，肱桡肌最有力。这种姿势使其在肱骨外侧缘上的起点和位于桡骨茎突上的止点在一条直线上。事实上，肱桡肌可协助旋前和旋后，使前臂回到中立位。因此，如果在前臂旋后位携带物品或弯曲胳膊，肱二头肌将最用力。如果采取前臂旋前位，则肱肌最用力。但是如果让前臂处于中立位（拇指向上），肱桡肌将最用力。

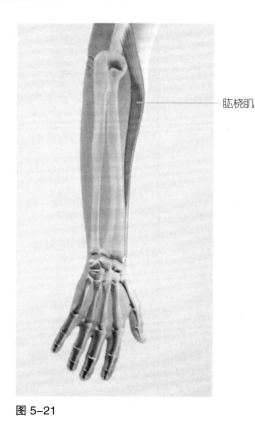

肱桡肌

图 5-21

触诊肱桡肌

体位：受检者仰卧，前臂处于中立位。
1. 被动屈曲肘部，使肌组织放松。
2. 扪及肱骨外上髁远侧的前臂外面。
3. 在外上髁远端捏夹肱桡肌肌腹，并朝其桡骨茎突止点处触摸。
4. 受检者抵抗屈肘，以确认正确的触诊位置。

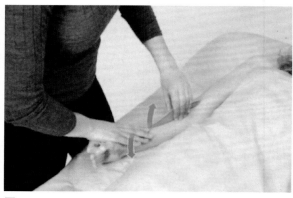

图 5-22

桡侧腕屈肌（Flexor Carpi Radialis）

"flexor" Latin *bender* "carpi" Greek *wrist* "radius" Latin *spoke or ray*

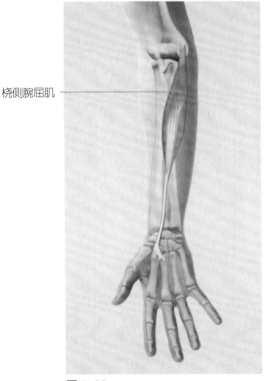

桡侧腕屈肌

图 5-23

触诊桡侧腕屈肌

体位：受检者仰卧，前臂旋后。

1. 被动屈曲肘和腕部，使肌组织放松。
2. 拇指在外上髁远端扪及肱桡肌肌腹。
3. 移动拇指至内侧的桡侧腕屈肌，停在肘纹远端。
4. 受检者拮抗腕部屈曲和桡偏，以确认正确的触诊位置。

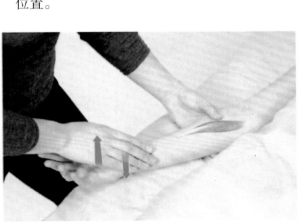

图 5-24

附着点

起点：肱骨内上髁

止点：第二掌骨和第三掌骨底的掌侧

功能

- 屈腕
- 桡偏（外展）腕关节
- 轻微屈肘
- 轻微前臂旋前

神经支配

- 正中神经
- 第 6~8 颈神经（C_6~C_8）

功能解剖

桡侧腕屈肌在三个浅表屈腕肌中位置最靠外，位于肱桡肌外侧。桡侧腕屈肌对腕部有双重作用。首先是与起自肱骨内上髁的其他肌，屈曲腕部。前臂旋后时这种功能更强大，例如，在手掌展平向上托拿小托盘时。打保龄球和低手投掷垒球时，也需要以前臂旋后位强力屈腕。

桡侧腕屈肌的第二个功能是桡偏（外展）腕部。此时，桡侧腕屈肌与桡侧腕长伸肌和桡侧腕短伸肌，以及一些运动拇指的肌协同作用。铲或投掷铁饼时的最后一个动作就启动了桡侧腕屈肌。

掌长肌(Palmaris Longus)　● "palmaris" Latin *palm* "longus" long

附着点
起点：肱骨内上髁
止点：屈肌支持带和掌腱膜

功能
- 紧张掌筋膜
- 屈腕
- 轻微屈肘

神经支配
- 正中神经
- 第 6~8 颈神经(C_6~C_8)和第 1 胸神经(T_1)

功能解剖

　　掌长肌位于前臂前面中央,桡侧腕屈肌与尺侧腕屈肌之间。基于这种位置,掌长肌不能内收或外展腕关节。掌长肌收缩时可屈腕及紧张掌筋膜,这是一个网状结缔组织,连结在第 2~5 掌骨基底上。掌筋膜紧张时,有助于握拳,并能增强抓握及维持紧握的力量。

　　由于起自肱骨内上髁,掌长肌有助于屈肘;然而,此功能远逊于肱二头肌、肱肌和肱桡肌。当肘关节几乎完全伸展时,其有助于维持关节的稳定性。打高尔夫球、投掷以及打过顶球(如打网球或排球)时都要用到它,所有这些活动都需要在肘部几乎完全伸直时强力屈腕。

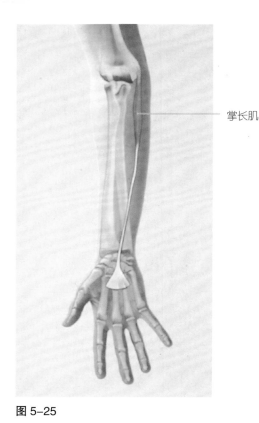

掌长肌

图 5-25

触诊掌长肌

体位：受检者仰卧,前臂旋后。
1. 肘部被动屈曲,使组织放松。
2. 用拇指扪及桡侧腕屈肌的肌腹。
3. 沿内侧在掌长肌的肌腹上移动拇指。
4. 受检者握拳并抵抗屈腕,以确认正确的触诊位置。

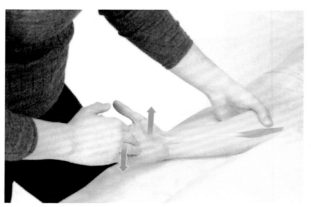

图 5-26

尺侧腕屈肌(Flexor Carpi Ulnaris) ● "flexor" Latin *bender* "carpi" Greek *wrist* "ulna" Latin *elbow*

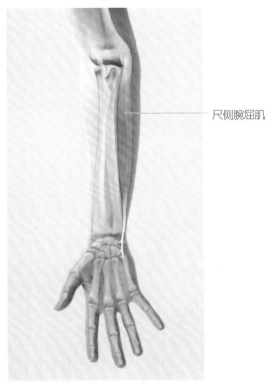

尺侧腕屈肌

图 5-27

触诊尺侧腕屈肌

体位:受检者仰卧,前臂旋后。

1. 被动屈曲肘和腕部,以松弛肌组织。
2. 用拇指扣及掌长肌的肌腹。
3. 沿内侧移动拇指至尺侧腕屈肌的肌腹。
4. 受检者抵抗屈腕和尺偏,以确认正确的触诊位置。

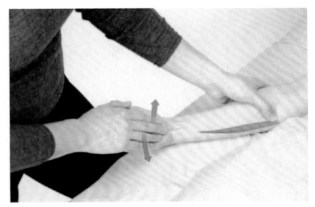

图 5-28

附着点

肱骨头起点:内上髁

尺骨头起点:鹰嘴内侧面及尺骨后缘近端 2/3

止点:豌豆骨、钩骨和第五掌骨基底掌侧

功能

- 屈腕
- 尺偏(内收)腕关节
- 轻微屈肘

神经支配

- 尺神经
- 第 7 ~ 8 颈神经(C_7~C_8)和第 1 胸神经(T_1)

功能解剖

　　尺侧腕屈肌是三块表浅腕屈肌中最内侧的一块,其外侧是掌长肌。和桡侧腕屈肌一样,尺侧腕屈肌对腕关节也有两个作用。首先,尺侧腕屈肌是一块有力的腕屈肌,就像桡侧腕屈肌一样,当前臂处于旋后位,手掌向上托举物体以及做低手动作时其力量最强。

　　第二,尺侧腕屈肌具有使腕关节尺偏(内收)的功能。此时,尺侧腕屈肌是桡侧腕屈肌的拮抗肌。击打、反手打网球和内手在前过顶投掷时常做这一动作。一些棒球投球和橄榄球投掷也涉及腕关节尺偏。尺侧腕屈肌也是一个弱的屈肘肌,在直臂活动时有助于维持肘关节的稳定性。

指浅屈肌（Flexor Digitorum Superficialis）

"flexor" Latin *bender* "digit" *finger or toe*
"superficialis" *near the surface*

附着点

肱骨头起点：内上髁和尺侧副韧带

尺骨头起点：冠突内侧

桡骨头起点：桡骨粗隆远端骨干前面的近 1/2

止点：四条肌腱止于第 2~5 中节指骨掌侧

功能

- 屈曲第 2~5 近端指间关节
- 协助屈曲第 2~5 掌指关节
- 协助屈腕关节

神经支配

- 正中神经
- 第 7~8 颈神经（C_7~C_8）和第 1 胸神经（T_1）

功能解剖

指浅屈肌的主要功能是屈曲近侧指间关节。其肌腱仅延伸到中节指骨，将其运动限制在掌指及近端指间关节以内。这个屈曲动作主要用于抓握运动。四条肌腱同时收缩时可握拳，单个收缩时可弹琴或打字。

指浅屈肌的起点散布于肱骨、桡骨和尺骨上。当用大力进行抓、握和携带时，这种形式的起点可以保护肌肉免受损伤。由于指浅屈肌起自肱骨内上髁，因此是弱的屈肘肌。指浅屈肌与桡侧腕屈肌、尺侧腕屈肌以及掌长肌协同作用，可共同稳定肘部及屈曲腕部。

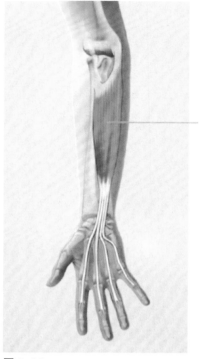

指浅屈肌

图 5-29

触诊指浅屈肌

体位：受检者仰卧，前臂旋后。

1. 被动屈曲肘和腕部，使肌组织放松。
2. 定位掌长肌的肌腹，向远端和深处滑动拇指。
3. 指浅屈肌的肌腹较宽，位于其他浅屈肌的深处。
4. 受检者拮抗屈指和屈肘，以确认正确的触诊位置。

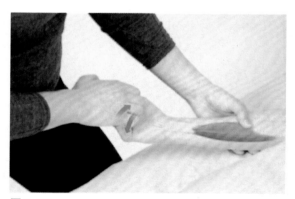

图 5-30

指深屈肌 (Flexor Digitorum Profundus)

"flexor" Latin *bender* "digit" *finger or toe*
"profound" *deep*

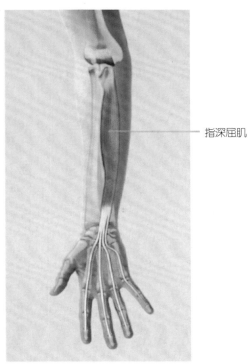

指深屈肌

图 5-31

触诊指深屈肌

体位: 受检者仰卧,前臂旋后。

1. 使受检者被动屈腕,以便放松肌组织。
2. 扪及浅屈腕肌的肌腱,在肌腱之间滑动拇指并向深部扪及。
3. 指深屈肌肌腹较宽且较浅层屈肌腱深。
4. 受检者拮抗屈指,以确认正确的触诊位置。

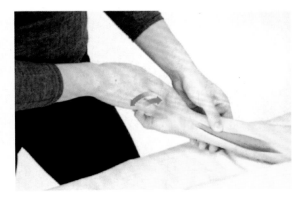

图 5-32

附着点

起点: 尺骨近端 3/4 的前内面和骨间膜

止点: 四条肌腱附着于第 2~5 远节指骨底掌侧

功能

- 屈曲第 2~5 远节指间关节
- 协助屈曲第 2~5 近节指间关节
- 协助屈曲第 2~5 掌指关节
- 协助屈腕

神经支配

- 正中神经支配第 2 和第 3 指
- 尺神经支配第 4 和第 5 指
- 第 7~8 颈神经(C_7~C_8)和第 1 胸神经(T_1)

功能解剖

　　指深屈肌是两块屈曲手指的前臂肌之一。与指浅屈肌不同,指深屈肌延伸至远节指骨。其肌腱穿经指浅屈肌的分离止点深处,附着于每个远端指骨(第 2~5 指)的底部。这种特性使指深屈肌成为屈曲手指所有节段的唯一肌肉。用指尖夹持,比如攀岩或用手指弹拨吉他琴弦时,只有指深屈肌能完成这些活动。

　　指深屈肌无助于屈肘,但有助于屈腕。指深屈肌可辅助桡侧腕屈肌、尺侧腕屈肌、掌长肌和指浅屈肌完成屈腕运动。

拇长屈肌（Flexor Pollicis Longus） ● "flexor" Latin *bender* "pollicis" *thumb* "longus" *long*

附着点
起点：桡骨干前面和骨间膜
止点：拇指远节指骨底掌侧

功能
- 在腕掌关节、掌指关节和指间关节处屈曲拇指
- 协助屈腕

神经支配
- 正中神经
- 第 6~8 颈神经（C_6~C_8）和第 1 胸神经（T_1）

功能解剖

拇长屈肌的主要功能是屈曲拇指。因为拇指和其他手指同时屈曲可以握拳或抓住物体，此功能可用来做抓握活动。拇长屈肌延伸至拇指远节指骨，因此可作用于腕掌关节、掌指关节和指间关节。拇长屈肌收缩可使拇指弯曲抓握网球拍或棒球棒等。

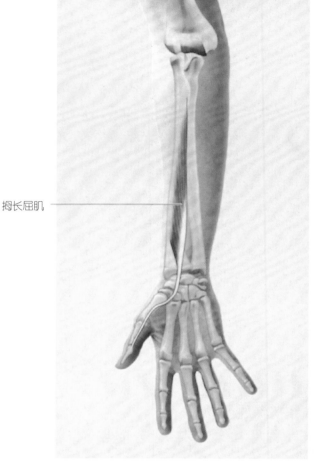

拇长屈肌

图 5-33

触诊拇长屈肌

拇长屈肌是屈肌中最深的，位于屈腕浅层肌群之下，因此很难扪及。

旋前圆肌(Pronator Teres)　●　"pronare" Latin *bend* forward "teres" *round*

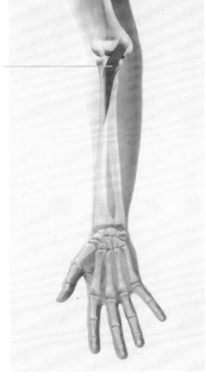

旋前圆肌

图 5-34

附着点
肱骨头起点：内上髁
尺骨头起点：尺骨喙突内侧面
止点：桡骨外侧中 1/3

功能
- 前臂旋前
- 协助屈肘

神经支配
- 正中神经
- 第 6~7 颈神经（C_6~C_7）

功能解剖

　　旋前圆肌跨过前臂近端和桡侧腕屈肌的外侧。旋前圆肌旋转前臂使手掌面朝下。它也有助于屈肘。它在做这两种动作时都很有力。使用螺丝刀、扳手或其他旋转工具时都要使旋前圆肌强烈收缩。

　　当进行过顶运动如投掷时，旋前圆肌容易受到损伤。旋前圆肌使前臂翻转带动手掌朝下时会竭尽全力。伸肘时旋前圆肌必须伸展，同时要收缩才能使前臂旋转。此时可能会刺激其起点的肱骨内上髁。

触诊旋前圆肌

体位：受检者坐着，前臂旋后。
1. 被动屈肘，前臂旋前，以松弛组织。
2. 拇指扪及肱骨内上髁。
3. 沿外侧向远端滑动拇指，触到旋前圆肌的肌腹。
4. 受检者拮抗前臂旋前，以确认正确的触诊位置。

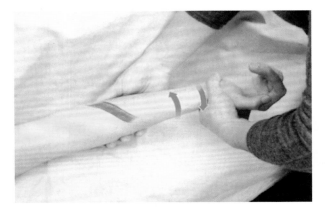

图 5-35

旋前方肌（Pronator Quadratus） ● "pronare" Latin *bend forward* "quadrat" *square*

附着点
起点：尺骨远端 1/4 的前面和内侧
止点：桡骨远端 1/4 的前面和外侧

功能
- 前臂旋前

神经支配
- 正中神经
- 第 7~8 颈神经（C_7~C_8）和第 1 胸神经（T_1）

功能解剖

　　旋前方肌的横向纤维位于前臂远端及屈肌腱的深面。旋前方肌和旋前圆肌协同收缩使前臂旋前。由于要两个关节（近端和远端桡尺关节）协同运动来完成前臂旋前，所以两个关节都需要这些肌肉来控制运动。伸肘时减少了旋前圆肌的力学优势，因此此时旋前方肌发挥的功能更强。

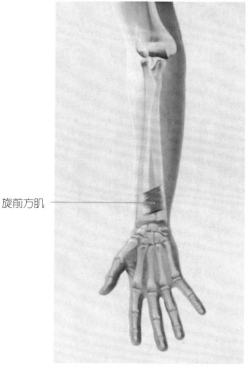

旋前方肌

图 5-36

触诊旋前方肌

体位：受检者仰卧，前臂旋后。
1. 受检者被动屈腕，前臂旋前，以松弛组织。
2. 用拇指扪及桡骨茎突。
3. 向内侧滑动拇指，深部可扪及旋前方肌外缘。
　（注：避免压迫在此位置的桡动脉。）
4. 受检者拮抗前臂旋前，以确认正确的触诊位置。

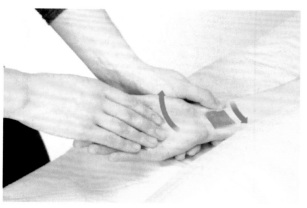

图 5-37

旋后肌（Supinator） ● "supinare" Latin *place on back*

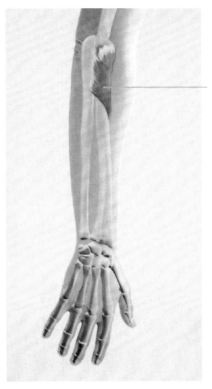

旋后肌

图 5-38

触诊旋后肌

体位：受检者仰卧，前臂取中立位（拇指向上）。

1. 被动屈曲肘部以松弛组织。
2. 用拇指扪及肱骨外上髁。
3. 向远端、稍向前方扪及旋后肌至桡侧头。（注：*避免压迫在此位置的桡神经*。）
4. 受检者拮抗旋后，以确认正确的触诊位置。

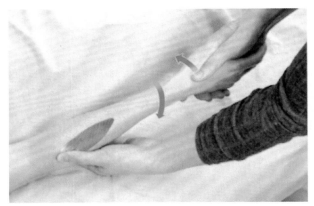

图 5-39

附着点

起点：肱骨外上髁和尺骨旋后嵴

止点：桡骨近端 1/3 的后、前和外侧面

功能

- 前臂旋后
- 轻微伸肘

神经支配

- 桡神经
- 第 5~7 颈神经（C_5~C_7）

功能解剖

旋后肌位于肱骨外上髁前臂伸肌群的深面。旋后肌协同肱二头肌和肱桡肌共同使前臂旋后。与肱二头肌不同，在肘部伸展中或伸展后旋后肌最有力。旋后肌的一些纤维附着于肱骨外上髁，这使其能够协助伸肘。

当旋转螺丝刀或扳手时，旋后肌与旋前圆肌和旋前方肌的作用相反。投掷弧形球（棒球）时，也要产生旋后肌收缩。此时，前臂旋后伴有伸肘，可产生特征性旋转的弧线球。

肘肌（Anconeus） ● "ancon" Latin *elbow*

附着点
起点:肱骨外上髁后面
止点:尺骨鹰嘴外侧面,尺骨骨干近端后面

功能
- 伸肘
- 前臂旋前和旋后时稳定尺骨

神经支配
- 桡神经
- 第 7~8 颈神经（C_7~C_8）

功能解剖

　　肘肌的主要功能是协助肱三头肌伸肘。肘肌是靠近肱尺关节的一块较小肌肉。桡骨旋转时,肘肌也有助于稳定尺骨。肘肌把鹰嘴固定在外上髁,这可以防止尺骨在前臂旋前和旋后时从鹰嘴窝中脱出。

　　伸肘时肘肌的紧张也可以保护关节囊。尺骨鹰嘴进入鹰嘴窝时,肘肌向下牵拉关节囊使其远离鹰嘴,这可以防止关节囊被挤入肱尺关节的铰合部。

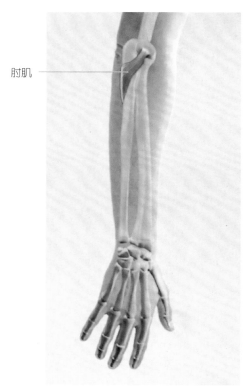

肘肌

图 5-40

触诊肘肌

体位:受检者仰卧,前臂取中立位（拇指向上）。
1. 被动屈曲肘部,以松弛组织。
2. 拇指扪及肱骨外上髁。
3. 沿后方远端向鹰嘴滑动拇指,扪及肘肌。
4. 受检者拮抗伸肘,以确认正确的触诊位置。

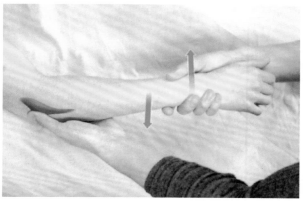

图 5-41

桡侧腕长伸肌（Extensor Carpi Radialis Longus）●

"extensor" Latin *extender* "carpi" Greek *wrist* "radius" Latin *spoke or ray* "longus" *long*

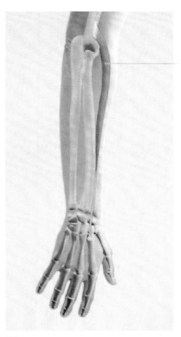

桡侧腕长伸肌

图 5-42

触诊桡侧腕长伸肌

体位：受检者仰卧，前臂取中立位（拇指向上）。

1. 被动屈曲肘部和桡偏腕部以放松组织。
2. 用拇指扣及肱骨外上髁。
3. 向远端滑动拇指扣及桡侧腕长伸肌。确认后保持在肱桡肌外侧。
4. 受检者抵抗伸腕和腕部桡侧偏斜，以确认触诊位置正确。

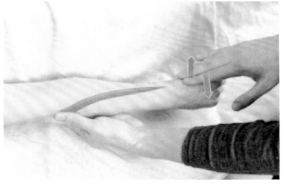

图 5-43

附着点
起点：肱骨外上髁嵴远端 1/3
止点：第二掌骨底背面

功能
- 伸腕
- 桡侧偏斜（外展）腕部
- 协助屈肘
- 轻微旋后前臂

神经支配
- 桡神经
- 第 5~8 颈神经（C_5~C_8）

功能解剖

　　桡侧腕长伸肌广泛附着于肱骨外上髁嵴和上髁，是前臂伸肌中最外侧的腕伸肌，位于肱桡肌的后内侧。桡侧腕长伸肌以及桡侧腕短伸肌和尺侧腕伸肌，都是强大的伸腕肌。网球反手击球以及旋前抓握提举时它有助于发力。此肌肉过度使用可激惹外上髁，通常称之为"网球肘"。

　　桡侧腕长伸肌还和桡侧腕短伸肌及桡侧腕屈肌一起外展或桡偏腕部，例如铲东西或扔铁饼时。

　　桡侧腕长伸肌的一些纤维附着于肱骨外上髁嵴前方，这有助于屈肘和前臂旋后。

桡侧腕短伸肌(Extensor Carpi Radialis Brevis)

"extensor" Latin *extender* "carpi" Greek *wrist* "radius" Latin *spoke or ray* "brevis" *short*

附着点
起点:肱骨外上髁
止点:第三掌骨底背侧

功能
* 伸腕
* 桡偏(外展)腕部
* 协助屈肘

神经支配
* 桡神经
* 第 6~8 颈神经(C_6~C_8)

功能解剖

桡侧腕短伸肌位于桡侧腕长伸肌正内侧,起点在肱骨外上髁更具特异性。它与桡侧腕长伸肌密切配合伸展腕部。桡侧腕短伸肌与桡侧腕长伸肌既可做强劲的网球反手动作,也可完成更精细"一闪而过"的扔飞盘动作。它与桡侧腕长伸肌和桡侧腕屈腕一起协作,也可使腕桡偏(外展)。

桡侧腕短伸肌是附着在肱骨外上髁的多块肌之一。过度使用这些肌可导致炎症,称之为外上髁炎或"网球肘"。伸肌的发育往往没有相应的屈肌好。这种不平衡会导致过用性损伤。

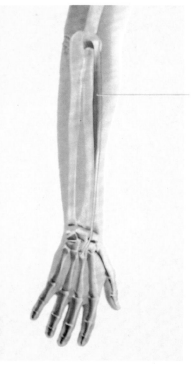

桡侧腕短伸肌

图 5-44

触诊桡侧腕短伸肌

体位:受检者仰卧,前臂取中立位(拇指向上)。
1. 被动屈曲肘部,桡偏腕部以松弛肌组织。
2. 拇指扪及肱骨外上髁。
3. 向远端滑动拇指扪及桡侧腕长伸肌,继续向远端和稍外侧滑动扪及桡侧腕短伸肌。
4. 受检者抵抗伸腕和桡偏,以确认正确的触诊位置。

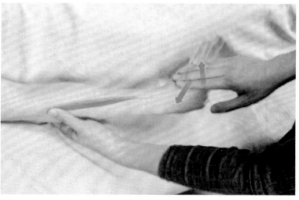

图 5-45

尺侧腕伸肌(Extensor Carpi Ulnaris)

"extensor" Latin *extender* "carpi" Greek *wrist* "ulna" Latin *elbow*

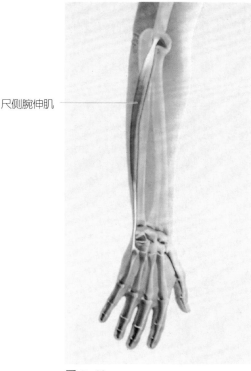

尺侧腕伸肌

图 5-46

附着点

起点:肱骨外上髁,尺骨后缘中部 1/3
止点:第五掌骨底背侧

功能

- 伸腕
- 尺偏(内收)腕部
- 轻微伸肘

神经支配

- 桡神经
- 第 6~8 颈神经($C_6 \sim C_8$)

功能解剖

尺侧腕伸肌是前臂伸肌群中最内侧的肌。它是外侧桡侧腕短伸肌的内侧等同体。尺侧腕伸肌是有力的伸腕肌以及腕部尺偏(内收)肌。当砍柴或锤打时,尺侧腕伸肌是尺侧腕屈肌的协同肌,使腕部尺偏。投掷、摆动垒球棒和打高尔夫球也需要腕部尺偏,以及尺侧腕伸肌与尺侧腕屈肌间有力的功能协调。

触诊尺侧腕伸肌

体位:受检者仰卧,前臂旋前。
1. 被动屈曲和尺偏肘部,以松弛肌组织。
2. 用拇指扪及鹰嘴,然后沿着尺骨外侧缘向远端触摸。
3. 向前外侧滑动拇指扪及尺侧腕伸肌。
4. 受检者抵抗伸腕和尺偏,以确认触诊位置正确。

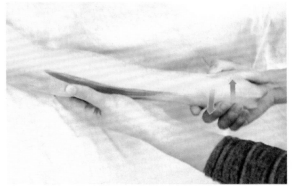

图 5-47

指伸肌（Extensor Digitorum）　●　"extensor" Latin *extender* "digit" *finger or toe*

附着点
起点：肱骨外上髁
止点：第 2~5 指中节和远节指骨背侧

功能
- 在掌指关节、近端及远端指间关节伸展第 2~5 指
- 伸腕
- 轻微伸肘

神经支配
- 桡神经
- 第 6~8 颈神经（C_6~C_8）

功能解剖

　　指伸肌是前臂伸肌群中最靠中心的一块，位于桡侧腕短伸肌和尺侧腕伸肌之间。该肌的主要功能是伸展四个手指。因为张开手掌比握手抓物需要的力量小，所以毫不奇怪，屈指要两块屈肌，而伸展手指只需要这一块肌。由于指伸肌跨越腕关节和肘关节，所以它也有助于伸腕和轻微伸肘。

　　屈指肌和伸指肌之间的力量不平衡使手在静息时处于微屈位。进行重复性活动（如打字）时，必须注意保持力量均衡和良好的人体工效学。这有助于避免肘部、前臂、腕和手的过用性损伤。

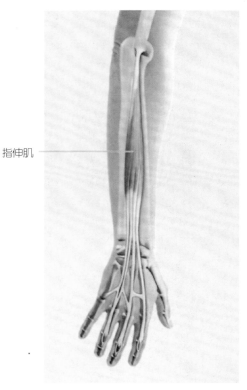

指伸肌

图 5-48

触诊指伸肌

体位：受检者仰卧，前臂旋前。
1. 被动屈肘和伸腕以松弛组织。
2. 用拇指扪及鹰嘴，然后沿尺骨外侧缘向远端触摸。
3. 向前外侧滑动拇指扪及尺侧腕伸肌，然后向更外侧扪及指伸肌。
4. 受检者抵抗伸指，以确认正确的触诊位置。

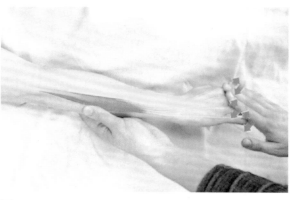

图 5-49

示指伸肌(Extensor Indicis) ● "extensor" Latin *extender* "indicis" *pointer finger*

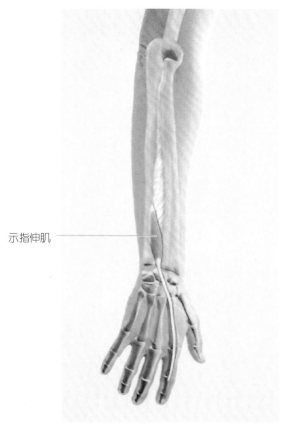

示指伸肌

图 5-50

触诊示指伸肌

体位:受检者仰卧,前臂旋前。

1. 被动伸腕,以松弛组织。
2. 用拇指扪及尺骨茎突,然后向近内侧滑动可扪及示指伸肌。
3. 受检者抵抗示指伸展,以确认触诊位置正确无误。

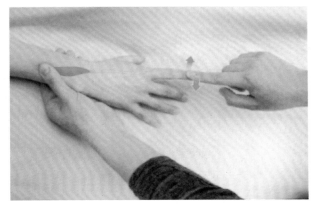

图 5-51

附着点

起点:尺骨骨干后面,骨间膜

止点:第二指近节指骨底并进入其伸指肌腱

功能

- 在掌指关节和指间关节处伸展示指
- 伸腕
- 协助内收示指
- 轻微旋后前臂

神经支配

- 桡神经
- 第 6~8 颈神经(C_6~C_8)

功能解剖

　　手通过肌肉的协同或单独收缩能完成许多精细动作。示指伸肌可使示指功能独立于其他三个手指而发挥功能。指点、点击电脑鼠标和写字都需要示指独立运动。

　　由于示指伸肌起自尺骨并跨越前臂后面和手腕,因而能伸腕和使前臂旋后。不过与旋后肌、桡侧腕长伸肌、桡侧腕短伸肌及尺侧腕伸肌相比,示指伸肌的伸腕和旋后能力较弱。

小指伸肌（Extensor Digiti Minimi） ● "extensor" Latin extender "digiti" finger "minimi" smallest

附着点

起点：肱骨外上髁

止点：第五指近节指骨底的背侧

功能

- 在掌指关节和指间关节处伸展小指
- 伸腕
- 协助外展小指
- 轻微伸肘

神经支配

- 桡神经
- 第 6~8 颈神经（C_6~C_8）

功能解剖

　　小指伸肌位于指伸肌和尺侧腕伸肌之间，主要作用是伸展小指。小指伸肌可辅助指伸肌伸指，但也可独立运动小指，类似于示指伸肌伸展示指。利用这种独立运动可演奏乐器，例如吉他、小提琴、钢琴和长笛。小指伸肌还有助于做打字等精细动作。

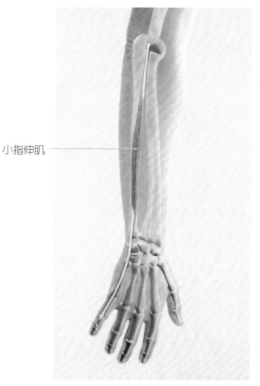

小指伸肌

图 5-52

触诊小指伸肌

体位：受检者仰卧，前臂旋前。

1. 被动屈曲肘部，伸展腕部，以松弛肌组织。
2. 用拇指扪及鹰嘴，然后沿着尺骨外侧缘向远端滑动。
3. 沿外侧将拇指滑过尺侧腕伸肌可扪及小指伸肌。
4. 受检者抵抗小指伸展，以确认触诊位置正确。

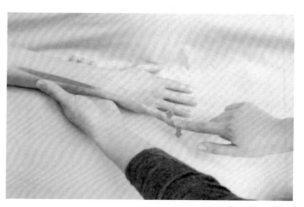

图 5-53

拇长展肌（Abductor Pollicis Longus） ● "abduct" Latin *lead away* "pollicis" *thumb* "longus" *long*

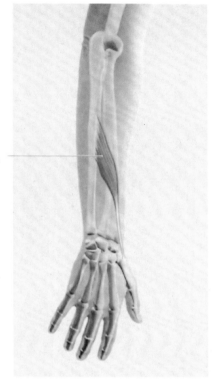

拇长展肌

图 5-54

触诊拇长展肌

体位：受检者坐位，前臂取中立位（拇指向上）。

1. 被动尺偏腕部，以紧张组织。
2. 用拇指扪及桡骨茎突，然后向远端触摸拇长展肌的肌腱。拇长展肌构成鼻烟窝的外侧缘。
3. 受检者抵抗拇指外展，以确认触诊位置正确。

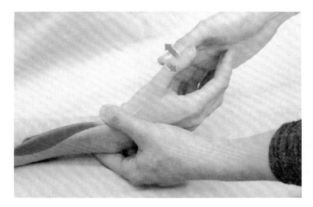

图 5-55

附着点

起点：尺骨和桡骨后面中间 1/3，骨间膜
止点：第一掌骨底背侧

功能

- 外展第一腕掌关节
- 伸展第一腕掌关节
- 桡偏（外展）腕部
- 轻微屈腕

神经支配

- 桡神经
- 第 6~8 颈神经（$C_6 \sim C_8$）

功能解剖

　　拇长展肌位于旋后肌正远端，从尺骨至桡骨斜行穿过，然后，止于第一掌骨。这块肌与拇长伸肌、拇短伸肌（下面讨论）一起形成鼻烟窝的边界。鼻烟窝位于桡骨茎突的正远端和后方。鼻烟窝的名称来自于将研磨细的烟草（称作鼻烟）在用鼻吸入前放在其内。拇长展肌和拇短伸肌一起，构成了这个结构的外侧边界。

　　收缩时，拇长展肌向远离手掌方向拉动拇指。这是发生在第一腕掌关节处的后伸和外展组合运动。拇指内收和外展的独特之处在于，它们是沿冠状轴在矢状面上完成的运动。此时，屈伸运动是沿矢状轴在冠状面上完成的。记住，第一腕掌关节是人体中唯一的鞍状关节，能专门完成抓握动作。拇指的外展和后伸是张开手掌放开物体的关键动作。

　　由于拇长展肌位于拇指的前部，因此可以协助屈腕以及腕桡侧偏斜。它与其他鼻烟窝肌一起，参与铲起、打保龄球和高尔夫球等腕部活动。

拇短伸肌（Extensor Pollicis Brevis） ● "extensor" Latin *extender* "pollicis" *thumb* "brevis" *short*

附着点
起点：桡骨后面远端 1/3，骨间膜。
止点：第一指近节指骨底背侧

功能
- 在腕掌关节和掌指关节处伸展拇指
- 在腕掌关节处外展拇指
- 轻微桡偏（外展）腕部

神经支配
- 桡神经
- 第 6~8 颈神经（C_6~C_8）

功能解剖

　　拇短伸肌跨越桡骨远端的后面，是构成鼻烟窝的三块肌之一（见拇长展肌），并与拇长展肌形成鼻烟窝的外侧边界。其主要功能是在腕掌关节和掌指关节处伸展拇指，这有助于张开手掌抓物，也可用于施放物体。

　　拇短伸肌跨越手腕背部，止于拇指背面，对桡侧偏斜（外展）腕部起到一定的杠杆作用，见于铲起、打保龄球和高尔夫球等腕部活动。

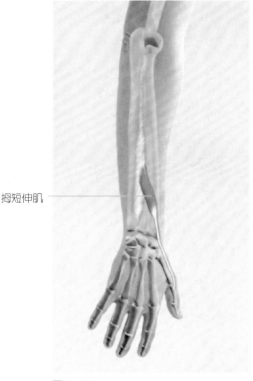

拇短伸肌

图 5-56

触诊拇短伸肌

体位：受检者坐着，前臂取中立位（拇指向上）。
1. 被动尺侧偏斜腕部，以紧张组织。
2. 用拇指扣及桡骨茎突，然后向远端触摸拇短伸肌的肌腱。拇短伸肌协助构成鼻烟窝的外侧缘。
3. 受检者抵抗拇指伸展，以确认触诊位置正确无误。

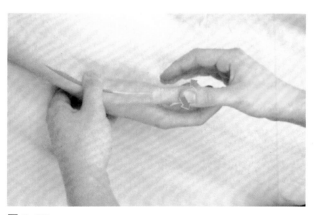

图 5-57

拇长伸肌(Extensor Pollicis Longus) ● "extensor" Latin *extender* "pollicis" *thumb* "longus" *long*

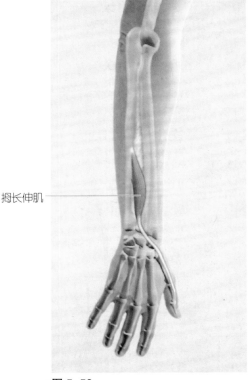

拇长伸肌

图 5-58

触诊拇长伸肌

体位: 受检者仰卧,前臂取中立位(拇指向上)。

1. 被动尺偏腕部,以紧张组织。
2. 用拇指扪及桡骨茎突,然后向外侧滑动扪及拇长伸肌的肌腱。拇长伸肌构成鼻烟窝的内侧缘。
3. 受检者抵抗拇指伸展,以确认触诊位置正确。

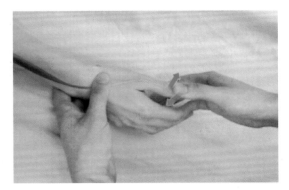

图 5-59

附着点

起点:尺骨后面中间 1/3,骨间膜
止点:第一远节指骨底背侧

功能

- 在腕掌关节、掌指关节和指间关节处伸展拇指
- 轻微桡侧偏斜腕部
- 轻微伸腕

神经支配

- 桡神经
- 第 6~8 颈神经(C_6~C_8)

功能解剖

　　拇长伸肌跨越桡尺远侧关节,位于拇短伸肌的内侧,是鼻烟窝的第三块肌(见拇长展肌),并构成鼻烟窝的内侧缘。拇长伸肌是拇短伸肌的协同肌,可后伸拇指并使腕桡侧偏斜。这两块肌在张开手掌施放物体时共同伸展拇指,使拇指弯向腕部。在日常活动中,如铲东西或体育运动(如打保龄球和排球拦网)常用这个动作。

　　由于拇长伸肌比拇短伸肌更靠近前臂近端,它的桡偏功能强,并能伸腕。在做一些精细控制动作时(如挥杆打高尔夫球结束时)拇长伸肌的作用特别重要。

▶ 手固有肌

肌	位置	运动	功能
小指对掌肌 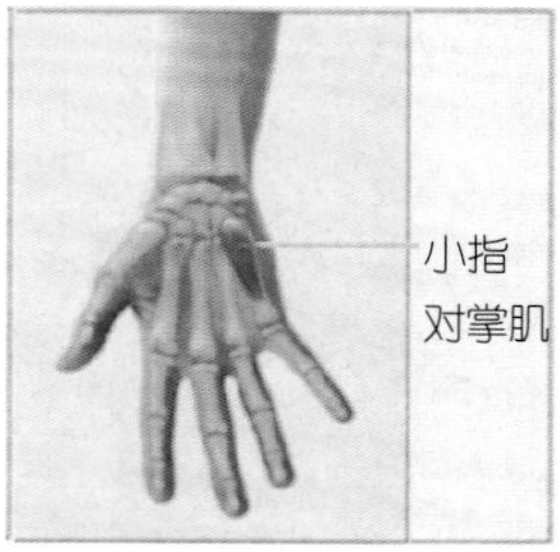	小鱼际	小指对掌	抓握和捏夹
小指对掌肌			
小指短屈肌	小鱼际	在掌指关节处屈曲小指	抓握圆形物体
小指短屈肌			
小指展肌	小鱼际	外展小指	用手包绕圆形物体
小指展肌			
拇指对掌肌 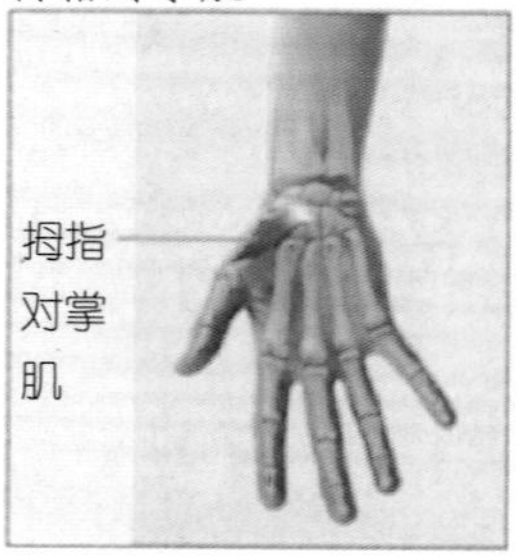	大鱼际	对掌、屈曲和内收拇指	抓握圆形物体和精细掌控铅笔之类的物体
拇指对掌肌			
拇短屈肌 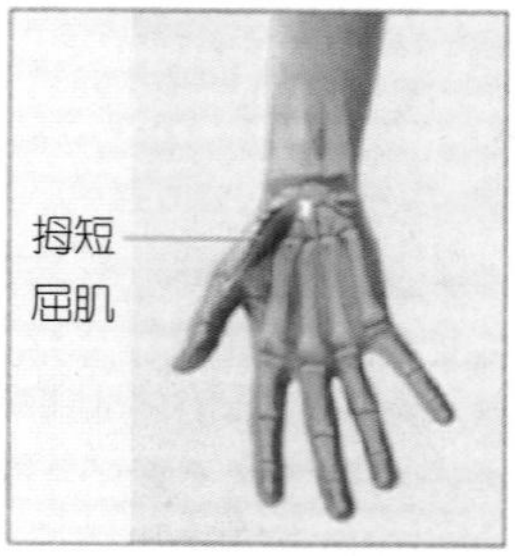	大鱼际	屈曲和外展第一腕掌关节以及屈曲第一掌指关节,对掌	捏夹和掌控钥匙或卡片之类的物体
拇短屈肌			

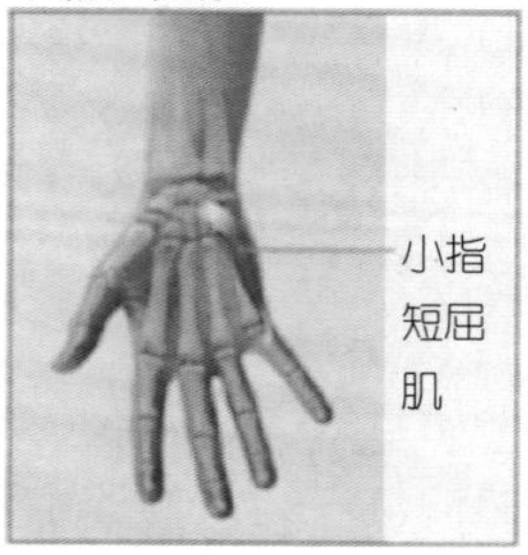

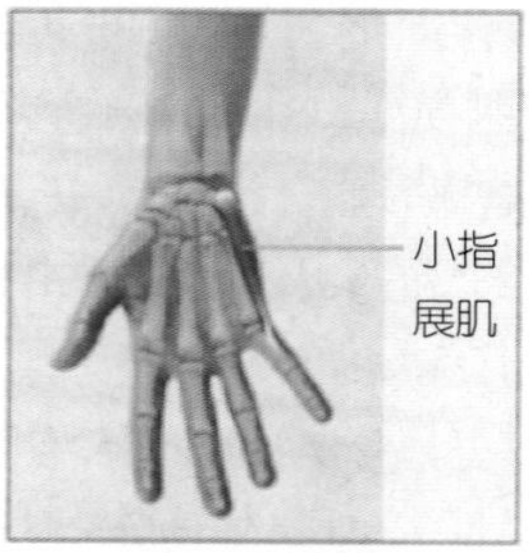

▶ 手固有肌（续）

肌	位置	运动	功能
拇短展肌 	大鱼际	外展拇指,对掌	握持圆形或圆柱形物体
拇收肌	手中央	内收第一腕掌关节,屈曲第一掌指关节	抓握和握拳
骨间肌	手中央 掌侧：在第2和第3、第3和第4、第4和第5掌骨和近节指骨之间 背侧：在所有掌骨和近节指骨之间	掌侧：屈掌指关节,伸指间关节,内收第2、4和第5手指 背侧：屈掌指关节,伸指间关节,外展2~4指	交错屈曲手指以及合拢手指(掌侧)和散开手指(背侧)
蚓状肌 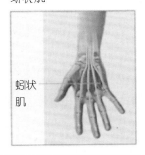	手中央，起自指深屈肌的肌腱，止于第2、第3、第4和第5掌指关节	屈曲掌指关节,伸展指间关节	交错屈曲手指

▶ 协同肌与拮抗肌：肘和腕

运动		参与肌	运动		参与肌
屈肘	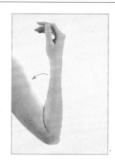	* 肱二头肌（见第四章） * 肱肌 * 肱桡肌 桡侧腕屈肌 掌长肌 尺侧腕屈肌 旋前圆肌 桡侧腕长伸肌 桡侧腕短伸肌	伸肘	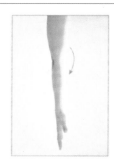	* 肱三头肌（见第四章） 肘肌 旋后肌 尺侧腕伸肌 指伸肌 小指伸肌
旋前	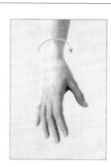	肱桡肌 * 桡侧腕屈肌 * 旋前圆肌 * 旋前方肌 桡侧腕长伸肌	旋后	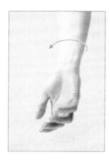	* 肱二头肌（见第4章） 肱桡肌 * 旋后肌 示指伸肌
屈腕	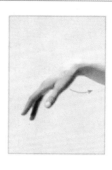	* 桡侧腕屈肌 掌长肌 * 尺侧腕屈肌 指浅屈肌 指深屈肌 拇长屈肌 拇长展肌	伸腕	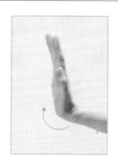	* 桡侧腕长伸肌 * 桡侧腕短伸肌 * 尺侧腕伸肌 指伸肌 示指伸肌 小指伸肌 拇长伸肌
桡侧偏斜	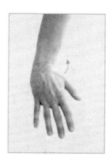	* 桡侧腕屈肌 * 桡侧腕长伸肌 桡侧腕短伸肌 * 拇长展肌 * 拇短伸肌 拇长伸肌	尺侧偏斜	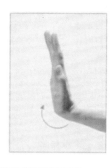	* 尺侧腕屈肌 * 尺侧腕伸肌

* 表示主要的原动肌。

▶ 协同肌与拮抗肌：手

运动		参与肌	运动		参与肌
屈指		*指浅屈肌（掌指关节和近端指间关节） *指深屈肌（掌指关节，近端指间关节和远端指间关节） *小指短屈肌（第5掌指关节） *蚓状肌（掌指关节） *骨间肌（掌指关节）	伸指		*指伸肌（掌指关节，近端指间关节和远端指间关节） *示指伸肌（第2掌指关节、近端指间关节和远端指间关节） *小指伸肌（第5掌指关节、近端指间关节和远端指间关节） 骨间肌（近端指间关节） 蚓状肌（近端和远端指间关节）
手指内收		示指伸肌（第2指） *骨间掌侧肌	手指外展		小指伸肌（第5指） *小指展肌 *骨间背侧肌
拇指屈曲		*拇长屈肌（腕掌、掌指和指间关节） *拇短屈肌（腕掌、掌指关节） *拇对掌肌 拇收肌（掌指关节）	拇指伸展		*拇长展肌（腕掌关节） *拇短伸肌（腕掌和掌指关节） *拇长伸肌（腕掌、掌指和指间关节）
拇指内收		拇指对掌肌 *拇收肌（腕掌关节）	拇指外展		*拇长展肌（腕掌关节） 拇短伸肌（腕掌关节） 拇短屈肌 *拇短展肌
拇指对掌	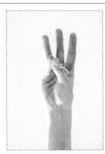	*小指对掌肌 *拇指对掌肌 *拇短屈肌 *拇短展肌			

*表示主要的原动肌。

▶ 日常行为中的运动类型

　　肘、前臂、腕和手的肌一起联合运动时，可做提举、扭转、投射和抓握等日常动作。这些复杂的动作需要多块肌协调动作才能平稳有效地进行。主动肌和拮抗肌之间的适当平衡可保持各关节的正确对位并能有效地控制各种强有力的动作。

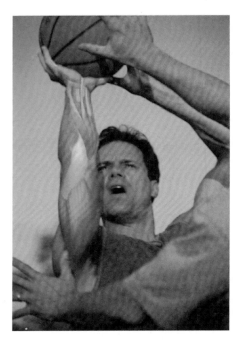

投掷：投掷篮球的力量大多是由下半身、躯干和肩膀产生。微调臂和手的位置，可帮助确定投球动作和方向。此时，旋前圆肌、旋前方肌和桡侧腕屈肌将前臂旋前，同时肱三头肌和肘肌伸展肘部。手指的屈肌帮助握球，但必须兴奋伸肌才能投出球。所有的屈腕肌都要保持兴奋向前推球，直到球离开指尖。

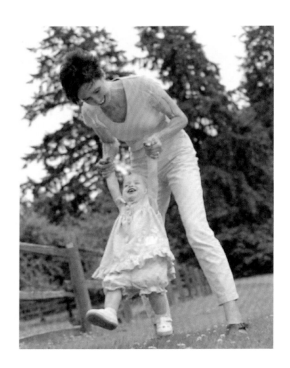

提举：肘、前臂、腕和手的各肌一起工作可完成提举及携带物体。前臂旋前时，伸腕肌和屈肘肌联合工作。前臂旋后时，屈腕肌工作。在这两种情况下，手指屈肌和手固有肌都承担抓握物体的功能。

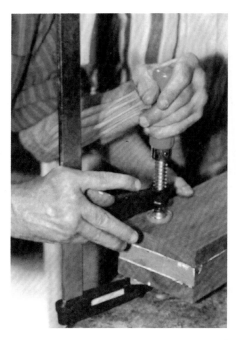

扭转：诸如拧螺丝刀、用螺丝起子打开瓶子或高尔夫球或棒球的滚手动作，都需要前臂的旋前肌和旋后肌协调动作。肱二头肌和旋后肌可旋转前臂使手掌由下转向上。旋前圆肌、旋前方肌和桡侧腕屈肌可旋转前臂使手掌由上转向下。

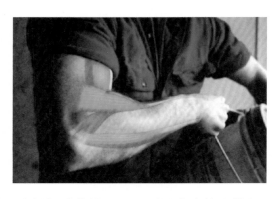

抓握：从抓握动作的近面观可见有多块肌协调运动，包括掌长肌、指浅屈肌、指深屈肌、拇长屈肌、拇短屈肌和拇指对掌肌。手的复杂动作需要多肌群的兴奋收缩。

总结

- 肘由 3 块骨(肱骨、桡骨、尺骨)和两个关节(肱尺关节和近端桡尺关节)构成,可做屈戌运动(屈伸)和旋转运动(旋前和旋后)。
- 腕和手有多个骨和关节组成,包括桡骨、尺骨、腕骨、掌骨和指骨。这种复杂的结构可做各种不同的动作。
- 力量强的肌如肱肌和肱桡肌可进行提举和搬运物体。
- 控制腕和手部运动的许多肌都在肘部附近,包括腕和手指的屈肌和伸肌。
- 特殊用途的肌,如旋前圆肌、旋前方肌和旋后肌,都以前臂为中心旋转,可帮助稳定手的位置和执行扭转动作。
- 拇指较独特,具有独立的肌群来控制其运动,包括按压、抓握、对掌和释放。
- 肘、前臂、腕和手的各肌协调动作来完成提举、扭转、投射和抓握。

复习

问题答案见附录 A。

多选题

1. 哪两个关节参与前臂旋转:
   A. 肱尺关节和桡尺关节
   B. 肱尺关节和近侧桡尺关节
   C. 肱尺关节和远侧桡尺关节
   D. 近侧和远侧桡尺关节

2. 尺神经沟位于:
   A. 肱骨
   B. 桡骨
   C. 尺骨
   D. 手舟骨

3. 前臂旋前和旋后时哪条韧带可维持桡骨头位置稳定:
   A. 尺侧副韧带.
   B. 桡侧副韧带
   C. 环状韧带
   D. 腕横韧带

4. 位于腕管内的神经是:
   A. 尺神经
   B. 桡神经
   C. 正中神经
   D. 臂丛

5. 可用来测量人的脉搏,位于腕外侧表浅的动脉是:
   A. 尺动脉
   B. 桡动脉
   C. 正中动脉
   D. 肱动脉

6. 肘淋巴结位于:
   A. 腋区
   B. 腕管
   C. 靠近肘纹内侧
   D. 靠近肘纹外侧

7. 手滑膜鞘的作用是:
   A. 润滑手指的肌腱
   B. 保护鹰嘴
   C. 减少内上髁和外上髁的摩擦
   D. 抓握物体时,是骨的缓冲垫

8. 哪条韧带构成了腕管的顶:
   A. 尺侧副韧带
   B. 桡侧副韧带
   C. 环状韧带
   D. 手屈肌支持带

9. 骨间膜的作用是:
   A. 防止肱尺关节内侧分离
   B. 防止肱尺关节外侧分离
   C. 防止桡骨和尺骨"弓弯"或分离
   D. 维持桡骨头位置

10. 描述手指骨的解剖术语是:
    A. 腕骨
    B. 指骨
    C. 掌骨
    D. 跗骨

配伍题

下列是不同肌的附着点,请将正确的肌与之匹配。

11. _____	第一指远节指骨底,背侧	A. 肘肌
12. _____	豌豆骨、钩骨和第 5 掌骨底掌侧	B. 肱肌
13. _____	肱骨外侧上髁嵴的远端 1/3	C. 桡侧腕长伸肌
14. _____	桡骨外侧中间 1/3	D. 旋前圆肌
15. _____	第 2 和第 3 掌骨的掌侧	E. 指深屈肌
16. _____	肱骨前面远侧半	F. 肱桡肌
17. _____	桡骨茎突外侧	G. 拇长展肌
18. _____	尺骨近端 3/4 的前内侧面和骨间膜	H. 桡侧腕屈肌
19. _____	尺骨鹰嘴外侧和尺骨体近端后面	I. 指伸肌
20. _____	第 2~5 指中节及远节指骨背侧	J. 尺侧腕屈肌

下列是不同肌的动作,请将正确的肌与其动作相匹配。答案可能不止一个。

21. _____	屈肘	A. 肱桡肌
22. _____	伸肘	B. 指伸肌
23. _____	前臂旋前	C. 旋前方肌
24. _____	前臂旋后	D. 指深屈肌
25. _____	屈腕	E. 尺侧腕伸肌
26. _____	伸腕	F. 肱肌
27. _____	腕桡侧偏斜	G. 桡侧腕长屈肌
28. _____	腕尺侧偏斜	H. 肘肌
29. _____	屈指	I. 掌长肌
30. _____	伸指	J. 尺侧腕屈肌

简答题

31. 简要说明为什么肘部能够屈、伸以及旋转？什么关节可完成这些运动？

32. 列出所有附着于肱骨外上髁的肌。同样列出所有附着于肱骨内上髁的肌。

33. 比较拇指和其他手指。能做什么运动？哪些是特有的运动？如何完成这些特有的运动？

试一试 学习活动：找一搭档，完成"日常行为中的运动类型"的一种动作。辨认完成此动作时肘、前臂、腕和手的最佳运动，记录观察结果。利用协同肌表辨认出哪些肌是一起动完成这一动作的。确认是按正确次序完成此动作的。看看能否发现，哪些肌是稳定关节或调控关节运动的，哪些是产生力使关节运动的。

更换搭档，完成"日常行为中的运动类型"的不同动作。重复上述步骤。为加深理解，用"日常行为中的运动类型"未列出的技能来完成这项运动。

（刘述 吴海平 译）

推荐读物

Bongers PM. The cost of shoulder pain at work: variation in work tasks and good job opportunities are essential for prevention. *BMJ*. 2001;322(7278):64–65.

Cogley RM, Archambault TA, Fiberger JF, et al. Comparison of muscle activation using various hand positions during the push-up exercise. *J. Strength Cond. R.* 2005;19(3):628–633.

Grezios AK, Gissis IT, Sotiropoulos AA, et al. Muscle-contraction properties in overarm throwing movements. *J Strength Cond. R.* 2006;20(1):117–123.

McMullen J, Uhl TL. A kinetic chain approach for shoulder rehabilitation. *J Athl Train*. 2000;35(3):329–337.

Myers JB, Pasquale MR, Laudner KG, et al. On-the-field resistance-tubing exercises for throwers: an electromyographic analysis. *J Athl Train*. 2005;40(1):15–22.

Zimmerman GR. Carpal Tunnel Syndrome. *J Athl Train*. 1994;29(1):22–24,26–28,30.

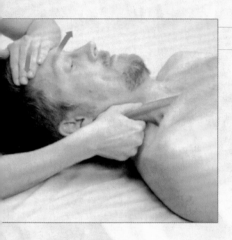

第六章

头部、颈部和面部

学习目标

通过这一章的学习,能够:

- 辨别头、颈和面部的主要结构,包括骨、关节、特殊结构及浅深肌。
- 标记并扪及头、颈和面部的主要体表标志。
- 辨别并演示头、颈、面部和颌部各肌的所有运动类型。
- 演示颈部的被动和抵抗活动范围。
- 画出、标记、触摸并激发头、颈和面部的浅层和深层肌。
- 辨认头、颈和面部各肌的起止点及其神经支配。
- 描述头、颈和面部各肌独特的功能解剖和相互关系。
- 辨认参与颈部和颌部多种运动(屈、伸等)的协同肌和拮抗肌。
- 辨认完成颈部下列四种协同运动的肌:顶球、仰望、把头梗在一侧和转头。

▶ 概述

神经系统的最重要器官都位于头部、颈部和面部。头部有脑,是人的认知和意识器官,还有12条脑神经中的11条。此外,头部还容纳有4种特殊的感觉器官:与视、听、嗅和味觉有关的器官。颈部包含有颈髓,来自颈髓的神经其分支遍及身体上部,包括对呼吸至关重要的膈肌。头颈部和身体其他部位之间各种复杂的相互作用对于生存和功能优化是如此至关重要。

多块骨组装在一起构成头颅。其中一些骨形成容纳脑的圆形脑颅;另一些则形成面颅骨,保护其深层

的结构,如消化和呼吸系统的孔口。这两种骨的复杂结合形成了颌关节,借助此关节,可完成说话、咀嚼和面部表情所需的运动。

颈椎由7块椎骨和两种关节构成,是脊柱活动范围最大的部位。多层韧带和肌肉保持了颅、各椎骨和颈椎之间作为一个整体的准确对线。这些肌肉的大小、形状和位置反映其在这一复杂部位的功能。作用于头部和颈部的一些肌肉也对整个脊柱起作用。我们将在第七章对它进行详述。

▌头部、颈部和面部的表面解剖

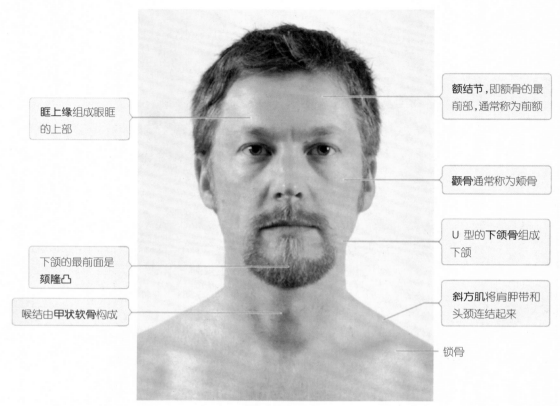

眶上缘组成眼眶的上部

额结节,即额骨的最前部,通常称为前额

颧骨通常称为颊骨

U型的下颌骨组成下颌

下颌的最前面是颏隆凸

斜方肌将肩胛带和头颈连结起来

喉结由甲状软骨构成

锁骨

图 6-1A   前面观。

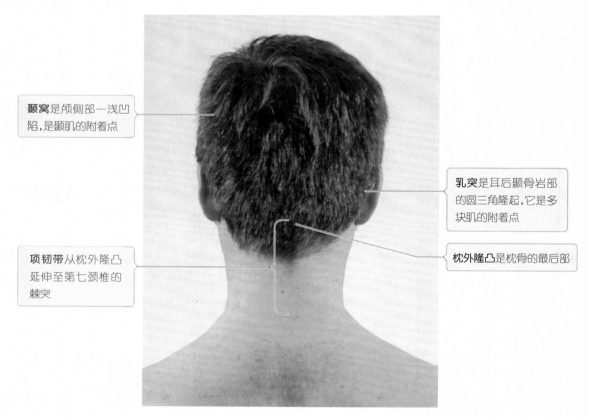

颞窝是颅侧部一浅凹陷,是颞肌的附着点

乳突是耳后颞骨岩部的圆三角隆起,它是多块肌的附着点

项韧带从枕外隆凸延伸至第七颈椎的棘突

枕外隆凸是枕骨的最后部

图 6-1B   后面观。

▶ 头部、颈部和面部的表面解剖

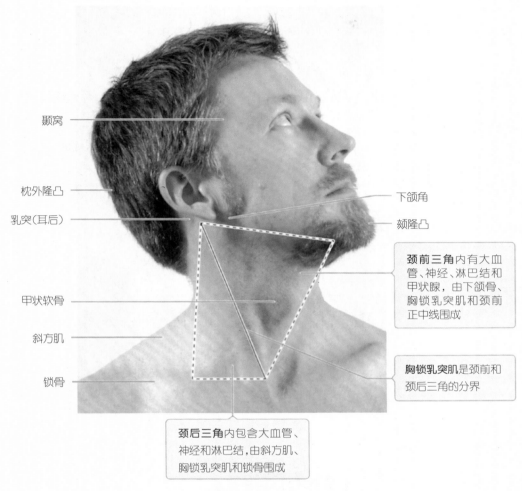

颞窝

枕外隆凸

乳突(耳后)

甲状软骨

斜方肌

锁骨

下颌角

颏隆凸

颈前三角内有大血管、神经、淋巴结和甲状腺，由下颌骨、胸锁乳突肌和颈前正中线围成

胸锁乳突肌是颈前和颈后三角的分界

颈后三角内包含大血管、神经和淋巴结，由斜方肌、胸锁乳突肌和锁骨围成

图 6-1C　颈前外侧面观。

▌头部、颈部和面部的骨性结构

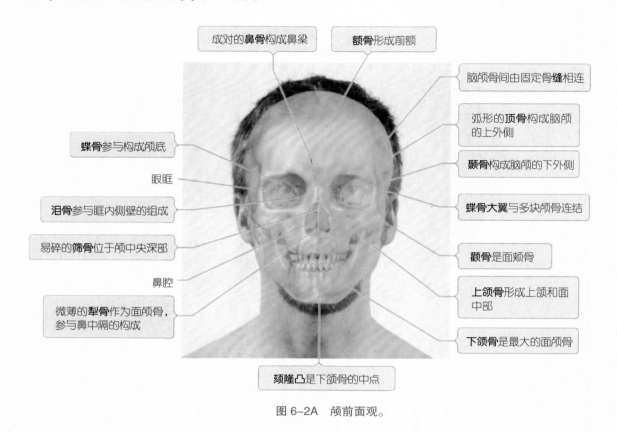

成对的**鼻骨**构成鼻梁

额骨形成前额

脑颅骨间由固定骨缝相连

弧形的**顶骨**构成脑颅的上外侧

蝶骨参与构成颅底

颞骨构成脑颅的下外侧

眼眶

蝶骨大翼与多块颅骨连结

泪骨参与眶内侧壁的组成

颧骨是面颊骨

易碎的**筛骨**位于颅中央深部

上颌骨形成上颌和面中部

鼻腔

微薄的**犁骨**作为面颅骨,参与鼻中隔的构成

下颌骨是最大的面颅骨

颏隆凸是下颌骨的中点

图 6-2A　颅前面观。

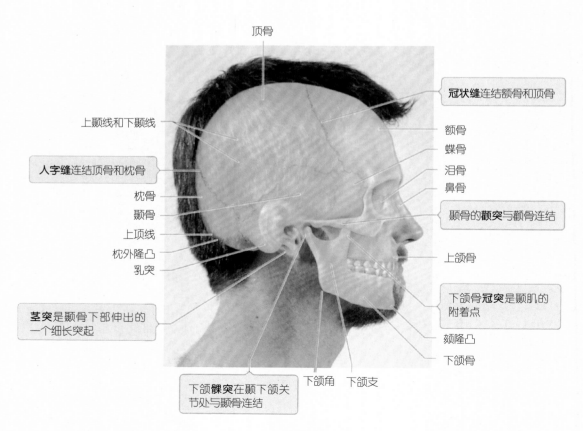

顶骨

冠状缝连结额骨和顶骨

上颞线和下颞线

额骨

蝶骨

泪骨

鼻骨

人字缝连结顶骨和枕骨

枕骨

颞骨

颞骨的**颧突**与颧骨连结

上项线

枕外隆凸

乳突

上颌骨

下颌骨冠突是颞肌的附着点

颏隆凸

下颌骨

茎突是颞骨下部伸出的一个细长突起

下颌**髁突**在颞下颌关节处与颞骨连结

下颌角　下颌支

图 6-2B　颅侧面观。

▶ 头部、颈部和面部的骨性结构

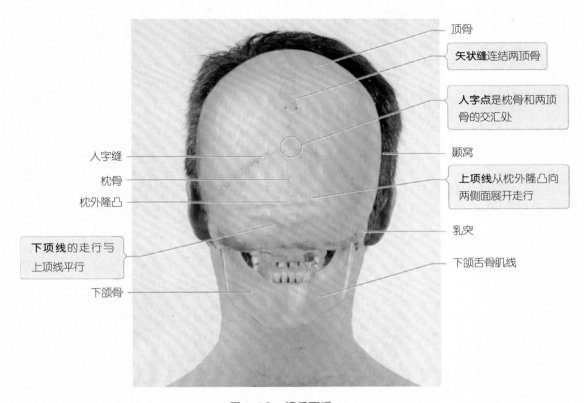

顶骨

矢状缝连结两顶骨

人字点是枕骨和两顶骨的交汇处

颞窝

上项线从枕外隆凸向两侧面展开走行

乳突

下颌舌骨肌线

人字缝

枕骨

枕外隆凸

下项线的走行与上项线平行

下颌骨

图 6-2C　颅后面观。

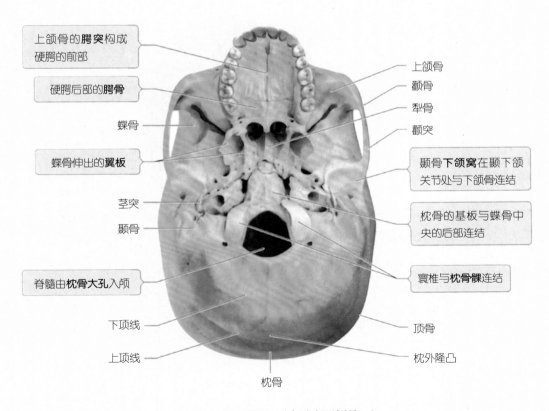

上颌骨的腭突构成硬腭的前部

硬腭后部的腭骨

蝶骨

蝶骨伸出的翼板

茎突

颞骨

脊髓由枕骨大孔入颅

下项线

上项线

枕骨

上颌骨

颧骨

犁骨

颧突

颞骨下颌窝在颞下颌关节处与下颌骨连结

枕骨的基板与蝶骨中央的后部连结

寰椎与枕骨髁连结

顶骨

枕外隆凸

图 6-2D　颅下面观。（未示出下颌骨。）

▶ 头部、颈部和面部的骨性结构

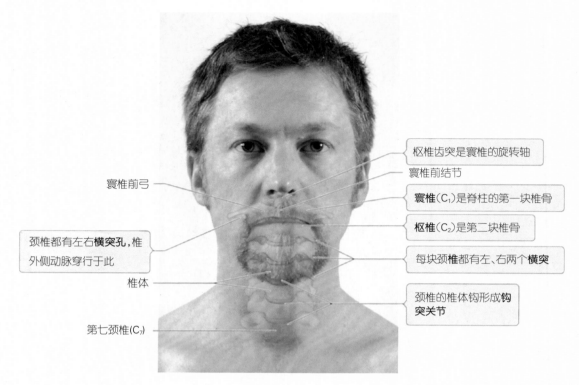

寰椎前弓

颈椎都有左右**横突孔**,椎外侧动脉穿行于此

椎体

第七颈椎(C₇)

枢椎齿突是寰椎的旋转轴

寰椎前结节

寰椎(C₁)是脊柱的第一块椎骨

枢椎(C₂)是第二块椎骨

每块颈**椎**都有左、右两个**横突**

颈椎的椎体钩形成**钩突关节**

图 6-2E　颈部脊柱:前面观。

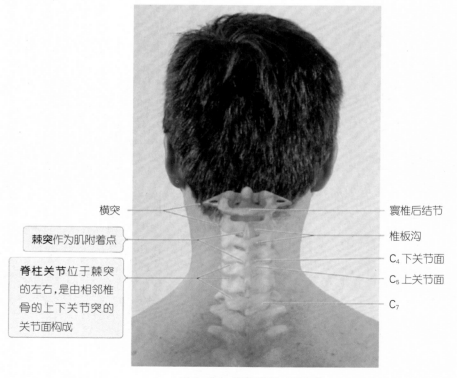

横突

棘突作为肌附着点

脊柱关节位于棘突的左右,是由相邻椎骨的上下关节突的关节面构成

寰椎后结节

椎板沟

C₄ 下关节面

C₅ 上关节面

C₇

图 6-2F　颈部脊柱:后面观。

头部、颈部和面部的骨性结构

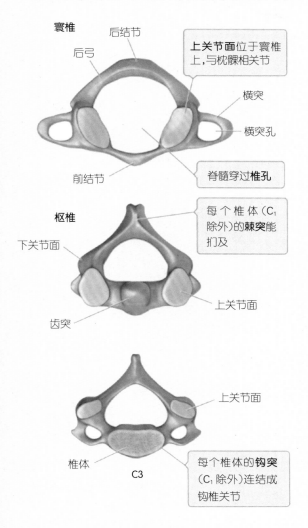

寰椎

后结节
后弓
横突
横突孔
前结节

上关节面位于寰椎上,与枕髁相关节

脊髓穿过**椎孔**

枢椎

下关节面
齿突
上关节面

每个椎体(C₁除外)的**棘突**能扪及

上面观

每个椎体的**钩突**(C₁除外)连结成钩椎关节

椎体
C3

图 6-2G　颈椎:上面观。

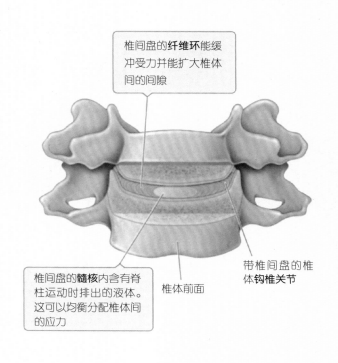

椎间盘的**纤维环**能缓冲受力并能扩大椎体间的间隙

椎间盘的**髓核**内含有脊柱运动时排出的液体。这可以均衡分配椎体间的应力

椎体前面

带椎间盘的椎体**钩椎关节**

图 6-2H　颈椎:前面观。

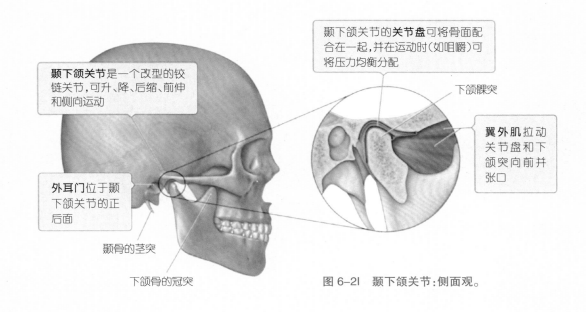

颞下颌关节是一个改型的铰链关节,可升、降、后缩、前伸和侧向运动

颞下颌关节的**关节盘**可将骨面配合在一起,并在运动时(如咀嚼)可将压力均衡分配

下颌髁突

翼外肌拉动关节盘和下颌突向前并张口

外耳门位于颞下颌关节的正后面

颞骨的茎突

下颌骨的冠突

图 6-2I　颞下颌关节:侧面观。

▶ 头部、颈部和面部的骨性标志

触诊颞窝

体位:受检者仰卧。
1. 用指尖扪及头与耳上端之间的结合处。
2. 向前上慢慢滑动指尖至浅而阔的颞窝。

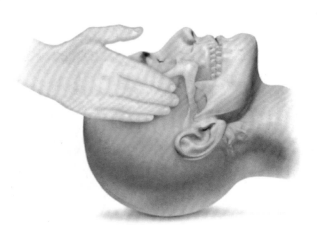

图 6-3A　颞窝。

触诊乳突

体位:受检者仰卧。
1. 将一手指的指腹放于耳后。
2. 滑动指腹可扪及粗隆的乳突。

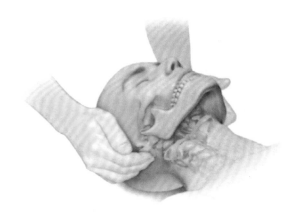

图 6-3C　乳突。

触诊颧骨

体位:受检者仰卧。
1. 用手尖扪及外耳道正前方的明显隆起。
2. 跨过面颊向鼻侧滑行,可扪及窄的颧骨。

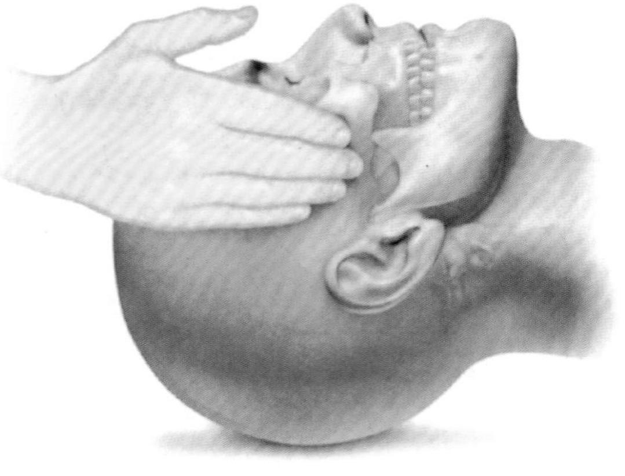

图 6-3B　颧骨。

触诊颈椎横突

体位:受检者仰卧。
1. 用指尖定位乳突。
2. 向前下方滑动手指至一小的、向两侧伸出的 C_1 横突。
3. 继续向下可扪及纵向排列的 $C_2 \sim C_7$ 的横突。

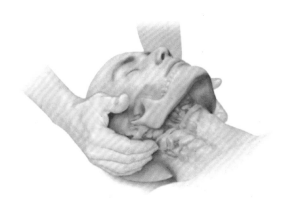

图 6-3D　颈椎横突。

触诊颈椎棘突

体位:受检者仰卧。

1. 双侧手指托住头部,扪及颈椎中线。
2. 轻轻探查锯齿状的中线,分别定位伸向后方的 $C_2 \sim C_7$ 棘突(C_1 的太小难以扪及)。

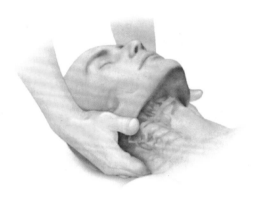

图 6-3E　颈椎棘突。

触诊下颌支和下颌角

体位:受检者仰卧,并放松下颌。

1. 用指尖扪及颧骨的下缘。
2. 向下滑动手指到宽而平的下颌支,沿其表面继续扪及,在下颌角处它弯向前方。

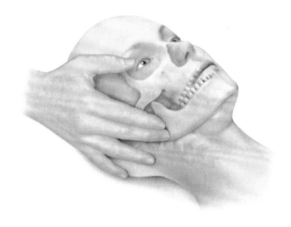

图 6-3G　下颌支和下颌角。

触诊枕外隆凸

体位:受检者仰卧。

1. 用手指从下方在枕部托住头。
2. 扪及枕部中线,探出标志上项线中心的那个隆起。

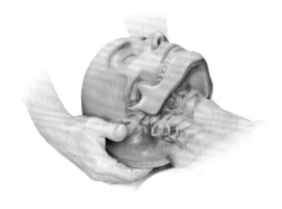

图 6-3F　枕外隆凸。

触诊下颌骨冠突

体位:受检者仰卧,并轻微松开下颌。

1. 用一指腹扪及颧骨的中部。
2. 在受检者轻微张开下颌时向下滑动手指,可扪及向前突起的冠突。

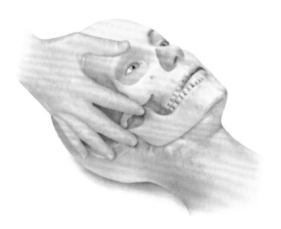

图 6-3H　下颌骨冠突。

触诊下颌髁突

体位:受检者仰卧并轻微张开下颌。

1. 在外耳道正前方扪及颧骨的后缘。
2. 当指尖向下滑动时,指导受检者轻微张开下颌。可扪及向前下方移动的髁突。

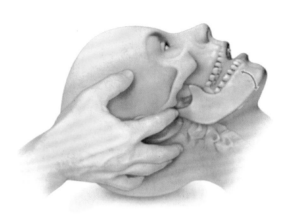

图 6-3I　下颌髁突。

触诊舌骨

体位:受检者仰卧。

1. 在甲状软骨的正上方用示指和拇指扣住颈前部。
2. 轻轻夹紧拇指和示指,可扪及细长舌骨的侧缘。

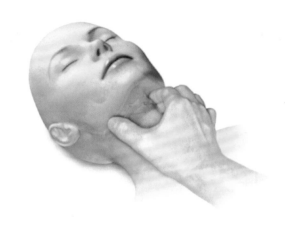

图 6-3K　舌骨。

触诊下颌下腺窝

体位:受检者仰卧。

1. 用手指尖扪及下颌角后缘。
2. 用手指尖向下颌骨下缘后面深处可扪及到下颌下腺窝。

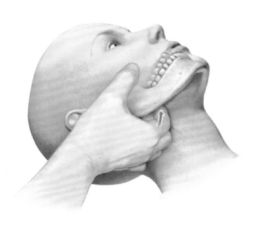

图 6-3J　下颌下腺窝。

触诊颈椎椎体前面

体位:受检者仰卧。

1. 用手指尖扪及甲状软骨与胸锁乳突肌之间的凹陷处。
2. 在两结构之间向深处可扪及平坦、坚硬的椎体前面。

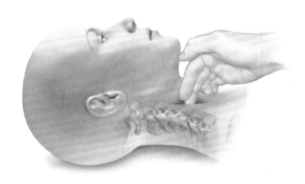

图 6-3L　颈椎椎体前面。

▶ 肌的附着点

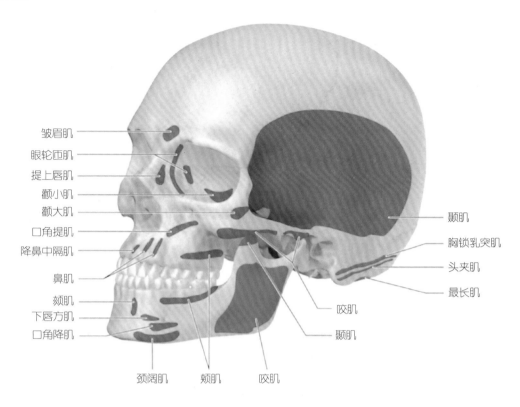

图 6-4A　颅肌附着部位:前外侧面观。当某块肌收缩时,止点(蓝色)会向起点(红色)移动。此处示出面、颅、颈部肌在颅前外侧的附着点。

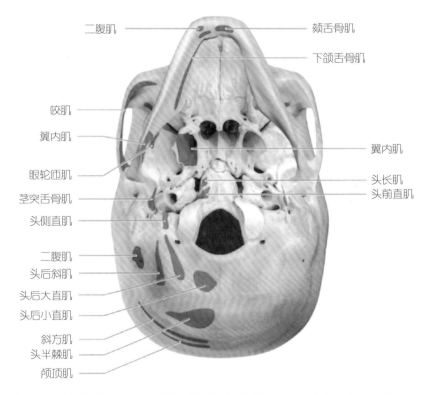

图 6-4B　颅肌附着部位:下面观。此处示出面、颅和颈部肌在颅底的附着点。

▶ 肌的附着点

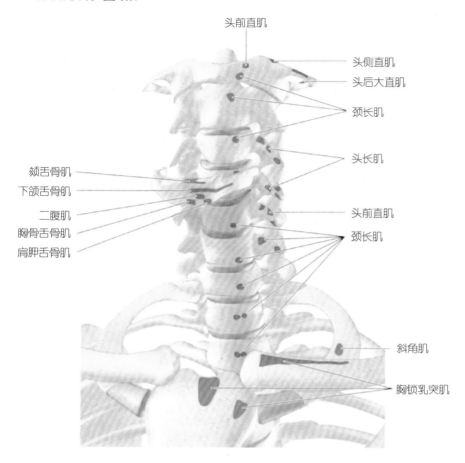

图 6-4C　颈椎的肌附着点:前面观。此处示出面、颅与颈部肌在脊柱、舌骨和肩胛带前方的附着点。

头前直肌
头侧直肌
头后大直肌
颈长肌
头长肌
颏舌骨肌
下颌舌骨肌
头长肌
二腹肌
头前直肌
胸骨舌骨肌
颈长肌
肩胛舌骨肌
斜角肌
胸锁乳突肌

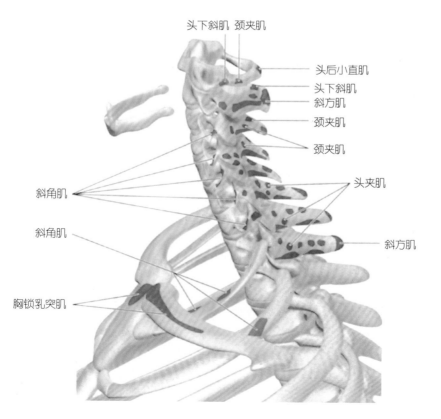

图 6-4D　颈椎的肌附着点:侧面观。此处示出颅颈部肌在脊柱、舌骨和肩胛带侧面的附着点。

头下斜肌　颈夹肌
头后小直肌
头下斜肌
斜方肌
颈夹肌
颈夹肌
斜角肌
头夹肌
斜角肌
斜方肌
胸锁乳突肌

▶ 肌的附着点

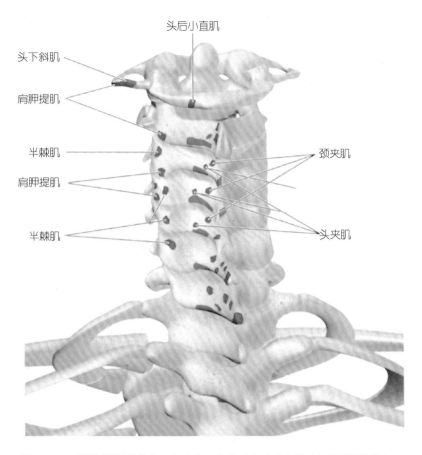

图 6-4E　**颈椎的肌附着点：后面观**。此处示出在头颈肌颈后部的附着点。

▶ 头部、颈部和面部的韧带

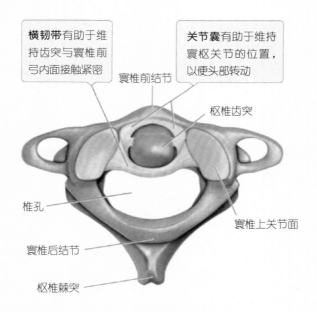

横韧带有助于维持齿突与寰椎前弓内面接触紧密

关节囊有助于维持寰枢关节的位置，以便头部转动

寰椎前结节

枢椎齿突

椎孔

寰椎上关节面

寰椎后结节

枢椎棘突

图 6-5A 寰枢关节横韧带：上面观。

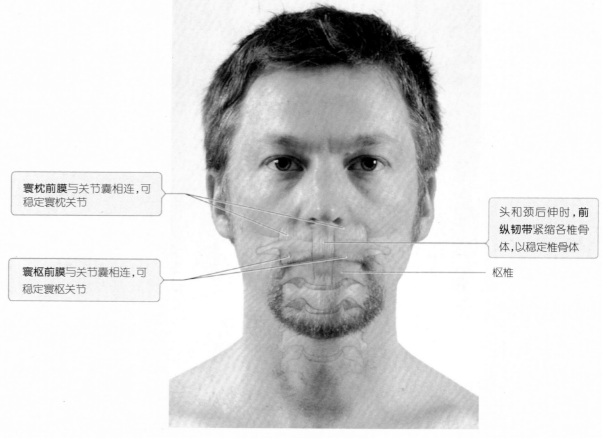

寰枕前膜与关节囊相连，可稳定寰枕关节

寰枢前膜与关节囊相连，可稳定寰枢关节

头和颈后伸时，前纵韧带紧缩各椎骨体，以稳定椎骨体

枢椎

图 6-5B 颈部韧带：前面观。

▶ 头部、颈部和面部的韧带

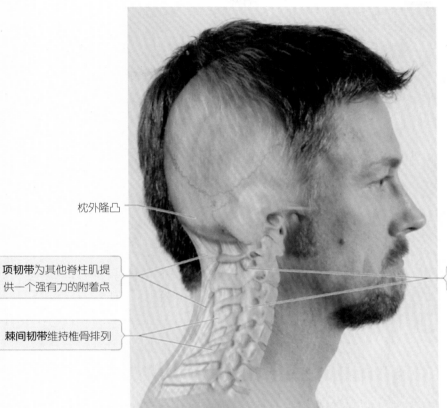

枕外隆凸

项韧带为其他脊柱肌提供一个强有力的附着点

黄韧带稳定颈部

棘间韧带维持椎骨排列

图 6-5C　颈部韧带：侧面观。

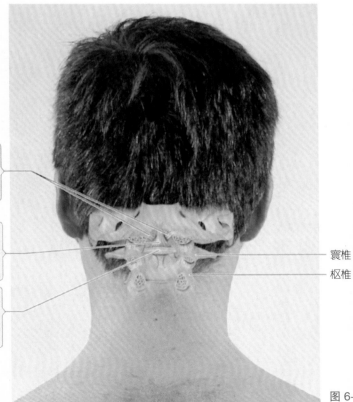

斜行的深层**翼状韧带**连结枕部和寰椎，可防止寰枕关节过度旋转

齿突尖韧带是深层垂直韧带，可限制枕部、寰椎和枢椎间的垂直运动

寰椎

枢椎

交叉韧带是深层韧带，有助于横韧带维持齿突与寰椎前弓内表面的紧密接触

图 6-5D　颈部韧带：深层后面观。

▶ 头部、颈部和面部的韧带

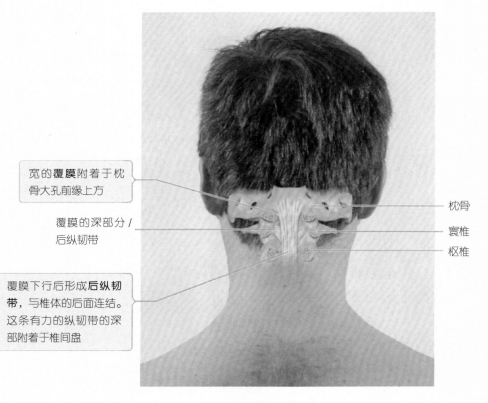

宽的**覆膜**附着于枕骨大孔前缘上方

覆膜的深部分／后纵韧带

覆膜下行后形成**后纵韧带**，与椎体的后面连结。这条有力的纵韧带的深部附着于椎间盘

枕骨

寰椎

枢椎

图 6-5E　颈部韧带：中层后面观。

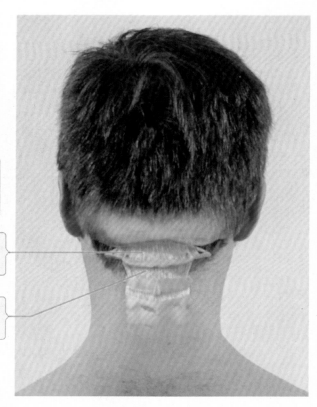

与前部一样，两个覆膜状稳定上颈部后面。在上颈部屈曲时，这些结构拉紧

寰枕后膜和关节囊稳定寰枕关节

寰枢后膜和关节囊相连，可稳定寰枢关节

图 6-5F　颈部韧带：浅层后面观。

▶ 头部、颈部和面部的韧带

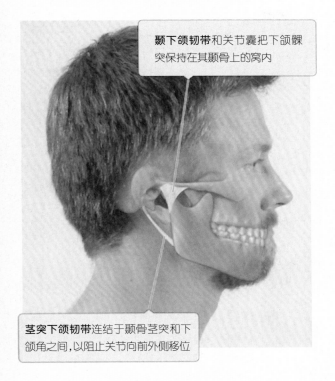

颞下颌韧带和关节囊把下颌髁突保持在其颞骨上的窝内

茎突下颌韧带连结于颞骨茎突和下颌角之间,以阻止关节向前外侧移位

图 6-5G　颞下颌韧带:侧面观。

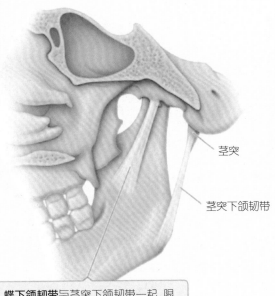

茎突

茎突下颌韧带

蝶下颌韧带与茎突下颌韧带一起,限制下颌的前伸和侧移

图 6-5H　颞下颌韧带:内侧观。

▶ 头部和颈部的浅层肌

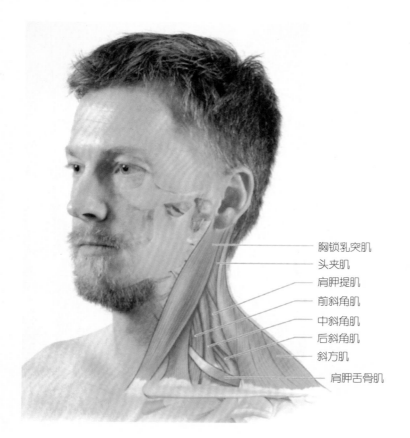

胸锁乳突肌
头夹肌
肩胛提肌
前斜角肌
中斜角肌
后斜角肌
斜方肌
肩胛舌骨肌

图 6-6A　颈部浅层肌：前外侧观。颈前部的浅层肌有多种功能。它们大而厚且宽，形成一个帽状结构跨越锁骨、颅底和上部脊柱。可保护深面结构并使肩胛骨悬于头下。颈部前方的这些大块肌使颈部能进行屈曲、侧屈和转动。

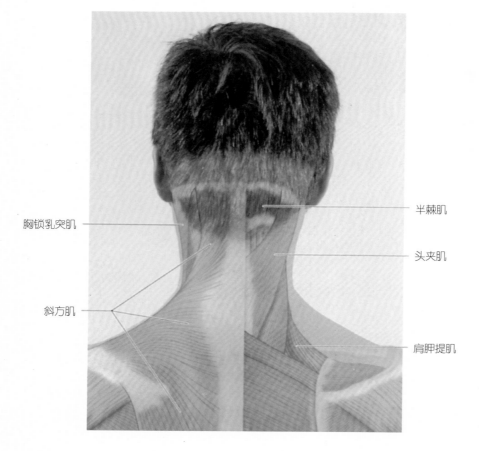

半棘肌

胸锁乳突肌

头夹肌

斜方肌

肩胛提肌

图 6-6B　颈部浅层肌：后面观。呈"风筝"状的斜方肌支配颈后部并能运动头、颈和肩胛。胸锁乳突肌在其侧面，可使头部后倾、前倾、侧弯和转离肩部。斜方肌的深面是头夹肌和颈夹肌。这些肌肉可伸直、侧弯头部，并可将头转向肩部。

▶ 头部和颈部的中层肌

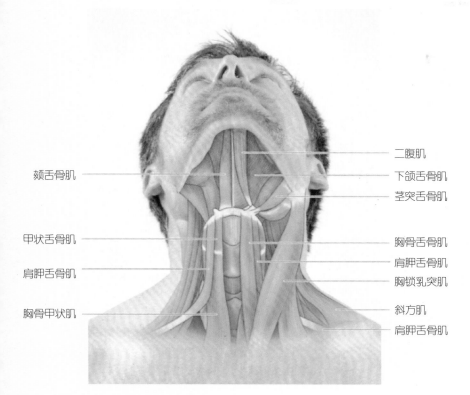

颏舌骨肌

二腹肌

下颌舌骨肌

茎突舌骨肌

甲状舌骨肌

肩胛舌骨肌

胸骨甲状肌

胸骨舌骨肌

肩胛舌骨肌

胸锁乳突肌

斜方肌

肩胛舌骨肌

图 6-7A　颈部中层肌：前面观。颈前部的中层肌控制着吞咽动作，包括舌骨上肌群和舌骨下肌群。颈部中层肌协助咀嚼、吞咽和说话。

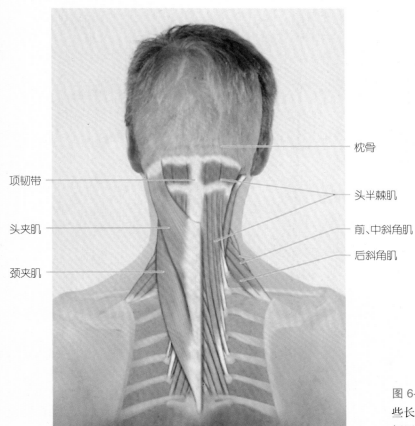

项韧带

头夹肌

颈夹肌

枕骨

头半棘肌

前、中斜角肌

后斜角肌

图 6-7B　颈部中层肌：后面观。颈后部的中层肌为一些长而宽的肌。它们跨过多个关节，可使这个部位后伸、侧屈和转动。

▶ 头部和颈部的深层肌

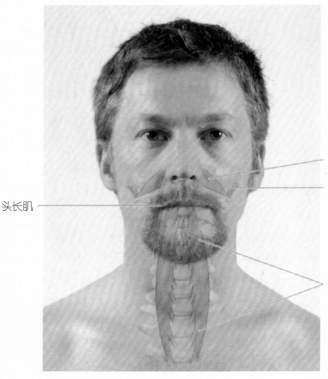

头前直肌

头侧直肌

头长肌

颈长肌

图 6-8A　颈部深层肌：前面观。几种深层肌肉连结椎骨和颅的前面。这些肌肉可维持颈椎的正常位置，并可完成精细的前屈和侧屈动作。

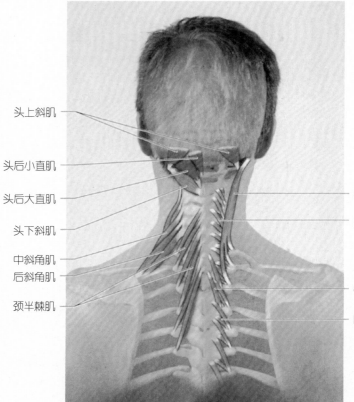

头上斜肌

头后小直肌

头后大直肌

头下斜肌

中斜角肌

后斜角肌

颈半棘肌

头最长肌

回旋肌（颈）

多裂肌（代表性部分）

回旋肌（胸）

图 6-8B　颈部深层肌：后面观。颈部的枕骨下肌和半棘肌与回旋肌、多裂肌及其他深层肌（见第七章）协同作用，在后面稳定头颈部。这些小的专用肌可维持颅和颈椎的正常位置。同时也完成颈段脊柱精细的后伸、侧屈和旋转运动。

面部的肌

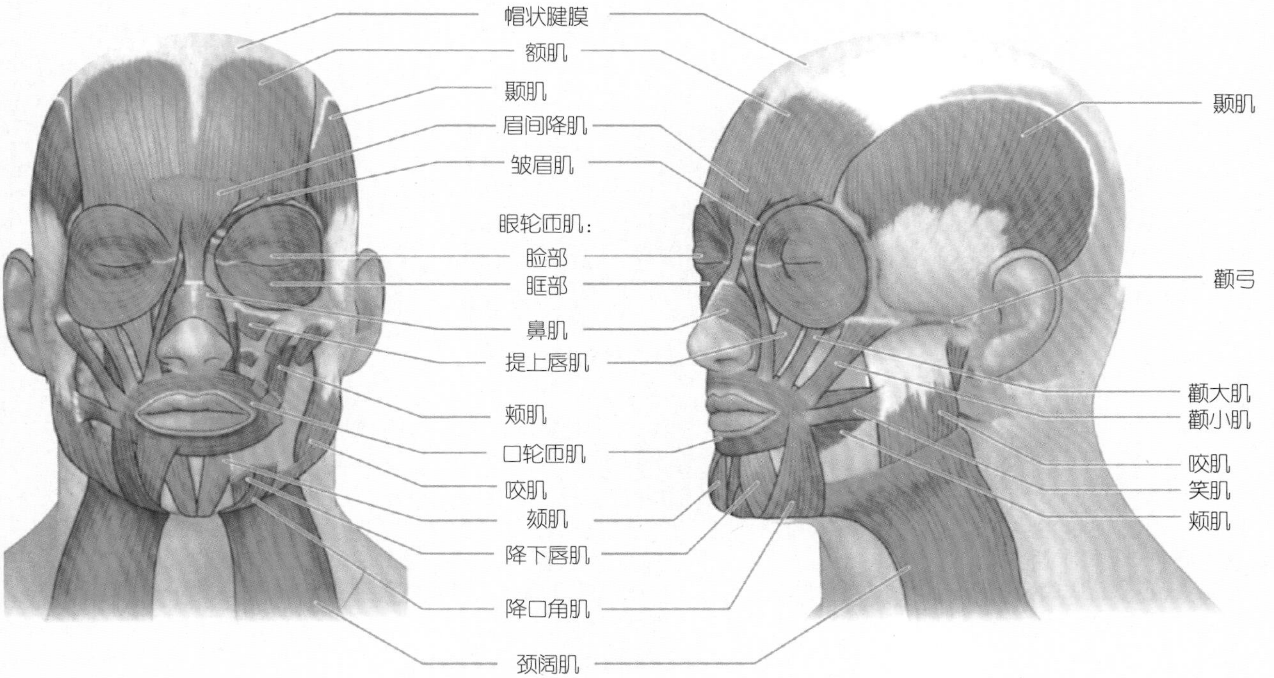
帽状腱膜
额肌
颞肌
眉间降肌
皱眉肌
眼轮匝肌：
睑部
眶部
鼻肌
提上唇肌
颊肌
口轮匝肌
咬肌
颏肌
降下唇肌
降口角肌
颈阔肌
颞肌
颧弓
颧大肌
颧小肌
咬肌
笑肌
颊肌

图 6–9　**面肌**。面肌运动可产生面部表情。有些是进行闭口或闭眼的圆形肌或环形肌；另一些用于运动额部、眉毛、唇、面颊、耳和口。还有一些是运动鼻孔的特殊肌肉。

▶ 头部、颈部和面部的特殊结构

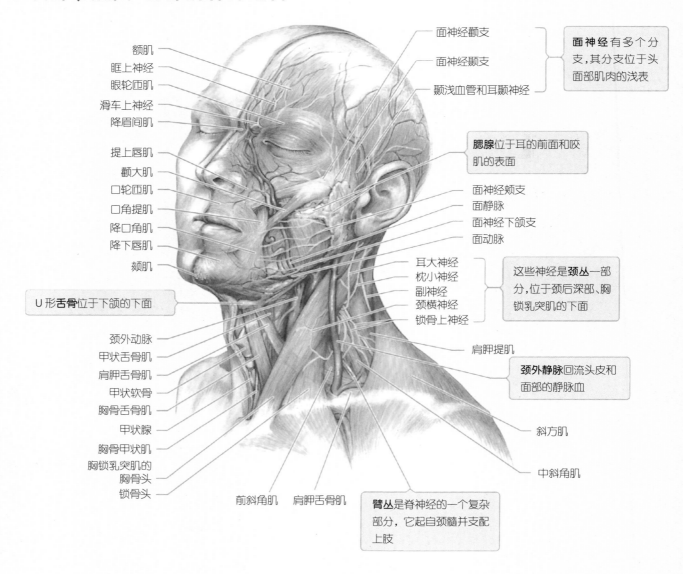

额肌
眶上神经
眼轮匝肌
滑车上神经
降眉间肌

提上唇肌
颧大肌
口轮匝肌
口角提肌
降口角肌
降下唇肌
颏肌

U 形舌骨位于下颌的下面

颈外动脉
甲状舌骨肌
肩胛舌骨肌
甲状软骨
胸骨舌骨肌
甲状腺
胸骨甲状肌
胸锁乳突肌的
胸骨头
锁骨头

前斜角肌　　肩胛舌骨肌

面神经额支
面神经颞支
颞浅血管和耳颞神经

面神经有多个分支，其分支位于头面部肌肉的浅表

腮腺位于耳的前面和咬肌的表面

面神经颊支
面静脉
面神经下颌支
面动脉

耳大神经
枕小神经
副神经
颈横神经
锁骨上神经

这些神经是颈丛一部分，位于颈后深部、胸锁乳突肌的下面

肩胛提肌

颈外静脉回流头皮和面部的静脉血

斜方肌

中斜角肌

臂丛是脊神经的一个复杂部分，它起自颈髓并支配上肢

图 6-10A　面部和颈部的血管、腺体和其他浅层结构：前外侧观。

▶ 头部、颈部和面部的特殊结构

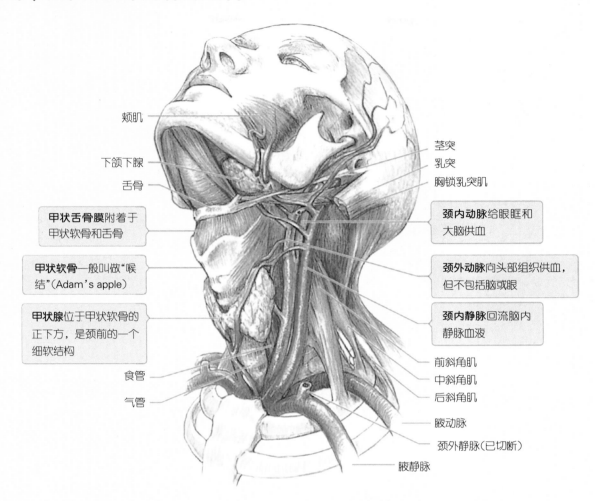

颊肌

下颌下腺

舌骨

甲状舌骨膜附着于甲状软骨和舌骨

甲状软骨一般叫做"喉结"（Adam's apple）

甲状腺位于甲状软骨的正下方，是颈前的一个细软结构

食管

气管

茎突

乳突

胸锁乳突肌

颈内动脉给眼眶和大脑供血

颈外动脉向头部组织供血，但不包括脑或眼

颈内静脉回流脑内静脉血液

前斜角肌

中斜角肌

后斜角肌

腋动脉

颈外静脉（已切断）

腋静脉

图 6-10B　颈部的血管、腺体和其他深层结构：前外侧观。

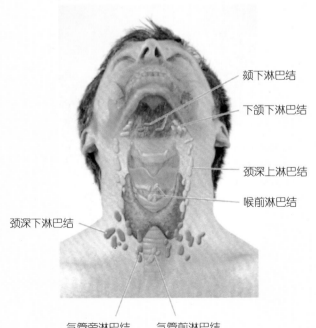

颏下淋巴结

下颌下淋巴结

颈深上淋巴结

喉前淋巴结

颈深下淋巴结

气管旁淋巴结　气管前淋巴结

图 6-10C　颈部的淋巴结：前面观。

▶ 头部、颈部和面部的特殊结构

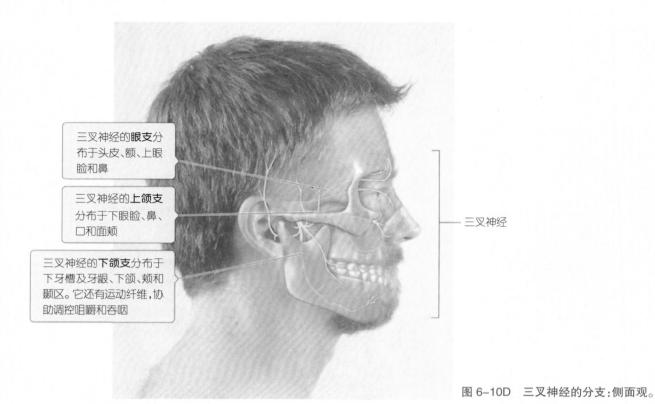

三叉神经的**眼支**分布于头皮、额、上眼睑和鼻

三叉神经的**上颌支**分布于下眼睑、鼻、口和面颊

三叉神经的**下颌支**分布于下牙槽及牙龈、下颌、颊和颞区。它还有运动纤维,协助调控咀嚼和吞咽

三叉神经

图 6-10D　三叉神经的分支:侧面观。

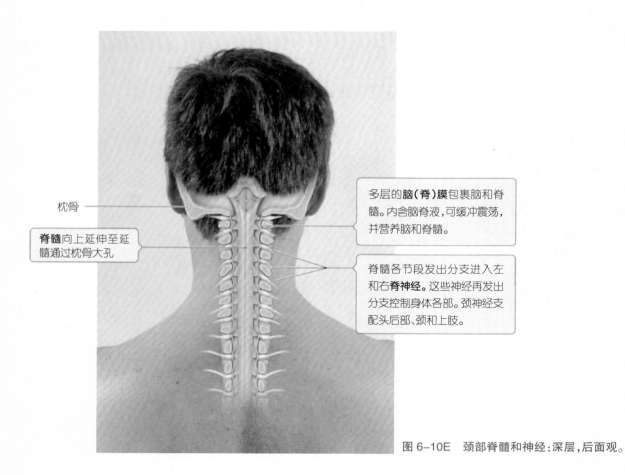

枕骨

脊髓向上延伸至延髓通过枕骨大孔

多层的**脑(脊)膜**包裹脑和脊髓。内含脑脊液,可缓冲震荡,并营养脑和脊髓。

脊髓各节段发出分支进入左和右**脊神经**。这些神经再发出分支控制身体各部。颈神经支配头后部、颈和上肢。

图 6-10E　颈部脊髓和神经:深层,后面观。

头部、颈部和面部的特殊结构

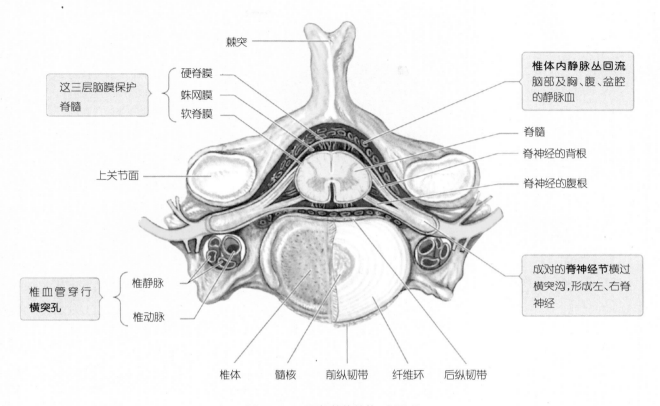

图 6-10F　颈部整体结构：上面观。

棘突

硬脊膜
蛛网膜
软脊膜

这三层脑膜保护脊髓

上关节面

椎血管穿行
横突孔

椎静脉
椎动脉

椎体内静脉丛回流
脑部及胸、腹、盆腔的静脉血

脊髓
脊神经的背根
脊神经的腹根

成对的脊神经节横过横突沟，形成左、右脊神经

椎体　髓核　前纵韧带　纤维环　后纵韧带

▶ 头部和颈部的姿势

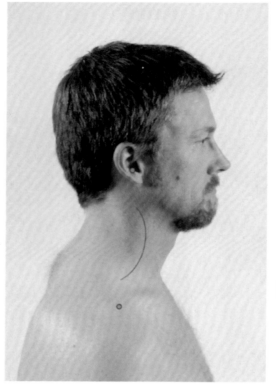

通过观察眼和枕外隆凸的对线评价头部的水平位置

确定耳道和同侧肩峰的相对位置以估计头、颈和躯干是否呈垂直位置

记录颈节的前弯／后弯率。颈节一般应该有一些前凸或前倾

A

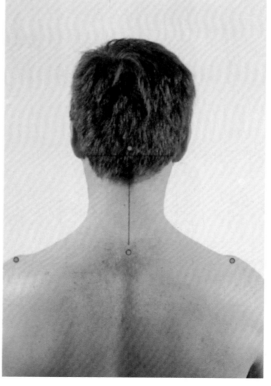

观察枕外隆凸是否在颈椎棘突的中心，评估头颈部的垂直位置

通过比较左右耳垂的位置来评估头部的水平位置。有助于判断头位是否水平，还是向一侧侧屈或旋转

观察每个耳垂与肩峰的距离来进一步确定头和颈部的水平位置

B

图 6-11　（A）侧面观。用侧面观来评估矢状面的姿势。（B）后面观。用后面观来评估额状面和横截面的姿势。

▶ 运动展示：颈部

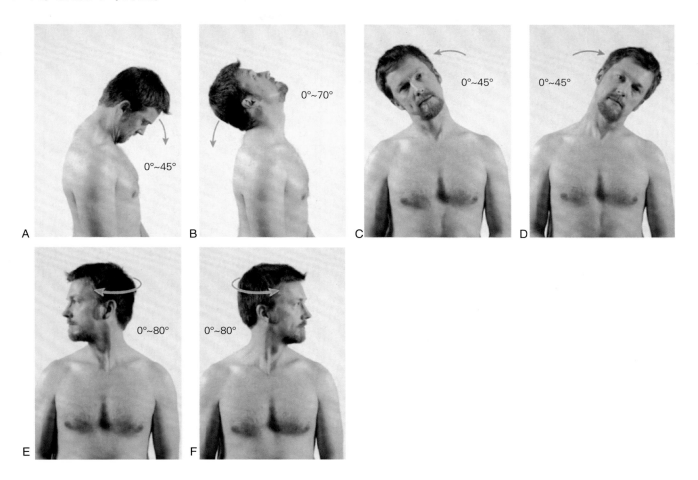

图 6-12 （A）颈部前屈。（B）颈部后伸。（C）颈部右屈。（D）颈部左屈。（E）颈部右旋。（F）颈部左旋。

▶ 运动展示:下颌

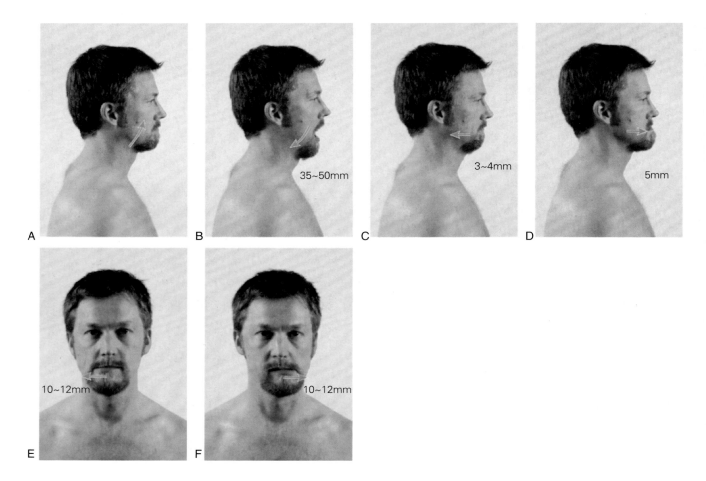

图 6-13 (A)颞下颌上提。(B)颞下颌下降。(C)颞下颌后退。(D)颞下颌前进。(E)颞下颌右移。(F)颞下颌左移。

▶ **面部表情**

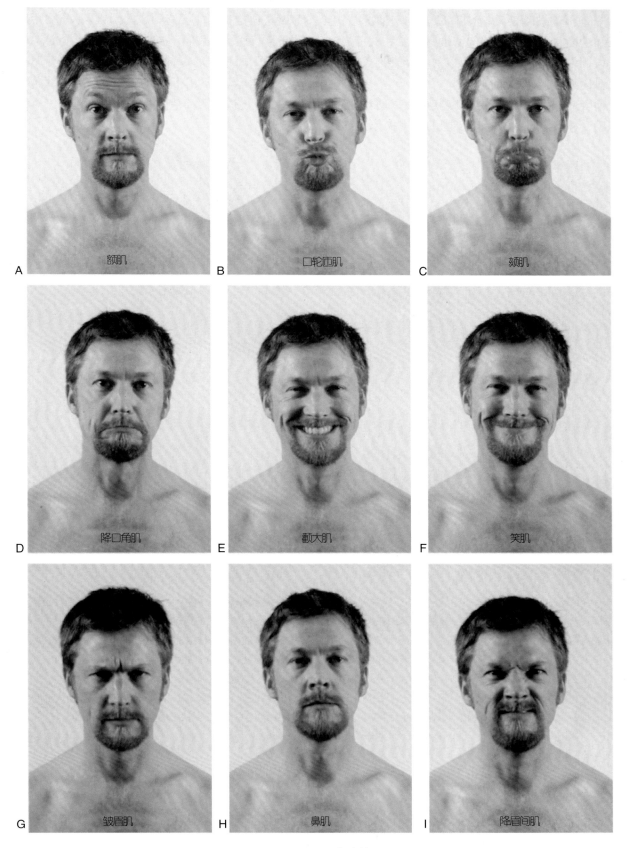

A　额肌　　B　口轮匝肌　　C　颏肌

D　降口角肌　　E　颧大肌　　F　笑肌

G　皱眉肌　　H　鼻肌　　I　降眉间肌

图 6-14A~I　面部表情肌。

▶ 被动活动范围

　　检查颈部的被动活动范围有助于确定情况结构的健康和功能状况，这类结构如椎间韧带和关节囊，以及较大韧带(如项韧带)。还可以对各个脊椎关节之间的相对运动进行评估。

　　受检者应仰卧于检查床上,嘱其放松以便让检查者不借助受检者帮助完成运动范围的检查操作。在颈部做这项检查可能会有一定的困难。一定要用双手托住头部,使受检者确信做被动运动是安全的。

　　做下面列出的每种运动时,要一边观察肩部或躯干的代偿运动(不相干运动),一边让头颈部达到其终末感。进行被动活动范围检查的步骤在第三章结尾处已有介绍。

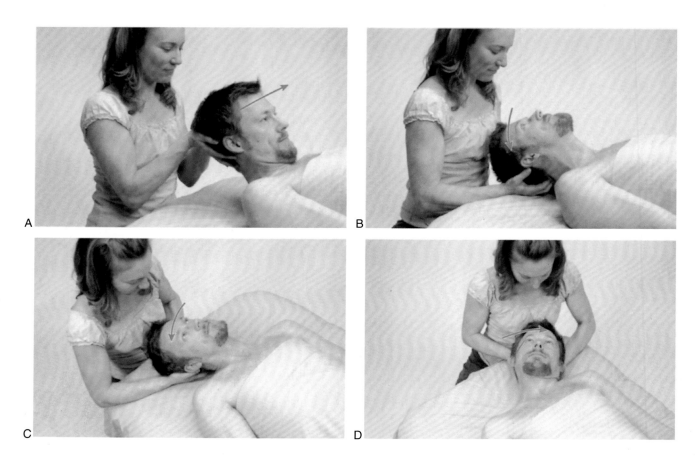

图 6-15　(A)颈部被动前屈。箭头指示运动方向。检查者靠近检查床的头端坐下,用双手掌托住受检者的头后部。当托起头离开床面,下颌向胸部靠近时,嘱受检者放松。评估后部颈韧带、关节囊和使头颈部后伸的各肌的运动范围。(B)颈部被动后伸。检查者靠近检查床的头端坐下,用双手掌托住受检者的头后部。使头部后仰时,嘱受检者放松。评估前部颈韧带、关节囊和使头颈部前屈的各肌的运动范围。(C)颈部被动右侧屈。检查者靠近检查床的头端坐下,用双手掌托住受检者的头后部。使头向右肩轻轻倾斜时,嘱受检者放松。使受检者的面部保持朝上以避免头转动。评估左侧颈韧带、关节囊及使头颈部向左侧屈的各肌的运动范围。(D)颈部被动左屈。检查者靠近检查床的头端坐下,双手掌托住受检者的头后部。使头向左肩轻轻倾斜时,嘱受检者放松。移动头部时,头不要离开床面。保持面部向上以避免头转动,评估右侧颈韧带、关节囊及使头颈部向右侧屈的各肌的运动范围。(待续)

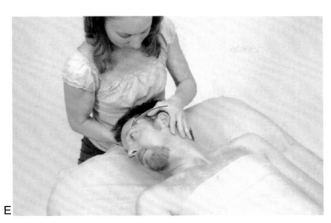
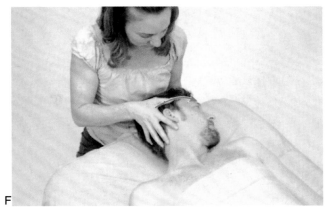

图 6-15(续) （E）颈部被动右旋。检查者靠近检查床的头端坐下，双手掌托住受检者的头后部。轻轻将头转向右肩时，嘱受检者放松。移动头部时，头不要离开床面。维持头部正中位以避免头部侧屈。评估翼状韧带、交叉韧带、横韧带、关节囊及使头颈部转向左侧的肌的运动范围。（F）颈部被动左旋。检查者靠近检查床的头端坐下，双手掌托住受检者的头后部。轻轻将头转向左肩时，嘱受检者放松。移动头部时，头不要离开床面。维持头部正中位以避免头部侧屈。评估翼状韧带、交叉韧带、横韧带、关节囊及使头颈部转向右侧的肌的运动范围。

▶ 抵抗活动范围

检查颈部的抵抗活动范围有助于确定此部位的动态稳定结构和主要运动结构的健康和功能状况。评估功能强度和耐力有助于辨别稳定和运动头颈部各肌之间的平衡和潜在失衡状态。抵抗活动范围的检查步骤和分级在第三章已有概述。

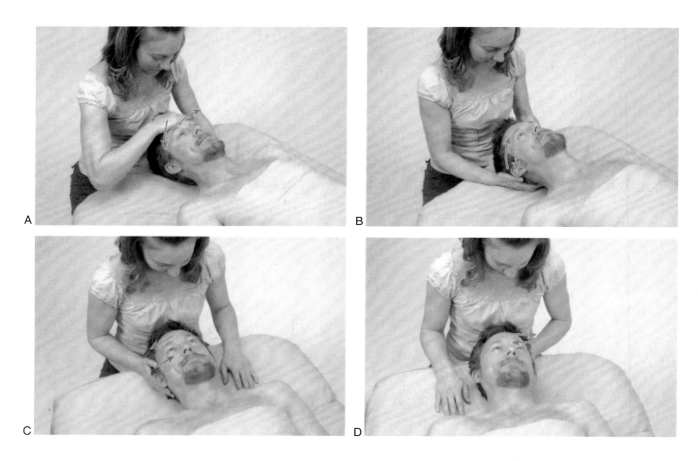

图 6-16 (A)抗阻力颈部前屈。检查者靠近检查床的头端坐下并面向受检者。把一只手放在受检者的额头,让受检者平稳躺在检查床上。轻稳地下压额头时,嘱受检者收拢下巴并上抬前额迎合所加的阻力。评估头颈屈肌的强度和耐力。(B)抗阻力颈部后伸。检查者靠近检查床的头端坐下,并面向受检者。受检者平稳躺在检查床上后把一只手放在受检者的头后面。轻稳地上抬头部时,嘱受检者头部后仰以迎合所加的阻力。评估头颈伸肌的强度和耐力。(C)抗阻力颈部右侧屈。检查者靠近检查床的头端坐下,并面向受检者。受检者平稳躺在检查床上后,把一只手放在受检者的头右侧。轻稳地把头向左推时,嘱受检者把头向右顶(保持脸部朝前)以迎合所加的阻力。评估头颈右侧屈肌的强度和耐力。(D)抗阻力颈部左侧屈。检查者靠近检查床的头端坐下,并面向受检者,受检者平稳躺在检查床上后,把一只手放在受检者的头部左侧。轻稳地把头向右推时,嘱受检者把头向左顶(保持脸部朝前)以迎合所加的阻力。评估头颈左侧屈肌的强度和耐力。(待续)

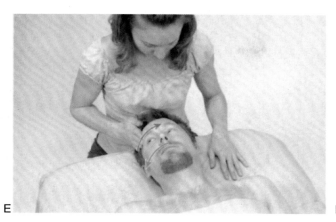
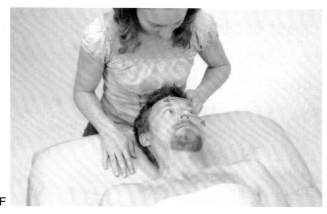

E

F

图 6-16(续) （E）抗阻力颈部右旋。检查者靠近检查床的头端坐下，并面向受检者。受检者平稳躺在检查床上后，把一只手放在受检者的头部右侧。轻稳地将头转向左侧时，嘱受检者的头向右转（保持头颈部平直），以迎合所加的阻力。评估头颈右旋肌的强度和耐力。（F）抗阻力颈部左旋。检查者靠近检查床的头端坐下，并面向受检者。受检者平稳躺在检查床上后，把一只手放在受检者的头部左侧。轻稳地将头转向右侧时，嘱受检者的头向左转（保持头颈部平直），以迎合所加的阻力。评估头颈左旋肌的强度和耐力。

胸锁乳突肌（Sternocleidomastoid） ● Latin "**sternon**" *chest* "**kleis**" *clavicle* "**mastos**" *breast* "**eidos**" *resemblance*

附着点

胸骨头起点：胸骨柄上部

锁骨头起点：内侧 1/3

颞骨止点：乳突外侧

枕骨止点：上项线外侧 1/2

功能

- 后伸头和上部颈椎（双侧收缩）
- 屈曲颈部（双侧收缩）
- 侧屈头和颈部（单侧收缩）
- 使头和颈部转向该肌的对侧（单侧收缩）

神经支配

- 颈副神经
- 第 1、2 颈神经（C_1，C_2）

功能解剖

　　胸锁乳突肌是颈部最大和最浅表的肌之一，其两端分别连于颞骨乳突和胸骨柄及锁骨内侧端之间。胸锁乳突肌与下颌支平行走行，与头夹肌形成一个倒"V"字形结构。这两块肌一起使头部前后居于肩胛带中央。

　　胸锁乳突肌在颞骨乳突处附着坚实而且斜撑在颈部，使其成为头颈部前屈、侧屈和旋转的强有力原动肌。因为它附着于颅骨背面，因此能使头和上颈部后伸。使颈部屈曲和头部后伸这种联合动作可使头在下巴引导下向前运动。如果双侧肌收缩，会导致头位向前；如果单侧收缩，则会导致所谓的斜颈位（颈部侧屈侧旋）。

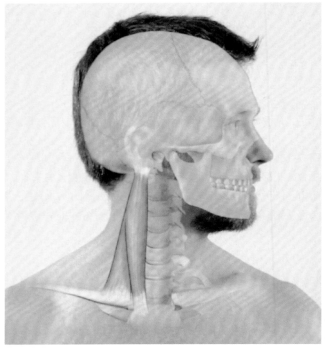

图 6-17

触诊胸锁乳突肌

体位：受检者仰卧。

1. 坐在受检者头侧，轻轻把头部转向对侧，使肌组织放松。
2. 用拇指扪及乳突，向前下方滑动扪及胸锁乳突肌表面。
3. 轻轻夹住肌腹，向下追踪至胸骨，区分出其内侧的胸骨头和外侧的锁骨头。
4. 受检者轻轻抵抗前屈，以确认位置是否正确。

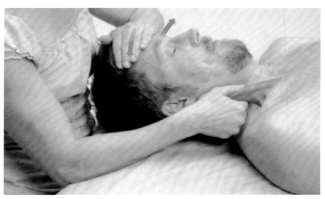

图 6-18

斜角肌(Scalenes) ● Greek "skalenos" *uneven*

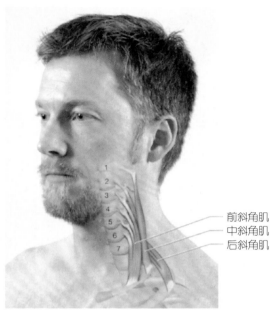

图 6-19

触诊斜角肌

体位:受检者仰卧。

1. 坐在受检者的头侧,用手指尖扪及斜方肌和胸锁乳突肌间隙内的颈椎横突。

2. 顺着细长、线状的斜角肌纤维向下滑动手指尖。(*注意:臂丛位于此区域。为避免损伤神经或使受检者不舒适,不要用力压迫神经。*)

3. 沿着斜角肌的纤维扪及其在第一肋和第二肋上的止点。

4. 受检者轻轻抵抗颈部侧屈,以确认触诊位置正确。

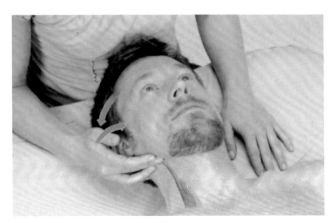

图 6-20

附着点

起点:前斜角肌起于 C_3~C_6 横突的前结节;中斜角肌起于 C_2~C_7 横突的后结节;后斜角肌起于 C_5~C_7 横突的后结节

止点:前斜角肌止于第一肋内上缘;中斜角肌止于第一肋外上缘;后斜角肌止于第二肋外面

功能

- 前、中斜角肌屈曲头颈部(双侧收缩)
- 侧屈头颈部(单侧收缩)
- 使头颈部转向该肌对侧(单侧收缩)
- 在用力吸气时上提第 1、2 肋(见第七章)

神经支配

- 第 6~8 颈神经(C_6~C_8)

功能解剖

斜角肌包括三部分:前、中和后斜角肌,位于颈部两侧。在斜方肌上部前缘和胸锁乳突肌后缘之间可以找到斜角肌。所有这些肌的共同作用可侧屈并稳定头颈部。同时对深部结构形成一个防护罩,深部结构包括椎动脉、颈静脉和臂丛等。

斜角肌分别止于第 2 肋外和第 1 肋前外侧。这种分散的止点有利于前斜角肌屈曲,而在其他部位侧曲时侧屈头颈部。

头颈部不动时,斜角肌能在深吸气时上提第 1、2 肋。上提肋时可增加胸腔的体积,促使更多的气体进入肺内。膈是正常和平静呼吸的原动肌,而上提肋则更多见于用力呼吸时。所以用力呼吸情况常发生在剧烈运动,或肺处于病理状态下(如哮喘)。

斜角肌过紧、肥大(如过度使用)、创伤或结构异常可导致它所保护的结构(如臂丛或锁骨下动脉)受到挤压。临床上称之为胸廓出口综合征。

颈阔肌（Platysma）　Greek "platy" *flat*

附着点
起点：胸大肌上部和三角肌的筋膜
止点：下颌骨下缘

功能
• 前屈头颈部（双侧收缩）

神经支配
• 面神经

功能解剖

　　颈阔肌的功能主要与面部表情有关。颈阔肌是前颈部最表浅的肌，延伸自下颌骨和面部筋膜。颈阔肌的起点不是骨性结构，而是起自胸壁和肩胛区前面的筋膜。

　　颈阔肌是一扁平、宽阔的薄层肌（一般称为皮肌）。皮肌可见于许多动物，做一些驱赶苍蝇或梳理毛发的动作。人类颈阔肌可向下或或侧面拉动下唇，同时在颈和胸部皮肤产生隆起或褶皱。这个动作以紧张或生气时的面部表情为特征。

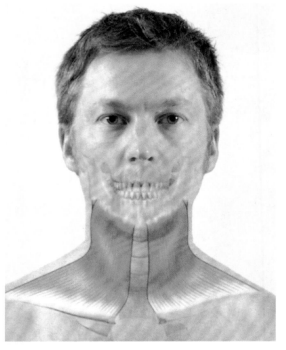

图 6-21

触诊颈阔肌

体位：受检者仰卧。
1. 坐在受检者的头侧，手指尖放在颈前皮肤上。
2. 嘱受检者降下唇并用力皱眉。
3. 轻轻扪及颈阔肌在下颌和胸部之间形成的嵴。
4. 受检者轻轻抵抗侧屈，以确认该肌位置是否正确。

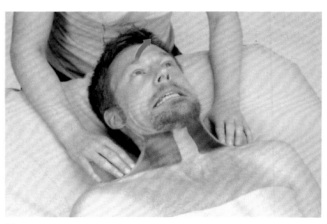

图 6-22

颈长肌(Longus Colli)　Latin "**longus**" *long* "**colli**" *neck*

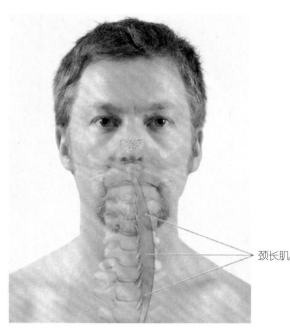

图 6-23

触诊颈长肌

体位:受检者仰卧。

1. 坐在受检者头侧,用一只手手指尖扪及胸锁乳突肌。
2. 向内侧滑动手指尖至胸锁乳突肌和气管之间的间隙。(注意:甲状腺和颈动脉在此区域内。为避免引起受检者不适或损伤这些结构,在肌内侧扪及时要小心。)
3. 弯曲手指并向椎体扪及,找到颈长肌的垂直纤维(在 C_1 和 T_3 之间)。
4. 受检者轻轻抵抗屈颈,以确定该肌正确位置。

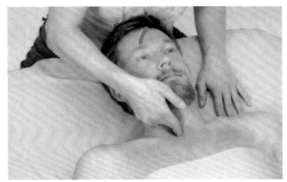

图 6-24

附着点

起点:第 3~5 颈椎的横突的前结节和 C_5~T_3 椎体的前面
止点:C_3~C_6 的横突,C_2~C_6 椎体前面,C_1 前结节

功能

- 前屈头颈部(双侧收缩)
- 侧屈头颈部(单侧收缩)
- 头颈部转向该肌同侧(单侧收缩)

神经支配

- 第 2~7 颈神经(C_2~C_7)

功能解剖

　　作为颈前部最深的肌,颈长肌较长而且与多节段基本垂直。它在颈椎与上部胸椎的前面之间构成交织的网络。颈长肌跨越所有的颈椎并呈现节段分布,双侧肌兴奋时,是一强大的头颈部屈肌。

　　颈长肌常与头前直肌、头侧直肌联合在一起,称为椎前肌群。打喷嚏等高强度活动以及投掷等胳膊快速运动时,该肌群有助于稳定颈前部。它还能有效地稳定颈曲前方,防止头过度后仰。

　　颈长肌由椎体中线处的间隙分为左右两部分。这就为脊柱侧屈产生一定的杠杆作用。颈长肌单侧兴奋时,颈长肌上下节段稍呈水平走向的纤维可产生向对侧的轻微旋转。

头长肌（Longus Capitis） ● Latin "**longus**" *long* "**capitis**" *head*

附着点
起点：C₃~C₆横突的前结节
止点：枕骨基底部的下面

功能
- 使头颈部前屈（双侧收缩）
- 向同侧旋转头颈部（单侧收缩）

神经支配
- C₁~C₃颈神经

功能解剖

　　像颈长肌一样，头长肌位于舌骨、舌骨上肌群、气管和食管的深面。头长肌的纤维位置比颈长肌更靠上而且更倾斜，使枕骨和中部颈椎的横突相连。在一侧肌肉收缩时，这种倾斜的纤维走向使头长肌能产生更好的旋转杠杆作用。头长肌也是止于枕骨的几块肌之一，参与寰枕关节的定位和运动。

　　像颈长肌一样，头长肌是椎旁肌群的一部分。此肌群能稳定颈前结构，并防止头过度后仰。

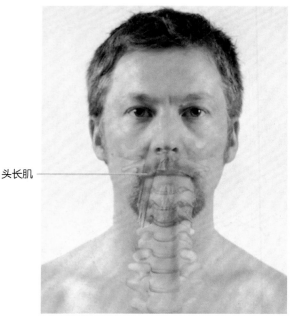

头长肌

图 6-25

触诊头长肌

体位：受检者仰卧。
1. 坐在受检者头侧，用一只手手指尖扪及胸锁乳突肌。
2. 向内侧滑动手指尖至胸锁乳突肌和气管之间的间隙。（注意：*甲状腺和颈动脉在此区域，因此要确保只扪及肌的正内侧。*）
3. 弯曲手指并扪及深部椎体，以找到头长肌的垂直纤维（位于 C₅ 的上方）。
4. 受检者轻轻抵抗屈颈，以确定该肌正确位置。

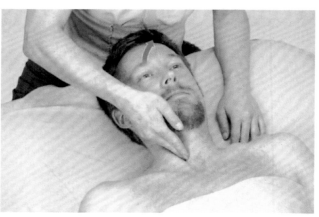

图 6-26

舌骨上肌群(Suprahyoids) ● Greek "**supra**" *above* "**hyoeides**" *ushaped*

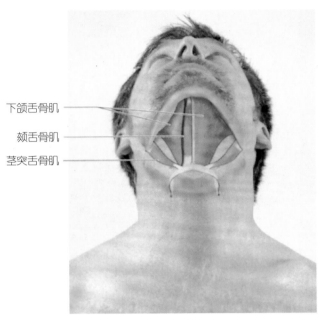

下颌舌骨肌
颏舌骨肌
茎突舌骨肌

图 6-27

触诊舌骨上肌群

体位：受检者仰卧。

1. 坐在受检者头侧，用手指尖扪及下颌骨的下面。（受检者闭合下颌，但要放松。）

2. 受检者将舌贴于上腭时，向后移动手指。（注意：下颌下腺位于此区域，其纹理凹凸不平。应避免紧压其表面，以免损伤此结构。）

3. 弯曲手指并向深部扪及，沿着舌骨上肌群向下向后扪及至舌骨。

4. 受检者吞咽，以确认该肌群正确的位置。

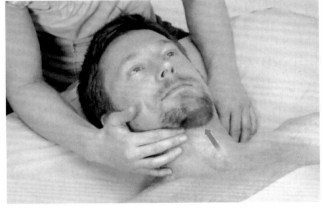

图 6-28

附着点

起点：下颌骨下面（颏舌骨肌和下颌舌骨肌）；颞骨的茎突（茎突舌骨肌）

止点：舌骨

功能

- 下降下颌骨
- 上提舌骨和舌

神经支配

- 舌下神经（颏骨舌骨肌）
- 三叉神经（下颌舌骨肌）
- 面神经（茎突舌骨肌）

功能解剖

　　舌骨上肌群由下颌舌骨肌、颏舌骨肌和茎突舌骨肌组成。各肌都止于悬在下颌骨和喉之间的小 U 形舌骨。这些肌和二腹肌一起作用，在吞咽时可上提舌骨及甲状软骨。咀嚼时舌骨上肌群与其拮抗肌（舌骨下肌群）同时收缩，对舌骨起固定作用。

　　除了在咀嚼和吞咽时发挥作用外，舌骨上肌群在说话时也起重要作用。喉的位置影响声带所产生的音调和音质。舌骨上肌群有助于稳定喉的位置，从而影响声音的产生。

二腹肌（Digastric） ● Greek "di" *two* "gaster" *belly*

附着点
起点：下颌联合近处的下颌骨下缘（前腹）；颞骨乳突
　　（后腹）
止点：舌骨

功能
* 下降下颌骨
* 上提并前拉舌骨（前腹）
* 上提并后拉舌骨（后腹）

神经支配
* 三叉神经（前腹）
* 面神经（后腹）

功能解剖

　　二腹肌在后面从颞骨乳突处下行到舌骨。它在舌骨处弯曲然后向前方上行到下颌骨的内面。事实上，二腹肌与舌骨没有直接相连，其中心腱走行于舌骨上方的悬韧带下方。这种束带作用可使二腹肌收缩时抬高舌骨。

　　固定二腹肌的不同附着点也会影响它的功能。如果颞骨固定，二腹肌的后腹会后拉舌骨。如果下颌骨固定，二腹肌的前腹会前拉舌骨。在咀嚼、吞咽和说话时会用到舌骨的这些运动。

　　舌骨固定时，二腹肌可下压和回缩下颌骨。下颌骨的这些精细动作也有助于咀嚼、吞咽和说话，并可用于触诊时确定二腹肌位置。

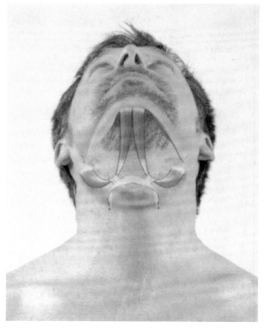

图 6-29

触诊二腹肌

体位：受检者仰卧。
1. 坐在受检者头侧，用手指尖扪及乳突和下颌支之间的间隙。
2. 向深部滑动手指尖扪及二腹肌后腹的狭窄肌纤维。
3. 沿二腹肌的此纤维方向移至舌骨，捏起横过颌下面的前部纤维。
4. 受检者轻轻抵抗下颌骨下压，以确定该肌正确的位置。

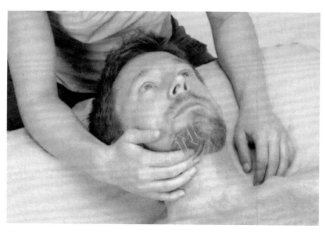

图 6-30

舌骨下肌群(Infrahyoids) ● Greek "**infra**" *below* "**hyoeides**" *ushaped*

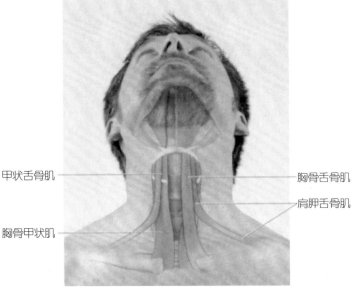

图 6-31

触诊舌骨下肌群

体位:受检者仰卧。

1. 坐在受检者头侧,用手指尖扪及甲状软骨正下方的气管侧缘(喉结)。

2. 沿表浅位至胸锁乳突肌向下外侧滑动手指。(注意:甲状腺在此区域内。为避免损伤此结构,不要用力按压这一纹理凹凸不平的腺体。)

3. 在舌骨和各舌骨下肌的胸骨、锁骨及肩胛骨上附着点之间可扪及其肌纤维。

4. 嘱受检者吞咽,以确定该肌群正确位置。

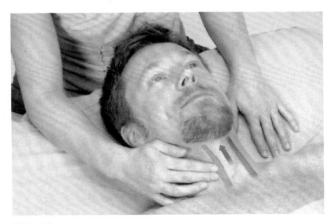

图 6-32

附着点

起点:胸骨柄(胸骨舌骨肌和胸骨甲状肌);甲状软骨(甲状舌骨肌);肩胛骨上缘(肩胛舌骨肌)

止点:舌骨(胸骨舌骨肌、甲状舌骨肌和肩胛舌骨肌);甲状软骨(胸骨甲状肌)

功能

- 降低舌骨和喉

神经支配

- 上方颈椎神经

功能解剖

舌骨下肌群由甲状舌骨肌、胸骨舌骨肌、胸骨甲状肌和肩胛舌骨肌组成。每块肌(除外胸骨甲状肌)都与舌骨有联系。吞咽时这些肌共同作用使舌骨和甲状软骨下降。与其拮抗肌(舌骨上肌群)同时收缩可在咀嚼时固定舌骨。

与舌骨上肌群一样,舌骨下肌群也有助于维持喉的位置,从而影响声带所产生的音调和音质。在舌骨固定时舌骨下肌群也是较弱的颈部屈肌。

头夹肌(Splenius Capitis) ● Latin "**splenius**" *bandage* "**capitus**" *head*

附着点

起点：项韧带和第 7 颈椎至第第 3 胸椎（C$_7$~T$_3$）椎体
　　棘突

止点：颞骨乳突和枕骨上项线的外侧部

功能

- 后伸头颈部（双侧收缩）
- 侧屈头颈部（单侧收缩）
- 头颈部旋向同侧（单侧收缩）

神经支配

- 颈椎神经

功能解剖

　　头夹肌位于斜方肌深面，起点广泛分布于项韧带、下部颈椎棘突和上部胸椎棘突。它逐渐变窄变厚在乳突和枕骨两侧形成强有力的止点。头夹肌与颈前部大的胸锁乳突肌形成一种有力的抗衡。两侧的头夹肌形成一个倒置的"V"字形，当两侧平衡时可使头部前后向位于肩胛带中央。

　　与其深部的枕骨下肌相比，头夹肌大而宽，使其成为头颈部后伸、侧屈和旋转的更有效原动肌。它是颈夹肌的直接协同肌，但它比颈夹肌的附着点更靠上外方，因此在侧屈和旋转时比颈夹肌起的杠杆作用更好。

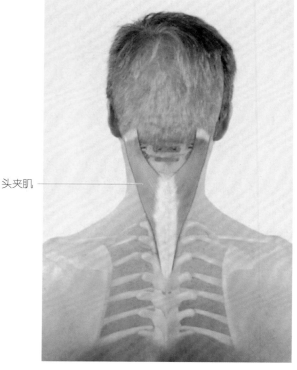

头夹肌

图 6-33

触诊头夹肌

体位：受检者仰卧。

1. 坐在受检者头边，两手掌向上放在其颈部下方。用手指尖扪及上胸椎和下颈椎的棘突。
2. 向外侧滑动手指至椎弓沟。
3. 在同侧沿着斜行的肌纤维朝乳突方向触诊。
4. 受检者轻轻抵抗抬头和转头，以确定该肌正确的位置。

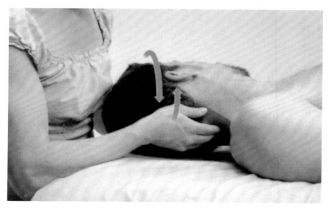

图 6-34

颈夹肌(Splenius Cervicis) ● Latin "**splenius**" *bandage* "**cervicis**" *neck*

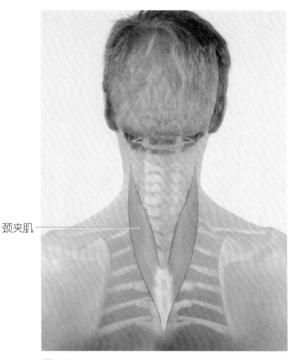

颈夹肌

图 6-35

触诊颈夹肌

体位:受检者仰卧。

1. 坐在受检者头侧,双手手心朝上置于颈部下面。用手指尖扣及第 3~6 胸椎棘突。
2. 手指向外侧滑动至椎弓沟。
3. 在同侧沿着斜行的肌纤维向颈椎横突扣及。
4. 受检者轻轻抵抗抬头和转头,以确定该肌正确的位置。

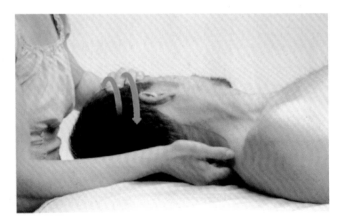

图 6-36

附着点

起点:第 3~6 胸椎(T_3~T_6)棘突
止点:第 2~3 颈椎(C_2~C_3)横突

功能

- 后伸头颈部(双侧收缩)
- 侧屈头颈部(单侧收缩)
- 头颈部旋向同侧(单侧收缩)

神经支配

- 颈神经后支

功能解剖

颈夹肌将上胸椎的棘突和上颈椎的横突联系起来。它的垂直、轻微斜行的纤维走向使其成为颈椎强有力的伸肌和较弱的回旋肌。颈夹肌与其后部的肩胛提肌(见第四章)和前部的斜角肌共同附着于颈椎横突。这三块肌之间合适的强度和柔韧性平衡,可使颈部的对线和功能最佳化。

颈夹肌是头夹肌的直接协同肌,但其旋转运动的杠杆作用要比走向更倾斜的头夹肌弱。它也位于头夹肌和肩胛提肌的浅表层。

半棘肌（Semispinalis） ● Latin "semi" half "spinalis" spinous process

附着点

起点：第 4~6 颈椎（C₄~C₆）关节突和第 7 颈椎至第 10
　　　胸椎（C₇~T₁₀）横突

止点：枕骨上下项线之间和第 2 颈椎至第 4 胸椎
　　　（C₂~T₄）棘突

功能

- 后伸头颈部（双侧收缩）
- 侧屈头颈部（单侧收缩）
- 使头颈部旋向该肌对侧（单侧收缩）

神经支配

- 颈椎和胸椎神经

功能解剖

　　半棘肌位于斜方肌的深面、枕下肌群的浅面。半
棘肌包括头半棘肌（附着于枕骨）、颈半棘肌（附着于
颈椎）和胸半棘肌（附着于胸椎）。每一节段的肌下方
附着于 5~6 个椎骨的横突，上方附着于棘突或枕骨
（头半棘肌）。半棘肌的垂直纤维使其成为头颈部强有
力的伸肌和弱的回旋肌。

　　枕下肌群的功能是维持头部定位，半棘肌的功能
是对抗重力的作用保持头部向上，是几种保持姿势肌
肉中的一种。半棘肌等张或者其与拮抗屈肌之间的力
量失衡，可压迫相应的枕神经，会在头后部引起疼痛。

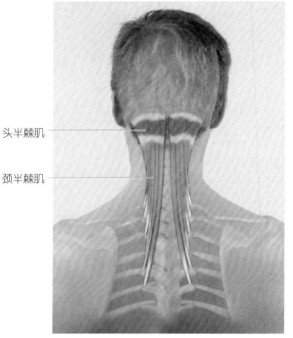

头半棘肌

颈半棘肌

图 6–37

触诊半棘肌

体位：受检者仰卧。

1. 坐在受检者头侧，双手手心朝上置于其头部下方。
   用手指尖扪及枕外隆凸。
2. 向下外侧滑动手指至枕下区和椎弓沟。
3. 当受检者端藏下颌使浅表结构放松时，可在椎弓沟
   内沿垂直肌纤维向下扪及。
4. 受检者轻轻抵抗抬头，以确定该肌正确的位置。

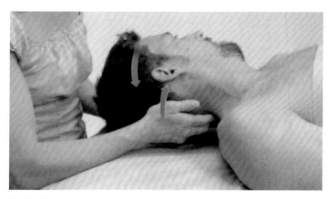

图 6–38

头后大直肌(Rectus Capitis Posterior Major)

Latin "**rectus**" *straight* "**capitis**" *head* "**posterior**" *toward the back* "**major**" *larger*

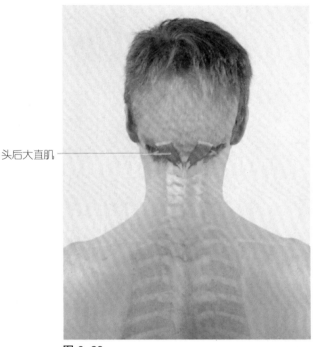

图 6-39

触诊头后大直肌

体位:受检者仰卧。

1. 坐在受检者头侧,双手手心朝上置于其头部下面。用手指尖扣及枕外隆凸。
2. 向下外侧滑动手指至枕下区和椎弓沟。
3. 当受检者端藏下颌使浅表结构放松时,使手指弯曲向上。
4. 受检者轻轻抬头,以确定该肌正确的位置。

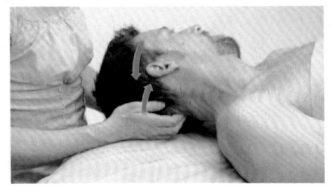

图 6-40

附着点

起点:枢椎(C_2)的棘突
止点:枕骨下项线的外侧部

功能

- 使头后伸(双侧收缩)
- 使头部转向同侧(单侧收缩)

神经支配

- 枕下神经

功能解剖

　　头后大直肌是组成枕骨下肌群的四块肌之一。其他 3 块肌为头后小直肌、头上斜肌和头下斜肌。这些肌共同维持颅和上颈椎之间的对线关系。一边行走一边观察路况时,头部的精细运动也源自枕骨下肌群。枕骨下肌群对运动中维持空间定位非常重要。

　　头后大直肌以斜形方式位于第 2 颈椎和枕骨之间。其主要功能是维持姿势和稳定寰枕关节及寰枢关节。同时也有助于维持上部椎管和枕骨大孔的对合关系。此部位的正确对合有利于血液和脑脊液(可缓冲保护和营养大脑及脊髓的液体)进出脑颅的流动。枕骨下肌群柔韧性和力量的失衡会导致头疼、认知障碍和疼痛。

头后小直肌（Rectus Capitis Posterior Minor）● Latin **"rectus"** *straight* **"capitis"** *head* **"posterior"** *toward the back* **"minor"* *smaller*

附着点
起点：寰椎（C₁）后弓结节
止点：枕骨下项线的内侧部

功能

• 使头后伸（双侧收缩）

神经支配

• 枕下神经

功能解剖

　　头后小直肌是组成枕骨下肌群的四块肌之一。这些肌共同维持颅和上颈椎之间的对线，并产生头部的精细运动。这些精细运动有助于在身体运动时保持身体的空间方位。

　　和头后大直肌一样，头后小直肌也呈斜形分布。然而它更靠内侧，伸展于第1颈椎和枕骨之间。像其他枕骨下肌一样，头后小直肌的主要功能是保持姿势并有助于稳定寰枕关节。

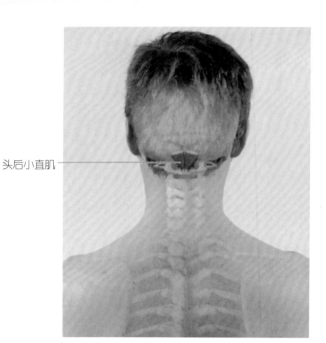

头后小直肌

图 6-41

触诊头后小直肌

体位：受检者仰卧。

1. 坐在受检者头侧，双手手心朝上置于其头部下面。用手指尖扪及枕外隆凸。
2. 向下外侧滑动手指至枕下区和椎板沟，即头后大直肌的稍内侧。
3. 当受检者收起下颌使浅表结构放松时，使手指弯曲向上。
4. 受检者轻微抬头，以确定该肌正确的位置。

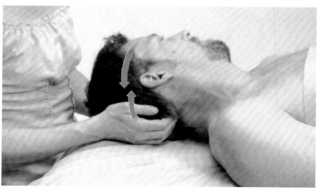

图 6-42

头上斜肌(Obliquus Capitis Superior) ● Latin "**obliquus**" *oblique* "**capitus**" *head* "**superior**" *higher*

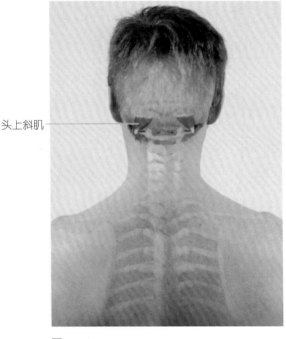

图 6-43

触诊头上斜肌

体位:受检者仰卧。

1. 坐在受检者头侧,双手手心朝上置于其头部下面。用手指尖扣及枕外隆凸。
2. 稍向后,手指向外侧滑动至乳突的中点处。
3. 当受检者端藏下颌使浅表结构放松时,使手指弯曲向上。
4. 受检者轻微抬头,以确定该肌正确的位置。

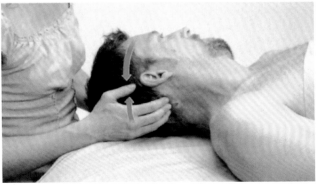

图 6-44

附着点

起点:寰椎(C_1)横突上面

止点:枕骨上下项线之间

功能

- 后伸头部(双侧收缩)
- 侧屈头部(单侧收缩)

神经支配

- 枕下神经

功能解剖

　　头上斜肌是组成枕骨下肌群的四块肌之一,这些肌共同维持颅和上颈椎的正确对线。该肌也产生对维持头部空间方位至关重要的精细运动。

　　头上斜肌比其他枕骨下肌走行更垂直。该肌纤维方向使它成为更有效的伸肌和侧屈肌部,而作为回旋肌则较弱。头上斜肌是枕骨下肌中位置最表浅的。头后大直肌(内侧)、头下斜肌(外下侧)和头上斜肌(外上侧)在颅底形成一个深部稳定的三角。

头下斜肌(Obliquus Capitis Inferior) ● Latin "obliquus" *oblique* "capitis" *head* "inferior" *higher*

附着点
起点:枢椎(C₂)棘突尖
止点:寰椎(C₁)横突的下后部

功能
• 朝同侧转动头部(单侧收缩)

神经支配
• 枕下神经

功能解剖

　　头下斜肌是组成枕骨下肌群的四块肌之一。这些肌共同维持颅和上颈椎的正确对线。这组肌也可产生对维持头部空间方位至关重要的精细运动。

　　与其他枕骨下肌不同,头下斜肌并不附着于枕骨。它将第2颈椎的棘突连结于第1颈椎的横突。头下斜肌的纤维走向呈扁平的斜角形,使其成为更有效的回旋肌。当C₁的横突被拉向C₂的棘突时,头颈部会转动(比如摇头说"不"时)。头后大直肌(内侧)、头下斜肌(下外侧)和头上斜肌(上外侧)在颅底形成一个深部稳定的三角。

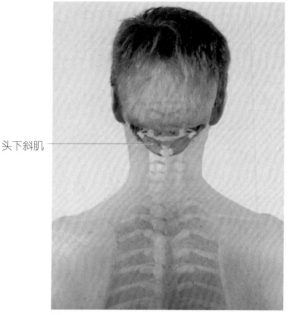

图 6-45

触诊头下斜肌

体位:受检者仰卧。

1. 坐在受检者头侧,双手手心朝上置于其头部下面。用手指尖扪及枕外隆凸。
2. 向下外侧滑动手指至枕下区和椎弓沟,慢慢移至头后大直肌的下方。
3. 当受检者收起下颌使浅表结构放松时,将手指弯曲向上。
4. 受检者轻轻转头,以确认该肌正确的位置。

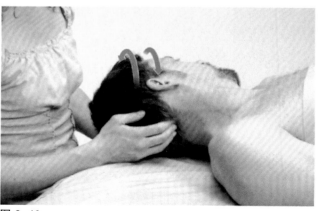

图 6-46

头前直肌（ Rectus Capitis Anterior ） ● Latin "**rectus**" *straight* "**capitis**" *head* "**anterior**" *toward the front*

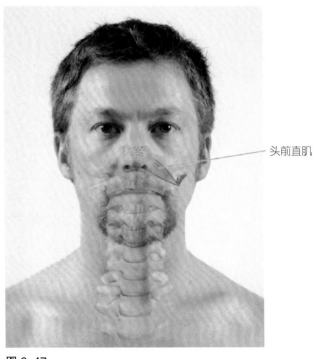

头前直肌

图 6–47

触诊头前直肌

　　头前直肌是深部的枕骨下肌,位置太深以至于不能扪及。

附着点
起点:寰椎(C_1)横突前面
止点:枕骨基底部下面

功能
- 前屈头颈部(双侧收缩)
- 头颈部转向同侧(单侧收缩)

神经支配
- 第 1、2 颈神经($C_1 \sim C_2$)

功能解剖

　　头前直肌是颈前部一块非常小的深层肌。它在枕骨下表面和寰椎横突之间倾斜走行。头前直肌的形态和功能类似于头后小直肌,但头前直肌的功能是前屈而不是伸展。头部的细微前屈,如向下看时,是由头前直肌参与完成的。

　　头前直肌也与枕骨下肌群共同稳定寰枕关节。寰椎椎孔和枕骨大孔之间的对线是由头前直肌和头后大直肌及头后小直肌的相互拮抗作用维持的。此部位的正确对合有利于血液和脑脊液(可缓冲保护和营养大脑和脊髓的液体)进出脑颅的流动。头前直肌和枕骨下肌群在柔韧性和强度上的失衡会导致头疼、认知障碍和疼痛。

头侧直肌(Rectus Capitis Lateralis) ● Latin"rectus" *straight* "capitis" *head* "lateralis" *toward the side*

附着点
起点：寰椎(C_1)的横突的上面
止点：枕骨颈静脉突的下面

功能
- 侧屈头颈部(单侧收缩)

神经支配
- 第 1、2 颈神经(C_1~C_2)

功能解剖

　　头侧直肌垂直走行于枕骨下面和寰椎横突之间。它的大小、走向和功能与枕骨下肌群中的头上斜肌相似。这些深层的小肌共同完成头部的精细侧屈运动。当竖耳倾听时，头侧直肌即可兴奋。说话或吃饭时，头外侧直肌也可固定头部使眼睛保持水平位。

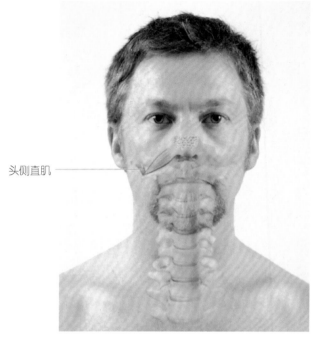

头侧直肌

图 6-48

触诊头侧直肌

体位：受检者仰卧。
1. 坐在受检者头侧，用手指尖扪及耳后的乳突。
2. 向下外侧滑动手指至寰椎的横突。
3. 弯曲手指向上部和深部扪及头侧直肌的垂直纤维。
　（注意：颞骨茎突是此区的一处脆弱结构，故不要扪及太深。）
4. 受检者轻轻抵抗侧屈，以确定该肌正确的位置。

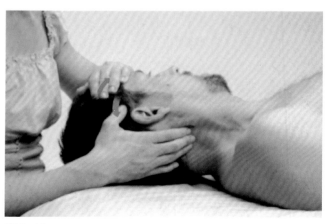

图 6-49

颞肌（Temporalis） ● Latin "**temporal**" *temple*

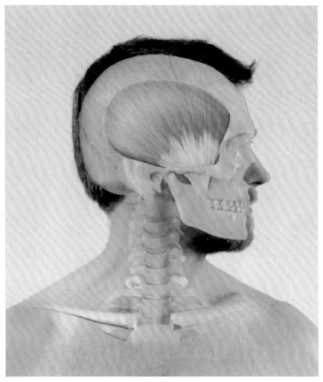

图 6-50

附着点
起点：颧骨、顶骨、蝶骨和额骨，颞窝和筋膜
止点：下颌骨冠突和下颌支前缘

功能
- 上提下颌骨
- 回缩下颌骨

神经支配
- 三叉神经

功能解剖

　　颞肌是一块覆盖颞区的宽阔扇形肌。它的纤维连结顶骨、颞骨和额骨，然后肌纤维集中走行于颧弓的深面，止于其稍前方的下颌骨冠突。这使颞肌在提起和回缩下颌骨中起到杠杆作用。

　　在咀嚼时颞肌与翼状肌和咬肌协同工作。这些肌的协同运动对操控咀嚼食物是非常必要的。

触诊颞肌

体位：受检者仰卧。

1. 坐在受检者头侧，用手指尖扪及颧弓的上缘。
2. 向上至颞区滑动手指，可扪及颞肌的纤维。
3. 沿颞肌的纤维方向，可扪及其在额骨、顶骨和颞骨表面的扇形分布。
4. 受检者轻轻张口和闭口和（或）咬紧下颌，以确定正确的位置。

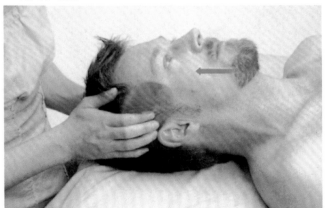

图 6-51

咬肌 (Masseter) ● Greek "**masseter**" *masticator*

附着点
起点：颧弓
止点：下颌骨的冠突侧面，下颌支和下颌角

功能
• 上提下颌骨

神经支配
• 三叉神经

功能解剖

　　咬肌是一块延伸在颧弓和下颌骨之间的强大肌，有浅、深两部分。咬肌各部的作用相反：浅部向前拉下颌骨，使其前伸；而深部则向后拉下颌骨，使其后缩。

　　需要强调的是，咬肌是人体中最有力的肌，咬力和咀嚼力大多是由它产生的。翼内肌、翼外肌和颞肌也参与这一复杂的动作。

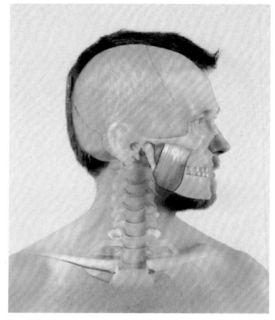

图 6–52

触诊咬肌

体位：受检者仰卧。
1. 坐在受检者头侧，用手指尖扪及颧弓的下缘。
2. 向下滑动手指至下颌角，可扪及咬肌纤维。（注意：触诊时要仔细感觉咬肌的纤维，以便避开位于此区的面神经和腮腺。）
3. 顺着咬肌的纤维扪及其在下颌骨下缘的止点。
4. 受检者轻轻张口和闭口和（或）咬紧下颌，以确认该肌正确的位置。

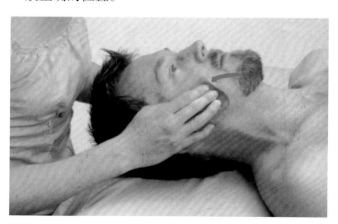

图 6–53

翼内肌（Medial Pterygoid）　○ Greek "**medialis**" *middle* "**pteryx**" *wing* "**eidos**" *resemblance*

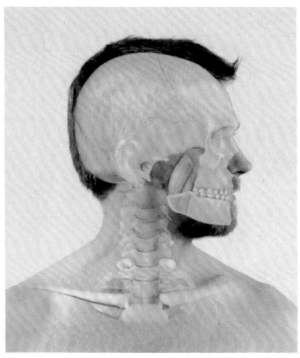

图 6-54

触诊翼内肌

体位：受检者仰卧。

1. 坐在受检者头侧，用手指尖扪及下颌角内面。
2. 手指向深处钩住下颌骨内面。
3. 顺着翼内肌的斜行纤维向内侧扪及蝶骨。
4. 让受检者咬紧牙，抬高下颌骨，以确认该肌正确的位置。

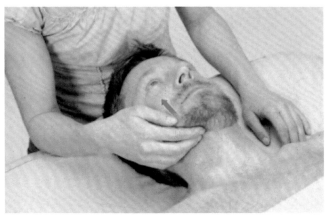

图 6-55

附着点

起点：蝶骨的翼突、腭骨和上颌结节

止点：下颌角和下颌支的内面

功能

- 上提下颌骨（双侧收缩）
- 前伸下颌骨（双侧收缩）
- 向对侧移动下颌骨（单侧收缩）

神经支配

- 三叉神经

功能解剖

　　翼内肌是移动下颌骨的多块肌之一，位于咬肌和颞肌的深面，翼外肌（拮抗肌）的内侧。翼内肌起自连结蝶骨、上颌骨和腭骨，止于下颌骨的内面。收缩时，可协助外侧的咬肌上提下颌骨。

　　咀嚼时，翼内肌与翼外肌、咬肌和颞肌协同作用。它们产生的前伸、后缩和侧向运动，对研磨牙齿间的食物和在口腔内移动食物是必不可少的。

翼外肌 (Lateral Pterygoid) ● Greek "lateralis" side "pteryx" wing "eidos" resemblance

附着点
起点:蝶骨大翼和颞下嵴的外侧面
止点:下颌髁突前部和关节盘

作用
- 下降下颌骨(双侧收缩)
- 前伸下颌骨(双侧收缩)
- 侧移下颌骨(单侧收缩)

神经支配
- 三叉神经

功能解剖

    翼外肌是移动下颌骨的多块肌之一,位于咬肌和颞肌的深面,翼内肌(拮抗肌)的外侧。翼外肌连结蝶骨与下颌骨颈部相连结,并直接连于颞下颌关节的关节囊和关节盘。颞下颌关节借助关节盘来维持其滑动时的关节对位。在颞下颌关节的复杂运动中,如咀嚼和说话,翼外肌有助于定位关节盘。

    在咀嚼中翼外肌和翼内肌、咬肌及颞肌协同动作。它们产生的前伸、后缩和侧移,对研磨牙齿间的食物和在口腔内移动食物是必不可少的。

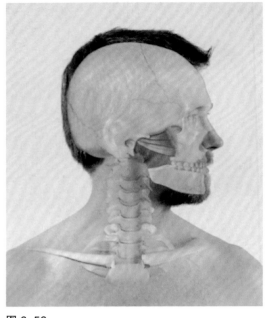

图 6-56

触诊翼外肌

体位:受检者仰卧。
1. 坐在受检者头侧,用指尖扪及颧弓的下面。(注意:此区内有三叉神经的下颌支。为避免引起不舒适或损伤此神经,触诊时嘱咐受检者放松下颌。)
2. 在下颌髁突和冠突之间向稍下方滑动手指至翼外肌的水平纤维。
3. 让受检者轻轻地侧向移动下颌,以确认该肌正确的位置。

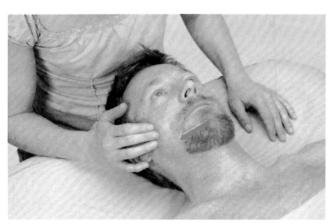

图 6-57

▶ 协同肌与拮抗肌：头部和颈部

头颈部运动		涉及的肌	头颈部运动		涉及的肌
前屈	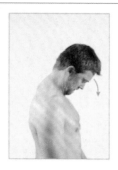	胸锁乳突肌 颈阔肌 颈长肌 头长肌 斜角肌(前方纤维) 头前直肌	后伸	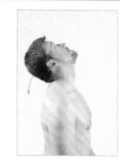	胸锁乳突肌(仅上颈部) 头夹肌 颈夹肌 半棘肌 头后大直肌 头后小直肌 头上斜肌 肩胛提肌(见第四章) 斜方肌(见第四章) 回旋肌(见第七章) 多裂肌(见第七章) 棘间肌(见第七章) 髂肋肌(见第七章) 最长肌(见第七章) 棘肌(见第七章)
右侧屈	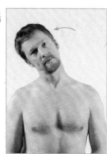	右胸锁乳突肌 右斜角肌 右颈长肌 右颈夹肌 右头夹肌 右半棘肌 右头上斜肌 右头外直肌 右肩胛提肌(见第四章) 右斜方肌(见第四章) 右横突间肌(见第七章) 右最长肌(见第七章)	左侧屈	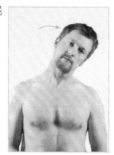	左胸锁乳突肌 左斜角肌 左颈长肌 左颈夹肌 左头夹肌 左半棘肌 左头上斜肌 左头外直肌 左肩胛提肌(见第四章) 左斜方肌(见第四章) 左横突间肌(见第七章) 左最长肌(见第七章)
右旋	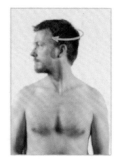	左胸锁乳突肌 左斜角肌 右颈长肌 右头长肌 右头夹肌 右颈夹肌 左半棘肌 右头后大直肌 右头下斜肌 右头前直肌 右肩胛提肌(见第四章) 左斜方肌(见第四章) 左回旋肌(见第七章) 左多裂肌(见第七章) 左半棘肌(见第七章)	左旋	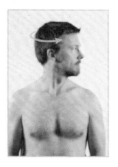	右胸锁乳突肌 右斜角肌 左颈长肌 左头长肌 左头夹肌 左颈夹肌 右半棘肌 左头后大直肌 左头下斜肌 左头前直肌 左肩胛提肌(见第四章) 右斜方肌(见第四章) 右回旋肌(见第七章) 右多裂肌(见第七章) 右半棘肌(见第七章)

▶ 协同肌与拮抗肌：下颌

下颌运动		涉及的肌	下颌运动		涉及的肌
上提		颞肌 咬肌 翼内肌	下降	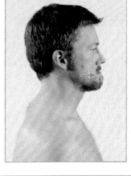	舌骨上肌群 二腹肌 翼外肌
后缩		颞肌	前伸	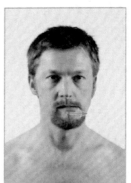	翼内肌 翼外肌
右侧移	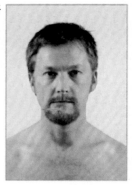	右侧翼内肌 右侧翼外肌	左侧移		左侧翼内肌 左侧翼外肌

▶ 日常行为中的运动类型

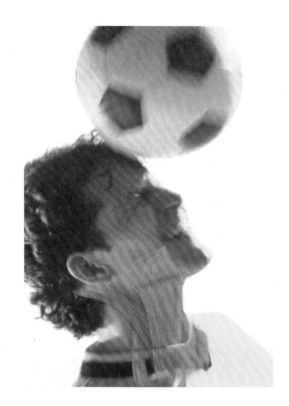

顶球：足球是一项要求头颈部能完成强有力向前运动的体育项目。深部肌（如头前直肌、头长肌和颈长肌）能使前额屈曲和稳定脊柱。颈前部的浅层肌（如前斜角肌、胸锁乳突肌和颈阔肌）均能促使这种运动的产生。

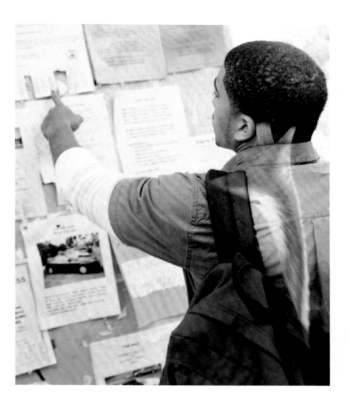

仰望：颈后部的深层肌、中间肌和浅表肌协同运动使我们能够仰望。深层肌（如枕骨下肌群）可使头后伸，而中间半棘肌和夹肌可使颈部后弯并稳定脊椎。浅层肌（如肩胛提肌和斜方肌）则连结头部和肩部。

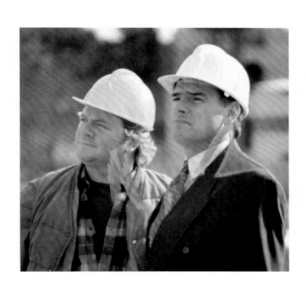

倾听：头轻轻偏向一侧使颈前和颈后的多块肌收缩。在半棘肌、夹肌、颈长肌、斜角肌、胸锁乳突肌和斜方肌使头和颈产生大范围运动时，深部小的头外侧直肌和头上斜肌可使头部倾斜。

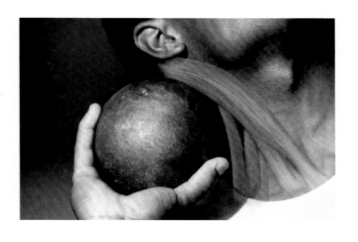

转头：游泳中换气时，转头看肩膀是一个重要的运动。深部的枕骨下肌群有助于头部转动，而半棘肌和夹肌则支配颈部的转动。斜角肌、肩胛提肌、胸锁乳突肌和斜方肌在运动时将头颈部稳定在胸廓和肩胛带上，使头部抬离这些稳定结构。

总结

- 脑颅由 8 块骨(成对的顶骨和颞骨,单块的额骨、枕骨、蝶骨和筛骨)借助骨缝连结在一起。
- 颅还包括 12 块面颅骨(成对的泪骨、鼻骨、上颌骨、颧骨和腭骨,单块的犁骨和下颌骨),对呼吸和消化道的开口有保护作用。
- 7 块椎骨组成的颈椎可容许头颈部滑动并保护脊髓。
- 第 1、2 颈椎形状独特,可使头颈部转动。
- 头颈部有一些特殊结构,包括腮腺、甲状腺、唾液腺、气管、颈部淋巴结以及几条大动脉、静脉和神经。
- 头颈部的大、小肌多层次排列及共同作用可产生多种精细和有力的运动。
- 一些肌附着于颌下舌骨,有助于咀嚼和吞咽。
- 几块小的枕骨下肌用于维持颅和脊柱之间的精准对合。
- 下颌骨与颅骨在颞下颌关节处相连。颞下颌关节的运动对交谈、进食和表情是必不可少的。
- 头、颈部的肌协同动作,可使头部屈伸、转动,从而能对周围的世界进行观察。

复习

问题的答案见附录 A。

一、多选题

1. 颈后三角的内侧缘由哪块肌组成:
   A. 胸锁乳突肌
   B. 锁骨
   C. 斜方肌
   D. 下颌骨

2. 连结枕骨和第 7 颈椎棘突并成为肌肉的一个坚固附着点的韧带是:
   A. 前纵韧带
   B. 横韧带
   C. 项韧带
   D. 黄韧带

3. 脑颅骨之间的连结是:
   A. 自由活动性
   B. 不可动性
   C. 微动性
   D. 滑动性

4. 两块顶骨和枕骨的交叉点是:
   A. 枕外隆凸
   B. 矢状缝
   C. 冠状缝
   D. 人字缝

5. 使枢椎齿突与寰椎前弓前面紧密相连的韧带是:
   A. 覆膜
   B. 横韧带
   C. 齿突尖韧带
   D. 项韧带

6. U 形的钩椎关节是由哪两个结构组成的:
   A. 椎体
   B. 棘突
   C. 横突
   D. 关节面

7. 控制咀嚼和吞咽运动的三叉神经分支是:
   A. 上颌支
   B. 下颌支
   C. 眼支
   D. 都不是

8. 颈椎的横突孔有何结构穿过:
   A. 颈动脉
   B. 颈静脉
   C. 椎动脉和椎静脉
   D. 脊髓

9. 脊柱唯一的枢轴关节位于:
   A. 第 6 和第 7 颈椎之间
   B. 第 1 和第 2 颈椎之间
   C. 寰椎和枢椎之间
   D. B 和 C 都是对的

10. 颈椎的椎孔容纳何种结构:
    A. 颈动脉
    B. 颈静脉
    C. 椎动脉
    D. 脊髓

二、配伍题

下面列出的是不同肌的附着部位,请与其相应的肌搭配。

11. _____	第 2~6 颈椎的前面。	A. 颈夹肌
12. _____	蝶骨大翼外侧面和蝶骨颞下嵴。	B. 半棘肌
13. _____	枕骨上下项线和第 2 颈椎至第 4 胸椎的棘突之间。	C. 颞肌
14. _____	项韧带和第 7 颈椎至第 3 胸椎棘突。	D. 颈长肌
15. _____	第 2、3 颈椎横突的后结节。	E. 头夹肌
16. _____	第 2 颈椎后弓的结节。	F. 头外侧直肌
17. _____	第 1 肋和第 2 肋。	G. 舌骨上肌群
18. _____	下颌骨下面和颞骨茎突。	H. 翼外肌
19. _____	第 2 颈椎横突的上面。	I. 头后小直肌
20. _____	下颌骨冠突和下颌支前缘。	J. 斜角肌

下面列出了不同肌肉功能。请找出与其功能匹配的肌。答案可不止一个。

21. _____	前屈头颈部	A. 胸锁乳突肌
22. _____	后伸头颈部	B. 翼外肌
23. _____	侧屈头颈部	C. 头夹肌
24. _____	向同侧转动头颈部	D. 头长肌
25. _____	向对侧转动头颈部	E. 颞肌
26. _____	上提下颌骨	F. 翼内肌
27. _____	降低下颌骨	G. 头外侧直肌
28. _____	后缩下颌骨	H. 二腹肌
29. _____	下颌骨前伸	I. 斜角肌
30. _____	下颌骨侧移	J. 头上斜肌

三、简答题

31. 简要描述寰椎和枢椎与其他颈椎有何不同?组成的关节可产生哪些运动。

32. 简要描述哪些结构穿过颈椎,为什么颅和颈椎之间精准的对合非常重要?

33. 作一简表,列出使头颈部向同侧转动和向双侧转动的两组肌。每个表有哪些是共用肌?

试一试

学习活动:找一位同伴,和他或她一起完成"日常行为中的运动类型"的一种动作。找出完成这种技能的颈部特殊运动。将它们写下来。利用协同肌表,找出哪些肌协同动作产生这一运动。确认这些动作的次序正确无误。能否发现哪些肌可稳定或调控关节,以及哪些肌有助于这种运动的产生。

建议:交换伙伴,从"日常行为中的运动类型"中展示的不同技能。重复上述步骤。进一步证实你的观察结果与本书所附 CD 上的描述一致。为了进一步加深理解,利用"日常行为中的运动类型"未列出的技能来完成这一动作。

(孔艳 罗涛 汪华侨 译)

推荐读物

Chek P. Corrective postural training and the massage therapist. *Massage Therapy Journal*. 1995;34(3):83.

Falla D, Jull G, Russell T, et al. Effect of neck exercise on sitting posture in patients with chronic neck pain. *Physical Therapy*. 2007;87:408–417.

Mansell J, Tierney RT, Sitler MR, et al. Resistance training and head-neck segment dynamic stabilization in male and female collegiate soccer players. *J Athl Train*. 2005;40(4):310–319.

Muscolino J. The effects of postural distortion. *J Massage Ther*. 2006;45(2):167.

Passero PL, Wyman BS, Bell JW, et al. Temporomandibular joint dysfunction syndrome: a clinical report. *Physical Therapy*. 1985;65:1203–1207.

第七章

躯 干

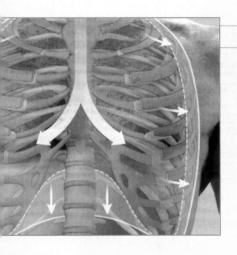

学习目标

通过这一章节内容的学习,能够:

- 辨别躯干的主要结构,包括骨、关节、特殊结构及浅层、深层肌。
- 辨别脊柱的生理弯曲,包括颈曲、胸曲、腰曲和骶曲。
- 标记并触诊躯干的主要体表标志。
- 画出、标记、触诊和诱发躯干部浅层和深层肌。
- 辨认躯干各肌的附着点及神经支配。
- 辨别并演示躯干各肌的所有运动类型。
- 演示躯干的抵抗活动范围。
- 描述每块肌的特有功能解剖及其相互关系。
- 识别参与躯干每种运动(屈、伸等)的协同肌和拮抗肌。
- 识别参与呼吸的躯干肌及其在吸气和呼气中的功能。
- 辨认完成躯干下列 4 种协调运动,如推、举、弯和扭的肌肉。

▌概述

躯干包括胸、腹和盆部。躯干由胸廓、脊柱和骨盆的最上部组成。这些骨性结构保护着胸部和腹部器官(主要是心脏、肺、脾和脊髓),并为复杂的肌网络提供附着点。强大的腹肌层保护着腹部器官。

躯干通常被认为是人体的中心部位。很多运动都发生在躯干。下肢产生的力量也必须经过躯干的传递才能传到上肢。这种类型的运动传递可见于投掷和推举。

当躯干的所有结构都健康、平衡及功能正常时,躯干便是一个强有力的动力结构,使身体能弯曲、扭转、直立并能产生有力的全身运动。但是,发育不完善、对线不良和使用不当很容易破坏这种功能平衡。了解每块肌的功能及其与其他结构的关系,有助于防止发生病变,提高每日的生活质量,使我们的日常活动和体育运动处于最佳状态。

▶ 躯干的表面解剖

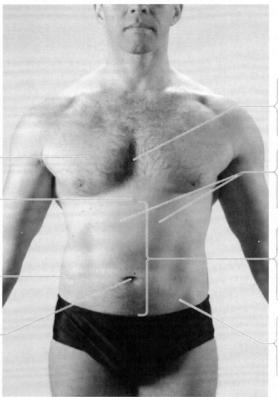

胸大肌位于躯干的前上部,参与肩部运动

剑突是胸骨下端微小的菱形骨

许多肌附着于厚实的髂骨上缘,即髂嵴。它是躯干最下方的外侧部

脐也称肚脐

扁平垂直的胸骨是左、右胸大肌之间的一处凹陷

腹直肌是一对腹部浅表肌,从胸廓前部中线延伸至耻骨区

腹白线垂直分割腹直肌纤维,它由剑突延伸至耻骨,是躯干前方中线的标志

成斜角的腹股沟韧带是腹外斜肌腱膜的下缘

图 7-1A　前面观。

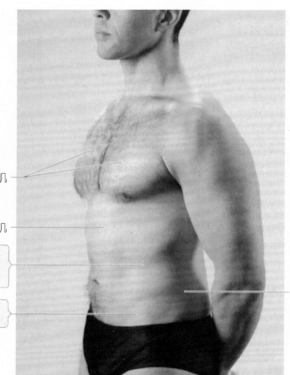

胸大肌

腹直肌

腹外斜肌位于躯干外侧,前方止于一条宽阔的腱膜

髂前上棘是髂嵴的粗钝前端

髂嵴

图 7-1B　前外侧面观。

◗ 躯干的表面解剖

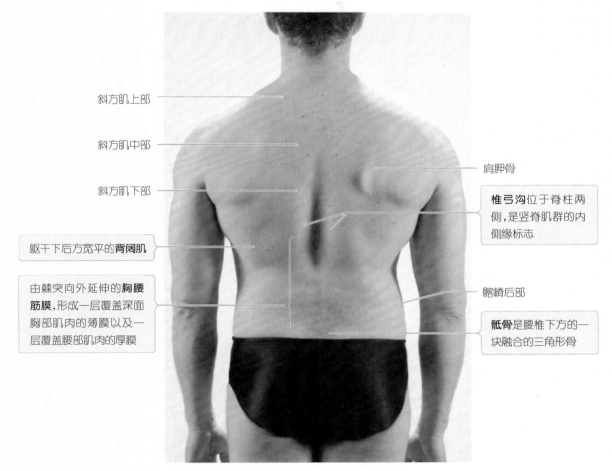

斜方肌上部

斜方肌中部

斜方肌下部

躯干下后方宽平的**背阔肌**

由棘突向外延伸的**胸腰筋膜**,形成一层覆盖深面胸部肌肉的薄膜以及一层覆盖腰部肌肉的厚膜

肩胛骨

椎弓沟位于脊柱两侧,是竖脊肌群的内侧缘标志

髂嵴后部

骶骨是腰椎下方的一块融合的三角形骨

图 7-1C　后面观。

▶ 躯干的骨性结构

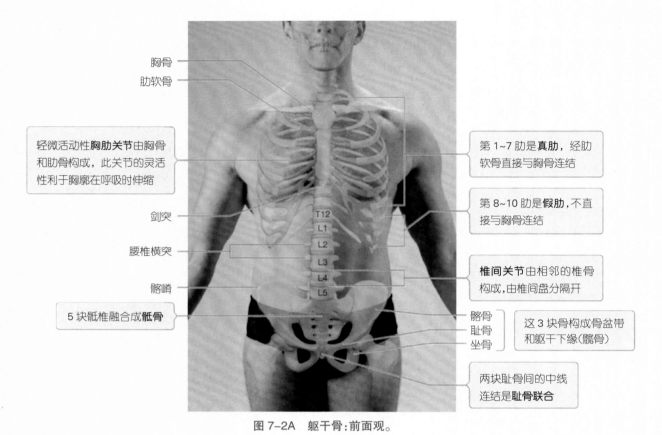

胸骨

肋软骨

轻微活动性**胸肋关节**由胸骨和肋骨构成，此关节的灵活性利于胸廓在呼吸时伸缩

剑突

腰椎横突

髂嵴

5块骶椎融合成**骶骨**

第1~7肋是**真肋**，经肋软骨直接与胸骨连结

第8~10肋是**假肋**，不直接与胸骨连结

椎间关节由相邻的椎骨构成，由椎间盘分隔开

髂骨
耻骨
坐骨

这3块骨构成骨盆带和躯干下缘（髋骨）

两块耻骨间的中线连结是**耻骨联合**

图 7-2A   躯干骨：前面观。

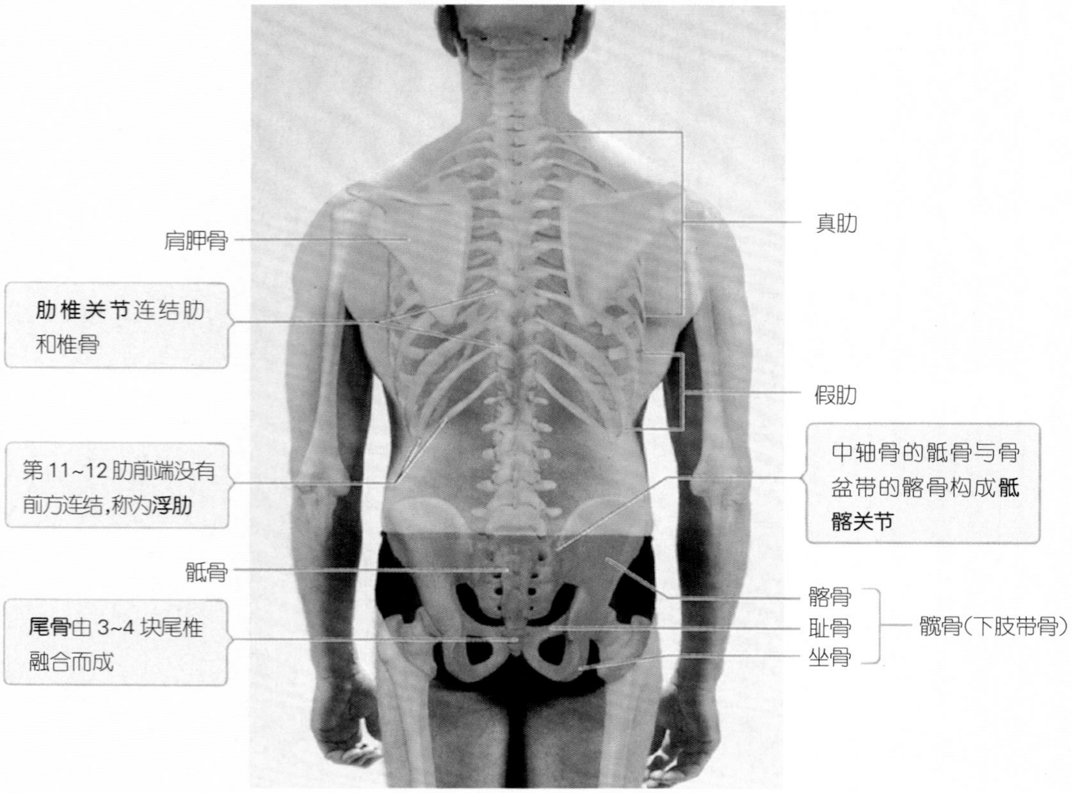

肩胛骨

肋椎关节连结肋和椎骨

第11~12肋前端没有前方连结，称为**浮肋**

骶骨

尾骨由3~4块尾椎融合而成

真肋

假肋

中轴骨的骶骨与骨盆带的髂骨构成**骶髂关节**

髂骨
耻骨   髋骨（下肢带骨）
坐骨

图 7-2B   躯干骨：后面观。

▶ 躯干的骨性结构

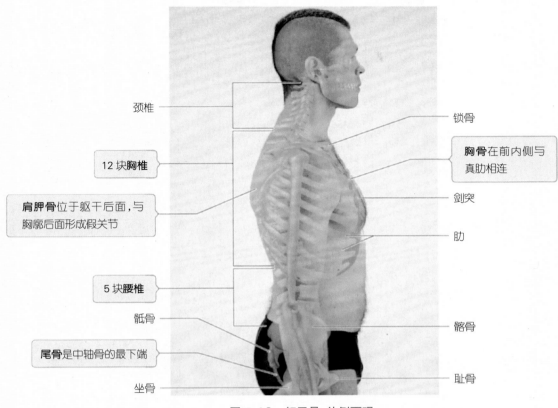

颈椎

12 块胸椎

肩胛骨位于躯干后面，与胸廓后面形成假关节

5 块腰椎

骶骨

尾骨是中轴骨的最下端

坐骨

锁骨

胸骨在前内侧与真肋相连

剑突

肋

髂骨

耻骨

图 7-2C 躯干骨：外侧面观。

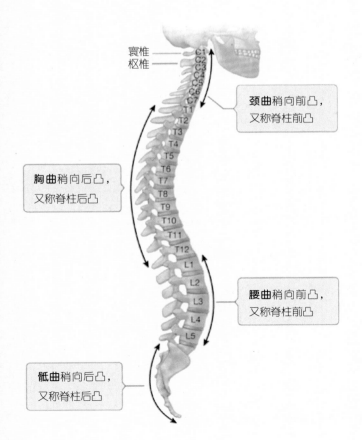

寰椎
枢椎

颈曲稍向前凸，又称脊柱前凸

胸曲稍向后凸，又称脊柱后凸

腰曲稍向前凸，又称脊柱前凸

骶曲稍向后凸，又称脊柱后凸

图 7-2D 脊柱弯曲：侧面观。图中可见脊柱的正常生理弯曲。这些生理弯曲能维持身体直立和缓冲震动。生理弯曲能保护和缓冲负重活动时对中轴结构的冲击，如举重或行走。应注意从上至下椎骨体积逐渐增大以承受较大重量。

▶ 躯干的骨性结构

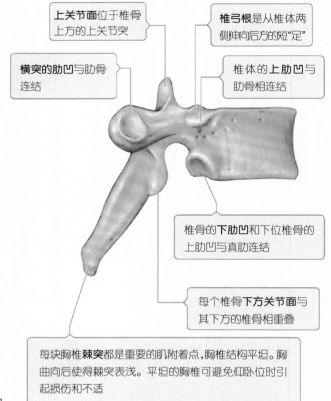

上关节面位于椎骨上方的上关节突

横突的肋凹与肋骨连结

椎弓根是从椎体两侧伸向后方的短"足"

椎体的上肋凹与肋骨相连结

椎骨的下肋凹和下位椎骨的上肋凹与真肋连结

每个椎骨下方关节面与其下方的椎骨相重叠

每块胸椎棘突都是重要的肌附着点,胸椎结构平坦。胸曲向后使得棘突表浅。平坦的胸椎可避免仰卧位时引起损伤和不适

图 7-2E　胸椎:侧面观。

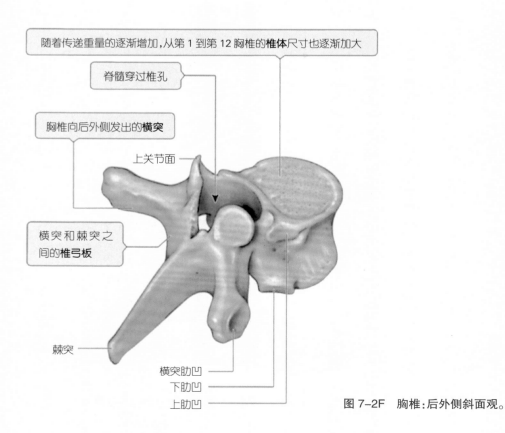

随着传递重量的逐渐增加,从第 1 到第 12 胸椎的椎体尺寸也逐渐加大

脊髓穿过椎孔

胸椎向后外侧发出的横突

上关节面

横突和棘突之间的椎弓板

棘突

横突肋凹

下肋凹

上肋凹

图 7-2F　胸椎:后外侧斜面观。

▶ 躯干的骨性结构

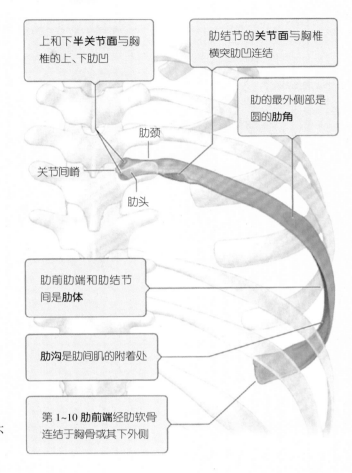

上和下**半关节面**与胸椎的上、下肋凹

肋结节的**关节面**与胸椎横突肋凹连结

肋的最外侧部是圆的**肋角**

肋颈

关节间嵴

肋头

肋前肋端和肋结节间是**肋体**

肋沟是肋间肌的附着处

第1~10**肋前端**经肋软骨连结于胸骨或其下外侧

图7-2G 典型的**肋骨特征**。每块肋骨大小都不一样,但都有一些共同的特征。

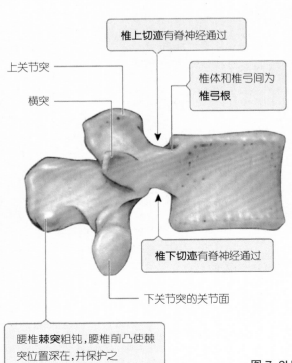

椎上切迹有脊神经通过

上关节突

横突

椎体和椎弓间为**椎弓根**

椎下切迹有脊神经通过

下关节突的关节面

腰椎**棘突**粗钝,腰椎前凸使棘突位置深在,并保护之

图7-2H 腰椎:侧面观。

▶ 躯干的骨性结构

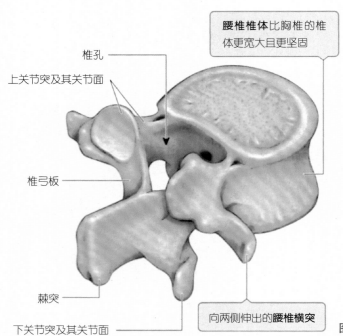

椎孔

上关节突及其关节面

腰椎椎体比胸椎的椎体更宽大且更坚固

椎弓板

棘突

下关节突及其关节面

向两侧伸出的腰椎横突

图 7-2I　腰椎：后外侧斜面观。

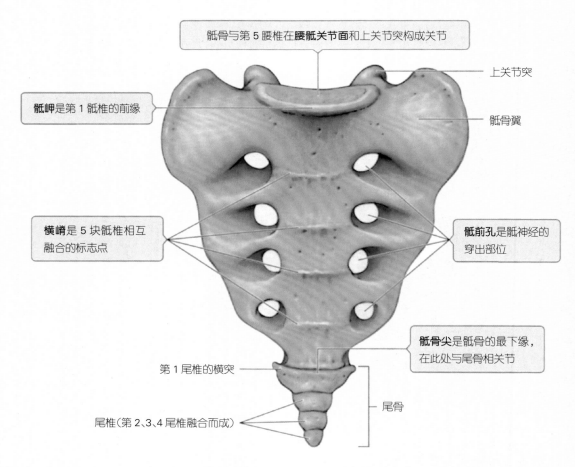

骶骨与第 5 腰椎在腰骶关节面和上关节突构成关节

上关节突

骶岬是第 1 骶椎的前缘

骶骨翼

横嵴是 5 块骶椎相互融合的标志点

骶前孔是骶神经的穿出部位

骶骨尖是骶骨的最下缘，在此处与尾骨相关节

第 1 尾椎的横突

尾骨

尾椎（第 2、3、4 尾椎融合而成）

图 7-2J　骶骨：前面观。骶骨的前面或盆面呈凹形。

▶ 躯干的骨性结构

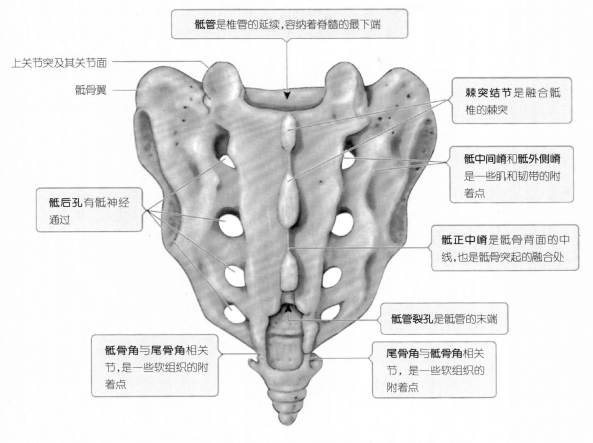

骶管是椎管的延续,容纳着脊髓的最下端

上关节突及其关节面

骶骨翼

棘突结节是融合骶椎的棘突

骶中间嵴和骶外侧嵴是一些肌和韧带的附着点

骶后孔有骶神经通过

骶正中嵴是骶骨背面的中线,也是骶骨突起的融合处

骶管裂孔是骶管的末端

骶骨角与**尾骨角**相关节,是一些软组织的附着点

尾骨角与**骶骨角**相关节,是一些软组织的附着点

图 7-2K 骶骨:后面观。骶骨的后侧面或背侧面呈凸形。

▶ 躯干的骨性标志

触诊肋骨前部

体位：受检者仰卧。
1. 用指腹扪及胸骨。
2. 向外侧滑动手指至肋前表面。

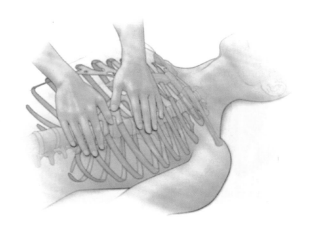

图 7-3A　前肋骨。

触诊胸骨剑突

体位：受检者仰卧。
1. 用指尖扪及胸廓前部下缘。
2. 沿着下缘向内侧滑动至菱形的剑突。

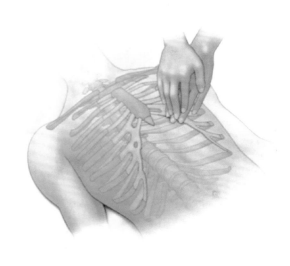

图 7-3B　胸骨剑突。

触诊髂嵴

体位：受检者仰卧。
1. 手掌扪及受检者躯干外侧面。
2. 向下滑动直至手掌尺侧触到髂嵴宽阔圆钝的横线。

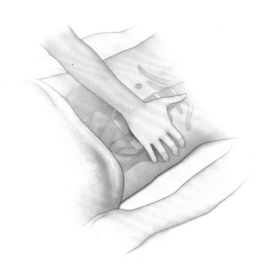

图 7-3C　髂嵴。

触诊耻骨

体位：受检者仰卧。
1. 将手掌放在受检者脐与骨盆之间的腹前壁。
2. 手掌向下滑动直至手掌尺侧触及水平位的耻骨嵴。

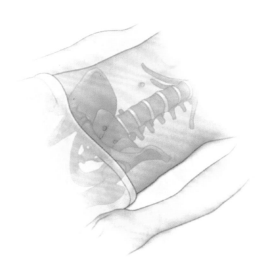

图 7-3D　耻骨。

触诊肋骨后部

体位:受检者俯卧。

1. 指腹扪及胸后部正中线上。
2. 向外侧滑动手指扪及肋骨后表面。

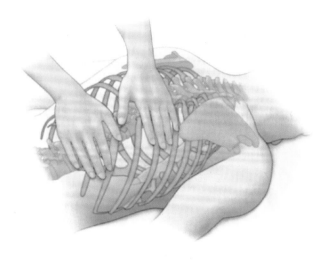

图 7-3E 肋骨后部。

触诊椎弓沟

体位:受检者俯卧。

1. 手指扪及棘突。
2. 稍向外侧深部滑动手指,扪及横突与棘突之间的凹陷。

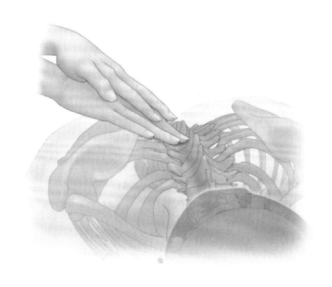

图 7-3G 椎弓沟。

触诊棘突

体位:受检者俯卧。

1. 指腹扪及躯干后正中线。
2. 向深部扪及胸椎纵向延长的棘突或腰椎的圆钝棘突。

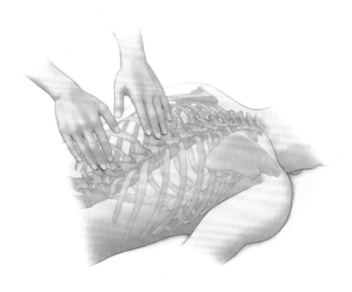

图 7-3F 棘突。

触诊第 12 肋

体位:受检者俯卧。

1. 指腹扪及髂骨后面与胸廓之间的间隙。
2. 向上滑动手指,扪及靠近脊柱短缩的第 12 肋。

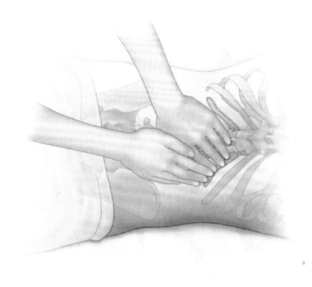

图 7-3H 第 12 肋骨。

触诊横突

体位：受检者侧卧。

1. 指尖扪及棘突。
2. 向外侧深部滑动手指，通过椎弓沟后扪及向外侧突出的横突。

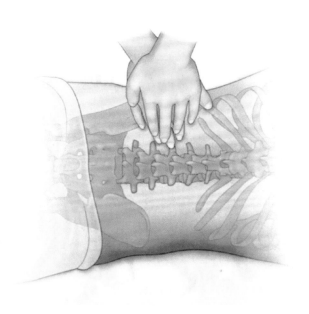

图 7-3I　横突。

触诊髂后上棘

体位：受检者侧卧。

1. 指尖扪及髂嵴。
2. 沿髂嵴向后滑动到髂后上棘，即骶骨正外侧最明显的突出部。

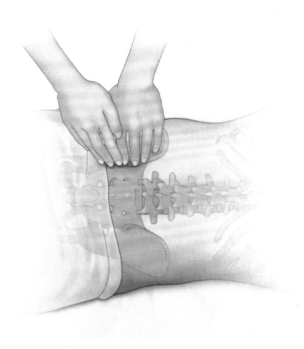

图 7-3J　髂后上棘。

触诊骶骨棘突结节

体位:受检者俯卧。

1. 指腹扪及腰椎棘突。
2. 在左、右髂骨间向下触摸至骶骨背面,向下即可扪及起伏不平的骶骨棘突结节。

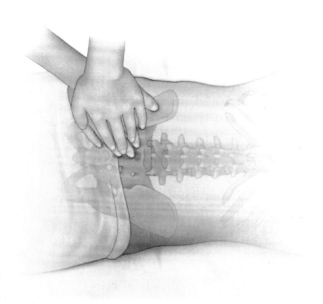

图 7-3K　骶骨棘突结节。

触诊骶嵴

体位:受检者俯卧。

1. 指尖扪及骶骨背面。
2. 向外侧滑动手指,可扪及垂直的中间嵴和外侧嵴。

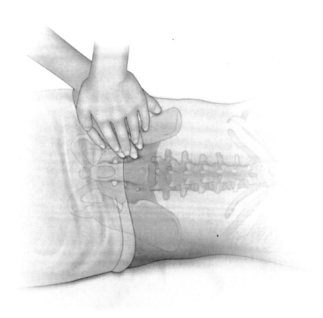

图 7-3L　骶嵴。

▶ 肌的附着点

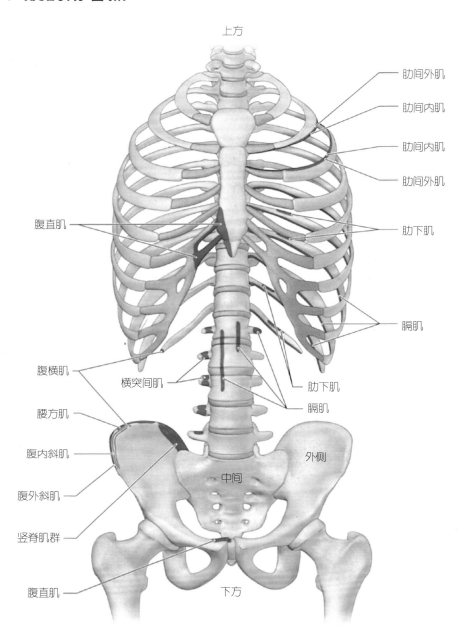

上方

肋间外肌

肋间内肌

肋间内肌

肋间外肌

肋下肌

腹直肌

膈肌

腹横肌

横突间肌

肋下肌

膈肌

腰方肌

腹内斜肌

外侧

中间

腹外斜肌

竖脊肌群

腹直肌

下方

图 7-4A　躯干肌的附着点：前面观。

▶ 肌的附着点

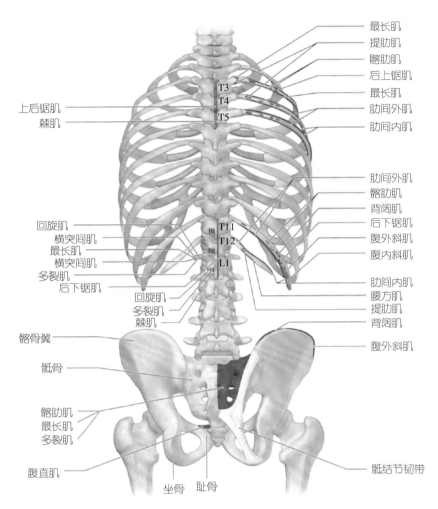

图 7-4B　躯干肌的附着点：后面观。

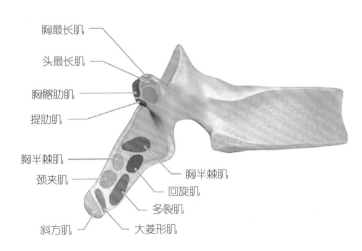

图 7-4C　肌附着点：胸椎。典型胸椎后外侧图清晰示出椎骨各肌间的复杂关系。深部的、中间的、表浅的各肌都附着于棘突和横突。躯体完成精细有力运动时，这些肌协调维持椎骨的对线。

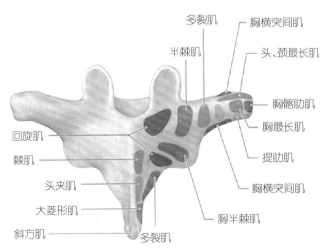

图 7-4D

▶ 躯干的韧带

黄韧带是连结相邻椎弓根前面的连续韧带。该韧带限制脊柱屈曲并协助脊柱恢复到正常位置

横突间韧带连结相邻横突并限制脊柱侧屈

前纵韧带沿椎体前面,由颈部垂直下行至骶部

后纵韧带是一条狭窄的垂直走行韧带,附着于椎间盘,也可参见图 7-5B 和 C

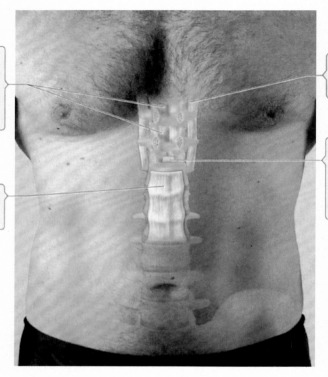

图 7-5A 躯干韧带:前面观。几条大的韧带连结椎体的前表面。

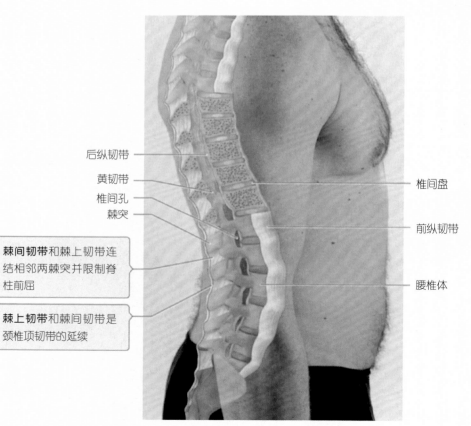

后纵韧带

黄韧带

椎间孔

棘突

棘间韧带和棘上韧带连结相邻两棘突并限制脊柱前屈

棘上韧带和棘间韧带是颈椎项韧带的延续

椎间盘

前纵韧带

腰椎体

图 7-5B 躯干韧带:侧面观。

▶ 躯干的韧带

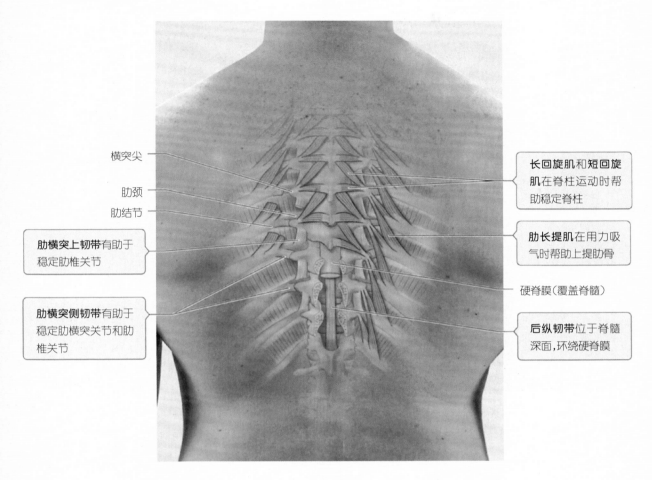

横突尖

肋颈

肋结节

肋横突上韧带有助于
稳定肋椎关节

肋横突侧韧带有助于
稳定肋横突关节和肋
椎关节

**长回旋肌和短回旋
肌**在脊柱运动时帮
助稳定脊柱

肋长提肌在用力吸
气时帮助上提肋骨

硬脊膜(覆盖脊髓)

后纵韧带位于脊髓
深面,环绕硬脊膜

图 7-5C 躯干韧带:后面观。胸椎特有的韧带有助于稳定肋椎关节。

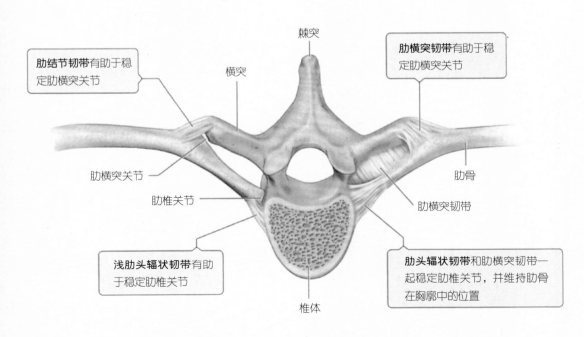

棘突

肋结节韧带有助于稳
定肋横突关节

横突

肋横突韧带有助于稳
定肋横突关节

肋横突关节

肋椎关节

肋骨

肋横突韧带

浅肋头辐状韧带有助
于稳定肋椎关节

椎体

肋头辐状韧带和**肋横
突韧带**一起稳定肋椎关
节,并维持肋骨在胸廓中的位置

图 7-5D 躯干韧带:上面观。此图示出稳定肋横突关节和肋椎关节的各韧带。

▶ 躯干的浅层肌

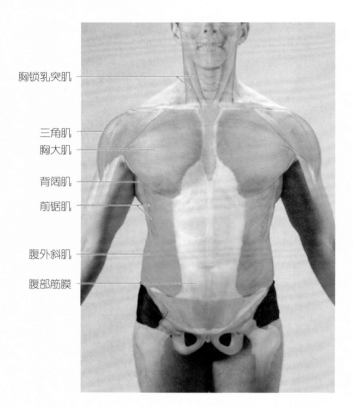

胸锁乳突肌

三角肌
胸大肌

背阔肌

前锯肌

腹外斜肌

腹部筋膜

图 7-6A　躯干浅层肌：前面观。躯干浅层肌是
肩胛带和躯干的主要原动肌。

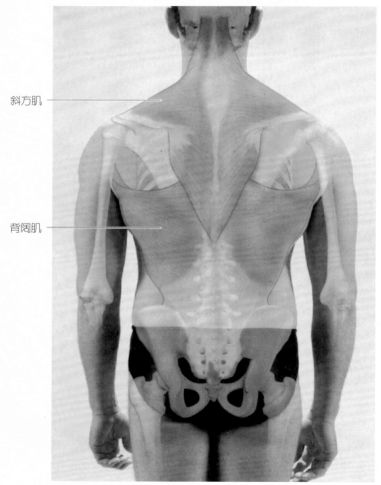

斜方肌

背阔肌

图 7-6B　躯干浅层肌：后面观。大的肩部肌和胸
腰筋膜覆盖着脊柱各肌。

▶ 躯干的中层肌

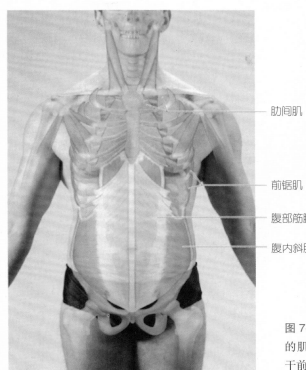

肋间肌

前锯肌

腹部筋膜

腹内斜肌

图 7-7A　躯干中层肌：前面观。稳定肩部的肌群和腹部保护及原动肌共同构成躯干前部的中层肌。

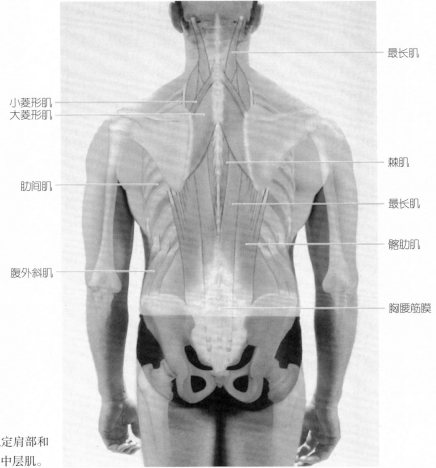

最长肌

小菱形肌
大菱形肌

棘肌

肋间肌

最长肌

髂肋肌

腹外斜肌

胸腰筋膜

图 7-7B　躯干中层肌：后面观。稳定肩部和大范围脊柱的肌群构成躯干后部的中层肌。

▶ 躯干的深层肌

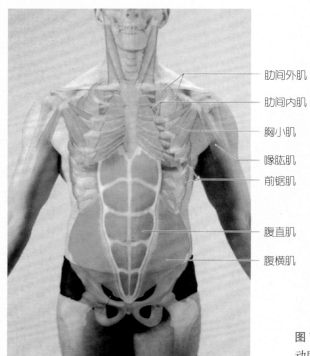

肋间外肌

肋间内肌

胸小肌

喙肱肌

前锯肌

腹直肌

腹横肌

图 7-8A　躯干深层肌：前面观。几块深层肌在呼吸时可移动肋骨并保护深面的脏器。

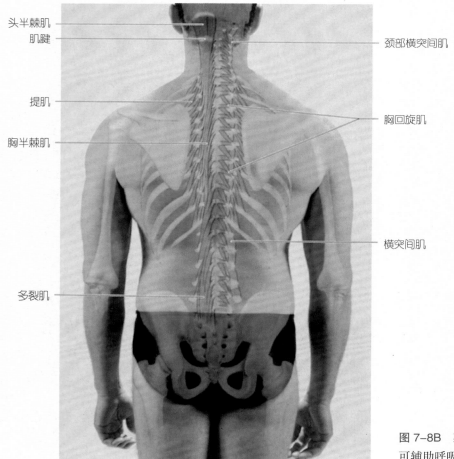

头半棘肌

肌腱

颈部横突间肌

提肌

胸回旋肌

胸半棘肌

横突间肌

多裂肌

图 7-8B　躯干深层肌：后面观。深层肌可辅助呼吸和稳定脊柱。

▶ 呼吸肌

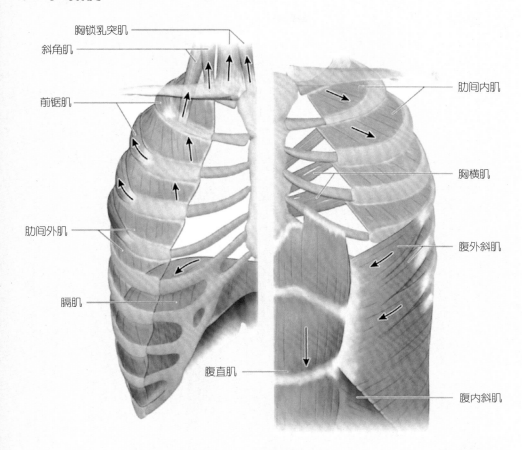

胸锁乳突肌

斜角肌

前锯肌

肋间外肌

膈肌

腹直肌

肋间内肌

胸横肌

腹外斜肌

腹内斜肌

图 7-9 呼吸肌。深层肌和中层肌协同运动,可进行吸气和用力呼气。

▶ 躯干的特殊结构

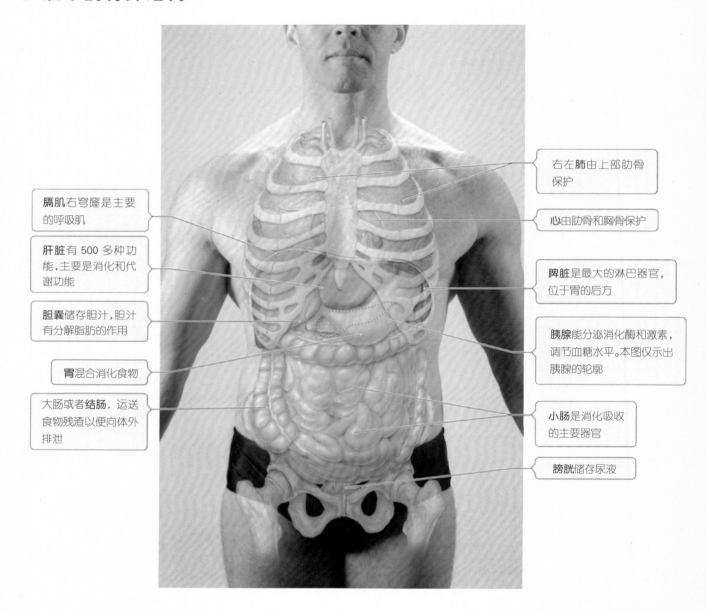

右左**肺**由上部肋骨保护

心由肋骨和胸骨保护

膈肌右穹窿是主要的呼吸肌

肝脏有 500 多种功能，主要是消化和代谢功能

胆囊储存胆汁，胆汁有分解脂肪的作用

胃混合消化食物

大肠或者**结肠**，运送食物残渣以便向体外排泄

脾脏是最大的淋巴器官，位于胃的后方

胰腺能分泌消化酶和激素，调节血糖水平。本图仅示出胰腺的轮廓

小肠是消化吸收的主要器官

膀胱储存尿液

图 7-10A　腹部和胸部脏器：前面观。躯干的骨和肌保护着对生命至关重要的深部脏器。胸、腹部容纳有呼吸系统、心血管系统、消化系统和其他系统的器官。

▶ 躯干的特殊结构

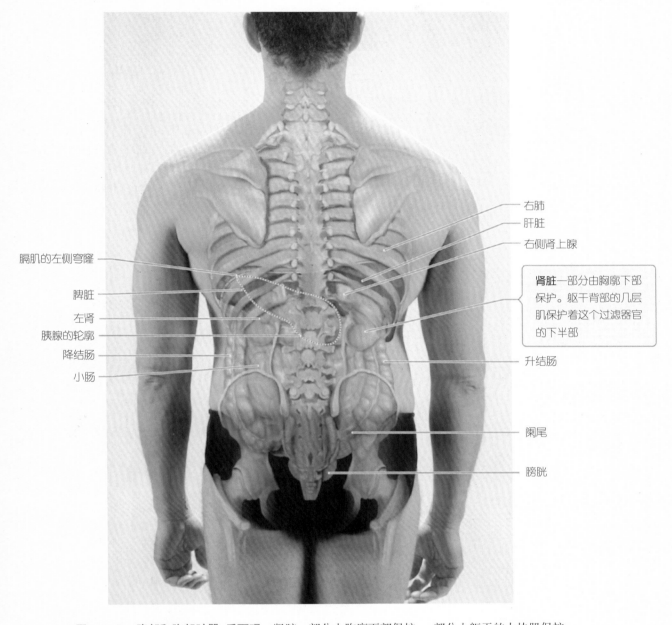

右肺
肝脏
右侧肾上腺

膈肌的左侧穹窿
脾脏
左肾
胰腺的轮廓
降结肠
小肠

肾脏—一部分由胸廓下部保护。躯干背部的几层肌保护着这个过滤器官的下半部

升结肠

阑尾

膀胱

图 7-10B　腹部和胸部脏器：后面观。肾脏一部分由胸廓下部保护，一部分由躯干的大块肌保护。

▶ 躯干的特殊结构

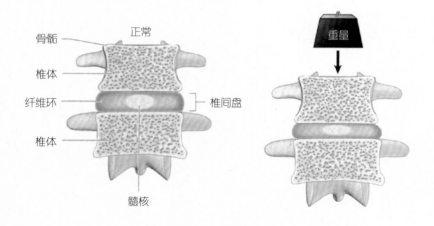

图 7-10C　椎间盘的功能。施加重量于脊柱时,椎间盘变薄。椎间盘中央含有液体的髓核会变形,并与周围的纤维环一起可缓冲受力,对椎体起保护作用。椎间盘还使相邻椎骨间有一定间隙,让血管和脊神经通过。

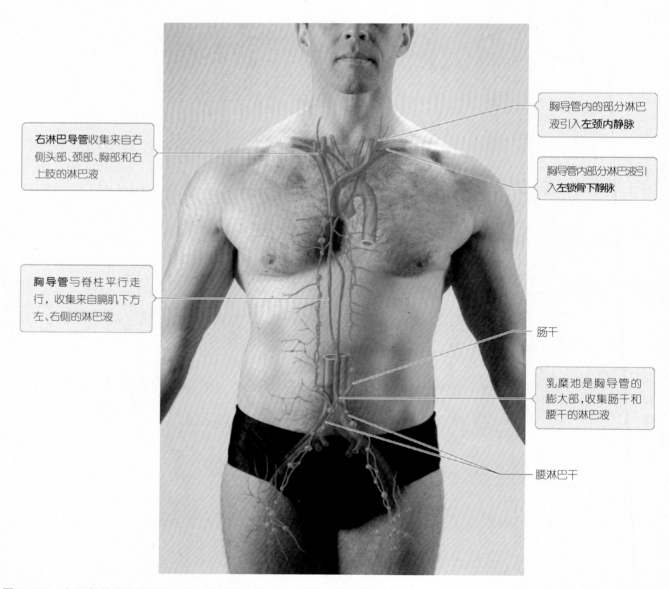

右淋巴导管收集来自右侧头部、颈部、胸部和右上肢的淋巴液

胸导管与脊柱平行走行,收集来自膈肌下方左、右侧的淋巴液

胸导管内的部分淋巴液引入左颈内静脉

胸导管内部分淋巴液引入左锁骨下静脉

肠干

乳糜池是胸导管的膨大部,收集肠干和腰干的淋巴液

腰淋巴干

图 7-10D　躯干部的淋巴管和淋巴结。躯干深面有一些大的淋巴管和淋巴结。同时上、下肢把淋巴液回流入大淋巴干及淋巴导管,以便返同循环系统。深呼吸能促进靠近膈肌的下部淋巴管内的淋巴流动。

▶ 躯干的特殊结构

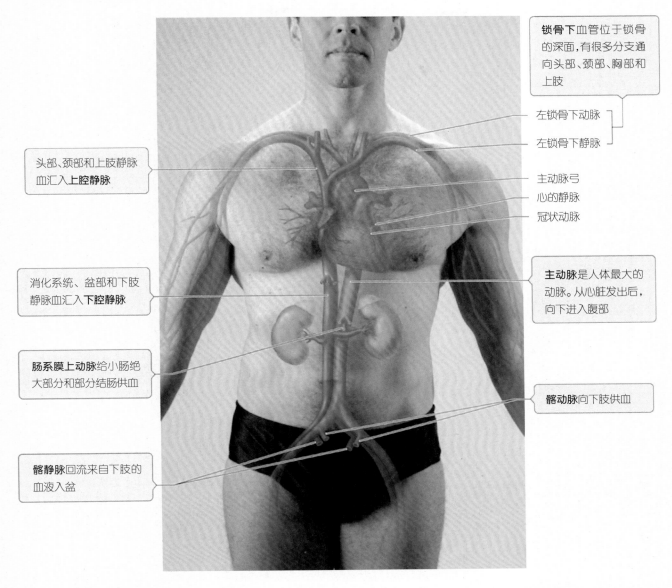

锁骨下血管位于锁骨的深面,有很多分支通向头部、颈部、胸部和上肢

左锁骨下动脉
左锁骨下静脉

头部、颈部和上肢静脉血汇入**上腔静脉**

主动脉弓
心的静脉
冠状动脉

消化系统、盆部和下肢静脉血汇入**下腔静脉**

主动脉是人体最大的动脉。从心脏发出后,向下进入腹部

肠系膜上动脉给小肠绝大部分和部分结肠供血

髂动脉向下肢供血

髂静脉回流来自下肢的血液入盆

图 7-10E 躯干大血管:前面观。主动脉和腔静脉穿过膈肌(未示出),膈肌分隔胸腔与腹腔。

▶ 躯干的特殊结构

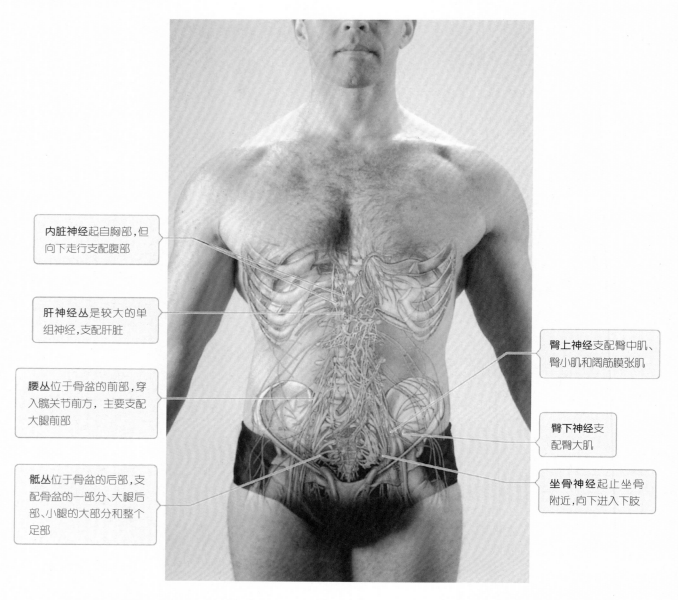

内脏神经起自胸部,但向下走行支配腹部

肝神经丛是较大的单组神经,支配肝脏

腰丛位于骨盆的前部,穿入髋关节前方,主要支配大腿前部

骶丛位于骨盆的后部,支配骨盆的一部分、大腿后部、小腿的大部分和整个足部

臀上神经支配臀中肌、臀小肌和阔筋膜张肌

臀下神经支配臀大肌

坐骨神经起止坐骨附近,向下进入下肢

图 7-10F　躯干的神经:前面观。腰神经、骶神经由脊髓发出,形成神经丛或神经网络,附近还有血管和淋巴管丛。触诊腹部深层肌时必须注意,不要挤压这些结构。

▶ 躯干的特殊结构

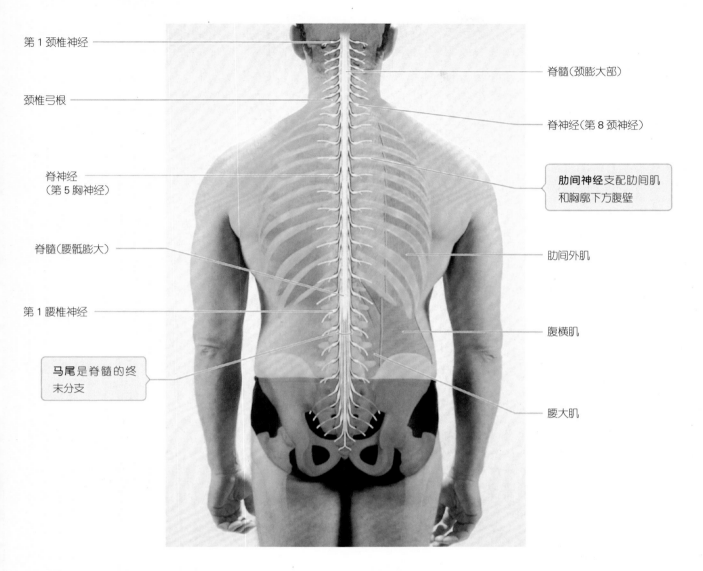

第 1 颈椎神经

颈椎弓根

脊神经
（第 5 胸神经）

脊髓（腰骶膨大）

第 1 腰椎神经

马尾是脊髓的终
末分支

脊髓（颈膨大部）

脊神经（第 8 颈神经）

肋间神经支配肋间肌
和胸廓下方腹壁

肋间外肌

腹横肌

腰大肌

图 7-10G　躯干的神经：后面观。此图可见在每个椎间关节处的脊髓神经分支，共形成 31 对脊神经。这些脊神经与脊柱和周围肌肉（如肋间肌、腹横肌和腰大肌）的关系密切。

▶ 躯干的姿势

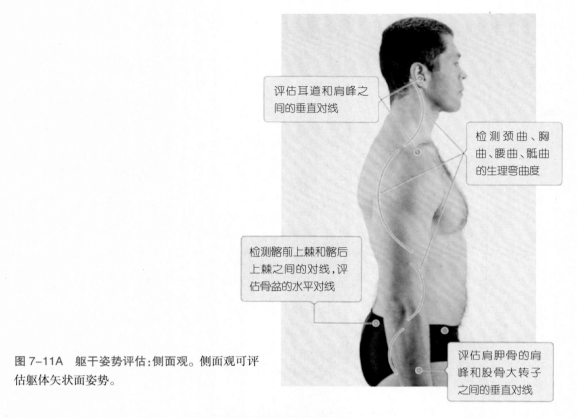

评估耳道和肩峰之间的垂直对线

检测颈曲、胸曲、腰曲、骶曲的生理弯曲度

检测髂前上棘和髂后上棘之间的对线，评估骨盆的水平对线

评估肩胛骨的肩峰和股骨大转子之间的垂直对线

图 7-11A　躯干姿势评估：侧面观。侧面观可评估躯体矢状面姿势。

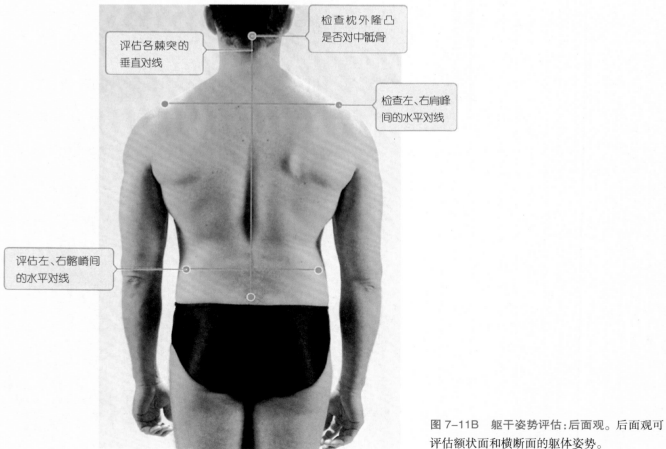

评估各棘突的垂直对线

检查枕外隆凸是否对中骶骨

检查左、右肩峰间的水平对线

评估左、右髂嵴间的水平对线

图 7-11B　躯干姿势评估：后面观。后面观可评估额状面和横断面的躯体姿势。

▶ 躯干的姿势

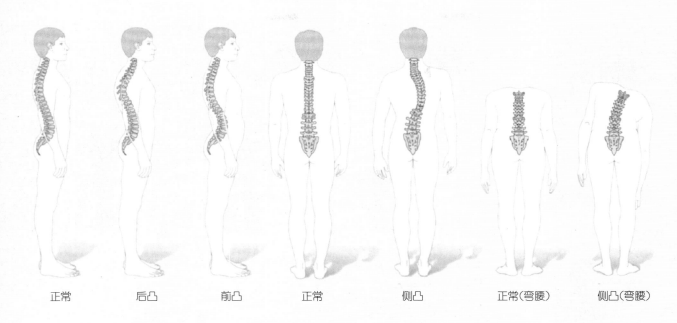

| 正常 | 后凸 | 前凸 | 正常 | 侧凸 | 正常(弯腰) | 侧凸(弯腰) |

图 7-12 常见的姿势偏斜。结构异常、肌失衡和不当的运动方式能导致姿势异常或欠佳。此处示出评估姿势时应加以注意的几种姿势偏斜。脊柱后凸是用于描述胸椎正常生理弯曲病理性增大的临床术语,常见于骨密度严重降低(骨质疏松症)患者。脊柱前凸是指正常腰曲的增大。一般见于超重和怀孕后期的人群。脊柱侧凸是病理性的脊柱侧弯。脊柱侧凸是一种典型的遗传性病症,在青春期尤其明显。

▶ 运动展示:躯干

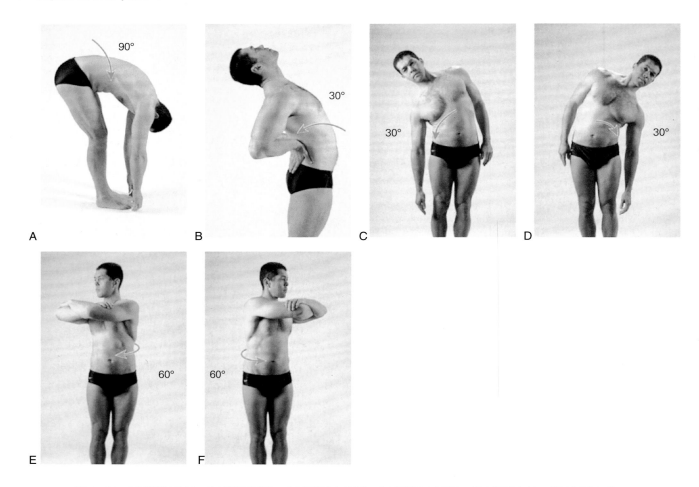

图 7-13 (A)躯干前屈。(B)躯干后伸。(C)躯干右侧屈。(D)躯干左侧屈。(E)躯干右旋。(F)躯干左旋。

▶ 运动展示:呼吸

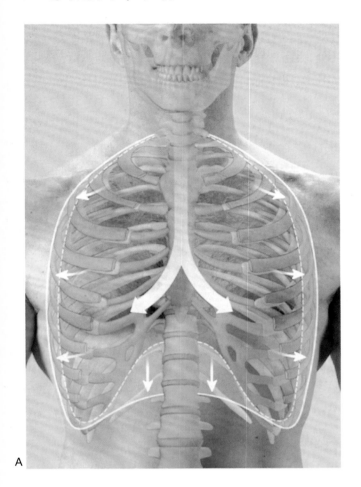

A

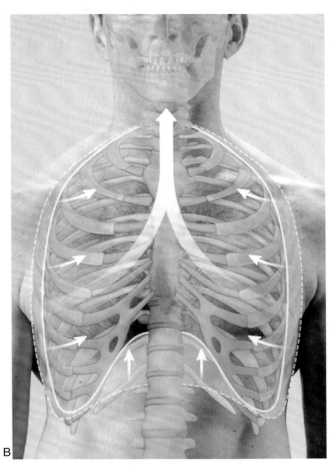

B

图7-14 (A)**吸气**。胸廓扩张降低了胸腔内空气压力,使外界空气进入肺部。(B)**呼气**。胸廓缩小增大了胸腔内空气压力,使肺内空气排出。

▶ 抵抗活动范围

　　躯干抵抗活动范围（RROM）检查，有助于确定此部位的动态稳定结构和原动肌的健康和功能状况。评估功能强度和耐力有助于识别运动和稳定脊柱和中轴骨的各肌肉之间是否平衡以及有无潜在的失衡。要注意的是，在躯干部位评估被动活动范围是不安全或不实用的，因此不要做这项检查。有关抵抗活动范围的检查步骤和分级在第三章已进行了概述。

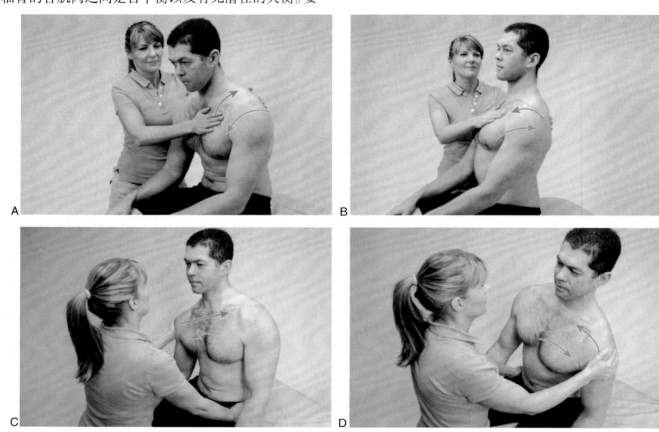

图 7-15　（A）抵抗躯干前屈。绿色箭头表示受检者的运动方向，红色箭头表示检查者的抵抗方向。受检者坐着，检查者面向其躯干前部站在其一侧，一只手放在受检者上胸部，另一只手放在其背上部。轻稳地使躯干直立时，嘱受检者前屈躯干以迎合所施加的阻力。评估前屈躯干肌的强度和耐力。（B）抵抗躯干后伸。受检者坐着，检查者面向其躯干前部站在其一侧，一只手放在受检者上胸部，另一只手放在其背上部。轻稳地使躯干前屈时，嘱受检者后伸躯干以迎合所施加的阻力。评估后伸躯干肌的强度和耐力。（C）**抵抗躯干右侧屈**。受检者坐着，检查者面向受检者站在其前方，一只手放在受检者右侧肩部，另一只手放在受检者左侧髋部。轻稳地使右肩部向左髋部倾斜时，嘱受检者向右倾斜肩部以迎合所施加阻力。评估躯干右侧屈肌的强度和耐力。（D）抵抗躯干左侧屈。受检者坐着，检查者面向受检者站在其前方，一只手放在受检者左侧肩部，另一只手放在受检者右侧髋部。轻稳地使左肩部向右髋部倾斜时，嘱受检者向左倾斜肩部以迎合所施加的阻力。评估躯干左侧屈肌的强度和耐力。（待续）

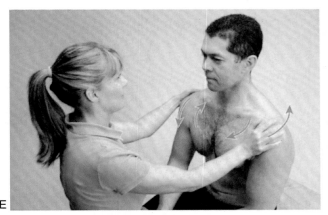
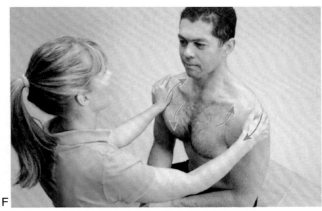

图7-15(续) (E)抵抗右旋躯干。受检者坐着,检查者面向受检者站在其前方,一只手放在其左肩前面,另一只手放在右肩后面。检查者轻稳地使其上身向左侧旋转时,嘱受检者右侧旋转以迎合所施加的阻力。评估躯干右旋肌的强度和耐力。(F)抵抗左旋躯干。受检者坐着,检查者面向受检者站在其前方,一只手放在右肩前面,另一只手放在左肩后面。检查者轻稳地使其上身向右侧旋转时,嘱受检者左侧旋转以迎合所施加的阻力。评估躯干左旋肌的强度和耐力。

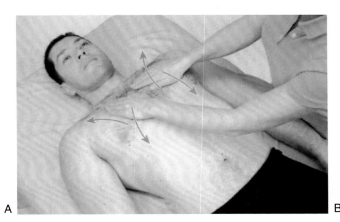
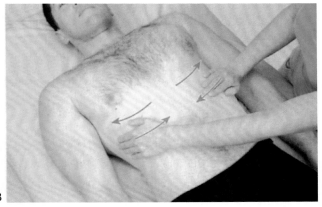

图7-16 (A)抵抗吸气:胸廓上部。检查者立于仰卧位受检者的一侧,面向躯干面。双手置于胸前壁。在轻稳地向后下方施以压力时,嘱受检者深吸气进入胸腔,以迎合所施加的阻力。评估吸气肌的强度和耐力。(B)吸气抵抗:胸廓下部。检查者立于仰卧位受检者的一侧,面向躯干面。双手分别置于胸廓下部的两侧。在轻稳地向内侧施以压力时,嘱受检者进行腹式呼吸,以迎合所施加的阻力。评估吸气肌的强度和耐力。

腹直肌（Rectus Abdominis） ● Latin "**rectus**" *straight* "**abdominus**" *of the abdomen*

附着点
起点:耻骨、髂嵴和耻骨联合
止点:第 5~7 肋骨、肋软骨和胸骨剑突

功能
- 脊柱前屈（双侧收缩）
- 脊柱侧屈（单侧收缩）

神经支配
- 第 5~12 胸神经（T_5~T_{12}）
- 腹支

功能解剖

　　腹直肌是腹前壁最前方的一块肌。位于垂直的腹白线两侧,连结胸骨和胸廓到耻骨。腹直肌纤维被水平的腱性组织（即腱划）分成几块。一般腹直肌有 6 块,因为其最上和最下部分往往不太明显。腹直肌块可使躯干分段运动。每对腹直肌块的依次收缩可使躯干前屈时产生收拢的效果。

　　除了分段前屈外,单侧腹直肌收缩还可辅助侧屈。在行走时这项功能非常重要。当重力集中在右腿上时,右侧腹直肌连同右侧的竖脊肌可协同稳定躯干。而当重力移至左腿时,左侧腹直肌和左侧竖脊肌兴奋收缩使躯干稳定。

　　腹直肌在维持身体直立方面也起到非常重要的作用。它能平衡竖脊肌的力量,并保持前倾的骨盆向上。腹直肌力量减弱时,本来前倾的骨盆向下倾斜（把骨盆看作一个盛满水的碗,水从碗中流出）,产生骨盆前倾。骨盆的过度前倾使得腰椎生理弯曲更向前凸,可导致腰痛。

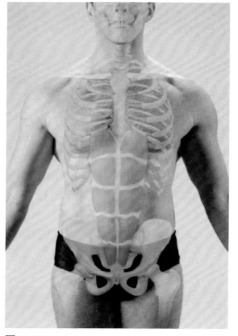

图 7–17

触诊腹直肌

体位:受检者仰卧。
1. 面向受检者腹部,立在一侧,双手掌扪及胸廓前下缘。
2. 双手向下滑动至胸骨剑突与耻骨联合之间。
3. 在腹白线两侧扪及腹直肌的节段性纤维。
4. 受检者双肩稍抬离桌面,以确认正确位置。

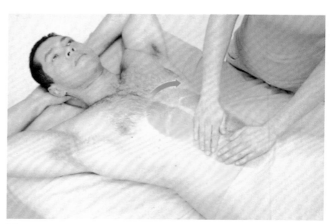

图 7–18

腹外斜肌（External Oblique） ● Latin "extern" *outward* "obliquus" *slanting*

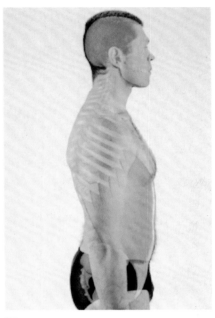

图 7-19

触诊腹外斜肌

体位：受检者仰卧。

1. 面向受检者腹部，立在一侧，双手掌扪及胸廓前外侧下缘。
2. 手掌向下滑动至髂嵴和胸廓下缘之间。
3. 扪及胸廓外侧至腹白线的向前下成角的腹外斜肌斜行纤维。
4. 受检者稍抬同侧肩部，以确认正确位置。

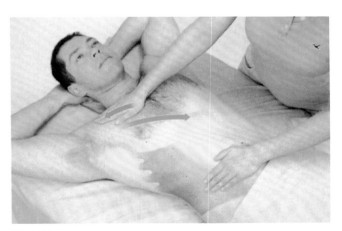

图 7-20

附着点

起点：第 5~12 肋骨外面

止点：髂嵴前部、腹股沟韧带和腹白线

功能

- 脊柱前屈（双侧收缩）
- 脊柱侧屈（单侧收缩）
- 向对侧旋转脊柱（单侧收缩）
- 压缩和支撑腹内脏器

神经支配

- 第 7~12 胸神经前支（T_7~T_{12}）

功能解剖

　　腹外斜肌位于腹内斜肌的浅面、腹直肌外侧。腹外斜肌是一块宽厚有力的原动肌。其肌纤维斜行由肋骨外侧向前下方至髂骨、腹股沟韧带和腹白线。腹外斜肌的起点与前锯肌的肋骨附着点相互交错（见第四章）。

　　腹外斜肌与腹内斜肌和腹横肌在用力呼气时协同作用，压缩和保护腹内脏器。左、右侧腹外斜肌和腹内斜肌一起收缩时，可使躯干在腰部屈曲。旋转时，右侧腹外斜肌和左侧腹内斜肌一起收缩，使躯干左旋；左侧腹外斜肌和右侧腹内斜肌一起收缩，使躯干右旋。在屈曲和旋转中，这些肌支撑在深部横突棘肌上，以维持脊椎椎骨间的排列。挥动斧头、过头扔物和单手推举时，腹内斜肌和腹外斜肌协同作用。

腹内斜肌（Internal Oblique） ● Latin *"intern" inward "obliquus" slanting*

附着点
起点：胸腰筋膜、髂嵴、腹股沟韧带外侧半
止点：第 10~12 肋骨的内面、耻骨内侧肌线、腹白线

功能
* 脊柱前屈（双侧收缩）
* 脊柱侧屈（单侧收缩）
* 同侧旋转脊柱（单侧收缩）
* 压缩和支持腹内脏器

神经支配
* 第 7~12 胸神经（T_7~T_{12}）、第 1 腰神经（L_1）
* 下位肋间神经、髂腹下神经、髂腹股沟神经

功能解剖

　　腹内斜肌位于腹横肌浅层，腹外斜肌的深面及腹直肌外侧，是宽厚有力的原动肌。腹内斜肌纤维斜行至腹白线，向下至髂骨，向后至胸腰筋膜。

　　腹外斜肌、腹内斜肌和腹横肌协同作用，压缩和保护腹内脏器，在用力呼气同时收缩。左、右侧腹外斜肌和腹内斜肌一起收缩时，可使躯干在腰部屈曲。右侧腹内斜肌和左侧腹外斜肌共同作用使躯干右旋。左侧腹内斜肌与右侧腹外斜肌共同作用使躯干左旋。躯干的这些强有力回旋肌依赖于深层横突间肌来维持运动中脊柱椎骨间的对线。挥动斧头、过头扔物和单手推举时，腹内斜肌和腹外斜肌协同作用，完成这类有力的旋转和前屈。

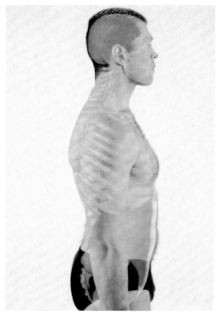

图 7-21

触诊腹内斜肌

体位：受检者仰卧。
1. 面向腹部，立于受检者一侧，用手掌扪及胸廓前外侧下缘。
2. 手掌向下滑动至髂嵴与胸廓下缘之间。
3. 从腹白线到髂嵴外侧，扪及后下方走行的腹内斜肌纤维。
4. 受检者轻微向同侧转动躯干，以确认正确位置。

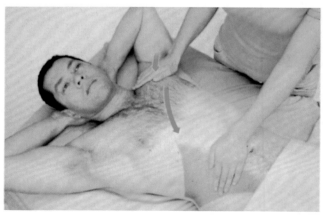

图 7-22

腹横肌（Transverse Abdominis） ● Latin "**trans**" *across* "**verse**" *turn* "**abdominis**" *of the abdomen*

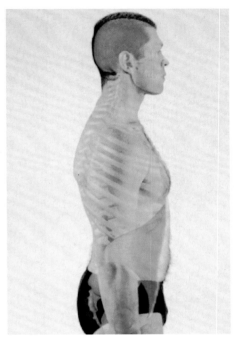

图 7-23

触诊腹横肌

体位：受检者仰卧。
1. 站在受检者一侧，面向腹部，用手掌扪及每一侧髂嵴的最外侧缘。
2. 向上滑动到髂嵴和胸廓下缘之间。
3. 扪及围绕腰部的腹横肌的横向肌纤维。
4. 嘱受检者轻微地呼出像蛇一样的嘶嘶声，以确认正确的触诊位置。

附着点
起点：第 7~12 肋骨内面
止点：腹白线

功能
● 压缩和支持腹内脏器
● 辅助呼气

神经支配
● 第 7~12 胸神经（T$_7$~T$_{12}$）和第 1 腰神经（L$_1$）
● 下位肋间神经、髂下腹神经、髂腹股沟神经

功能解剖

　　腹横肌位于腹肌的最深层。腹横肌的肌纤维由脊柱到白线横行包绕腰部。腹横肌的特别之处在于，不能进行独立的运动，但具有增加腹内压的功能。腹横肌与腹内斜肌和腹外斜肌在腹筋膜处交汇，形成坚韧的结缔组织鞘后，沿浅层跨过腹直肌，向前终止于白线。

　　腹横肌收缩压缩腹腔内脏器和内容物。所导致的腹腔内压力增加有 3 方面作用：首先，这有助于用力呼气时排出空气；其次，协助排尿、排便和呕吐；第三，也是最重要的，能支持和稳定腰椎。最后这一个作用使腹横肌赢得"解剖承重带"的绰号。抬举重物时，强有力、功能良好的腹横肌就像一条宽腰带，能防止腰椎受到损伤。

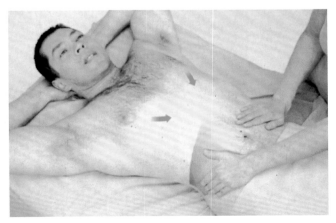

图 7-24

膈肌(Diaphragm) ● Greek "**dia**" *through* "**phragma**" *partition*

附着点
起点：第 7~12 肋骨内面和肋软骨、胸骨剑突，第 1~2
　　　腰椎体

止点：中心腱

功能
- 吸气时使胸腔扩大

神经支配
- 第 3~5 颈神经(C_3~C_5)
- 膈神经

功能解剖

　　膈肌呈圆穹隆状，封闭胸廓下口，并分隔胸腔与腹腔。膈肌上有让血管、神经和消化管道通过的裂孔。膈肌纤维在中央聚集形成中心腱，中心腱位于膈肌最上端中央部位。

　　膈肌是呼吸运动的主要肌。当膈肌收缩时，中心腱向下拉向腹腔。膈穹隆变平，胸腔内的体积增加，腔内压力减小。这使得外界空气进入肺内，以便均衡内外空气压力(吸气)。当膈肌舒张时，穹隆复原，胸腔内体积减小。腔内压力增大促使空气从肺内排出，使肺内外空气压力平衡(呼气)。当人体处于放松状态时，膈肌收缩和舒张完成了呼吸运动。其他肌(如肋间肌、肋最下肌和前锯肌)的参与，可使呼吸的幅度加大。

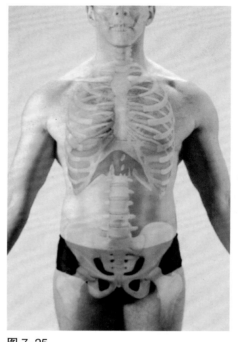

图 7-25

触诊膈肌

体位：受检者仰卧。

1. 站在受检者的一侧，面向腹部，用指尖或拇指腹扪及胸廓前外侧的下缘。
2. 触诊膈肌时，让受检者配合做几次深呼吸。
3. 沿胸廓内面向后深处滑动，可扪及膈肌纤维。
4. 受检者吸气，以确认正确的触诊位置。

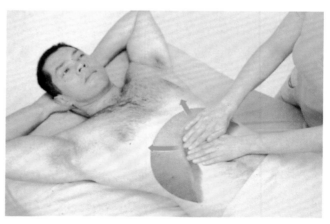

图 7-26

肋间外肌（External Intercostals） Latin "**extern**" *outward* "**inter**" *between* "**costal**" *rib*

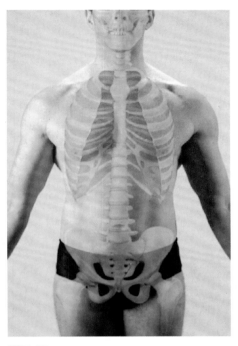

图 7-27

触诊肋间外肌

体位：受检者仰卧。
1. 站在受检者的一侧，面向腹部，用指腹扪及肋骨的前面。
2. 手指滑入该肋骨和其上方或下方的肋骨之间的间隙。
3. 在两肋骨上、下缘间扪及肋间外肌纤维。
4. 受检者撅嘴用力吸气，以确认正确的触诊位置。

附着点
起点：肋骨下缘
止点：下位肋骨上缘

功能
• 吸气时上提肋骨

神经支配
• 肋间神经

功能解剖

肋间外肌位于肋骨之间，肋间内肌的浅面。与腹外斜肌一样，肋间外肌纤维由外侧向内侧斜行。肋间内肌与肋间外肌共同维持胸廓形状和结构的完整性。

肋间肌的功能目前尚有争议，但与呼吸运动有关是明确的。从机械作用看，肋间外肌上提下位肋，使胸廓上提，胸腔内体积增大，有助于吸气。用力吸气或呼气时，如吸食和吹蜡烛，肋间外肌和肋间内肌起着更重要的作用。

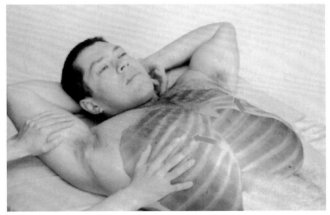

图 7-28

肋间内肌（Internal Intercostals） ● Latin "intern" *inward* "inter" *between* "costal" *rib*

附着点
起点：肋骨内面和肋软骨
止点：下位肋骨上缘

功能
● 呼气时降低肋骨

神经支配
● 肋间神经

功能解剖

肋间内肌位于肋间隙，在肋间外肌的深面。肌纤维由内下向外上斜行，类似于腹内斜肌的纤维走向。肋间内肌和肋间外肌共同维持胸廓形状与结构的完整性。

与肋间外肌一样，肋间内肌的功能也有一些争议。可以明确的是它们与呼吸有关，但尚不清楚是辅助呼气，还是吸气，抑或是两者都有。从机械作用看，肋间内肌将其上位附着点拉向其下位附着点，以降低肋骨。这种运动使胸腔的容量减少，有助于呼气。这种能力似乎在其后部纤维更明显。肋间外肌在前方将其下位附着点拉向其上位附着点，使胸廓上提，胸腔内体积增加，有助于吸气。用力呼吸时，如吸食或吹蜡烛，肋间外肌和肋间内肌起着更重要的作用。

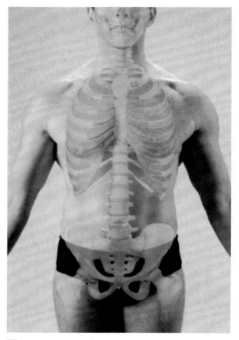

图 7-29

触诊肋间内肌

体位：受检者仰卧。
1. 站在受检者的一侧，面向腹部，用指腹扪及肋骨前表面。
2. 手指滑入该肋骨和其上方或下方的肋骨之间的间隙。
3. 扪及两肋骨上下缘之间肋间内肌纤维。
4. 受检者呼气像"蛇发出丝声"，以确认正确的位置。

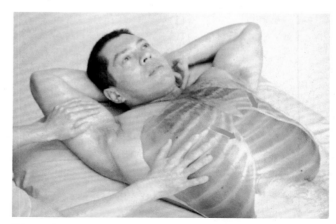

图 7-30

髂肋肌（Iliocostalis） ● Latin "**ilio**" *of the ilium* "**costalis**" *of the ribs*

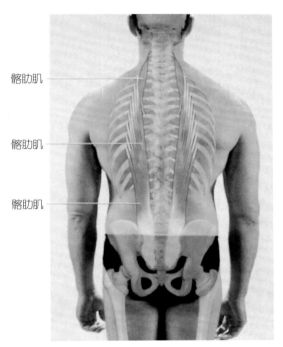

髂肋肌
髂肋肌
髂肋肌

图 7-31

触诊髂肋肌

体位:受检者俯卧。

1. 站在受检者一侧,面向脊柱,双手指尖扪及胸椎棘突。
2. 手指向外侧滑动,跨过椎弓沟至竖脊肌。
3. 向外弹压竖脊肌至向肋骨表面,可扪及髂肋肌。
4. 受检者稍抬头和背伸躯干,以确认正确位置。

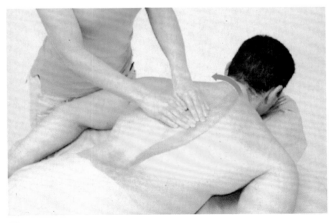

图 7-32

附着点
起点:骶骨后面,髂嵴内唇,第 3~12 肋后面
止点:第 1~12 肋后面,第 4~7 颈椎横突

功能
- 背伸脊柱(双侧收缩)
- 侧屈脊柱(单侧收缩)

神经支配
- 脊神经后支

功能解剖

　　髂肋肌是竖脊肌群的一部分。最长肌和棘肌也是竖脊肌群的一部分。竖脊肌群连结骶骨、髂骨、脊柱和颅骨。与深部的横突棘肌群相比,它提供的稳定作用更大,运动范围更宽。竖脊肌群与棘横肌群一起,能维持人体在重力下直立。

　　髂肋肌是 3 对竖脊肌中最外侧部分。髂肋肌向上外侧延伸,像树枝一样,从骶骨和髂骨后面向肋骨后端和腰椎及颈椎的横突延伸。这些肌在脊柱背伸和用力侧屈时,起着杠杆作用。用力呼气时,髂肋肌也参与下拉肋骨。

最长肌（Longissimus） ● Latin "longissimus" long

附着点
起点：胸腰筋膜，第 5 腰椎 ~ 第 1 胸椎横突，第 4~7 颈
　　　椎关节突
止点：第 1~12 胸椎横突，第 2~6 颈椎横突，第 3~12 肋
　　　后面，颞骨乳突

功能
- 背伸脊柱（双侧收缩）
- 侧屈脊柱（单侧收缩）
- 头颈转向同侧（颈部单侧收缩）

神经支配
- 脊神经后支

功能解剖

　　最长肌是竖脊肌群的一部分。髂肋肌和棘肌也是
竖脊肌群的一部分，它们连结和稳定骶骨、髂骨、脊椎
和颅骨，并使其能进行较大范围运动。竖脊肌和横突
棘肌群协同维持身体的抗重力直立。

　　最长肌位于髂肋肌内侧及棘肌的外侧。最长肌
覆盖整个中轴骨且连结骶骨和颅骨；从骶骨、髂骨延
伸至椎骨横突及颞骨乳突。最长肌纤维比髂肋肌纤
维更垂直；因此，其背伸更强，而脊柱侧屈能力较弱。
最长肌向后下方牵拉乳突向脊柱时，还能稳定和转
动头颈部。

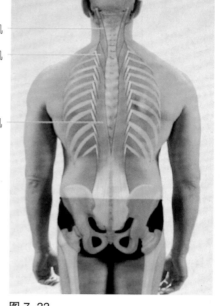

最长肌
最长肌
最长肌

图 7-33

触诊最长肌

体位：受检者俯卧。
1. 站在受检者一侧，面向脊柱，指腹扪及胸椎棘突。
2. 手指向外侧滑过椎弓沟至竖脊肌。
3. 用指尖在竖脊肌上来回触摸，识别位于中间的最长
　 肌垂直肌纤维和髂肋肌外侧倾斜的肌纤维。
4. 受检者轻轻抬头和背伸躯干，以确认正确位置。

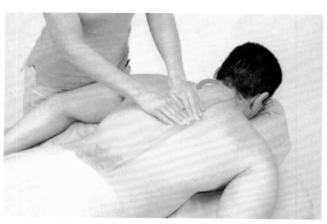

图 7-34

棘肌（Spinalis） ● Latin "**spinalis**" *of the spine*

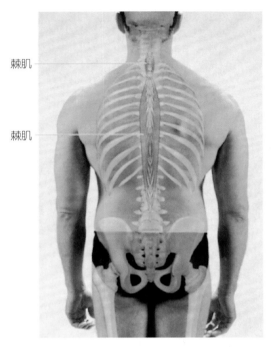

棘肌

棘肌

图 7-35

附着点

起点：第 11 胸椎～第 2 腰椎棘突，项韧带，第 7 颈椎
　　　～第 2 胸椎棘突

止点：第 1~8 胸椎棘突，第 2~4 颈椎棘突，枕骨上、下
　　　项线之间

功能

- 背伸脊柱（双侧收缩）
- 头颈部转向对侧（单侧收缩）

神经支配

- 脊神经后支

功能解剖

　　棘肌是竖脊肌群的一部分，竖脊肌群也包括髂肋肌和最长肌。这些肌连结骶骨、髂骨、脊柱和颅骨，并有宽广的稳定和运动功能。竖脊肌群和横突棘肌群共同维持身体在重力作用下直立。

　　棘肌是 3 对竖脊肌中最内侧的肌，其肌纤维从下胸椎和上腰椎的棘突延伸至上胸椎及下腰椎的棘突。棘肌的垂直纤维使其背伸作用大于旋转。在颈椎部，棘肌连同横突棘肌群中的半棘肌群共同附着于枕骨。

触诊棘肌

体位：受检者俯卧。

1. 站在受检者一侧，面向脊柱，用指尖扪及胸椎棘突。
2. 手指尖向外侧滑过椎弓沟至竖脊肌。
3. 在竖脊肌上来回触摸，扪及棘肌的最内侧缘。
4. 受检者轻轻抬头和背伸躯干，以确认触诊位置正确。

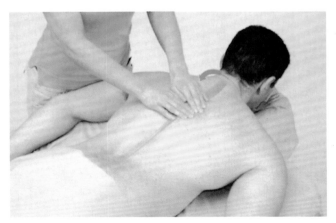

图 7-36

腰方肌（Quadratus Lumborum） ● Latin "**quadratus**" *square* "**lumborum**" *of the loins*

附着点
起点：髂嵴后份和髂腰韧带
止点：第 1~4 腰椎横突和第 12 肋下缘

功能
- 背伸脊柱（双侧收缩）
- 侧屈脊柱（单侧收缩）
- 吸气时，下拉和固定第 12 肋

神经支配
- 第 12 胸 ~ 第 3 腰神经后支（T_{12}~L_3）
- 腰丛

功能解剖

　　腰方肌是身体深面的多功能肌。其肌纤维连结髂骨至腰椎外侧和第 12 肋。腰方肌纤维由肋和脊柱向下外倾斜走行至髂骨后份。腰方肌位于竖脊肌深面、腰大肌后面，协助构成腹后壁。

　　身体下部固定时，腰方肌使脊柱相对于骨盆正确定位。腰方肌与竖脊肌协同可使身体保持直立，并完成精细的侧向运动和背伸。站立时，成对的腰方肌与臀中肌一起维持躯体在下肢上的位置关系。

　　行走时，腰方肌和臀中肌在身体重量由一只脚向另一只脚转移时协同稳定骨盆。这些肌可防止骨盆侧移，保持身体在矢状面上运动。当身体重量在双足间转移时，腰方肌使髂嵴向胸廓靠近，使下肢来回摆动时是不会碰到地面。

　　腰方肌还有助于呼吸。吸气时，腰方肌牵拉第 12 肋，使胸廓充分扩张。腰方肌功能障碍可发生于劳力性呼吸、臀中肌力量减弱以及竖脊肌、腹肌和腰肌等体位肌的失调。

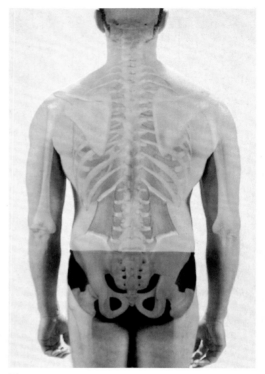

图 7-37

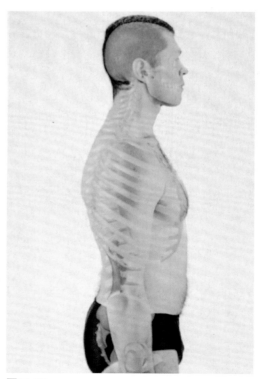

图 7-38

腰方肌（续）

触诊腰方肌

体位: 受检者俯卧。

1. 站在受检者一侧,面向脊柱,用指尖扪及腰椎棘突。
2. 手指尖向外侧滑过椎弓沟至竖脊肌。
3. 在第12肋骨和髂骨之间深部扪及腰方肌的斜行肌纤维。
4. 受检者轻微上抬臀部,以确认触诊位置正确。

体位: 受检者侧卧位,上肢上抬或举过头。

1. 站在受检者一侧,面向脊柱,用手指尖或肘部扪及髂嵴。
2. 在竖脊肌外侧,手指或肘部向上方滑动至胸廓。
3. 在第12肋骨和髂骨之间深部扪及斜行的腰方肌纤维。
4. 受检者轻微上抬臀,以确认触诊位置正确。

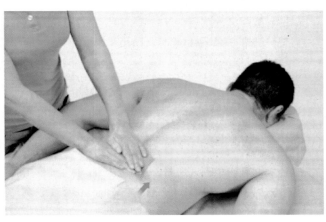

图 7-39

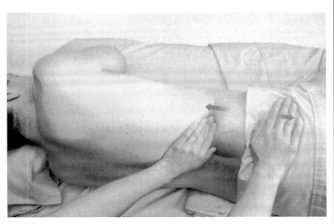

图 7-40

上后锯肌（Serratus Posterior Superior） ● Latin "serra" *saw* "posterior" *toward the back* "superior" *above*

附着点
起点：第 7 颈椎～第 3 胸椎棘突和项韧带
止点：第 2~5 肋的后面

功能
● 吸气中上提肋

神经支配
● 第 2~5 肋间神经

功能解剖

　　上后锯肌位于菱形肌和斜方肌的深面（见第四章）。上后锯肌连结第 7 颈椎～第 3 胸椎椎体与胸廓后部的第 2~5 肋。用力吸气时,其向外下倾斜的肌纤维可上提上方肋骨。

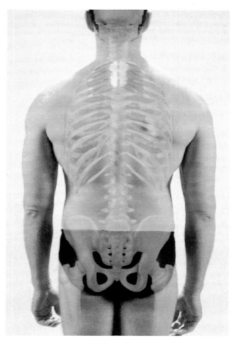

图 7-41

触诊上后锯肌

体位：受检者俯卧。
1. 站在受检者一侧,面向脊柱,指尖扪及第 7 颈椎～第 3 胸椎棘突。
2. 向外下移动手指尖至肋骨。
3. 沿第 2~12 肋后面可扪及向下斜行的上后锯肌纤维。
4. 受检者噘嘴用力吸气,以确认触诊位置正确。

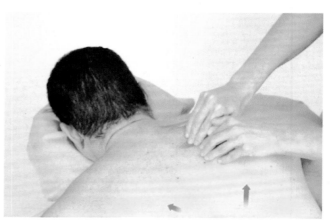

图 7-42

下后锯肌(Serratus Posterior Inferior) ● Latin "serra" *saw* "posterior" *toward the back* "inferior" *below*

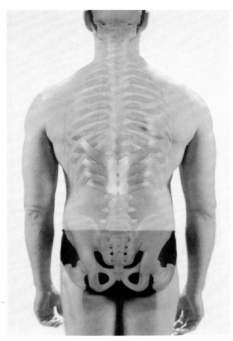

图 7-43

附着点
起点:第 11 胸椎～第 3 腰椎棘突
止点:第 9~12 肋后面

功能
● 呼气时下拉肋骨

神经支配
● 肋间神经

功能解剖

下后锯肌位于背阔肌深面(见第四章),竖脊肌的浅面。下后锯肌连结第 11 胸椎～第 3 腰椎和胸廓后部第 9~12 肋骨。斜向上的肌纤维可下拉肋骨。下后锯肌对呼吸的作用仍然存有争议。大部分人认为,下后锯肌下拉下位肋骨参与了用力呼气。

触诊下后锯肌

体位:受检者俯卧。
1. 站在受检者一侧,面向脊柱,用指尖扪及第 11 胸椎～第 3 腰椎棘突。
2. 手指尖向外上方移动至肋骨。
3. 沿着下位肋骨后面,扪及向上斜行的下后锯肌纤维。
4. 受检者呼气像蛇一样发出嘶嘶声,以确认位置正确。

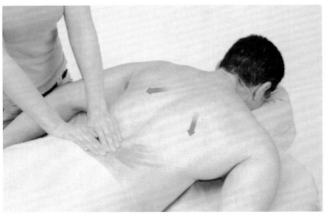

图 7-44

半棘肌（Semispinalis） ● Latin "semi" half "spinalis" of the spine

附着点
起点：第 7 颈椎 ~ 第 10 胸椎横突，第 4~6 颈椎关节突
止点：第 2 颈椎 ~ 第 4 胸椎棘突，枕骨上、下项线之间

功能
- 背伸脊柱（双侧收缩）
- 头部和脊柱转向对侧（单侧收缩）

神经支配
- 脊神经后支

功能解剖

　　半棘肌是横突棘肌群的一部分。脊柱活动时，半棘肌与回旋肌、多裂肌一起稳定和控制各块椎骨。但是与回旋肌和多裂肌不同，半棘肌不出现于腰部。

　　半棘肌是横突棘肌群中最表浅的。半棘肌连结一块椎骨横突与其上部第 5 或 6 椎骨的棘突。其肌纤维走向是横突棘肌群中最垂直的，这种特性使半棘肌更利于背伸。横突棘肌群的所有肌通过将棘突拉向下方的横突，使脊柱向其对侧旋转。

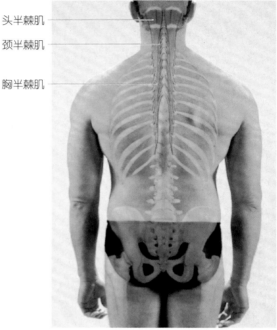

头半棘肌
颈半棘肌
胸半棘肌

图 7-45

触诊半棘肌

体位：受检者俯卧。
1. 坐在受检者头侧，将双手张开放在受检者头下，用手指尖扪及枕骨外隆凸。
2. 手指向下外侧滑动至枕骨下区和椎弓沟。
3. 当受检者收拢下巴以放松浅层结构时，在椎弓沟内沿其垂直肌纤维向下扪及。
4. 受检者轻轻抵抗向后仰头，以确认触诊位置正确。

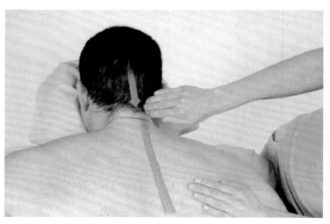

图 7-46

多裂肌(Multifidi) ● Latin "**mult**" *many* "**findus**" *divided*

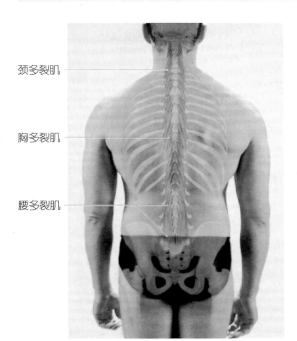

颈多裂肌

胸多裂肌

腰多裂肌

图 7-47

附着点

起点:第 4 颈椎 ~ 第 5 腰椎横突,骶骨后面,髂嵴后部
止点:第 2 颈椎 ~ 第 5 腰椎上方第 2~4 个椎体的棘突

功能

- 背伸脊柱(双侧收缩)
- 脊柱转向对侧(单侧收缩)

神经支配

- 脊神经后支

功能解剖

　　多裂肌是横突棘肌群的一部分。与回旋肌、半棘肌一起组成一个连结不同椎体的横突和棘突的网。当脊柱活动时,它们也起到稳定和控制各椎体的作用。

　　多裂肌位于半棘肌深面、回旋肌的浅面。在脊柱的各节段均有分布。多裂肌由一个椎骨的横突连结到其上方第 3 或 4 个椎骨的棘突。多裂肌的走行比回旋肌更加垂直,因而更有利于脊柱背伸。横突棘肌群的所有肌通过把棘突向其正下方的横突牵拉,可使脊柱向其对侧旋转。

触诊多裂肌

体位:受检者俯卧。

1. 站在受检者一侧,面向脊柱,双手指尖扪及腰椎棘突。
2. 手指向外侧深处滑动指尖至横突或骶骨,进入椎弓沟内。
3. 在棘突和横突或正下方骶骨之间,扪及多裂肌。
4. 受检者轻微抬头且一肩抬离桌面,以确认触诊位置正确。

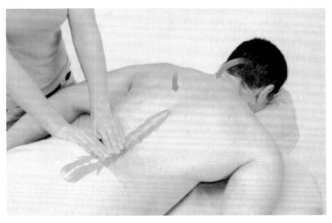

图 7-48

回旋肌（Rotatores）　●　Latin "rotatores" *rotators*

附着点
起点：第 1 颈椎 ~ 第 5 腰椎横突
止点：上位椎骨棘突

功能
- 背伸脊柱（双侧收缩）
- 向对侧旋转（单侧收缩）

神经支配
- 脊神经后支

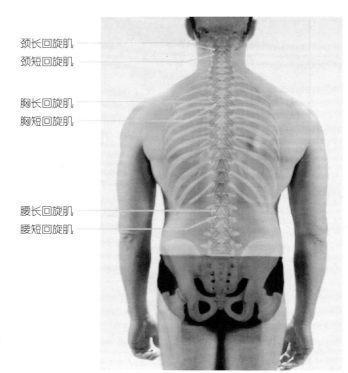

颈长回旋肌
颈短回旋肌

胸长回旋肌
胸短回旋肌

腰长回旋肌
腰短回旋肌

图 7-49

功能解剖

　　回旋肌属于横突棘肌群。多裂肌和半棘肌也是横突棘肌群的一部分。横突棘肌群深面的小块肌组成肌网，连结不同椎体的横突和棘突。脊柱活动时，它们协同稳定和控制各个椎体。

　　回旋肌是横突棘肌群中最深部的肌。回旋肌分布于所有脊柱节段，但大部分起于胸椎。每块肌有两部分：一部分由一个椎体横突连结到其上方椎体的棘突，另一部分由此横突连结到其上方两个椎体的棘突。回旋肌近似水平的肌纤维更利于脊柱的旋转，但背伸较差。多裂肌和半棘肌纤维的走行则较垂直。所有横突棘肌群通过将棘突拉向其正下方的横突可使脊柱向其对侧旋转。

触诊回旋肌

体位：受检者俯卧。
1. 站在受检者一侧，面向脊柱，双手指尖扪及棘突。
2. 手指向外侧深处滑过横突至椎弓沟处。
3. 在棘突和其正下方横突之间，扪及回旋肌。
4. 受检者轻微转动身体，以确认触诊位置正确。

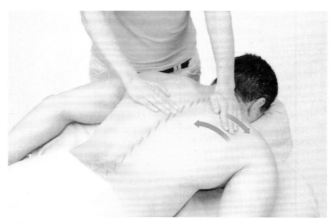

图 7-50

棘间肌（Interspinalis） ● Latin "inter" *between* "spinalis" *of the spine*

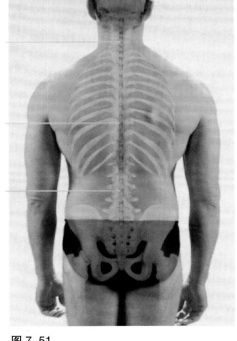

颈棘间肌

肋棘间肌

腰棘间肌

图 7-51

触诊棘间肌

体位：受检者俯卧在枕头上。
1. 站在受检者一侧，面向脊柱，用指尖扪及棘突。
2. 手指在一个棘突与下方一个棘突之间滑动；让受检者处于放松状态。
3. 在两个棘突中线之间（一个在中线右侧，另一个在中线左侧）的中央扪及棘间肌的垂直纤维。
4. 受检者轻微背伸脊柱，以确认触诊位置正确。

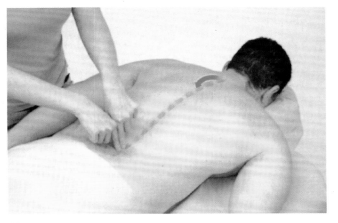

图 7-52

附着点
起点：第 12 胸椎～第 5 腰椎棘突和第 2 颈椎～第 3 胸椎棘突
止点：上位椎骨棘突

功能
• 背伸脊柱（双侧收缩）

神经支配
• 脊神经后支

功能解剖

　　棘间肌是一块小的深层肌，连结于一个椎骨的棘突与其正上方一个椎骨的棘突。棘间肌成对发挥作用，分别位于棘间韧带的两侧。其主要功能是在身体抗重力直立时监控和维持前后向姿势。棘间肌纤维位于脊柱后内侧，且垂直走行。这种位置使棘间肌能进行等长收缩，以维持脊柱在矢状面的直立姿势。

　　棘间肌并不分布于整个胸椎。由于胸廓的稳定作用，其活动性很小，因此很少需要像棘间肌这样起稳定作用的肌肉。

横突间肌(Intertransversarii) ● Latin "inter" *between* "trans" *across* "vers" *turn* "ari" *much*

附着点
起点:第 1 颈椎 ~ 第 5 腰椎横突
止点:上位椎体横突

功能
● 侧屈脊柱(单侧收缩)

神经支配
● 脊神经后支

功能解剖

横突间肌是一块小的深肌,连结于一个椎骨的横突和其正上方一个椎骨的横突之间。横突间肌纤维在脊柱外侧与其平行,呈垂直走行。横突间肌的这种位置使它能进行等长收缩,维持脊柱在额状面的直立位。人体处于直立姿势时,横突间肌的主要功能是维持躯体两侧姿势平衡。

胸椎的横突间肌很难与肋间肌区分。因为胸廓限制了此区域的运动,因此很少需要横突间肌来维持躯体的横向稳定性。

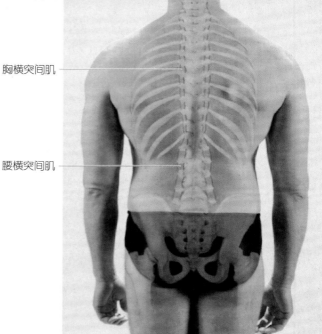

颈横突间肌

胸横突间肌

腰横突间肌

图 7-53

触诊横突间肌

横突间肌是非常小且位置太深的肌,因此难以扪及。

▶ **参与呼吸的其他肌**

肌	起点	止点	功能
肋提肌 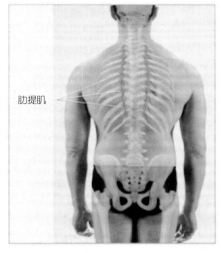	第7颈椎～第11胸椎横突	第1~12肋,下位肋角	用力吸气时,提肋
肋下肌 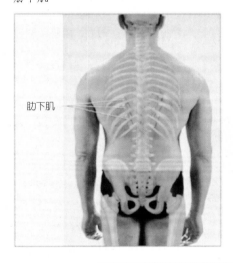	第10~12肋的肋角附近	第8~10肋的肋角附近	用力呼气时,下拉第8~10肋
胸横肌 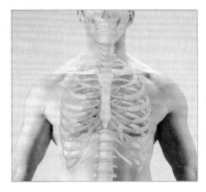	胸骨和剑突	第2~6肋,肋软骨	用力呼气时,下拉第2~6肋

▶ 协同肌与拮抗肌：躯干

躯干运动类型	涉及的肌	躯干运动类型	涉及的肌
前屈 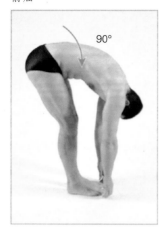	腹直肌 腹外斜肌 腹内斜肌	背伸 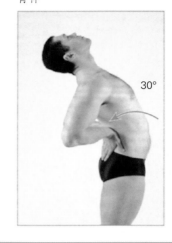	髂肋肌 最长肌 棘肌 腰方肌 半棘肌 回旋肌 多裂肌 棘间肌
右侧屈 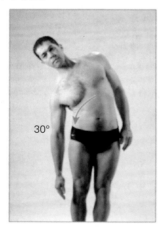	右腹直肌 右腹外斜肌 右腹内斜肌 右髂肋肌 右最长肌 右腰方肌 右横突间肌	左侧屈 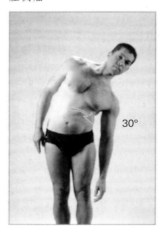	左腹直肌 左腹外斜肌 左腹内斜肌 左髂肋肌 左最长肌 左腰方肌 左横突间肌
右旋 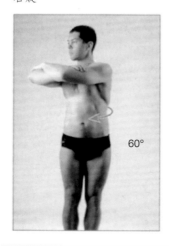	右腹外斜肌 左腹内斜肌 左半棘肌 左多裂肌 左回旋肌	左旋 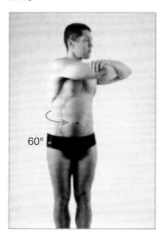	左腹外斜肌 右腹内斜肌 右半棘肌 右多裂肌 右回旋肌

▶ 协同肌与拮抗肌:呼吸

胸部运动	涉及的肌	胸部运动	涉及的肌
吸气	膈	呼气	肋间内肌
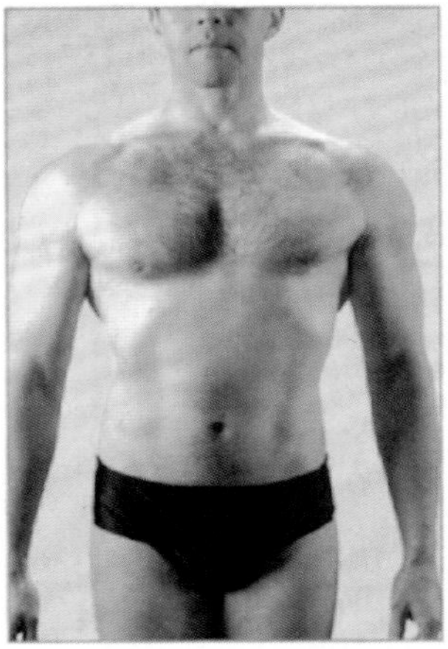	肋间外肌	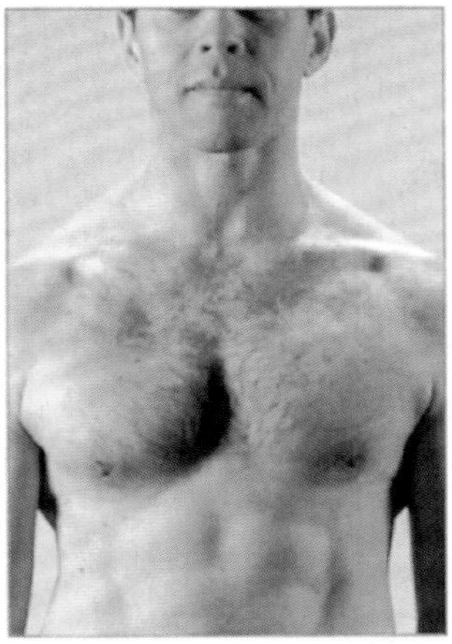	下后锯肌
	上后锯肌		腹横肌
	肋提肌		腹内斜肌
	腰方肌		腹外斜肌
	斜角肌(见第六章)		腹直肌
	胸小肌(见第四章)		肋下肌
	前锯肌(见第四章)		胸横肌

▶ 日常行为中的运动类型

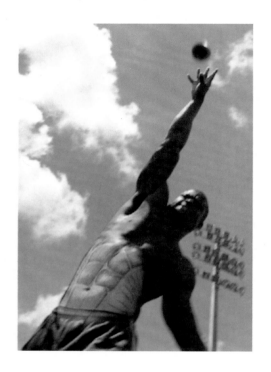

推：腹部肌能使躯干强有力地向前运动。向前推物过肩时，如推铅球时，上肢和躯干的屈肌将协同作用。

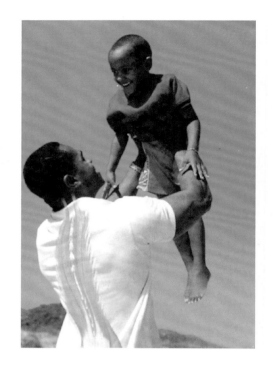

提举：弯腰之后保持身体直立姿势是躯干伸肌的主要功能。竖脊肌群是这个功能的主要协同肌，尤其是在身体前方搬运重物时。

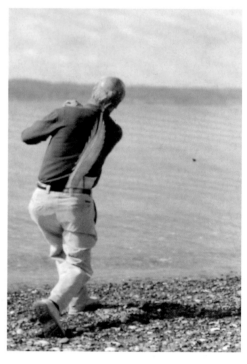

弯曲：向一侧弯曲身体时，躯干的侧屈肌收缩。如腰方肌和竖脊肌等深部稳定肌，在腹部肌使躯干侧屈时，主要是维持身体姿势平衡。

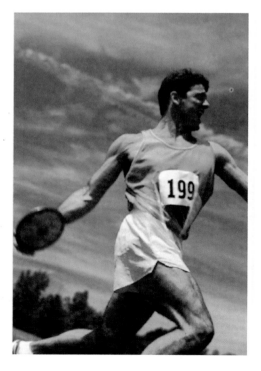

扭转：扔铁饼之类的旋转运动需要脊柱深部稳定肌和浅层回旋运动肌相互协调作用。在斜肌旋转身体在躯干发力时，离不开回旋肌和多裂肌维持脊柱椎骨的对线。

总结

- 躯干骨包括胸椎、腰椎、骶骨、尾骨、12 对肋骨、胸骨以及成对的髂骨、坐骨和耻骨。
- 胸廓由前部的胸肋关节和后部的肋椎关节组成,而脊柱由叠加的椎间盘构成。
- 脊柱有 4 个生理弯曲:前凸的颈曲,后凸的胸曲,前凸的腰曲,后凸的骶曲。
- 脊柱每部都有独特的骨和软组织,参与调节其运动功能。
- 深层肌如回旋方肌和多裂肌主要是稳定脊柱,而一些大的浅层肌如斜肌和竖脊肌主要是运动躯干。
- 脊髓的神经分支在躯干部形成复杂的神经网或神经丛。循环系统和淋巴系统营养躯干的骨和肌。
- 躯干的运动包括前屈、后伸、侧屈和旋转。
- 呼气和吸气所涉及的运动发生在躯干而且主要是由肋间肌、膈肌和腹肌控制的。
- 躯干肌的协调收缩可产生平稳而有效的运动,如推、举、弯屈和旋转。

复习

一、多选题

1. 正常的脊柱前凸是:
   A. 颈曲和胸曲
   B. 颈曲和腰曲
   C. 胸曲和腰曲
   D. 颈曲和骶曲

2. 正常的脊柱后凸是:
   A. 颈曲和胸曲
   B. 颈曲和腰曲
   C. 胸曲和骶曲
   D. 腰曲和骶曲

3. 称为浮肋是因为没有附着于:
   A. 胸骨
   B. 肋软骨
   C. 椎体
   D. 横突

4. 胸廓所保护的器官包括:
   A. 心、肝、小肠
   B. 小肠、脾、肝
   C. 结肠、胃、脾
   D. 心、脾、肺

5. 胸导管(收集腰淋巴干的淋巴液)末端膨大称为:
   A. 右淋巴导管
   B. 乳糜池
   C. 腹主动脉
   D. 肠淋巴干

6. 上肢、下肢和头部血液回流入心的大血管是:
   A. 主动脉和腹主动脉
   B. 肾静脉和肾动脉
   C. 下腔静脉和上腔静脉
   D. 主动脉和下腔静脉

7. 椎间盘中央吸收压力的胶状体称为:
   A. 椎体
   B. 横突
   C. 纤维环
   D. 髓核

8. 脊髓发出神经分支形成了_____对明显的脊神经。
   A. 31
   B. 21
   C. 51
   D. 10

9. 参与平静呼吸的主要肌是:
   A. 腹直肌
   B. 腹横肌
   C. 上后锯肌
   D. 膈肌

10. 不参与真正的运动或活动,但具有压缩和支持腹腔脏器功能的肌是:
    A. 腹直肌
    B. 腹横肌
    C. 上后锯肌
    D. 膈肌

二、配伍题

下面列出了不同肌附着点。请匹配以相应肌(注:字母示椎体)。

11. _____ T_1~T_8 棘突,C_2~C_4 棘突,枕骨上、下项线 　A. 上后锯肌
之间 　　　　　　　　　　　　　　　　　　　　　B. 横突间肌

12. _____ 第 5~12 肋外面 　　　　　　　　　　C. 棘肌

13. _____ 第 7~12 肋内面,肋软骨内面,胸骨剑 　D. 多裂肌
突内面,L_1~L_2 椎体 　　　　　　　　　　　　　E. 最长肌

14. _____ L_5~C_2 上位 2~4 椎骨的棘突 　　　F. 腹横肌

15. _____ 腹白线、髂嵴、耻骨肌线 　　　　　　G. 回旋肌

16. _____ 第 2~5 肋后面 　　　　　　　　　　H. 膈肌

17. _____ 胸腰筋膜、髂嵴、腹股沟外侧韧带 　　I. 腹内斜肌

18. _____ 上位椎骨横突 　　　　　　　　　　　J. 腹外斜肌

19. _____ 上位椎骨棘突

20. _____ 胸腰筋膜、L_5~T_1 横突、C_4~C_7 关节突

下面列出了不同肌。请匹配以相应的运动。答案可有多个。

21. _____ 右腹内斜肌 　　　　　　A. 躯干前屈

22. _____ 左横突间肌 　　　　　　B. 躯干后伸

23. _____ 腹直肌 　　　　　　　　C. 躯干右侧屈

24. _____ 膈肌 　　　　　　　　　D. 躯干左侧屈

25. _____ 右腹外斜肌 　　　　　　E. 躯干右旋

26. _____ 腹横肌 　　　　　　　　F. 躯干左旋

27. _____ 下后锯肌 　　　　　　　G. 吸气

28. _____ 左回旋肌 　　　　　　　H. 呼气

29. _____ 右腰方肌

30. _____ 最长肌

三、简答题

31. 比较胸椎和腰椎的结构有什么不同点和共同点?简要说明胸椎和腰椎结构不同的原因。

32. 画出胸廓结构并说明。图中要包括所有骨、关节和肌。简述这些结构是如何使胸廓收缩和扩张并产生呼吸的。

33. 列出附着于脊柱的所有躯干肌。简要描述各肌功能。

试一试

学习活动1：找一位搭档，从侧面观察其站姿，记下所见姿势曲线。然后从背后观察站姿并记录。假如发现姿势倾斜，根据肌功能及其相互协调关系，判断是哪些肌功能失衡，是否能分辨出哪块肌紧张。更换搭档，重复上述过程。对比得到的结果。

学习活动2：找一位搭档，让他或她做推、举、屈和转身等动作技巧。识别完成运动的躯干特殊运动，并做记录。利用躯干协同肌和拮抗肌列表，鉴别出各运动涉及的肌。确保按正确的顺序进行日常生活中的各种活动，能否发现哪些肌稳定关节，哪些肌是产生动作。

建议：更换搭档，完成日常生活中的不同动作，重复上述过程。为了加深理解，练习"日常行为中的运动类型"之外的动作技巧。

学习活动3：制作膈肌模型。首先，剪掉塑料瓶底(2升瓶子更好)，用足够大的运动带封住剪开的口。确保密封瓶底，没有缝隙。最后，放一个小气球封住塑料瓶上口。然后，向下拉瓶底的运动带中央。观察这个小气球是怎样变化的。向上推瓶底运动带，小气球又是如何变化？是如何模仿膈肌和肺运动的？

(郭培义 陈胜国 倪秀芹 译)

推荐读物

Chek P. Corrective postural training and the massage therapist. *J Massage Ther.* 1995;34(3):83.

Drysdale CL, Earl JE, Hertel J. Surface electromyographic activity of the abdominal muscles during pelvic-tilt and abdominal hollowing exercises. *J Athl Train.* 2004;39(1):32–36.

Konrad P, Schmitz K, Denner S. Neuromuscular evaluation of trunk-training exercises. *J Athl Train.* 2001;36(2):109–118.

Scannell JP, McGill SM. Lumbar posture-should it and can it be modified? A study of passive tissue stiffness and lumbar position during activities of daily living. *Phys Ther.* 2003;83:907–917.

Udermann BE, Mayer JM, Graves JE, et al. Quantitative assessment of lumbar paraspinal muscle endurance. *J Athl Train.* 2003;38(3):259–262.

盆部、股部和膝部

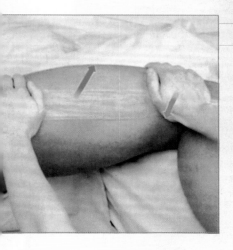

通过这一章节内容的学习,能够:

- 认识盆部、股部和膝部的主要结构,包括骨、关节、特殊结构以及浅、深层肌肉。
- 标记和触摸盆部、股部和膝部的主要体表标志。
- 辨认盆部、股部和膝部的正常姿势和姿势偏斜。
- 辨认和演示盆部、股部和膝部的所有肌运动。
- 演示盆部、股部和膝部的被动和抵抗活动范围。
- 绘出、标记、触摸盆部、股部和膝部的浅、深层肌并诱发其运动。
- 确定盆部、股部和膝部各肌的附着点和神经分布。
- 描述盆部、股部和膝部每块肌的独特功能解剖及相互关系。
- 辨认参与髋关节和膝关节运动(屈、伸等)的协同肌和拮抗肌。
- 辨认髋关节和膝关节完成 4 种协调运动所参与的肌:跑步、举重、投掷和踢。

▶ 概述

骨盆带和肩胛带相似,但有一些结构和功能上的差异。肩胛带和骨盆带都为四肢提供有附着处。肩胛带活动性大,增加了上肢的运动可能性。骨盆带相对稳定,可承受躯干和上身的重量,同时也接受并传送下肢产生的力量。

髋关节与上肢的肩关节相似。两者都能完成多平面运动,但髋关节必须承受身体重量,因此需要更高的稳定性。这种稳定性是借助深层关节连结、强壮的韧带网络和多层肌群来实现的。

膝关节是一种改进的屈戌关节,包括股骨、胫骨和髌骨之间的关节连结。膝的独特解剖结构使承重所需的稳定性和改变方向所需的旋转活动性之间达到平衡,例如单脚站立膝部旋转时。一些特定结构有助于支撑膝部并缓冲震荡。

▌盆部、股部和膝部的表面解剖

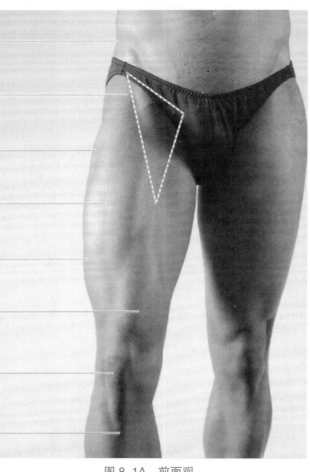

髂嵴是髋骨翼的上缘

股三角由腹股沟韧带、缝匠肌和长收肌围成

股前面可见小的屈髋关节肌,**阔筋膜张肌**

股直肌是屈髋和伸膝关节的原动肌

股外侧肌是股四头肌的一部分,并形成股外侧的隆起

股内侧肌是股四头肌的一部分,在膝的上内侧呈泪珠样外形

髌骨通常被称为膝盖髌骨

髌韧带连结股四头肌,跨过髌骨并附着于胫骨粗隆

图 8-1A　前面观。

▶ 盆部、股部和膝部的表面解剖

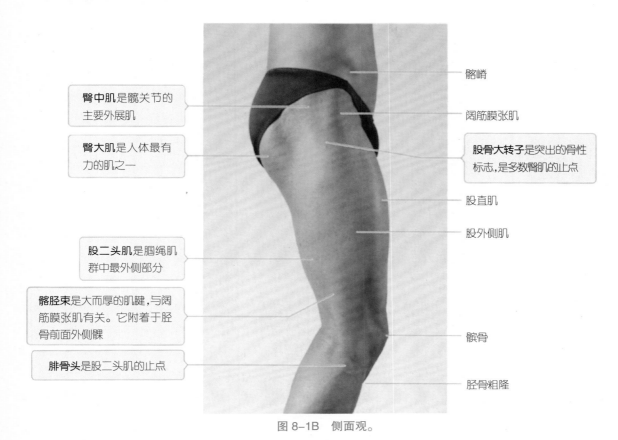

臀中肌是髋关节的主要外展肌

臀大肌是人体最有力的肌之一

股二头肌是腘绳肌群中最外侧部分

髂胫束是大而厚的肌腱,与阔筋膜张肌有关。它附着于胫骨前面外侧髁

腓骨头是股二头肌的止点

髂嵴

阔筋膜张肌

股骨大转子是突出的骨性标志,是多数臀肌的止点

股直肌

股外侧肌

髌骨

胫骨粗隆

图 8-1B 侧面观。

大收肌是股部最大内收肌

半膜肌是腘绳肌群的最内侧部分

半腱肌位于股二头肌内侧,是腘绳肌群的一部分

股薄肌是髋的内侧收肌

鹅足肌腱因形如三叉"鹅足"而得名,是缝匠肌、股薄肌和半腱肌的止点

臀中肌

臀大肌

臀沟

股二头肌

腘窝是膝后的一个凹陷,由腘绳肌群和腓肠肌围成

图 8-1C 后面观。

▶ 盆部、股部和膝部的骨性结构

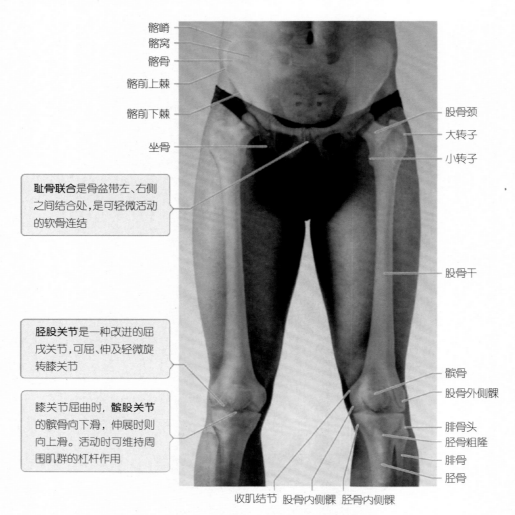

髂嵴
髂窝
髂骨
髂前上棘
髂前下棘
坐骨

股骨颈
大转子
小转子

耻骨联合是骨盆带左、右侧之间结合处，是可轻微活动的软骨连结

股骨干

胫股关节是一种改进的屈戌关节，可屈、伸及轻微旋转膝关节

髌骨
股骨外侧髁

膝关节屈曲时，**髌股关节**的髌骨向下滑，伸展时则向上滑。活动时可维持周围肌群的杠杆作用

腓骨头
胫骨粗隆
腓骨
胫骨

收肌结节　股骨内侧髁　胫骨内侧髁

图 8-2A　前面观。

▶ 盆部、股部和膝部的骨性结构

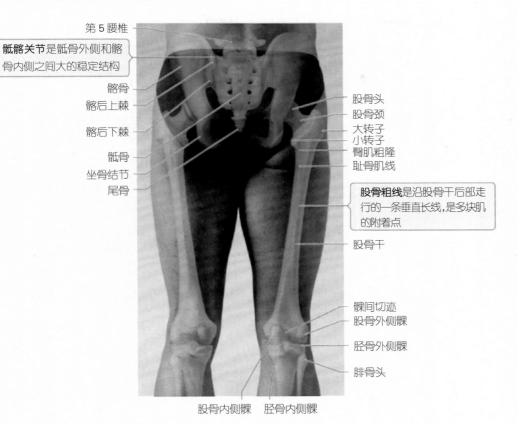

第5腰椎

骶髂关节是骶骨外侧和髂骨内侧之间大的稳定结构

髂骨
髂后上棘
髂后下棘
骶骨
坐骨结节
尾骨

股骨头
股骨颈
大转子
小转子
臀肌粗隆
耻骨肌线

股骨粗线是沿股骨干后部走行的一条垂直长线,是多块肌的附着点

股骨干

髁间切迹
股骨外侧髁
胫骨外侧髁
腓骨头

股骨内侧髁　胫骨内侧髁

图 8-2B　后面观。

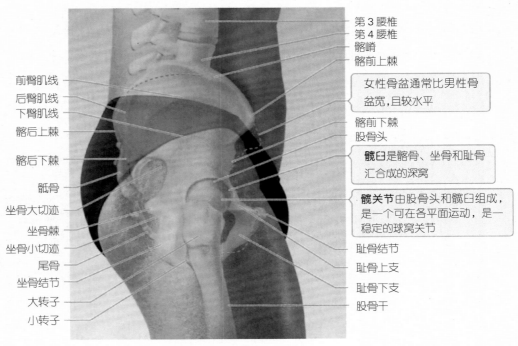

前臀肌线
后臀肌线
下臀肌线
髂后上棘
髂后下棘
骶骨
坐骨大切迹
坐骨棘
坐骨小切迹
尾骨
坐骨结节
大转子
小转子

第3腰椎
第4腰椎
髂嵴
髂前上棘

女性骨盆通常比男性骨盆宽,且较水平

髂前下棘
股骨头

髋臼是髂骨、坐骨和耻骨汇合成的深窝

髋关节由股骨头和髋臼组成,是一个可在各平面运动,是一稳定的球窝关节

耻骨结节
耻骨上支
耻骨下支
股骨干

8-2C　侧面观。

▌盆部、股部和膝部的骨性标志

触诊髂前上棘

体位:受检者仰卧。
1. 指尖扪及髂嵴。
2. 指尖向前下滑动至向前突出的髂前上棘。

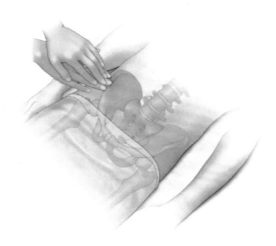

图 8-3A　髂前上棘。

触诊髂窝

定位:受检者仰卧。
1. 指尖扪及髂嵴。
2. 指尖向内下及深处滑动至髂窝的凹面。

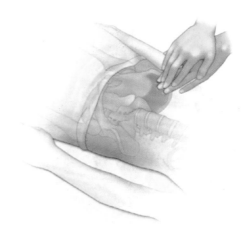

图 8-3C　髂窝。

触诊髂前下棘

定位:受检者仰卧。
1. 指尖扪及髂嵴。
2. 指尖向前下滑过髂前上棘至深部的髂前下棘。

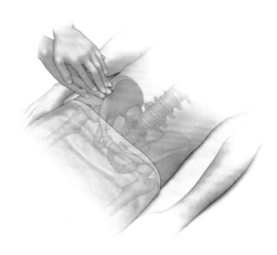

图 8-3B　髂前下棘。

触诊腰椎体

定位:受检者仰卧且髋关节稍屈。
1. 扪及垂直向在耻骨联合和髂前上棘之间,水平向在脐和耻骨之间的某一部位。
2. 向内侧深部触诊直至指尖触到硬的圆形腰椎体。

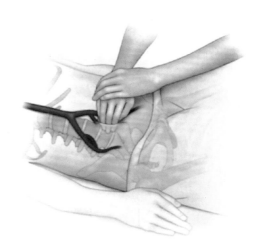

图 8-3D　腰椎。

触诊耻骨支

定位:受检者仰卧。

1. 指尖扪及髂嵴。
2. 指尖向内侧及稍下方滑动至宽而平的耻骨支面。

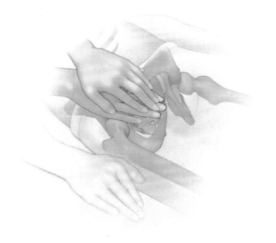

图 8-3E　耻骨支。

触诊收肌结节

定位:受检者仰卧。

1. 拇指扪及膝前的髌骨。
2. 拇指向内侧滑动至收肌结节的圆形突起。

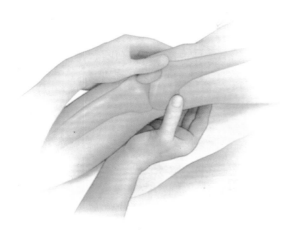

图 8-3F　收肌结节。

触诊股骨内侧髁

定位:受检者仰卧。

1. 拇指扪及膝前的髌骨。
2. 拇指向内及稍下方滑动至宽而圆的股骨内侧髁。

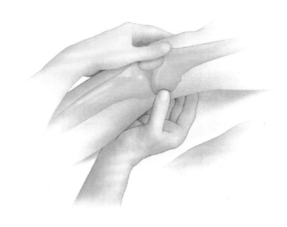

图 8-3G　股骨内侧髁。

触诊股骨外侧髁

定位:受检者仰卧。

1. 拇指扪及膝前的髌骨。
2. 拇指向外及稍下方滑动至宽而圆的股骨外侧髁。

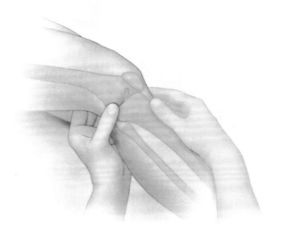

图 8-3H　股骨外侧髁。

触诊胫骨内侧髁

定位：受检者仰卧。

1. 拇指扪及膝前的髌骨。
2. 拇指向内下方滑过股胫关节线至弯曲的胫骨内侧髁。

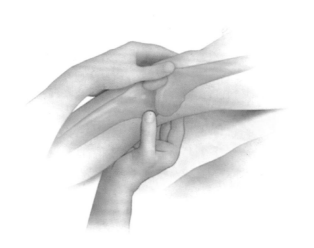

图 8-3I　胫骨内侧髁。

触诊胫骨外侧髁

定位：受检者仰卧。

1. 拇指扪及膝前的髌骨。
2. 拇指向外下滑过胫股关节线至弯曲的胫骨外侧髁。

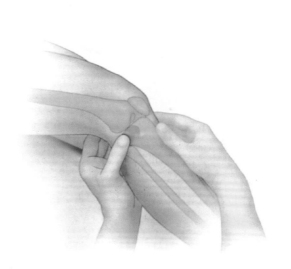

图 8-3J　胫骨外侧髁。

触诊腓骨头

定位：受检者仰卧。

1. 拇指扪及胫股关节线外侧。
2. 拇指向后下滑动至向外侧突起的圆形腓骨头。

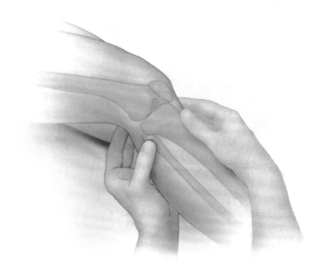

图 8-3K　腓骨头。

触诊胫骨粗隆

定位：受检者仰卧。

1. 拇指扪及膝前的髌骨。
2. 拇指沿髌韧带向下滑动至稍微隆起的胫骨粗隆。

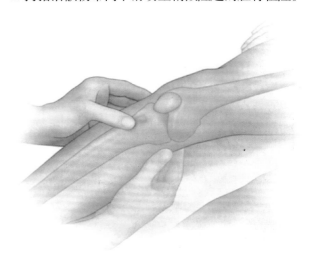

图 8-3L　胫骨粗隆。

触诊髂后上棘

定位:受检者俯卧。

1. 指尖扪及腰椎棘突。
2. 指尖向下滑动至圆形突起的髂后上棘。

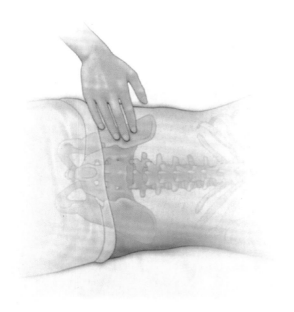

图 8-3M 髂后上棘。

触诊骶骨

定位:受检者俯卧。

1. 指尖扪及腰椎棘突。
2. 指尖在左、右髂后上棘间向下滑动至骶骨后面。

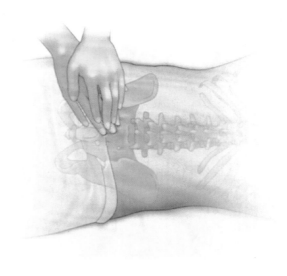

图 8-3N 骶骨。

触诊股骨大转子

定位:受检者俯卧。

1. 指尖扪及髂嵴。
2. 指尖向下滑动几英寸,扪及大转子的大而圆的凸起。

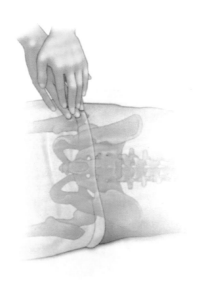

图 8-3O　股骨大转子。

触诊坐骨结节

定位:受检者俯卧。

1. 指尖扪及股的后上部。
2. 指尖向前上方滑动,在臀沟下方扪及大而圆的坐骨结节。

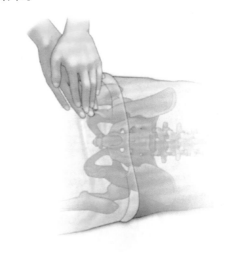

图 8-3P　坐骨结节。

▶ 肌的附着点

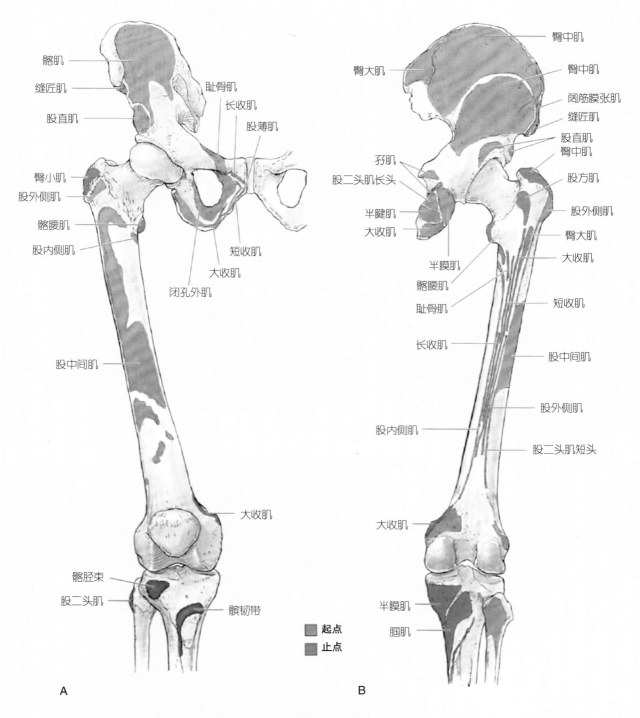

图 8-4　盆部、股部和膝部的肌附着点。（A）前面观。（B）后面观。

▌盆部、股部和膝部的韧带

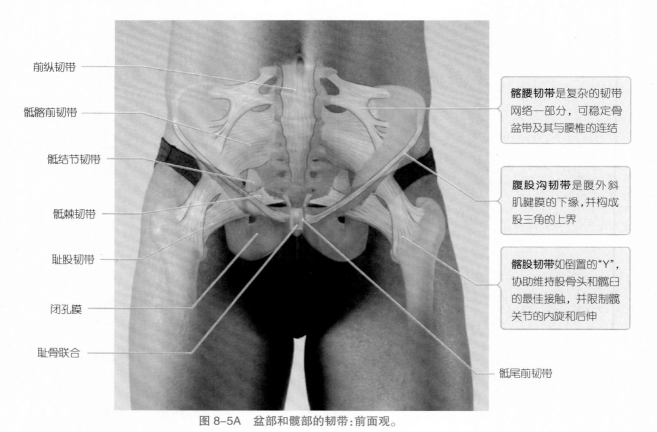

前纵韧带

骶髂前韧带

骶结节韧带

骶棘韧带

耻股韧带

闭孔膜

耻骨联合

髂腰韧带是复杂的韧带网络一部分,可稳定骨盆带及其与腰椎的连结

腹股沟韧带是腹外斜肌腱膜的下缘,并构成股三角的上界

髂股韧带如倒置的"Y",协助维持股骨头和髋臼的最佳接触,并限制髋关节的内旋和后伸

骶尾前韧带

图 8-5A　盆部和髋部的韧带:前面观。

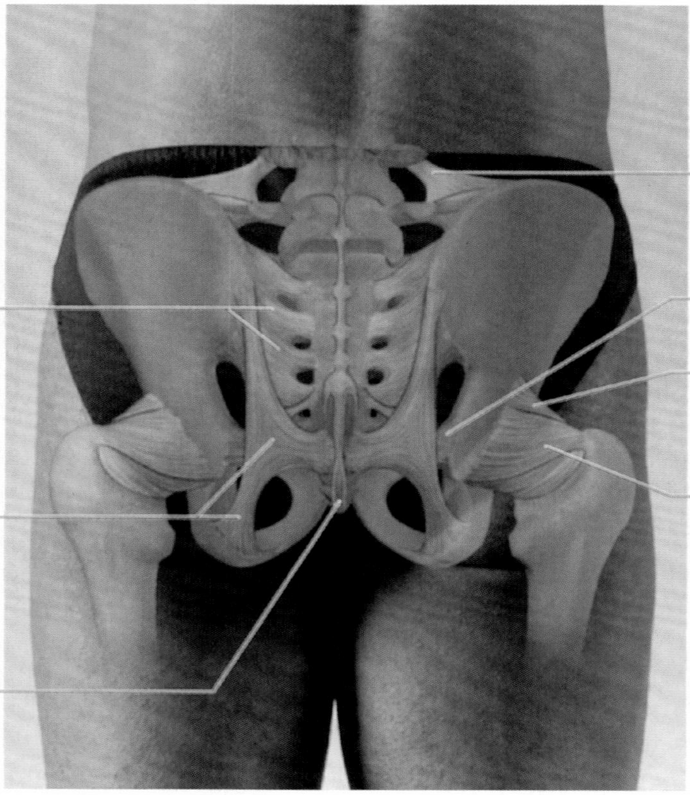

髂腰韧带

骶棘韧带

髂股韧带

骶髂后韧带围绕并稳定骶骨,是盆部厚而强大的韧带网络的一部分

骶结节韧带稳定骶骨下部,并在盆后部提供肌的附着点

骶尾后韧带可稳定小而纤细的尾骨

坐股韧带螺旋围绕髋关节后部并协助髂股韧带以限制髋关节的内旋

图 8-5B　盆部和髋部的韧带:后面观。

▶ 盆部、股部和膝部的韧带

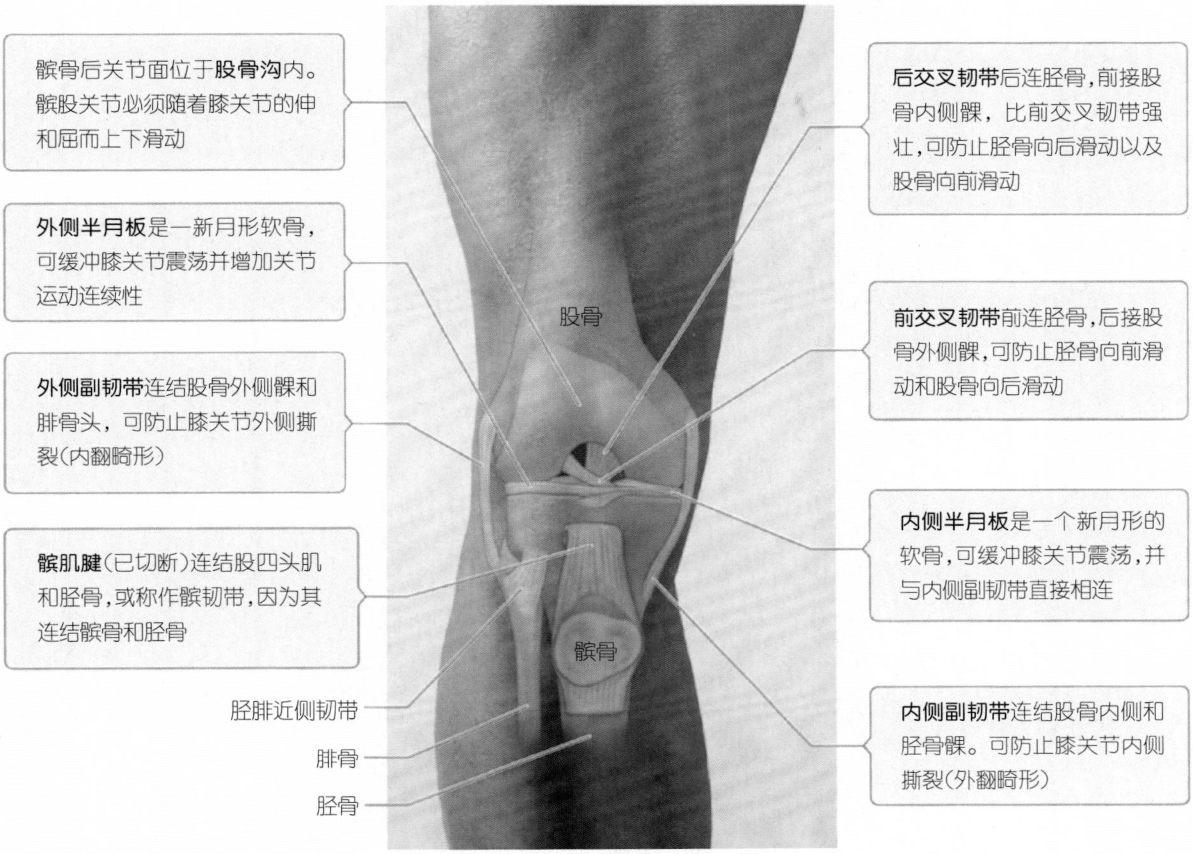

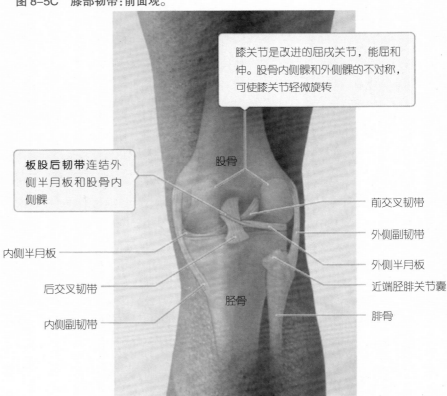

髌骨后关节面位于**股骨沟**内。髌股关节必须随着膝关节的伸和屈而上下滑动

外侧半月板是一新月形软骨，可缓冲膝关节震荡并增加关节运动连续性

外侧副韧带连结股骨外侧髁和腓骨头，可防止膝关节外侧撕裂（内翻畸形）

髌肌腱（已切断）连结股四头肌和胫骨，或称作髌韧带，因为其连结髌骨和胫骨

后交叉韧带后连胫骨，前接股骨内侧髁，比前交叉韧带强壮，可防止胫骨向后滑动以及股骨向前滑动

前交叉韧带前连胫骨，后接股骨外侧髁，可防止胫骨向前滑动和股骨向后滑动

内侧半月板是一个新月形的软骨，可缓冲膝关节震荡，并与内侧副韧带直接相连

内侧副韧带连结股骨内侧和胫骨髁。可防止膝关节内侧撕裂（外翻畸形）

股骨

髌骨

胫腓近侧韧带

腓骨

胫骨

图 8-5C　膝部韧带：前面观。

膝关节是改进的屈戌关节，能屈和伸。股骨内侧髁和外侧髁的不对称，可使膝关节轻微旋转

板股后韧带连结外侧半月板和股骨内侧髁

内侧半月板

后交叉韧带

内侧副韧带

股骨

前交叉韧带

外侧副韧带

外侧半月板

近端胫腓关节囊

腓骨

胫骨

图 8-5D　膝部韧带：后面观。

▶ 盆部、股部和膝部的浅层肌

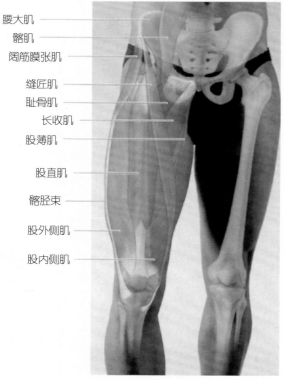

腰大肌
髂肌
阔筋膜张肌
缝匠肌
耻骨肌
长收肌
股薄肌
股直肌
髂胫束
股外侧肌
股内侧肌

图 8-6A　前面观。

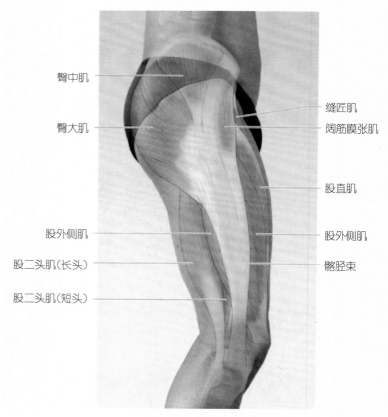

臀中肌
臀大肌
股外侧肌
股二头肌(长头)
股二头肌(短头)

缝匠肌
阔筋膜张肌
股直肌
股外侧肌
髂胫束

图 8-6B　侧面观。

▶ 盆部、股部和膝部的浅层肌

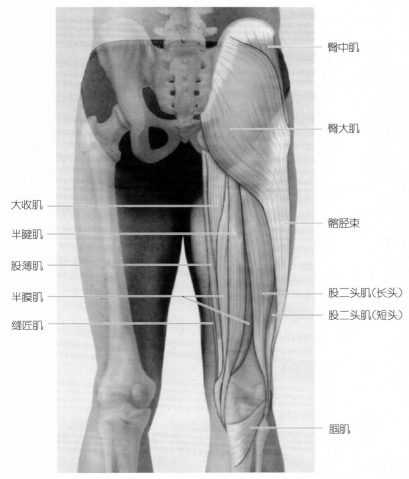

臀中肌

臀大肌

髂胫束

股二头肌（长头）

股二头肌（短头）

大收肌

半腱肌

股薄肌

半膜肌

缝匠肌

腘肌

图 8-6C　后面观。

▶ 盆部、股部和膝部的深层肌

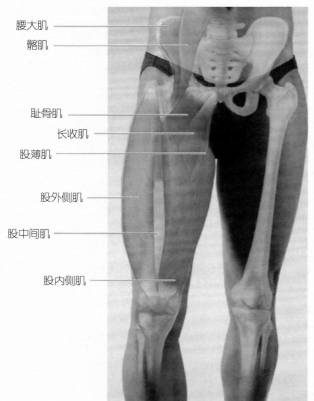

腰大肌
髂肌

耻骨肌
长收肌
股薄肌

股外侧肌

股中间肌

股内侧肌

图 8-7A　前面观。

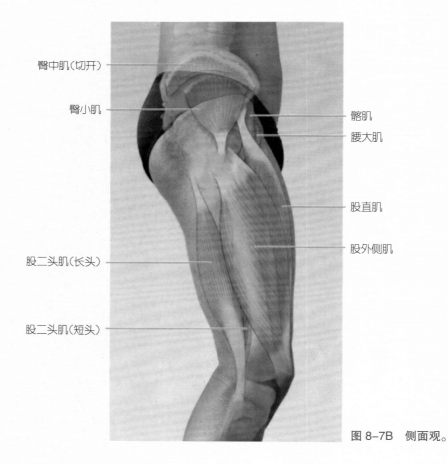

臀中肌（切开）

臀小肌

髂肌
腰大肌

股直肌

股二头肌（长头）

股外侧肌

股二头肌（短头）

图 8-7B　侧面观。

▶ 盆部、股部和膝部的深层肌

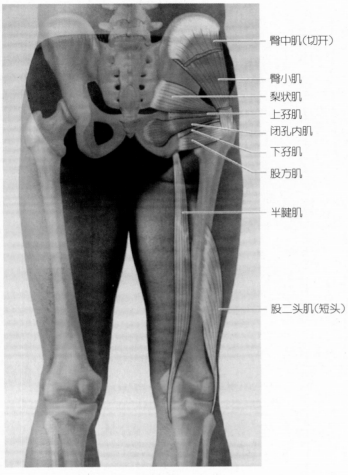

臀中肌(切开)

臀小肌
梨状肌
上孖肌
闭孔内肌
下孖肌
股方肌

半腱肌

股二头肌(短头)

图 8-7C　后面观。

▶ 盆部、股部和膝部的特殊结构

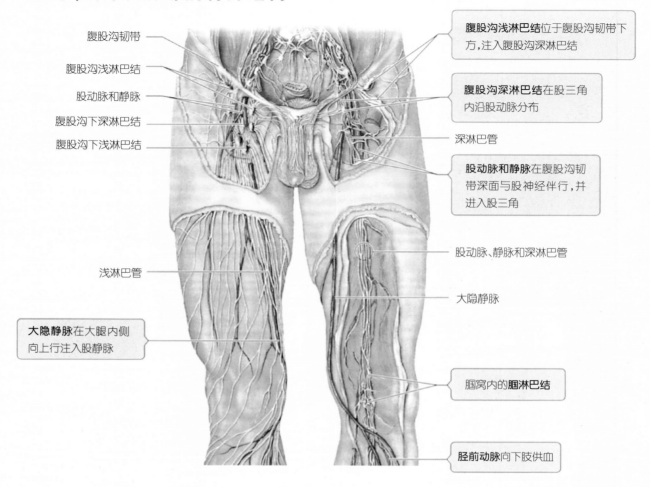

腹股沟韧带

腹股沟浅淋巴结

股动脉和静脉

腹股沟下深淋巴结

腹股沟下浅淋巴结

浅淋巴管

大隐静脉在大腿内侧
向上行注入股静脉

腹股沟浅淋巴结位于腹股沟韧带下
方,注入腹股沟深淋巴结

腹股沟深淋巴结在股三角
内沿股动脉分布

深淋巴管

股动脉和静脉在腹股沟韧
带深面与股神经伴行,并
进入股三角

股动脉、静脉和深淋巴管

大隐静脉

腘窝内的**腘淋巴结**

胫前动脉向下肢供血

图 8-8 盆腔、股和膝的血管和淋巴管:前面观。

▌盆部、股部和膝部的特殊结构

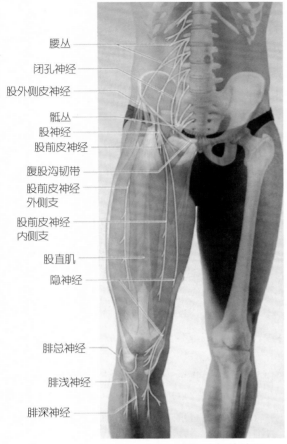

腰丛
闭孔神经
股外侧皮神经
骶丛
股神经
股前皮神经
腹股沟韧带
股前皮神经
外侧支
股前皮神经
内侧支
股直肌
隐神经
腓总神经
腓浅神经
腓深神经

8-9A　盆腔、股和膝部的神经：
前面观。

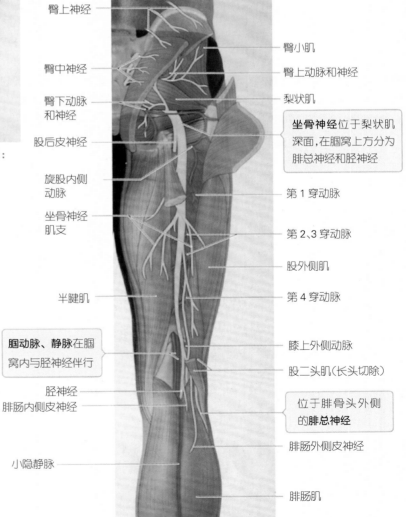

臀上神经
臀中神经
臀下动脉
和神经
股后皮神经
旋股内侧
动脉
坐骨神经
肌支
半腱肌

臀小肌
臀上动脉和神经
梨状肌

坐骨神经位于梨状肌
深面,在腘窝上方分为
腓总神经和胫神经

第 1 穿动脉
第 2、3 穿动脉
股外侧肌
第 4 穿动脉
膝上外侧动脉
股二头肌(长头切除)

位于腓骨头外侧
的**腓总神经**

腓肠外侧皮神经

腓肠肌

腘动脉、静脉在腘
窝内与胫神经伴行

胫神经
腓肠内侧皮神经

小隐静脉

图 8-9B　盆腔、股和膝部的神经：
后面观。

▶ 髋和膝的姿势

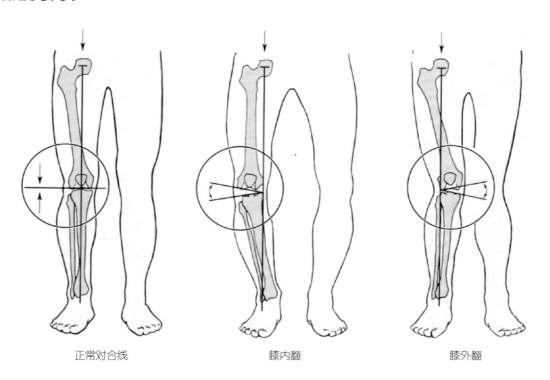

正常对合线　　　　　　　　膝内翻　　　　　　　　膝外翻

图 8-10　髋和膝部的姿势：前面观。在髋和膝正常对线的情况下，股骨头位于髌骨和胫股关节的中心。如果膝位于股骨头外侧，则膝关节向外侧"张开"，导致姿势偏斜——膝内翻。如果膝位于股骨头内侧，膝关节就会向内侧"张开"，导致姿势偏斜——膝外翻。每一种姿势偏斜可引起肌腱、韧带和关节面非正常受力。

▶ 运动展示：髋

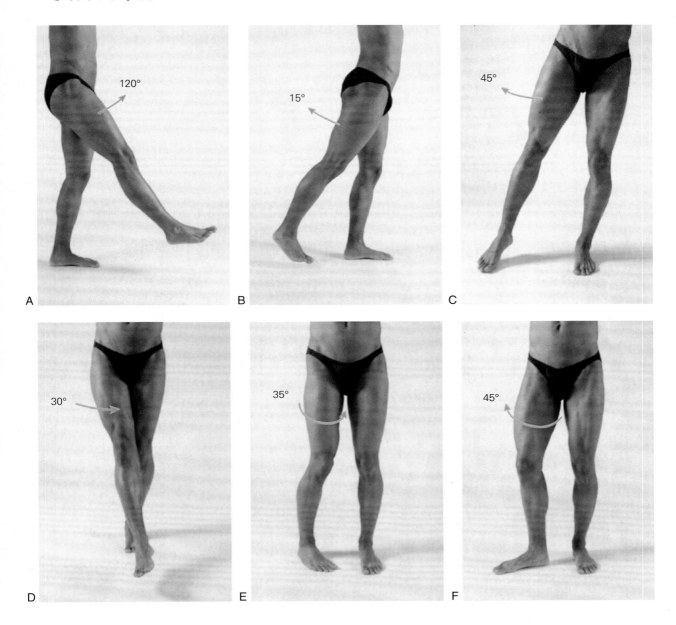

图 8-11 （A）屈髋。（B）伸髋。（C）髋外展。（D）髋内收。（E）髋内旋。（F）髋外旋。

▶ 运动展示:膝

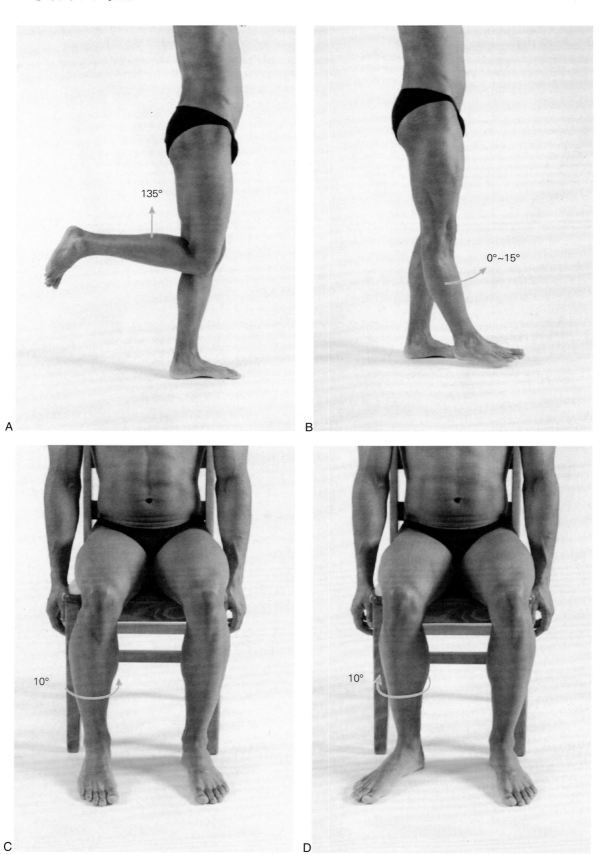

图8-12　(A)屈膝。(B)伸膝。(C)膝内旋。(D)膝外旋。

▶ 被动活动范围

　　检测髋关节和胫股关节的被动活动范围有助于评估关节囊和韧带的健康和功能状况。

　　受检者躺在按摩或诊查床上。嘱其放松，以便在没有受检者"帮助"下进行运动范围评估。进行下图所示的每一项活动时，都要在观察到躯干的补偿运动（不相干运动）的同时让腿部一直运动到终末端。有关被动活动范围的检测步骤在第三章末尾有详细介绍。

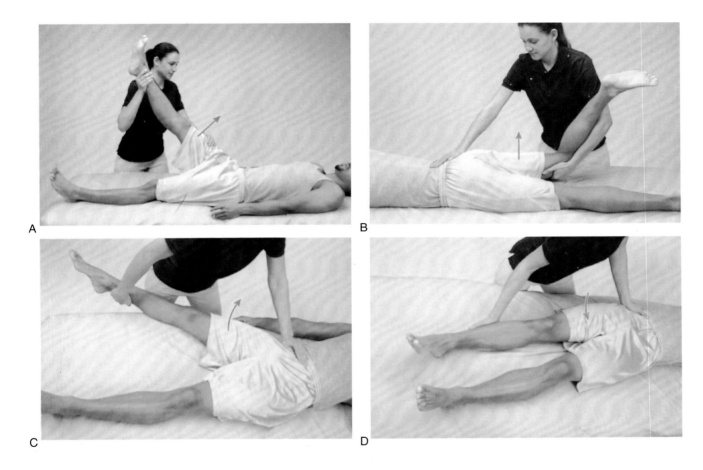

图 8-13 （A）被动屈曲髋关节。蓝色箭头指的是运动方向。检查者站在仰卧的受检者旁，一手抓住其小腿，另一手稳定其大腿。移动腿时嘱受检者保持放松。由床面向受检者胸部移动腿时，要保持膝关节伸直。评估髋关节后部韧带、关节囊和髋关节伸展肌的被动活动范围。（B）被动伸展髋关节。检查者站在俯卧的受检者旁，一手从下方抓住大腿，另一手稳定盆部。移动腿时嘱受检者保持放松。将受检者的腿垂直从桌面抬起。评估髋关节前部韧带、关节囊和髋关节屈曲肌的被动活动范围。（C）被动外展髋关节。检查者站在仰卧的受检者旁，一手抓住小腿，另一手稳定对侧盆腔部。移动腿时嘱受检者保持放松。向外侧移动受检者腿时，保持膝部伸直，在无不舒服的情况下，尽可能将腿远离身体。评估髋关节内侧韧带、关节囊和内收髋关节肌的被动活动范围。（D）被动内收髋关节。检查者站在仰卧的受检者旁，一手抓住小腿，另一手稳定同侧盆部。移动腿时嘱受检者保持放松。在无不适情况下，将受检者的腿尽可能移向身体内侧，且保持膝部伸直。评估髋关节外侧韧带、关节囊和外展髋关节肌的被动活动范围。（待续）

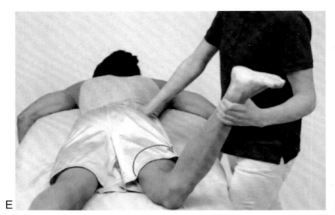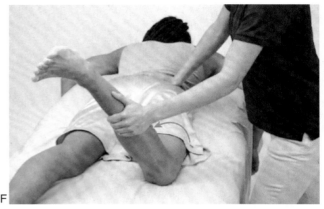

图 8-13(续) （E）被动内旋髋关节。检查者站在俯卧的受检者旁，一手抓住小腿，另一手稳定盆部中央。移动腿时嘱受检者保持放松。以小腿为支点使足在无不适情况下尽量移向体外，同时保持膝部屈曲 90°。评估髋关节的韧带、关节囊和外旋髋关节肌的被动活动范围。（F）被动外旋髋关节。检查者站在俯卧的受检者旁，一手抓住小腿，另一手稳定盆部中央。移动腿时嘱受检者保持放松。以腿为支点，保持膝部弯曲 90°，在无不适情况下，将脚尽量远离身体向内移动。评估髋关节的韧带、关节囊和内旋髋关节肌的被动活动范围。

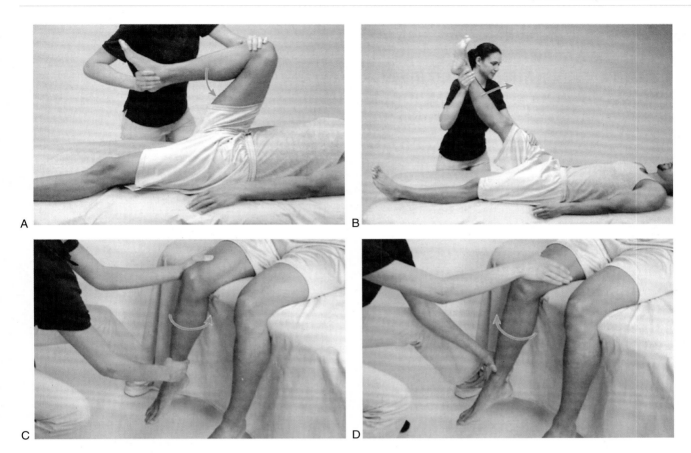

图 8-14　（A）**被动屈膝**。检查者站在仰卧的受检者旁,一手抓住脚底,另一手稳定膝部。移动腿时嘱受检者保持放松。将受检者的腿从床面向其胸部移动时弯曲膝关节。评估膝部前韧带、关节囊和伸膝肌的被动活动范围。（B）**被动伸膝**。检查者站在仰卧的受检者旁,一手抓住脚踝,另一手稳定大腿。移动腿时嘱受检者保持放松。将受检者的腿从床面向其胸部移动时伸直膝关节。评估膝部后韧带、关节囊和屈膝肌的被动活动范围。（C）**被动内旋膝关节**。检查者坐在坐着的受检者前方,一手抓住脚踝,另一手稳定膝部。移动腿时嘱受检者保持放松。以小腿为支点,在无不适情况下,将小腿朝体侧尽量向内旋。评估关节囊和外旋膝部的肌的被动活动范围。（D）**被动外旋膝关节**。检查者坐在坐着的受检者前方,一手抓住脚踝,另一只手稳定膝部。移动小腿时嘱受检者保持放松。以小腿为支点,在无不适情况下,将小腿离体侧尽量向外旋。评估关节囊和内旋膝部的肌的被动活动范围。

▶ 抵抗活动范围

　　检测髋关节和膝关节的抵抗活动范围有助于明确该部位动态稳定结构和原动肌的健康和功能状况。评估功能力量和耐力有助于识别操控下肢运动各肌之间的平衡和潜在失衡程度。完成抵抗活动范围的检查步骤和等级评估在第三章已有介绍。

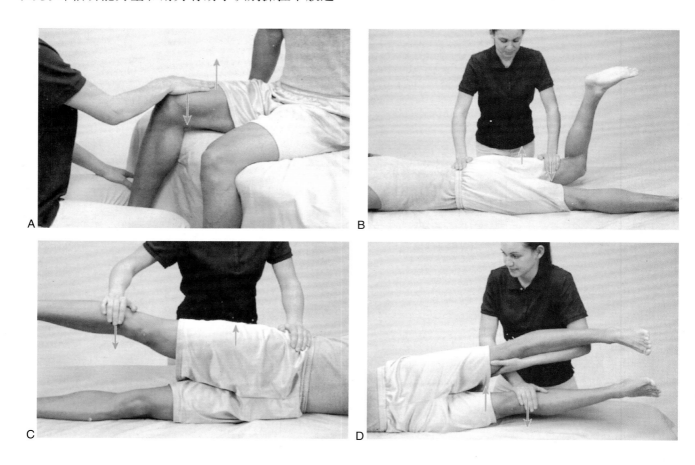

图8-15　（A）抗阻力屈髋。绿色箭头表示受检者运动方向，红色箭头表示检查者的阻力方向。检查者面对坐着的受检者坐下，一手掌放在受检者大腿上面。在检查者施加外力轻微地下压大腿时，嘱受检者抬起大腿，以迎合所加的阻力。评估屈曲髋关节肌的力量和耐力。（B）抗阻力伸髋。检查者面对俯卧的受检者，站立一侧，一手掌放在受检者大腿上面，另一手稳定盆部。在检查者施加外力轻微地下压大腿时，嘱受检者将大腿抬离桌面，以迎合所加的阻力。评估伸展髋关节肌的力量和耐力。（C）抗阻力外展髋关节。检查者站在侧卧受检者后方。一手掌放在其小腿上，另一手用来稳定盆部。在检查者轻微地下压大腿时，嘱受检者抬起大腿远离另一条腿，以迎合所加的阻力。评估外展髋关节肌的力量和耐力。（D）抗阻力内收髋关节。检查者站在侧卧受检者后方。一手掌放在其大腿的底部，另一只手支撑受检者另一条腿。在检查者轻微地下压大腿时，嘱受检者抬起大腿远离桌面，以迎合所加的阻力。评估内收髋关节肌的力量和耐力。（待续）

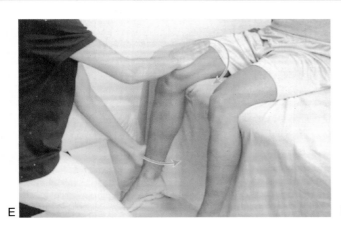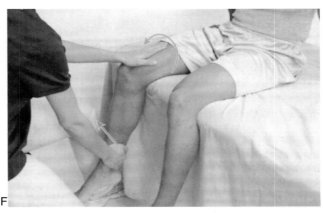

图 8-15(续) （E）抗阻力内旋髋关节。检查者面对坐着的受检者坐下。一手掌放在其小腿外侧，另一手稳定膝部。在检查者轻微地将腿向内压时，嘱受检者将小腿向外旋转，以迎合所加的阻力。评估内旋髋关节肌的力量和耐力。（F）抗阻力外旋髋关节。检查者面对坐着的受检者坐下。一手掌放在受检者小腿内侧，另一手用来稳定膝部。在检查者轻微地将腿向外压时，嘱受检者将小腿向内旋转，以迎合所加的阻力。评估外旋髋关节肌的力量和耐力。

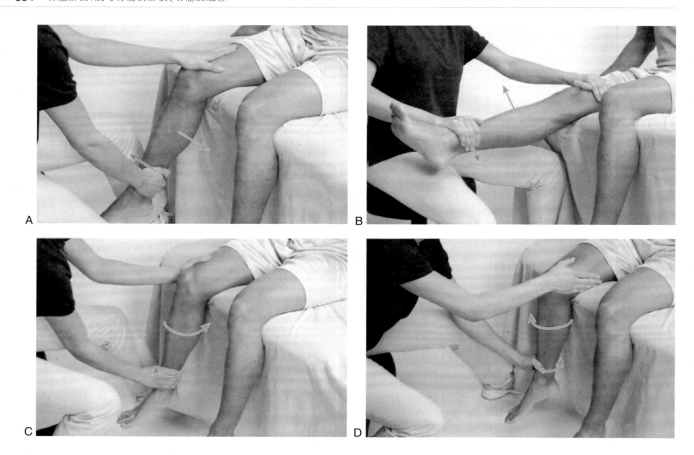

图 8-16　（A)抗阻力屈膝。检查者面对坐着的受检者坐下。一手抓住其脚踝背部,另一手稳定膝部。在检查者轻微地将其足跟向前拉时,嘱受检者向后拉以迎合所加的阻力。评估屈膝肌的力量和耐力。(B)抗阻力伸膝。检查者面对坐着的受检者坐下。一手掌放在其伸直的小腿上面, 另一手用来稳定大腿。嘱受检者维持伸膝来拮抗检查者将腿轻微地下压。评估伸膝肌肉的力量和耐力。(C)抗阻力内旋膝关节。检查者面对坐着的受检者坐下。一手抓住脚踝内侧,另一只手稳定其膝部。嘱受检者将小腿向内旋来拮抗检查者轻微地将小腿向外旋。评估内旋膝关节肌的力量和耐力。(D)抗阻力外旋膝关节。检查者面对坐着的受检者坐下。一手抓住其脚踝外部,另一只手稳定膝部。嘱受检者将小腿向外旋来拮抗检查者轻微地将小腿向内旋。评估外旋膝关节肌的力量和耐力。

腰肌（Psoas）　"psoa" Greek *of the loins*

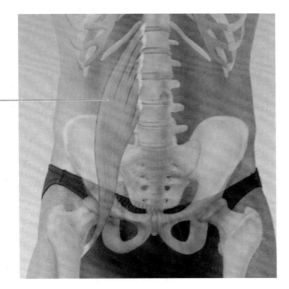

腰肌

图 8-17

触诊腰肌

体位：受检者仰卧，屈曲髋关节和膝关节。

1. 面对受检者腹部站在一侧，用双手指尖扪及髂前上嵴。
2. 向内上方滑动手指，深处至腰椎体外侧。（注意：腹主动脉位于此区。应由外向内触诊以免压迫此结构。）
3. 手指轻轻地压到腰肌的斜纤维，来回弹拨以便扪及此管状肌肉。
4. 受检者轻微抵抗屈髋，以确认扪及位置是否正确。

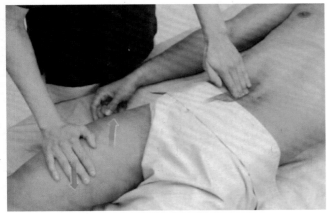

图 8-18

附着点

起点：第 12 胸椎～第 5 腰椎横突、椎体及相应椎间盘外侧

止点：股骨小转子

功能

- 屈曲髋关节
- 外旋髋关节

神经支配

- 腰丛
- 第 1~4 腰神经（L_1~L_4）

功能解剖

　　腰大肌和腰小肌联结躯干与下肢，起自腰椎侧面，身体直立时，可稳定下位脊柱。腰肌纤维汇集并环绕在骨盆带前缘。最后腰肌紧接着髂肌止于股骨小转子。

　　在走、跑和跳这类动作时，腰肌和髂肌共同屈曲髋关节。由于它们的协同作用和共同止点，腰大肌、腰小肌和髂肌一起组成髂腰肌群。它们除了有共同作用外，还有不同的功能，因此腰肌和髂肌将分别阐述。

　　腰肌在姿势中起着独特作用。当人体站立时，腰肌和腰方肌及竖脊肌群一起，使骨盆向前倾。这些肌肉必须拮抗使骨盆向后倾的臀肌和腹肌的力量。这些肌群共同维持躯干和骨盆之间的对线。

　　上述维持骨盆姿势肌之间的失衡较常见，可造成躯体疼痛和功能障碍。在久坐或长期驾车的人群中，腰肌通常会短缩和紧张。直立时，短缩的腰肌使骨盆过度向前倾，从而压缩腰椎。这种姿势称为骨盆前倾，常伴有严重的腰椎前凸（见第七章）及腰痛。

髂肌(Iliacus) ● "ilia" Latin *flank, loin*

附着点
起点:髂窝,骶骨翼
止点:股骨小转子

功能
- 屈曲髋关节
- 外旋髋关节

神经支配
- 股神经
- 第 2~4 腰神经(L_2~L_4)

功能解剖

　　髂肌是屈曲及外旋髋关节的原动肌。其起点广泛分布于髂骨内面,其肌纤维在股骨小转子处与腰大肌相连。髂肌的主要功能是在行走、跑步、跳跃、踢等运动时屈曲髋关节。

　　当下肢负重时,髂肌协同收缩向前拉骨盆。然而,由于其起于髂骨,不能像腰肌那样对脊柱起作用。保持髂肌的力量、灵活性和平衡对维持正确姿势和下肢的功能至关重要。

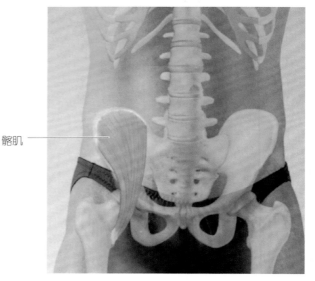

髂肌

图 8-19

触诊髂肌

体位:受检者仰卧位,屈曲髋关节和膝关节。
1. 面对腹部站在受检者一侧,双手指扪及髂前上嵴。
2. 手指沿髂骨前面向内下方深处滑动。(注意:腹部器官都位于这一区域,所以一定要从外侧向内侧进行触诊,手指从外侧勾向肠管后方,以免压迫这些器官而导致疼痛。)
3. 让手指轻轻地下压到髂肌的扇形纤维。
4. 受检者轻微抵抗屈髋,以确认扪及位置正确。

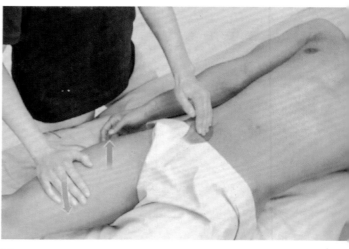

图 8-20

股直肌（Rectus Femoris） "recti" Latin *straight* "femoro" Latin *thigh*

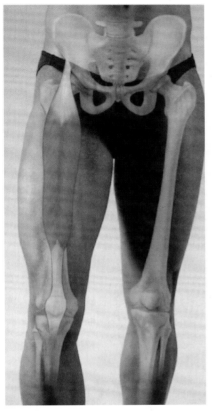

图 8–21

触诊股直肌

体位：受检者仰卧。
1. 面向大腿站在受检者一侧，手指尖扪及髂前上棘。
2. 指尖在阔筋膜张肌和缝匠肌之间向下滑动。
3. 手指停留在大腿浅层，找到股直肌的羽状肌纤维。
4. 受检者轻微抵抗屈髋和伸膝，以确认正确的扪及位置。

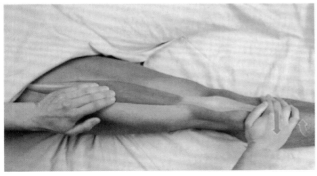

图 8–22

附着点
起点：髂前下棘（AIIS）和髋臼上缘
止点：经髌韧带至胫骨粗隆

功能
- 屈曲髋关节
- 伸展膝关节

神经支配
- 股神经
- 第 2~4 腰神经（L_2~L_4）

功能解剖

　　股直肌在大腿前面分隔缝匠肌和阔筋膜张肌，是跨越髋关节的唯一四头肌。股直肌的纤维呈双羽状，是屈髋和伸膝的原动肌。

　　行走和奔跑时，股直肌向前拉股骨，同时前踢小腿。此时，脚与地面接触，并承受身体重量。该肌的伸膝作用强于屈髋作用，但还协助腰肌、髂肌、缝匠肌和阔筋膜张肌运动髋关节。由于其起于髂前下棘，股直肌在一定程度上还能使骨盆前倾。

　　股直肌、股外侧肌、股中间肌和股内侧肌形成股四头肌肌群，在站立和抬腿时可伸直膝关节，但此时其他股肌比股直肌更有力。股肌的力量来自其大的横截面积、髌骨产生的强大杠杆作用及单一的伸膝作用。

　　股直肌紧张是个普遍问题，且能导致膝关节疼痛。这种疼痛是由于髌骨关节面压入股骨沟所致。长时间压迫会磨损关节软骨，造成慢性膝关节疾患。股直肌足够的柔韧性可防止这种膝关节病理改变的发生。

缝匠肌（Sartorius） ● "sartori" Latin *tailor*

附着点

起点：髂前上棘(ASIS)

止点：经"鹅足状"韧带止于胫骨体内侧

功能

- 屈曲髋关节
- 外展髋关节
- 外旋髋部
- 屈曲膝关节
- 内旋膝关节

神经支配

- 股神经
- 第 3~4 腰神经（L_3~L_4）

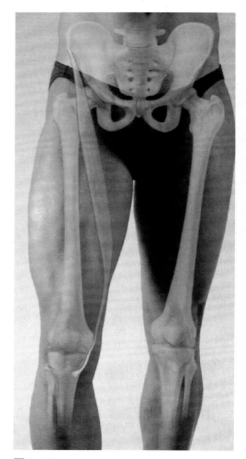

图 8-23

缝匠肌（续）

功能解剖

缝匠肌是人体最长的肌。它是因跷着二郎腿式工作坐姿（一条腿的脚踝放在另一条腿膝部上方）而得名。（裁缝的姿势见图1-12。）完成这一动作要靠缝匠肌的收缩。在屈曲膝关节的同时必须屈曲、外展和外旋髋关节才能采取这种坐姿。

缝匠肌是大腿最浅表的细长肌。与阔筋膜张肌一起，在大腿前部形成一个倒"V"字形。缝匠肌和阔筋膜张肌都可屈曲髋关节，但旋转方向却相反。这种关系有助于控制髋关节和膝关节的旋转运动，如绷直下肢时。

缝匠肌在鹅足状韧带处与股薄肌和半腱肌汇合。鹅足状韧带是因其三叉状外形而得名。这三块肌肉在膝内侧汇聚，止于胫骨干内侧。它们在膝关节内侧形成一个三脚架式的动态稳定结构。缝匠肌从前面下行，而股薄肌从中间下行，半腱肌则从大腿背面下行。内侧副韧带的损伤很常见，尤其是当这三块肌薄弱或失衡时。

触诊缝匠肌

体位：受检者仰卧，髋关节外旋，屈膝。

1. 面向受检者大腿站在其一侧，指尖扪及髂前上棘。
2. 指尖沿股三角外侧缘向内下方滑动。（注意：*股三角位于缝匠肌正内侧，内含淋巴结、股神经、股动脉和股静脉。为避开这些结构，应触诊腹股沟褶皱的外侧。*）
3. 让手指停留在大腿浅层，扪及缝匠肌的带状肌纤维。
4. 受检者轻微抵抗屈曲和外旋髋关节，以确认扪及位置是否正确。

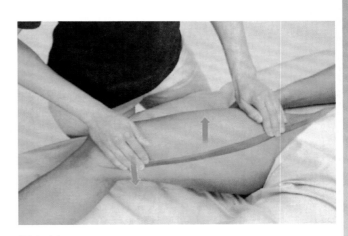

图 8-24

阔筋膜张肌（Tensor Fasciae Latae） ● Latin "**tensor**" *tightener* "**fasci**" *bundle or band* "**lati**" *wide*

附着点
起点：髂嵴前外侧缘
止点：经髂胫束至胫骨外侧髁

功能
* 屈曲髋关节
* 外展髋关节
* 内旋髋关节

神经支配
* 臀上神经
* 第 4 腰神经 ~ 第 1 骶神经（L$_4$~S$_1$）

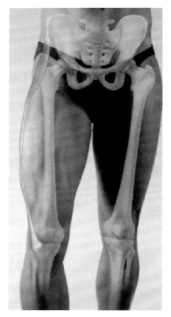

图 8-25

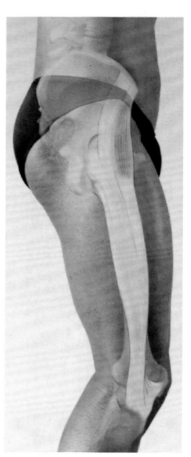

图 8-26

阔筋膜张肌(续)

功能解剖

阔筋膜张肌是髋部前方外侧缘的小肌肉。它与缝匠肌在大腿前面共同围成"V"字形。这两块肌能屈曲髋关节但旋转作用相反。单足站立时,阔筋膜张肌和缝匠肌都兴奋收缩。

与阔筋膜张肌相连的大而厚实的肌腱是下肢非常重要的结构。所谓的髂胫束,它是髋关节和膝关节外侧的主要稳定结构。阔筋膜张肌(前部)和臀大肌(后部)的肌纤维在外侧下行止于髂胫束。这个厚实韧带跨过大腿外侧附着于胫骨外侧髁前面。髂胫束远端纤维辅助外侧副韧带以防止股骨外侧髁和胫骨外侧髁的分离。

阔筋膜张肌、臀大肌和髂胫束的紧张可在近端对股骨大转子或在远端对股骨外侧髁产生摩擦。这种过度摩擦常常导致滑膜囊或肌腱的损伤。维持髂胫束的柔韧性以及髋部内收肌和外展肌之间的力量平衡,有助于防止此问题的发生。

触诊阔筋膜张肌

体位:受检者仰卧,髋关节内旋。
1. 面向受检者大腿站在其一侧,指尖扪及髂前上棘。
2. 指尖向外下方朝大腿外滑动。
3. 沿阔筋膜张肌纤维触诊,因为它在髂胫束处变得较厚和光滑。
4. 受检者轻轻抵抗外展和屈曲髋关节,以确认扪及位置是否正确。

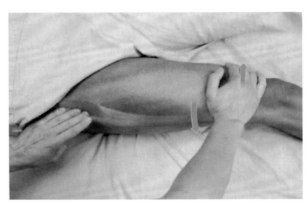

图 8-27

触诊髂胫束

体位:受检者侧卧,稍微屈曲髋关节和膝关节。
1. 面对受检者大腿站在其一侧,一手掌扪及股骨外侧髁。
2. 手掌向近端朝大转子滑动。
3. 触诊沿大腿外侧的髂胫束纤维。
4. 受检者轻轻抵抗外展髋关节,以确认扪及位置是否正确。

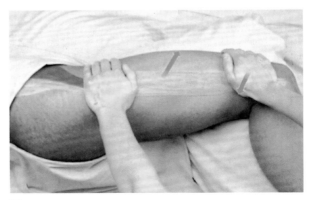

图 8-28

股外侧肌（Vastus Lateralis） ● "vast" Latin *huge* "lateral" Latin *side*

附着点
起点：股骨大转子，臀肌粗隆和近端，股骨粗线外侧唇
止点：经髌韧带至胫骨粗隆

功能
● 伸膝

神经支配
● 股神经
● 第 2~4 腰神经（$L_2~L_4$）

功能解剖

　　股外侧肌是股四头肌之一。股外侧肌纤维包裹大腿外面，起于股骨粗线外侧唇，即股骨后面的一条纵形嵴。厚实斜行的股外侧肌纤维位于髂胫束深面，并在髌韧带处汇入其他股四头肌。髂胫束的纤维粘连在股外侧肌的筋膜上不太常见。

　　股外侧肌、股中间肌和股内侧肌有伸膝的单一功能。股直肌也参与此运动。站立、提举、跳越和用力踢的动作都需要均衡有力的股四头肌。

　　股外侧肌往往比股内侧肌发达。屈、伸膝关节时，这种力量不平衡可能导致髌骨不正确的运动轨迹。具体而言，髌骨在股骨沟内被拉向外侧，从而引起疼痛和关节软骨磨损。假如存在严重失衡，髌骨可能被完全拉出股骨沟，造成髌骨脱位。这在胫骨粗隆角度（Q角）较高的个体中较常见。这个角度可衡量髌韧带的弯曲度，并由股骨在胫骨顶上的方位以及胫骨粗隆位置所决定。正常情况下 Q 角为 5°~15°，由于女性骨盆宽于男性，女性的 Q 角往往大于男性。

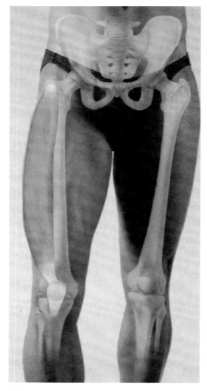

图 8-29

触诊股外侧肌

体位：受检者仰卧，髋外旋，屈膝。
1. 面朝受检者大腿站在其一侧，手掌扪及股骨大转子。
2. 手向远端滑动至大腿外侧。
3. 在髂胫束的前后扪及股外侧肌的斜行纤维。
4. 受检者轻轻抵抗伸膝，以确认正确的扪及位置。

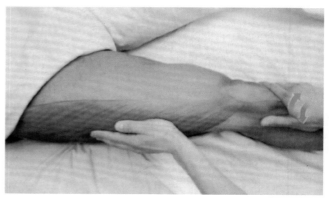

图 8-30

股内侧肌（Vastus Medialis）　● Latin "**vast**" *huge* "**medi**" *middle*

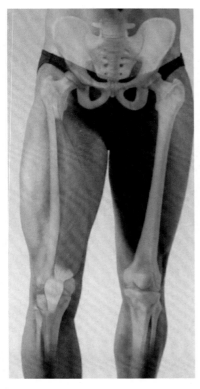

图 8-31

触诊股内侧肌

体位：受检者仰卧。

1. 面向受检者大腿站在其一侧，用指尖扪及髌骨近端。
2. 指尖向内侧及近端滑动至缝匠肌。
3. 沿股内侧肌斜行纤维向近端和后端扪及至缝匠肌的深部。
4. 受检者轻轻抵抗伸膝，以确认正确的扪及位置。

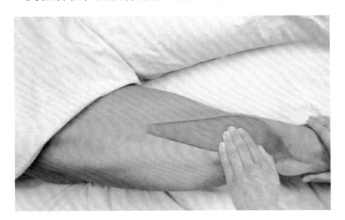

图 8-32

附着点
起点：股骨转子间线和粗线内侧缘
止点：经髌韧带至胫骨粗隆

功能
● 伸膝

神经支配
● 股神经
● 第 2~4 腰神经（L_2~L_4）

功能解剖

　　股内侧肌是股四头肌之一。其肌纤维包裹大腿内面，起于股骨粗线内侧唇，即股骨后面一条纵行嵴。股内侧肌的斜行粗壮肌纤维完全发育时，在膝关节前内侧形成泪滴状外观。

　　与股外侧肌和股中间肌一样，股内侧肌具有伸膝的单一功能。其肌纤维更向内侧走行，以平衡股外侧肌的向外拉力。股内侧肌与股外侧肌间的力量平衡和柔韧性保证了髌骨在股骨沟内的正常运动轨迹。站立、提举、跳越和用力踢需均衡有力的股四头肌。单一的伸膝功能、大的横截面积和以髌骨为支点的运动，均有助于增加股四头肌的力量。

股中间肌（Vastus Intermedius） ● Latin "**vast**" *huge* "**inter**" *between* "**medi**" *middle*

附着点

起点：股骨干前面近侧 2/3 和粗线远端外侧缘

止点：经髌韧带至胫骨粗隆

功能

● 伸膝

神经支配

● 股神经

● 第 2~4 腰神经（L_2~L_4）

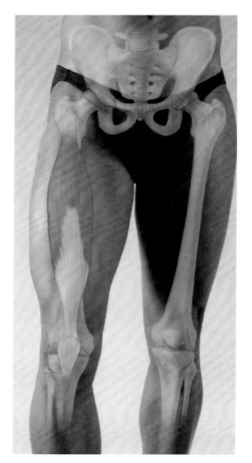

图 8-33

股中间肌(续)

功能解剖

　　股中间肌是股四头肌之一，位于股直肌的深面。其紧紧固定在股骨前面，因此能有力地牵拉股骨。股中间肌与股外侧肌和股内侧肌相延续，但其肌纤维只轻微斜向走行。与股内侧肌和股外侧肌形成的斜角拉力不同，股中间肌的拉力是垂直向。

　　与其他股四头肌一样，股中间肌具有伸膝的单一功能。尽管其体积比股内侧肌和股外侧肌小，但力量强大。完成强烈的运动(如跑、跳、踢)以后膝关节的静态稳定，所有股肌都是必不可少的。单一的伸膝功能、大的横截面积和髌骨产生的强杠杆作用，均增加了股四头肌的力量。

触诊股中间肌

体位:受检者仰卧,髋外旋,屈膝。

1. 面对受检者大腿站在其一侧,指尖扣及髌骨近端。
2. 指尖从外侧或从内侧开始向近端滑动,并推开股直肌。
3. 对准股骨干向股直肌深部扣及。
4. 受检者轻轻抵抗伸膝,以确认扣及位置是否正确。

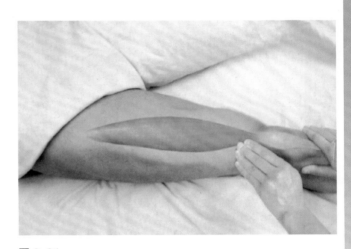

图 8-34

耻骨肌（Pectineus） ● "pectin" Latin *comb*

附着点
起点：耻骨上支
止点：股骨耻骨肌线

功能
• 内收髋关节
• 屈曲髋关节

神经支配
• 股神经和闭孔神经
• 第 2~4 腰神经（L_2~L_4）

功能解剖

　　耻骨肌是大腿内收肌群的一部分，与短收肌、长收肌、大收肌及股薄肌一起内收髋关节。这些肌将骨盆带的下内侧与股骨相连结。耻骨肌在这些肌肉中体积最小，其纤维在耻骨上支和股骨近端后面之间向下外侧走行。

　　足不着地时，耻骨肌在股骨外旋时将其向内和向前拉。在走路和跑步时，这个动作有助于下肢定位做踢腿运动。耻骨肌也用于橄榄球或足球运动中的踢球动作。足着地时，耻骨肌的功能与此不同：它可以改变运动方向并有助于稳定股骨上方的骨盆。如果没有耻骨肌和其他内收肌，骨盆将向膝内侧移动，从而影响下肢的稳定和对线。

　　耻骨肌和其他内收肌的作用也随着股骨的位置而改变。当屈髋且股骨向前时，内收肌将伸髋带动骨盆移到足前。当伸髋且股骨向后时，内收肌则屈髋并使腿向前摆。这种交替功能与走路或跑步的动力学相吻合。

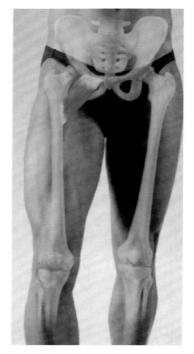

图 8–35

触诊耻骨肌

体位：受检者仰卧。
1. 面朝受检者大腿站在其一侧，手掌外缘扪及耻骨上支。
2. 手向外侧及远侧滑动至缝匠肌。
3. 在髂腰肌和内收肌之间沿耻骨肌下行纤维触诊。
4. 受检者轻轻抵抗屈曲和内收髋关节，以确认正确位置。

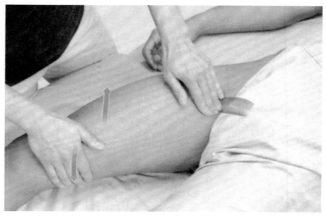

图 8–36

短收肌（Adductor Brevis） Latin "**ad**" *toward* "**ducere**" *to pull* "**brevis**" *short*

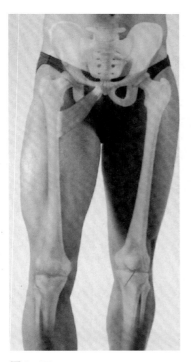

图 8-37

触诊短收肌

体位:受检者仰卧,髋关节外旋。

1. 面朝受检者大腿站在其一侧,用手掌外侧缘扪及耻骨外侧缘。
2. 手向外侧及远端滑动至缝匠肌。
3. 在耻骨肌和内侧收肌之间沿短收肌下行纤维触诊。
4. 受检者轻轻抵抗屈曲与内收髋关节,以确认正确位置。

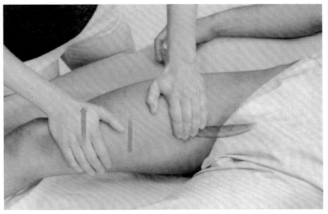

图 8-38

附着点

起点:耻骨下支外面

止点:股骨耻骨肌线和股骨粗线内侧唇的近侧半

功能

- 内收髋关节
- 屈髋
- 外旋髋关节

神经支配

- 闭孔神经
- 第 2~4 腰神经(L_2~L_4)

功能解剖

短收肌和耻骨肌、长收肌、大收肌及股薄肌一起内收髋关节。短收肌与耻骨肌协同作用,内收、屈曲和外旋髋关节。这些肌和短收肌有相同的起点和纤维走向,但短收肌在股骨上的止点较广。短收肌位于耻骨肌和长收肌的深部。

足未着地时,短收肌在股骨外旋时将其拉向前内侧。这个动作有助于在行走和跑步时定位下肢的足跟着地。短收肌也用于橄榄球或足球运动中的踢球动作。足着地时,短收肌的功能与此不同:它可以改变运动方向并有助于稳定股骨上方的骨盆。没有短收肌及其他内收肌,骨盆将在膝上向内侧移位,从而影响下肢的稳定性和对线。

短收肌和其他内收肌的功能随股骨的位置而改变。当屈髋及股骨向前时,内收肌将伸髋并带动骨盆移到足前。当伸髋及股骨向后时,内收肌将屈髋并驱使小腿向前摆。

长收肌（Adductor Longus） ● Latin "ad" *toward* "ducere" *to pull* "longi" *long*

附着点
起点：耻骨嵴与耻骨联合之间
止点：股骨粗线内侧唇的中 1/3

功能
- 内收髋关节
- 屈髋

神经支配
- 闭孔神经
- 第 2~4 腰神经（L_2~L_4）

功能解剖

长收肌是大腿内收肌群的一部分，它和耻骨肌、短收肌、大收肌及股薄肌一起内收髋关节。这些肌肉连结骨盆带下内侧到股骨上。

足未着地时，长收肌向内前方拉动股骨。这个运动有助于在行走和跑步时足跟着地。在橄榄球或足球运动中的踢球动作也用到长收肌。足着地时，长收肌的作用与此不同：在改变运动方向时，有助于稳定股骨上的骨盆。如果没有长收肌和其他内收肌，骨盆就会在膝上方向内侧移位，这会影响下肢的稳定性和改变生理曲线。

长收肌和其他内收肌的作用也会随着股骨位置而改变。在屈髋及股骨向前时，内收肌将伸髋并使骨盆移到足前。在伸髋及股骨向后位，内收肌将屈髋，使腿摆向前方。长收肌在此运动中起着特别好的杠杆作用。

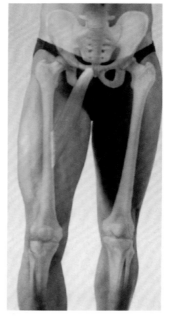

图 8-39

触诊长收肌

体位：受检者仰卧，髋关节外旋。
1. 面向受检者大腿站在其一侧，用手掌外侧边缘扪及耻骨。
2. 手向远端外侧滑动至缝匠肌，找到该区域最明显的肌腱。（*注意：股三角位于长收肌外侧，含有淋巴结、股神经、股动脉和股静脉。为避免挤压这些结构，应在腹股沟褶皱远侧触诊。*）
3. 沿长收肌肌纤维触诊，直到其下行到缝匠肌下面。
4. 受检者轻轻抵抗屈曲与内收髋关节，以确认触诊位置正确。

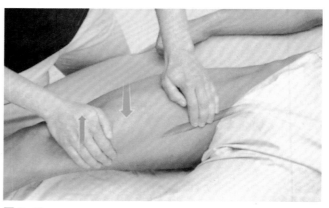

图 8-40

股薄肌(Gracilis) ● "gracili" Latin *slender*

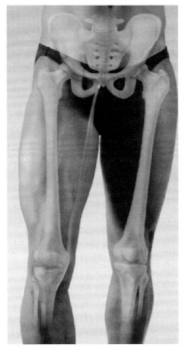

图 8-41

触诊股薄肌

体位:受检者仰卧,髋关节外旋,膝关节微屈。

1. 面向受检者大腿站在其一侧,用手掌扪及股骨内侧髁。
2. 手向近端滑动至耻骨,找到此区域最明显的肌腱。
3. 沿股薄肌细长纤维向近端触诊。
4. 受检者轻轻抵抗内收髋关节和屈曲膝关节,以确认触诊位置正确。

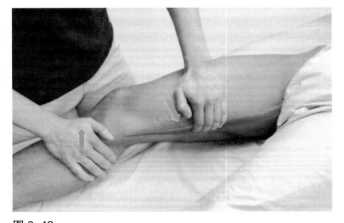

图 8-42

附着点
起点:耻骨下支
止点:经鹅足韧带至胫骨干内侧

功能
- 内收髋关节
- 屈曲膝关节
- 内旋膝关节

神经支配
- 闭孔神经
- 第 2~4 腰神经($L_2 \sim L_4$)

功能解剖

　　股薄肌和耻骨肌、短收肌、长收肌及大收肌一起内收髋关节。股薄肌位于最内侧,其形态和功能类似于缝匠肌,二者都跨过髋关节和膝关节,附着于胫骨的鹅足韧带。股薄肌在耻骨支上的起点,使其比其他内收肌有更强的屈髋作用。

　　股薄肌形成膝关节鹅足肌的三角中心,因此能够屈曲和内旋膝关节。单足站立内转体时,汇聚于鹅足的三块肌均有助于稳定下肢。这些结构协助内侧副韧可防止股骨和胫骨的内侧髁分离。强大的鹅足肌群能防止内侧副韧带损伤,而内侧副韧带损伤是一种常见的膝关节病变。

大收肌（Adductor Magnus） ● Latin "**ad**" *toward* "**ducere**" *to pull* "**magni**" *great or large*

附着点

起点：耻骨下支、坐骨支和坐骨结节
止点：股骨粗线内侧唇、股骨内侧髁上线和收肌结节

功能

- 内收髋关节
- 屈曲髋关节（上部纤维）
- 伸展髋关节（下部纤维）

神经支配

- 闭孔神经和坐骨神经
- 第 2~4 腰神经（L_2~L_4）

功能解剖

　　大收肌是大腿最大的内收肌，与耻骨肌、短收肌、长收肌及股薄肌一起内收髋关节。这些肌将下内侧骨盆带与股骨相连结。大收肌的宽阔纤维几乎伸展于整个股骨，止于股骨粗线的内侧缘。

　　足未着地时，大收肌可有力地向内拉动股骨。该动作有助于行走和跑步时足跟着地。大收肌也用于橄榄球或足球运动中的踢球动作。足着地时更能展现大收肌的功能，有助于稳定股骨上方的骨盆。大收肌能拉动骨盆向前、内侧或向后使其位于下肢的中心。如果没有大收肌和其他内收肌，骨盆会在膝上方向内侧移动，从而影响下肢的稳定性和对线。

　　大收肌和其他内收肌的作用也随股骨的位置而改变。屈髋及股骨向前时，内收肌将伸髋并带动骨盆移到足前方。伸髋及股骨向后时，大收肌将屈髋使腿向前摆动。屈髋和伸髋时尤其能体现大收肌的机械作用。这归因于它起自耻骨和坐骨以及在股骨后部长的止点。这种交替屈伸功能与行走或跑步时的动力学是相吻合的。

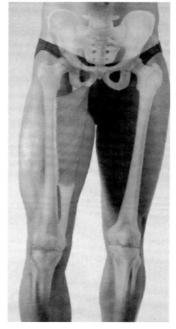

图 8-43

触诊大收肌

体位：受检者俯卧。

1. 面向受检者大腿站在其一侧，用指尖扪及坐骨结节。
2. 手指向远端内侧滑动至股骨内侧髁。
3. 在股薄肌和腘绳肌腱的内侧之间沿大收肌下行纤维向大腿内的中部触诊。
4. 受检者轻轻抵抗内收髋关节，以确认正确位置。

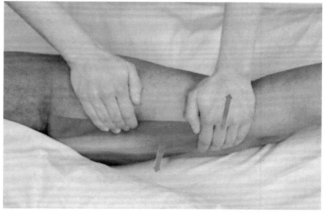

图 8-44

臀大肌(Gluteus Maximus) ● "glute" Greek *rump* "maxim" Latin *largest*

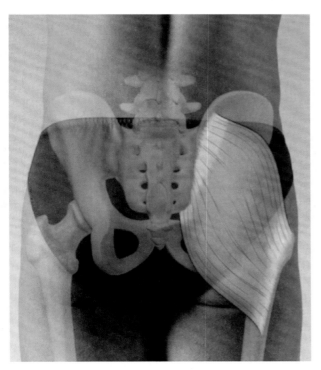

图 8-45

触诊臀大肌

体位:受检者俯卧。
1. 面向受检者大腿站在其一侧,用指尖扣及骶骨外缘。
2. 指尖向外侧和远端滑动至大转子。
3. 沿其汇合于髂胫束的肌纤维方向触诊。
4. 受检者轻轻抵抗伸展髋关节,以确认正确位置。

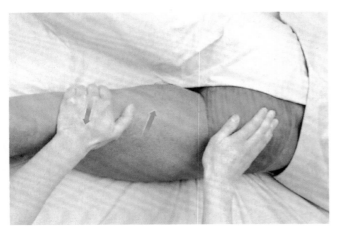

图 8-46

附着点

起点:髂嵴后部,骶骨背面,骶结节韧带
止点:股骨臀肌粗隆和经髂胫束至胫骨外侧髁

功能

- 伸展髋关节
- 外旋髋关节
- 外展髋关节(上部纤维)
- 内收髋关节(下部纤维)

神经支配

- 臀下神经
- 第 5 腰神经 ~ 第 2 骶神经(L_5~S_2)

功能解剖

　　臀大肌是身体中最有力的肌肉之一,位于臀中肌浅层,其平行纤维在融入髂胫束前将胸腰筋膜、髂骨和骶骨连结至大转子。臀大肌体积大,且功能广泛。

　　诸如走路或由坐姿站立等活动时臀大肌动态伸展髋关节,像跑和跳远类活动也体现了臀大肌的有力运动。当下肢固定时,强大的臀大肌可挺直躯体,并与腘绳肌群一起将骨盆拉过膝和足前方。负重运动时,此"屈髋"功能至关重要。

　　在姿势上,臀大肌起着拉紧骨盆、髋关节和膝关节的作用。它和腹直肌一起使骨盆向后斜(见第七章),以均衡腰方肌、腰大肌、髂肌和其他屈髋肌的力量。臀大肌无力会导致骨盆前倾;而紧张时会使骨盆后倾。在远端,臀大肌借助于厚厚的髂胫束可稳定髋关节外侧和膝关节。因此,这些部位的韧带损伤不常见。

　　臀大肌上部纤维外展髋关节,而臀大肌下部纤维则内收髋关节。这种相反作用强化了髋关节的稳定性,使臀大肌的产力集中在矢状面,特别是在伸髋关节时。臀大肌也参与外旋髋关节,在负重运动时有助于维持股骨相对于胫骨的位置。

臀中肌（Gluteus Medius） ● "glute" Greek *rump* "medi" Latin *middle*

附着点

起点：前、后臀线之间的髂骨外面

止点：股骨大转子外侧面

功能

- 外展髋关节
- 屈曲髋关节（前部纤维）
- 内旋髋关节（前部纤维）
- 伸展髋关节（后部纤维）
- 外旋髋关节（后部纤维）

神经支配

- 臀上神经
- 第 4 腰神经 ~ 第 1 骶神经（L_4~S_1）

功能解剖

　　臀中肌位于臀小肌浅面和臀大肌深面，是髋关节外展的原动肌。臀中肌的形状、纤维走向和功能类似于肩关节的三角肌。像三角肌一样，臀中肌有多种功能，包括髋关节的外展、屈曲、伸展、内旋和外旋。臀中肌是一块有力而灵活的下肢肌肉。

　　站立时，髋关节由臀中肌、臀小肌和腰方肌（见第七章）的协同作用维持。这种作用有助于髋关节和下肢其他结构的对线。这些肌肉无力会导致在站立、行走或跑步时，骨盆横向移动；单腿站立时，受检者无法保持骨盆位于身体中心位置。行走时，维持矢状面运动的失能会导致"鸭步"，呈蹒跚摇摆步态。

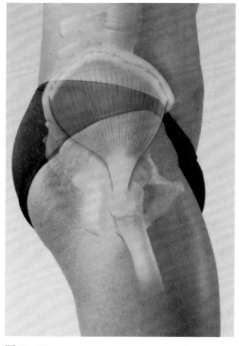

图 8-47

触诊臀中肌

体位：受检者俯卧。

1. 面向受检者大腿站在其一侧，用指尖扪及髂嵴的外侧缘。
2. 指尖向大转子的远端滑动。
3. 沿肌纤维汇合并止于大转子外侧面的方向触诊。
4. 受检者轻轻抵抗外展髋关节，以确认正确的触诊位置。

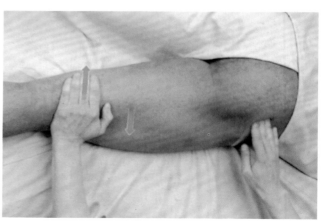

图 8-48

臀小肌（Gluteus Minimus） • "glute" Greek *rump* "minim" Latin *smallest*

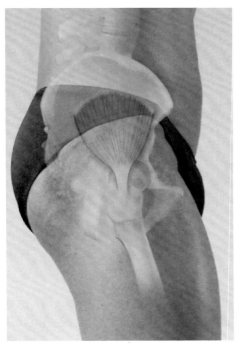

图 8-49

触诊臀小肌

体位：受检者俯卧。
1. 面向受检者大腿站在其一侧，用指尖扪及髂嵴前缘的外侧。
2. 指尖沿内侧和远端向大转子滑动。
3. 沿肌纤维汇合并止于大转子前缘的方向触诊。
4. 受检者轻轻抵抗内旋髋关节，以确认正确的触诊位置。

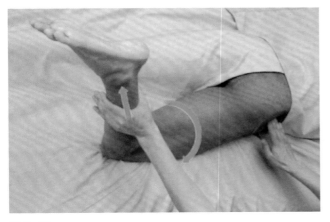

图 8-50

附着点
起点：前、下臀线之间的髂骨外面
止点：股骨大转子前缘

功能
- 外展髋关节
- 内旋髋关节
- 微屈髋关节

神经支配
- 臀上神经
- 第 4 腰神经 ~ 第 1 骶神经（L₄~S₁）

功能解剖

臀小肌位于臀中肌的深部稍前方。这些肌肉是外展髋关节的原动肌。由于臀小肌前部起点在髂骨前且止于大转子，因此臀小肌能屈曲和内旋髋关节，其作用类似于肩关节的三角肌前部纤维。

站立时，髋关节由臀小肌、臀中肌和腰方肌的协同作用维持（见第七章）。这种作用有助于髋关节和下肢其他结构的对线。这些肌肉无力可使骨盆在站立、行走或跑步时横向移动；单腿站立时，受检者无法保持骨盆位于身体中心位置。行走时，维持矢状面运动的失能会导致"鸭步"，呈蹒跚摇摆步态。

梨状肌（Piriformis） ● Latin "**piri**" *pear* "**forma**" *shape*

附着点
起点：骶骨前面
止点：股骨大转子上缘

功能
- 外旋髋关节
- 外展髋关节

神经支配
- 骶丛
- 第 4 腰神经 ～ 第 2 骶神经（L_4～S_2）

功能解剖

　　梨状肌是髋关节深部 6 块外旋肌中最表浅的一块。这 6 块肌肉类似于肩部的肩袖，可将髋关节稳定在大转子上。髋关节深部的其他外旋肌分别是上孖肌、下孖肌、闭孔内肌、闭孔外肌和股方肌。

　　梨状肌是唯一与坐骨神经紧密相关的深部髋关节外旋肌。一些人的坐骨神经走行于梨状肌深面；另一些人的坐骨神经穿行通过梨状肌；还有一些人的坐骨神经分支，一部分在梨状肌深面而另一部分在其浅面下行。髋关节深部 6 块外旋肌的紧张，特别是梨状肌，会压迫坐骨神经，导致下肢疼痛、无力和感觉异常。

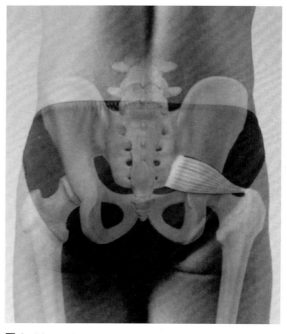

图 8-51

触诊梨状肌

体位：受检者俯卧。
1. 面向受检者大腿站在其一侧，用指尖扪及骶骨外侧缘。
2. 指尖沿外侧和远端向大转子滑动。（注意：坐骨神经位于梨状肌肌腹附近。为避免压迫神经，应沿斜行的肌纤维触诊。）
3. 沿肌纤维汇合并止于大转子上面的方向触诊。
4. 受检者轻轻抵抗外旋髋关节，以确认正确的触诊位置。

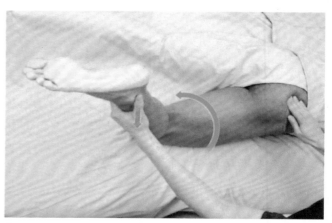

图 8-52

上孖肌（Superior Gemellus） ● Latin "**superior**" *higher* "**geminus**" *twin*

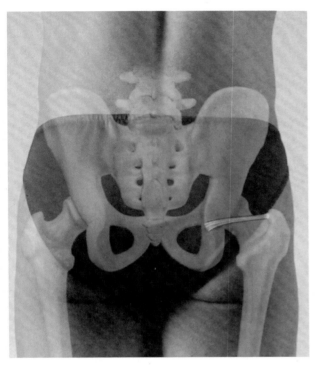

图 8-53

触诊上孖肌

体位：受检者俯卧。

1. 面向受检者大腿站在其一侧，用指尖扣及坐骨棘。
2. 指尖向外侧朝大转子滑动。
3. 沿肌纤维汇合并止于大转子内侧面的方向触诊。
4. 受检者轻轻抵抗外旋髋关节，以确认正确的触诊位置。

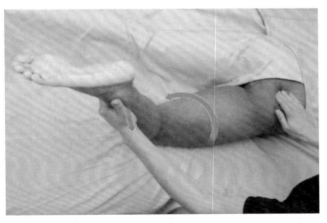

图 8-54

附着点
起点：坐骨棘外侧面
止点：股骨大转子内侧面

功能
- 外旋髋关节
- 内收髋关节

神经支配
- 骶丛
- 第 5 腰神经 ~ 第 2 骶神经（L_5~S_2）

功能解剖

在髋关节深部 6 块外旋肌中，上孖肌位于梨状肌正下方和闭孔内肌浅面。髋关节深部其他外旋肌分别是下孖肌、闭孔内肌、闭孔外肌和股方肌。就像肩袖稳定肩关节一样，这些肌肉可将髋关节稳定在大转子处。

下肢悬空时，髋关节深部 6 块外旋肌将股骨转向外。在完成包括下肢负重运动在内的运动时，这些肌肉可防止股骨内旋，利于抱膝。这种姿势叫做"膝外翻"（或"外翻膝"），如图 8-10 所示。足着地时，上孖肌和梨状肌还可使骨盆斜向外侧。这种作用发生在重量由一条腿转向另一条腿时，如行走或奔跑。骨盆的横向偏移可协助躯干旋转，并有助于运动方向的改变，如剪切或旋转时。

下孖肌(Inferior Gemellus) ● Latin "inferior" *lower* "geminus" *twin*

附着点
起点:坐骨结节近端部分
止点:股骨大转子内侧面

功能
- 外旋髋关节
- 内收髋关节

神经支配
- 骶丛
- 第 5 腰神经 ~ 第 2 骶神经(L$_5$~S$_2$)

功能解剖

在髋关节深部 6 块外旋肌中,下孖肌位于闭孔内肌正下方和闭孔外肌上面。髋关节深部其他外旋肌分别是梨状肌、上孖肌和股方肌。这 6 块深部肌肉将髋关节稳定在大转子处。

下肢悬空时,髋关节深部 6 块外旋肌可使股骨转向外。下肢承重时,这些肌肉可防止股骨内旋,有利于抱膝。这种"外翻膝"姿势称为"膝外翻"(见图 8-10)。

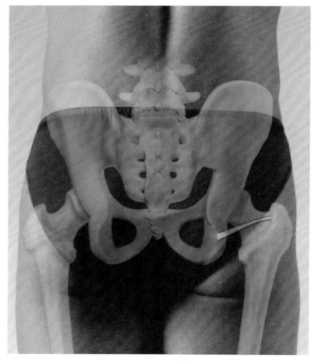

图 8-55

触诊下孖肌

体位:受检者俯卧。
1. 面向受检者大腿站在其一侧,用指尖扪及坐骨结节近端。
2. 指尖向外侧朝大转子滑动。
3. 沿肌纤维汇合并止于大转子内侧面的方向触诊。
4. 受检者轻轻抵抗外旋髋关节,以确认正确的触诊位置。

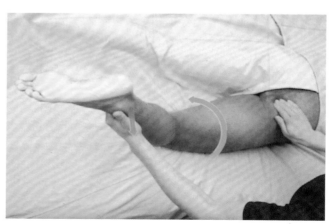

图 8-56

闭孔内肌（Obturator Internus） ● Latin "**obtur**" *close* "**internus**" *internal*

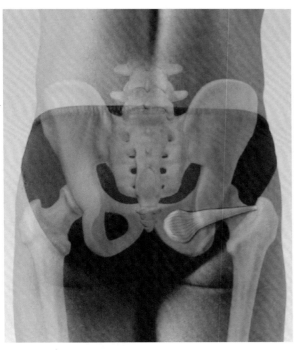

图 8-57

触诊闭孔内肌

体位：受检者俯卧。

1. 面向受检者大腿站在其一侧，用指尖扪及闭孔下面。
2. 指尖向外侧朝大转子滑动。
3. 沿肌纤维汇合并止于大转子内侧面的方向触诊。
4. 受检者轻轻抵抗外旋髋关节，以确认正确的触诊位置。

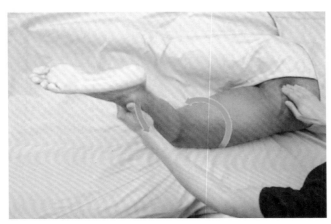

图 8-58

附着点
起点：坐骨闭孔膜下面
止点：股骨大转子内侧面

功能
- 外旋髋关节
- 内收髋关节

神经支配
- 骶丛
- 第 5 腰神经 ~ 第 2 骶神经（L_5~S_2）

功能解剖

在髋关节深部 6 块外旋肌中，闭孔内肌位于上孖肌正下方和下孖肌上面。这 6 块深部肌肉类似于肩部的肩袖，可将髋关节稳定在大转子处。

当下肢悬空时，髋关节深部 6 块外旋肌使股骨转向外。下肢承受重量时，这些肌肉可防止"膝外翻"（见图 8-10）。

闭孔外肌(Obturator Externus) ● Latin "obtur" *close* "externus" *external*

附着点
起点：耻骨和坐骨的上下支
止点：股骨转子窝

功能
- 外旋髋关节
- 内收髋关节

神经支配
- 闭孔神经
- 第 5 腰神经 ~ 第 1 骶神经(L_5~S_1)

功能解剖

闭孔外肌位于股方肌前面、耻骨肌后面和下孖肌正下方。它是髋关节深部外旋肌之一，有助于将髋关节稳定在大转子处。

当下肢悬空时，髋关节深部 6 块外旋肌使股骨转向外。下肢承重时，这些肌可防止股骨和膝关节处于"膝外翻"位(见图 8-10)。

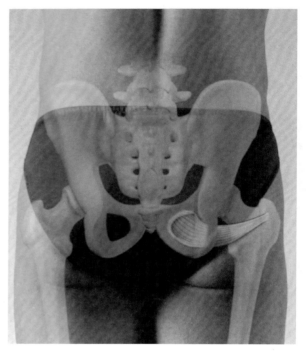

图 8-59

触诊闭孔外肌

体位：受检者俯卧。
1. 面向受检者大腿站在其一侧，用指尖扪及坐骨结节近端。
2. 指尖向外侧朝大转子滑动。
3. 沿肌纤维汇合并止于转子窝(下孖肌的远端)的方向触诊。
4. 受检者轻轻抵抗外旋髋关节，以确认正确的触诊位置。

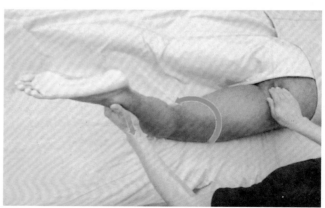

图 8-60

股方肌（Quadratus Femoris） ● Latin "**quadrato**" *square* "**femoro**" *thigh*

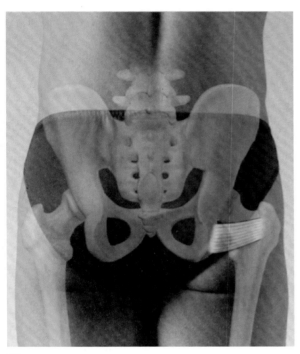

图 8-61

触诊股方肌

体位：受检者俯卧。

1. 面向受检者大腿站在其一侧，用指尖扪及坐骨结节近端。
2. 指尖向外侧和远端朝大转子滑动。
3. 沿肌纤维汇合并止于大小转子间的方向触诊。
4. 受检者轻轻抵抗外旋髋关节，以确认正确的触诊位置。

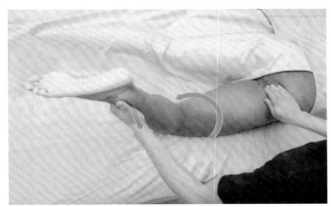

图 8-62

附着点

起点：坐骨结节外侧

止点：股骨大、小转子之间

功能

- 外旋髋关节
- 内收髋关节

神经支配

- 骶丛
- 第 4 腰神经 ~ 第 2 骶神经（L_4~S_2）

功能解剖

股方肌位于闭孔外肌后面，下孖肌下面和大收肌上面。其他髋关节深部外旋肌分别是梨状肌、上孖肌和闭孔内肌。这些肌有助于维持股骨头在髋臼内的旋转对线。

当下肢悬空时，髋关节深部 6 块外旋肌使股骨转向外。下肢承重时，这些肌肉可阻止股骨内旋，有利于抱膝。这种姿势称之为"膝外翻"或"外翻膝"。

股二头肌(Biceps Femoris) ● Latin "bi" two "ceps" head "femoro" thigh

附着点

长头起点:坐骨结节

短头起点:股骨粗线外侧唇

止点:腓骨头和胫骨外侧髁

功能

- 伸展髋关节
- 外旋髋关节
- 屈曲膝关节
- 使屈曲的膝关节外旋

神经支配

- 坐骨神经
- 第 5 腰神经 ~ 第 3 骶神经(L_5~S_3)

功能解剖

　　股二头肌是最外侧的腘绳肌,除了它在其自坐骨结节起点远端处潜入臀大肌下方外,其余均位于大腿后部的浅层。腘绳肌群还包括半腱肌和半膜肌。这些肌所起的姿势稳定作用强于拮抗肌股四头肌。它们有助于臀大肌和腹直肌维持骨盆后倾。像股直肌一样,股二头肌是跨双关节的肌,跨过髋关节和膝关节。

　　当下肢没有固定时,股二头肌与半腱肌和半膜肌一起,伸髋关节并将股骨拉向后方。这个动作体现于行走或奔跑时身体向后摆腿。腘绳肌离心收缩可减慢这些运动。当股四头肌群过强或腘绳肌群过度紧张时,运动减速可导致腘绳肌群损伤。

　　下肢固定时,腘绳肌群和强大的臀大肌一起挺直身体,将骨盆拉向膝和足后方。在站立、提起和蹬腿(如跳跃)时,这种"屈髋"功能至关重要。

　　腘绳肌也能屈膝,股二头肌也能外旋膝关节。只有在膝关节稍微屈曲时才能旋转膝关节。膝完全伸直可锁住胫股关节并阻止其旋转。负重时,屈曲的膝关节旋转有助于改变下肢运动方向。这个动作,通常称为单足旋转,常见于诸如网球、足球、橄榄球和篮球运动中。

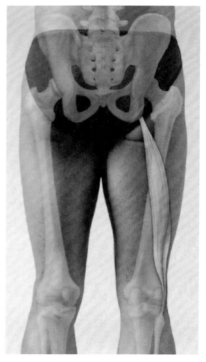

图 8-63

触诊股二头肌

体位:受检者俯卧,膝关节微屈。

1. 面向受检者大腿站在其一侧,用手掌扪及腘窝近端外侧边界。
2. 手掌向近端朝坐骨结节轻轻地滑动。
3. 沿股二头肌纤维深入臀大肌并止于坐骨结节的方向触诊。
4. 受检者轻轻抵抗屈曲和外旋膝关节,以确认正确的触诊位置。

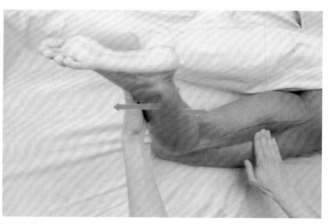

图 8-64

半膜肌（Semimembranosis） ● Latin "semi" *half* "membranosus" *membranous*

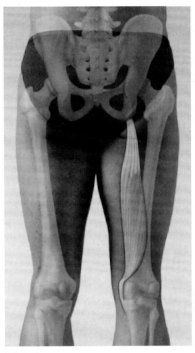

图 8-65

触诊半膜肌

体位：受检者俯卧，膝关节微屈。

1. 面向受检者大腿站在其一侧，用手掌扪及腘窝近端内侧界。
2. 手掌向近端朝坐骨结节轻轻地滑动。
3. 沿股薄肌后内侧至大腿中部的肌纤维方向触诊。
4. 受检者轻轻抵抗屈曲和内旋膝关节，以确认正确的触诊位置。

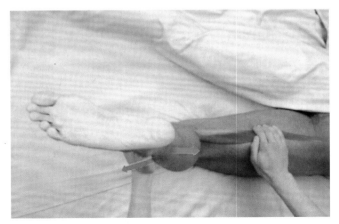

图 8-66

附着点

起点：坐骨结节
止点：胫骨内侧髁的后内侧部

功能

- 伸展髋关节
- 内旋髋关节
- 屈曲膝关节
- 使屈曲的膝关节内旋

神经支配

- 坐骨神经
- 第 5 腰神经 ~ 第 2 骶神经（L_5~S_2）

功能解剖

　　半膜肌位于腘绳肌群的最内侧、在大收肌和半腱肌之间。除了它在其坐骨结节起点远端处潜入臀大肌下方以外，其余均位于大腿后部的浅层。腘绳肌群所起的姿势稳定作用强于拮抗肌股四头肌。它们还帮助臀大肌和腹直肌维持骨盆后倾。像股直肌和股二头肌一样，半膜肌也是一个双关节肌，跨过髋关节和膝关节。

　　当下肢没有固定时，半膜肌与股二头肌和半腱肌一起，伸展髋关节并将股骨拉向后方。我们在行走或奔跑时用这个动作向后摆腿。为使这个动作减速，腘绳肌群会离心收缩，因此如果腘绳肌紧张或股四头肌群显著强壮，可造成腘绳肌群损害。

　　当下肢固定时，腘绳肌和臀大肌一起挺直身体，将骨盆拉向膝和足后方。在站立、提起和蹬腿（如跳跃）时，这种"屈髋"功能至关重要。

　　腘绳肌也能屈膝。半膜肌和半腱肌具有内旋膝关节的功能，这个运动只有在膝关节稍微屈曲时才成为可能。膝完全伸直可锁住胫股关节并防止其旋转。负重时，屈曲的膝关节旋转有助于改变下肢运动方向。这个动作通常称为单足旋转，常见于诸如网球、足球、橄榄球和篮球等运动中。

半腱肌（Semitendinosis） ● Latin "semi" *half* "tendinosus" *tendinous*

附着点

起点：坐骨结节

止点：经"鹅足样"肌腱至胫骨干内侧

功能

- 伸展髋关节
- 内旋髋关节
- 屈曲膝关节
- 使屈曲的膝关节内旋

神经支配

- 坐骨神经
- 第 4 腰神经 ~ 第 2 骶神经（L$_4$~S$_2$）

功能解剖

　　半腱肌是腘绳肌群的一部分。这块细长的肌位于股二头肌内侧及半膜肌的浅层。半腱肌大部分位于股后区的浅层，但它在其坐骨结节，起点以远潜入臀大肌下方。半腱肌形成鹅足腱的后 1/3。腘绳肌群可维持体位并帮助臀大肌和腹直肌维持骨盆后倾。与股直肌和股二头肌一样，半腱肌是一个双关节肌，跨过髋关节和膝关节。

　　下肢不固定时，如行走和跑步，半腱肌连同股二头肌和半膜肌协同作用，伸展髋关节并牵拉股骨向后。运动减速时，腘绳肌离心收缩，如果过度收缩或股四头肌明显强大易使腘绳肌受损伤。

　　当下肢固定时，腘绳肌群连同强有力的臀大肌，使身体挺直，将骨盆拉过膝和足的后方。在站立、提起和蹬腿（如跳跃）时，这种"屈髋"功能至关重要。

　　腘绳肌也可屈膝，半腱肌和半膜肌都可内旋关节。只有膝关节轻度屈曲时才可旋膝关节，因为膝关节完全伸时会锁住胫股关节。网球、足球、橄榄球和篮球运动中都能体现出屈曲膝关节时的旋转作用。

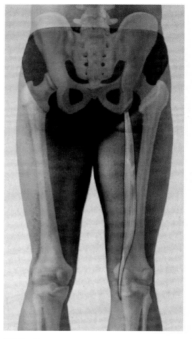

图 8-67

触诊半腱肌

体位：受检者轻度屈曲膝关节俯卧。

1. 面向受检者股部站在其一侧，用手掌扪及腘窝内侧界近端。
2. 手掌向近侧朝坐骨结节处滑动。
3. 沿并行于股二头肌内侧的近端肌纤维触诊。
4. 受检者轻轻抵抗屈曲和内旋膝关节，以确认正确的触诊位置。

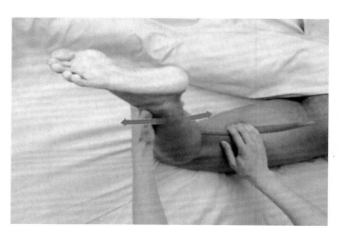

图 8-68

腘肌（Popliteus） ● "**poplit**" Latin *back of the knee*

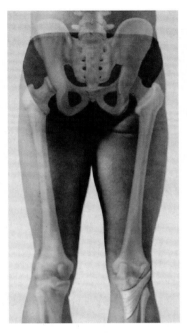

图 8-69

触诊腘肌

体位：受检者轻微屈曲膝关节俯卧。

1. 面向受检者膝关节站在其一侧，用指尖扪及胫骨内侧髁。
2. 在腘窝远侧边缘弯曲手指扪及胫骨干后面。（注意：腘窝内有腘动脉和腘静脉、胫神经和腓总神经以及淋巴结。为避免这些结构损伤，应触诊腘窝边界的远侧。）
3. 沿着腘肌的斜纤维朝股骨外侧髁触诊。
4. 受检者一足取中立位轻轻抵抗内旋膝关节，以确认正确的触诊位置。

附着点

起点：股骨外侧髁
止点：胫骨近端后面

功能

- 屈曲膝关节
- 内旋膝关节

神经支配

- 胫神经
- 第 4 腰神经 ~ 第 3 骶神经（L_4~S_3）

功能解剖

　　腘肌斜位于腘窝底。它连结股骨外侧髁和胫骨后段，可使股胫关节旋转。当足未屈曲时，胫骨可围绕股骨内旋。而足屈曲时，股骨可围绕胫骨外旋。

　　腘肌的主要功能是解开"锁扣运动"机制。这可能是因为股骨内侧髁比外侧髁大，在旋转时可卡住股胫关节。当膝关节伸展时，胫骨绕股骨外旋直至达到完全外旋。这就是"锁定"状态。观察此动作的简单方法，第一步是面向前坐在椅子上，然后完全伸直一个膝关节，观察此时脚的姿势。当膝关节完全伸时，足应当稍微旋外。这是由胫骨在股骨上旋转而产生的。也可以通过站立和轻微锁住关节（完全伸）然后再解锁膝关节（轻微屈曲或者"松弛"）观察动作的变化。

　　当腘肌开始内旋胫骨和屈膝时，这种精细运动"解锁"膝关节，可使腘绳肌继续屈曲和（或）旋转。膝关节过伸会损伤腘肌，产生疼痛及膝关节后部肿胀，并引起下肢功能障碍。

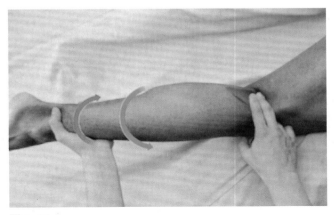

图 8-70

▶ 协同肌与拮抗肌：髋

运动类型	涉及肌肉	运动类型	涉及肌肉
屈 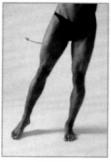 髋关节屈	腰大肌 髂肌 缝匠肌 阔筋膜张肌 股直肌 耻骨肌 短收肌 长收肌 大收肌（前部纤维） 臀中肌（前部纤维） 臀小肌	伸 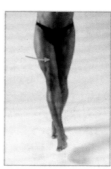 髋关节伸	大收肌（后部纤维） 臀大肌 臀中肌（后部纤维） 股二头肌（长头） 半膜肌 半腱肌
外展 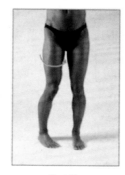 髋外展	缝匠肌 阔筋膜张肌 梨状肌 臀大肌（上部纤维） 臀中肌 臀小肌	内收 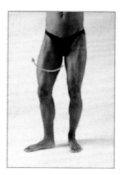 髋内收	耻骨肌 短收肌 长收肌 股薄肌 大收肌 臀大肌（下部纤维） 上孖肌 下孖肌 闭孔内肌 闭孔外肌 股方肌
内旋 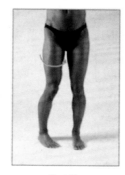 髋内旋	阔筋膜张肌 臀中肌（前部纤维） 臀小肌 半膜肌 半腱肌	外旋 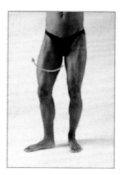 髋外旋	腰大肌 髂肌 缝匠肌 短收肌 臀大肌 臀中肌（后部纤维） 梨状肌 上孖肌 下孖肌 闭孔内肌 股方肌 股二头肌（长头）

内旋 髋内旋 外旋 髋外旋

◗ 协同肌与拮抗肌：膝

运动类型	涉及肌肉	运动类型	涉及肌肉
屈 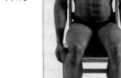 屈膝	缝匠肌 股薄肌 股二头肌 半膜肌 半腱肌 腘肌 腓肠肌（见第九章）	伸 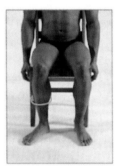 伸膝	股直肌 股外侧肌 股中间肌 股内侧肌
内旋 膝内旋	缝匠肌 半腱肌 半膜肌 腘肌	外旋 膝外旋	股薄肌 股二头肌

▶ 日常行为中的运动类型

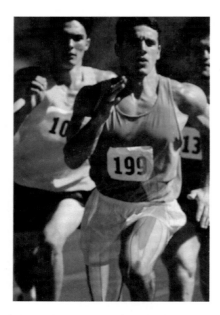

跑步：髋关节和膝关节的交替运动完成跑步运动。强有力的伸髋肌和屈膝肌使一只腿向后摆，而屈髋肌和伸膝肌则驱动另一只腿向前。借助于髋深部6块外旋肌以及内收肌和一些较小臀肌形成的稳定力量来维持身体在矢状面的运动。

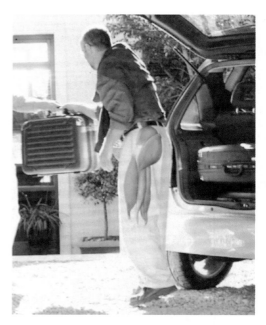

提举：髋关节和膝关节必须与躯干和上半身协同运动才能从地面提起物体。像臀大肌和股四头肌这样的有力肌完成动作，而臀中肌和内收肌群起稳定作用，以维持身体位置的稳定。

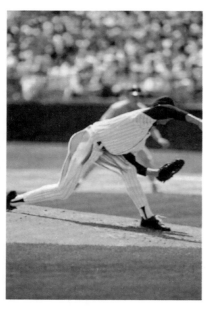

投掷：和跑步一样，投掷需要身体不同部位的协调运动。多平面运动使这个运作更复杂。此时靠前的小腿固定，身体绕着它旋转并带动胸部和手臂向前。当髋关节和膝关节的旋转肌围绕足部转动身体时，股四头肌、腘绳肌和臀肌承载着身体重量。后面一只腿在摆动和承载身体重量之前利用内收肌控制着运动，以准备进行下一个动作。

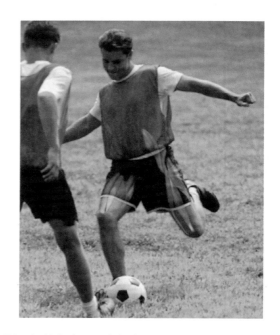

踢：踢和投掷相似，因为都有一稳定的前腿及一摆动的后腿。另外，身体必须围绕着固定的前腿旋转以使身体在合适的位置进行强有力的矢状面运动。踢球时，和投掷一样拖后的腿都不接触地面。屈髋肌和伸膝肌获得最大限度的利用以使足部有最大的力量来完成踢的动作。一旦接触到球，臀大肌、腘绳肌和内收肌收缩以放慢动作。

总结

- 下肢带骨由髂骨、坐骨、耻骨、骶骨和尾骨组成。髂骨、坐骨和耻骨在髋臼处汇合,形成球窝关节即髋关节的关节窝。
- 下肢带骨间的骶髂关节和耻骨联合可有轻微活动。
- 股骨头是髋关节的关节头,可在所有平面进行运动,能使髋关节屈、伸、内收、外展、内旋和外旋。
- 膝包含 2 个关节:股胫关节和髌股关节。两关节可使膝屈、伸、内旋和外旋。当膝屈和伸时,髌骨运动可为股四头肌提供合适的杠杆。
- 和肩关节一样,深而小的髋部肌肉,如深部 6 块外转肌,趋向于稳定髋关节。大而表浅的肌肉,如臀肌,可产生强有力的运动。
- 腹股沟区、臀后深部和膝关节后部有几个易受伤的结构,其中包括淋巴结、淋巴管、动脉、静脉和神经。触诊时要避开这些结构。
- 骨盆、髋和大腿肌的平衡灵活性及力量可维持姿势,并减少损伤,如髌骨错位、肌肉劳损、韧带扭伤等。
- 在行走、跑步以及一些强度较大的活动如提举、投掷和踢球时,需要骨盆、大腿和膝关节肌的协调运动。

复习

一、多选题

1. 组成髋关节的骨有:
   A. 髂骨、骶骨、坐骨、耻骨
   B. 骶骨、尾骨、髋骨、股骨
   C. 髂骨、坐骨、耻骨、股骨
   D. 骶骨、尾骨、髋骨

2. 下肢带骨有:
   A. 髂骨、骶骨、坐骨、耻骨
   B. 骶骨、尾骨、髋骨、股骨
   C. 髂骨、坐骨、耻骨、股骨
   D. 骶骨、尾骨、髋骨

3. 髋关节是一个:
   A. 屈戌关节
   B. 球窝关节
   C. 改良的屈戌关节
   D. 滑动关节

4. 股胫关节是一个:
   A. 屈戌关节
   B. 球窝关节
   C. 改良的屈戌关节
   D. 滑动关节

5. 连结脊柱和髋部的下肢带肌是:
   A. 腰大肌
   B. 缝匠肌
   C. 股二头肌
   D. 梨状肌

6. 与坐骨神经联系最紧密的肌是:
   A. 腰大肌
   B. 缝匠肌
   C. 股二头肌
   D. 梨状肌

7. 所有臀部肌运动的共同点是:
   A. 髋伸
   B. 髋内旋
   C. 髋内收
   D. 髋外展

8. 在髋关节中起作用的唯一的一块股四头肌是:
   A. 股外侧肌
   B. 股直肌
   C. 股内侧肌
   D. 股中间肌

9. 负责膝关节外旋的腘绳肌是:
   A. 半腱肌
   B. 半膜肌
   C. 股二头肌
   D. A 和 B

10. 连结到鹅足肌腱的 3 块肌肉是:
   A. 大收肌、股薄肌、半腱肌
   B. 股二头肌、半腱肌、半膜肌
   C. 缝匠肌、股薄肌、半膜肌
   D. 缝匠肌、股薄肌、半腱肌

二、配伍题

下列是不同肌的附着点。请将正确的肌与之匹配。

11. _____髂骨,髂嵴前外侧缘	A. 闭孔外肌
12. _____股骨,股骨粗线内侧唇的中间 1/3	B. 半膜肌
13. _____股骨,转子间线和股骨粗线内侧唇	C. 臀大肌
14. _____T₁₂~L₅ 椎骨、横突、椎体及相应的椎间盘	D. 下孖肌
的外侧	E. 阔筋膜张肌
15. _____耻骨上支	F. 耻骨肌
16. _____股骨,转子窝	G. 腘肌
17. _____股骨臀肌粗隆,经髂胫束至胫骨外侧髁	H. 长收肌
18. _____坐骨,坐骨结节的近侧端	I. 股内侧肌
19. _____胫骨近端后面	J. 腰大肌
20. _____胫骨内侧髁的后内侧部分	

下列是不同肌的动作,请将正确的肌与其动作相匹配。答案不止一个。

21. _____臀中肌	A. 屈髋
22. _____腘肌	B. 伸髋
23. _____髂肌	C. 髋内收
24. _____短收肌	D. 髋外展
25. _____股薄肌	E. 髋内旋
26. _____股二头肌	F. 髋外旋
27. _____股中间肌	G. 屈膝
28. _____半腱肌	H. 伸膝
29. _____臀小肌	I. 膝内旋
30. _____梨状肌	J. 膝外旋

三、简答题

31. 描述下肢带骨的一般结构,并与肩带骨作比较。髋关节和肩关节相同吗?

32. 简述股四头肌各肌之间合适的力量平衡对髌骨运行轨迹的重要性。

33. 简述下肢固定和旋转时所涉及的关节及运动。什么样的行为或体育运动需要这类下肢活动?

试一试　学习活动：找一搭档，完成"日常行为中的运动类型"中的一种动作。注意完成动作时的髋和膝的特定运动，并记录下来。利用协同肌表中所列出的肌肉再次辨析对照，哪些肌肉，如何完成这些动作。确保按正确的次序完成动作，看看能否发现哪些肌肉是稳定关节或调整关节运动方向，同时又是哪些肌肉产生关节运动的。

更换搭档，完成"日常行为中的运动类型"中的不同动作。重复上述步骤。确保所观察结果与课本所附"日常行为中的运动类型"中的动作分析一致。为加深理解，抛开"日常行为中的运动类型"，利用其他日常活动来完成相应的运动技巧。

（邹俊涛　李明　译）

推荐读物

Aminaka N, Gribble PA. Patellar taping, patellofemoral pain syndrome, lower extremity kinematics, and dynamic postural control. *J Athl Train.* 2008;43(1):21–28.

Cote KP, Brunet ME II, Gansneder BM, et al. Effects of pronated and supinated foot postures on static and dynamic posture stability. *J Athl Train.* 2005;40(1):41–46.

Devan MR, Pescatello LS, Faghri P, et al. A prospective study of overuse knee injuries among female athletes with muscle imbalances and structural abnormalities. *J Athl Train.* 2004;39(3):263–267.

Fairclough J, Hayashi K, Toumi H, et al. The functional anatomy of the iliotibial band during flexion and extension of the knee: implications for understanding iliotibial band syndrome. *J Anat.* 2006;208(3):309–316.

Hanson AM, Padua DA, Blackburn JT, et al. Muscle Activation During Side-Step Cutting Maneuvers in Male and Female Soccer Athletes. *J Athl Train.* 2008;43(2):133–143.

Moss RI, DeVita P, Dawson ML. A biomechanical analysis of patellofemoral stress syndrome. *J Athl Train.* 1992;7(1):64–66, 68–69.

Pettitt R, Dolski A. Corrective neuromuscular approach to the treatment of iliotibial band friction syndrome: a case report. *J Athl Train.* 2000;35(1):96–99.

Richards J, Thewlis D, Selfe J, et al. A biomechanical investigation of a single-limb squat: implications for lower extremity rehabilitation exercises. *J Athl Train.* 2008;43(5):477–482.

小腿、踝和足

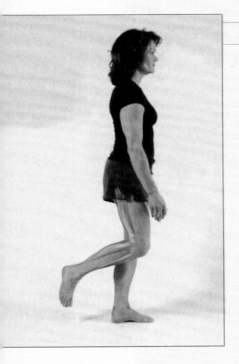

学习目标

通过这一章节内容的学习,能够:

- 认识小腿、踝和足的主要结构,包括骨、关节、特殊结构和浅深肌群。
- 辨别小腿、踝和足的正常姿态和偏差姿势。
- 标记和扪及小腿、踝和足的主要表面标志。
- 绘制、标记和触诊小腿、踝和足浅、深肌群,并刺激其运动。
- 确定小腿、踝和足部肌附着点及神经支配。
- 认识和描述小腿、踝和足部各肌的运动。
- 描绘人体步态,并识别出各阶段活动所涉及的肌。
- 演示踝和足的被动活动范围和抵抗活动范围。
- 描述小腿、踝和足每块肌的功能解剖及其相互关系。
- 辨别涉及踝和足运动(如跖屈和背屈)中的协同肌及拮抗肌。
- 辨识 4 种踝足协调运动(走、跑、滑冰和滑旱冰)中参与的肌。

▶ 概述

小腿、踝和足在结构上与前臂、腕和手相似。两者都有平行排列的两块骨(前臂有尺、桡骨,而小腿有胫、腓骨),并由骨间膜连结。平行两骨远端的连结复杂,为多关节复合结构,分别为手和足。

足和手能进行多种运动,但下肢承载身体重量则更趋向稳定。在身体推进活动中,如走、跑和跳,小腿近端及远端关节只有轻微运动,确保了下肢的稳定,而作为屈戌关节的踝直接驱使身体向前。最后,足也是较灵活的结构,利用其多关节来吸收与地面接触时带来的震荡并适应不同的地形。

▶ 小腿、踝和足的表面解剖

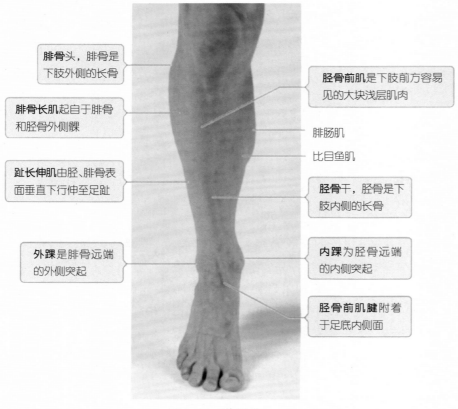

腓骨头，腓骨是
下肢外侧的长骨

腓骨长肌起自于腓骨
和胫骨外侧髁

趾长伸肌由胫、腓骨表
面垂直下行伸至足趾

外踝是腓骨远端
的外侧突起

胫骨前肌是下肢前方容易
见的大块浅层肌肉

腓肠肌

比目鱼肌

胫骨干，胫骨是下
肢内侧的长骨

内踝为胫骨远端
的内侧突起

胫骨前肌腱附着
于足底内侧面

图 9-1A　前面观。

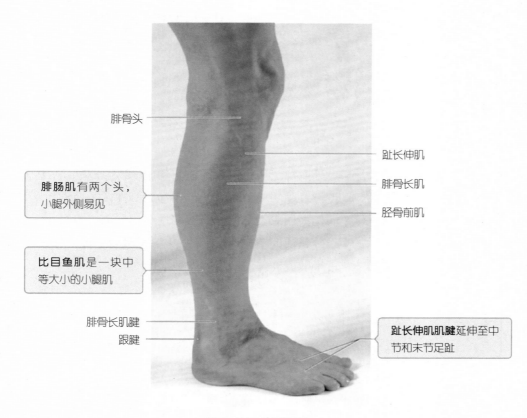

腓骨头

腓肠肌有两个头，
小腿外侧易见

比目鱼肌是一块中
等大小的小腿肌

腓骨长肌腱

跟腱

趾长伸肌

腓骨长肌

胫骨前肌

趾长伸肌肌腱延伸至中
节和末节足趾

图 9-1B　外侧面观。

▶ 小腿、踝和足的表面解剖

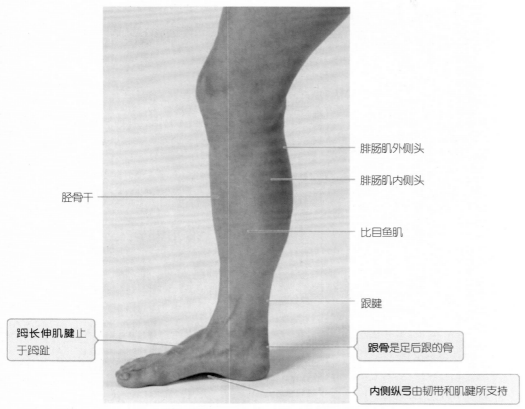

胫骨干

踇长伸肌腱止
于踇趾

腓肠肌外侧头

腓肠肌内侧头

比目鱼肌

跟腱

跟骨是足后跟的骨

内侧纵弓由韧带和肌腱所支持

图 9-1C　内侧面观。

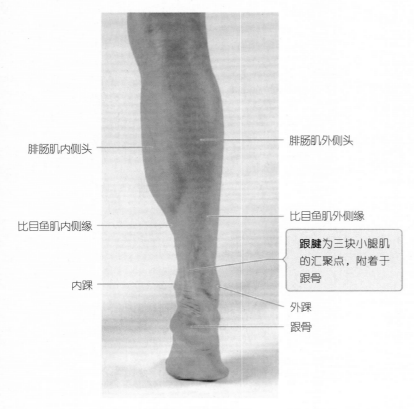

腓肠肌内侧头

比目鱼肌内侧缘

内踝

腓肠肌外侧头

比目鱼肌外侧缘

跟腱为三块小腿肌
的汇聚点，附着于
跟骨

外踝

跟骨

图 9-1D　后面观。

▶ 小腿、踝和足的骨性结构

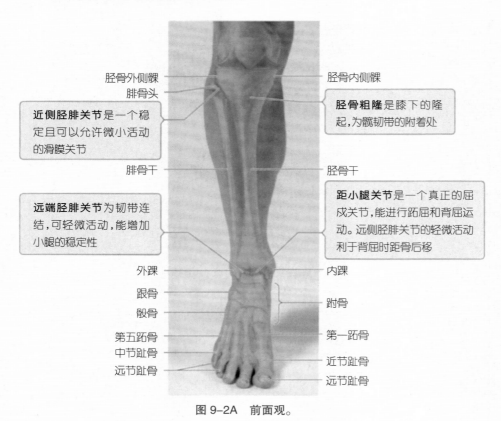

胫骨外侧髁

腓骨头

胫骨内侧髁

胫骨粗隆是膝下的隆起，为髌韧带的附着处

近侧胫腓关节是一个稳定且可以允许微小活动的滑膜关节

腓骨干

胫骨干

远端胫腓关节为韧带连结，可轻微活动，能增加小腿的稳定性

距小腿关节是一个真正的屈戌关节，能进行跖屈和背屈运动。远侧胫腓关节的轻微活动利于背屈时距骨后移

外踝

内踝

跟骨

骰骨

跗骨

第五跖骨

第一跖骨

中节趾骨

近节趾骨

远节趾骨

远节趾骨

图 9-2A　前面观。

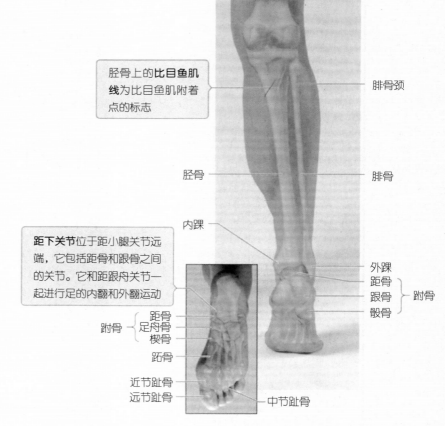

胫骨上的比目鱼肌线为比目鱼肌附着点的标志

腓骨颈

胫骨

腓骨

内踝

距下关节位于距小腿关节远端，它包括距骨和跟骨之间的关节。它和距跟舟关节一起进行足的内翻和外翻运动

外踝

距骨

跟骨

跗骨

骰骨

距骨

足舟骨

跗骨

楔骨

距骨

近节趾骨

远节趾骨

中节趾骨

图 9-2B　后面观。

▶ 小腿、踝和足的骨性结构

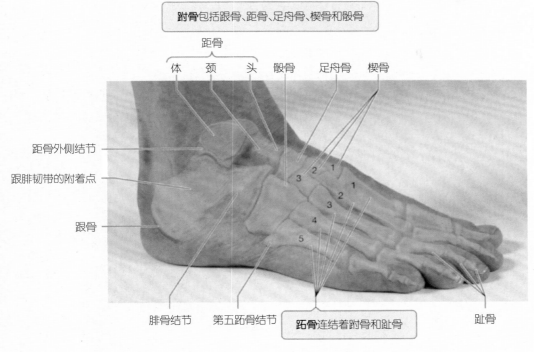

跗骨包括跟骨、距骨、足舟骨、楔骨和骰骨

距骨

体　颈　头　骰骨　足舟骨　楔骨

距骨外侧结节

跟腓韧带的附着点

跟骨

腓骨结节　　第五跖骨结节

跖骨连结着跗骨和趾骨

趾骨

图 9-2C　外侧面观。

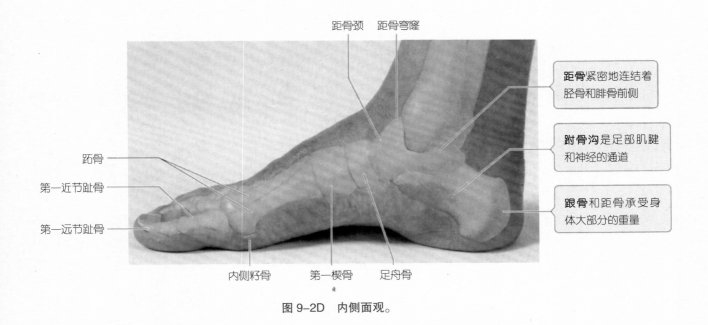

距骨颈　　距骨穹窿

距骨紧密地连结着胫骨和腓骨前侧

跗骨沟是足部肌腱和神经的通道

跟骨和距骨承受身体大部分的重量

距骨

第一近节趾骨

第一远节趾骨

内侧籽骨　　第一楔骨　　足舟骨

图 9-2D　内侧面观。

▶ 小腿、踝和足的骨性标志

触诊内踝

体位:受检者仰卧。

1. 指尖扪及踝内侧。
2. 胫骨远侧端触到的大突起即是内踝。

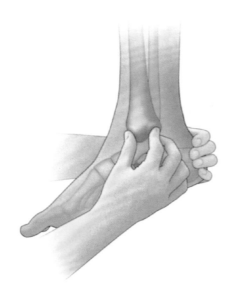

图 9-3A　内踝。

触诊距骨内侧结节

体位:受检者仰卧。

1. 拇指扪及跟骨内侧。
2. 拇指轻轻向前滑动靠近内踝,扪及小而圆的距骨内侧结节。

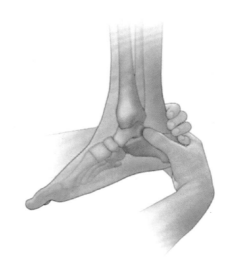

图 9-3C　距骨内侧结节。

触诊跟骨

体位:受检者仰卧。

1. 拇指和其他手指扪及脚后跟。
2. 拇指和其他手指钳夹,可扪及大而圆的跟骨。

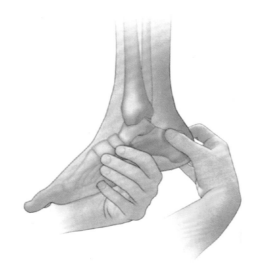

图 9-3B　跟骨。

触诊载距突

体位:受检者仰卧。

1. 拇指扪及胫骨内踝。
2. 向远端滑动拇指,越过距骨内侧结节,扪及深而圆钝的载距突。

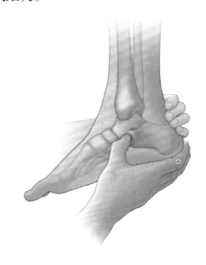

图 9-3D　载距突。

触诊舟状骨

体位:受检者仰卧。

1. 拇指扪及胫骨内踝。
2. 拇指向前滑向内侧纵弓,扪及圆的舟骨内侧突起。

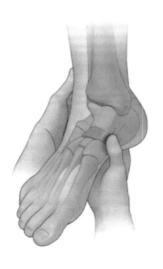

图 9-3E　舟状骨。

触诊楔骨

体位:受检者仰卧。

1. 拇指扪及舟状骨。
2. 向远侧、外侧滑动拇指至足背面,扪及楔骨扁平背面。

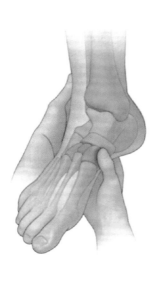

图 9-3F　楔骨。

触诊外踝

体位:受检者仰卧。

1. 拇指扪及踝关节外侧。
2. 触诊腓骨远侧端的大突起,即外踝。

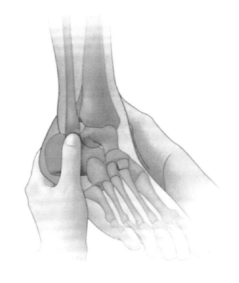

图 9-3G　外踝。

触诊距骨

体位:受检者仰卧并跖屈。

1. 拇指扪及外踝。
2. 向前内侧滑动拇指,扪及深部距骨的穹窿面。

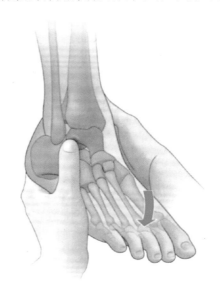

图 9-3H　距骨。

触诊跗骨窦

体位: 受检者仰卧。

1. 拇指扪及外踝。
2. 拇指向前、向远端轻轻滑动,扪及深面距骨穹窿外侧的跗骨窦。

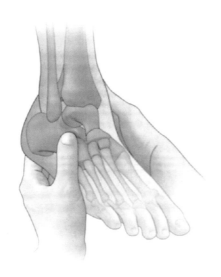

图 9-3I　跗骨窦。

触诊骰骨

体位: 受检者仰卧。

1. 拇指扪及跟骨外侧。
2. 拇指向前、向远侧滑动至骰骨的平坦背面。

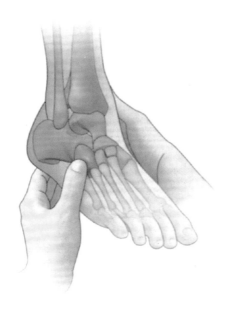

图 9-3J　骰骨。

触诊腓结节

体位: 受检者仰卧。

1. 拇指扪及外踝.
2. 拇指向远端滑至跟骨外侧面,扪及小的腓结节。

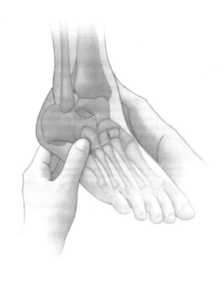

图 9-3K　腓结节。

触诊第五跖骨基底部

体位: 受检者仰卧。

1. 近第五趾骨,用拇指扪及足外侧缘。
2. 拇指沿足边缘向近端滑动,扪及第五跖骨基底外侧的前突。

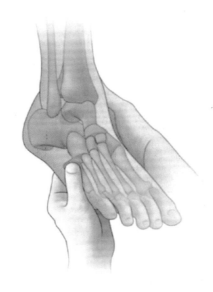

图 9-3L　第五跖骨基底部。

触诊跟骨内侧结节

体位:受检者仰卧。
1. 拇指扪及跟骨的跖面。
2. 拇指向远端内侧滑动,扪及深部的跟骨内侧结节。

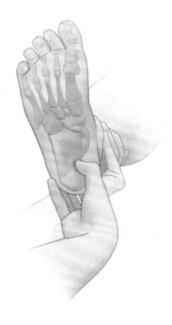

图 9-3M　跟骨内侧结节。

触诊籽骨

体位:受检者仰卧并伸展姆趾。
1. 拇指扪及第一跖骨远端。
2. 在第一跖趾关节近端,扪及并行排列的小而圆的籽骨。

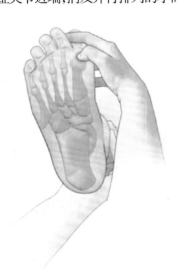

图 9-3N　籽骨。

触诊跖骨头

体位:受检者仰卧。
1. 拇指扪及第一跖骨远端。
2. 向外侧移动拇指,扪及第二、第三、第四和第五跖骨头。

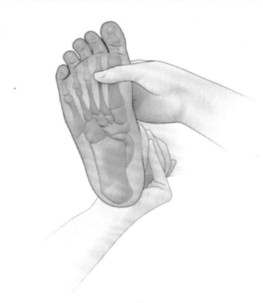

图 9-3O　跖骨头。

触诊趾骨

体位:受检者仰卧。
1. 用拇指和其余四指伸入趾间并夹住足趾。
2. 扪及趾骨跖面和背面,以及趾间关节。

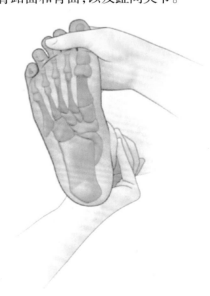

图 9-3P　趾骨。

▶ 肌的附着点

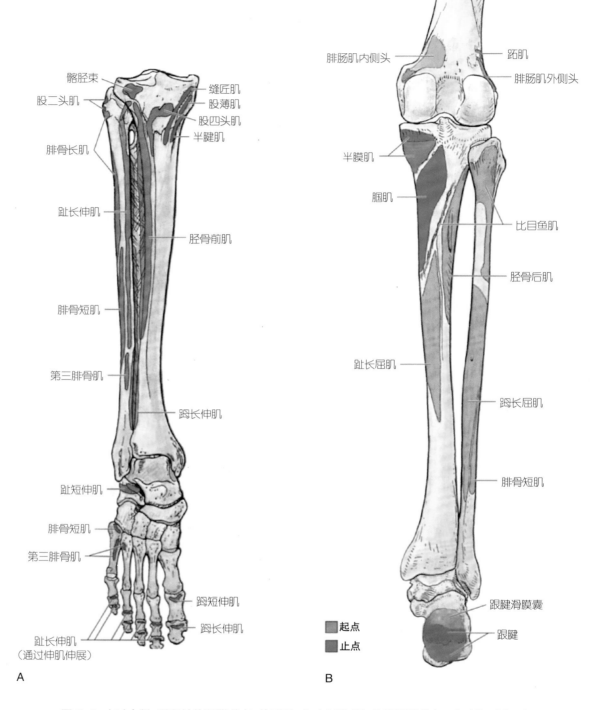

A

B

图 9-4 （A）小腿、踝和足的肌附着点：前面观。（B）小腿、踝、足的肌附着点：后面观。（待续）

▶ 肌的附着点

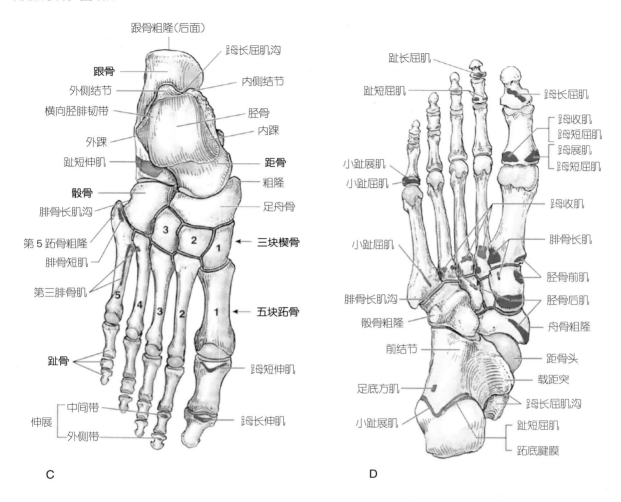

跟骨粗隆(后面)

跟骨

外侧结节

横向胫腓韧带

外踝

趾短伸肌

骰骨

腓骨长肌沟

第 5 跖骨粗隆

腓骨短肌

第三腓骨肌

趾骨

伸展
　中间带
　外侧带

姆长屈肌沟

内侧结节

胫骨

内踝

距骨

粗隆

足舟骨

3　2　1　← 三块楔骨

5　4　3　2　1　← 五块跖骨

姆短伸肌

姆长伸肌

C

趾长屈肌

趾短屈肌

小趾展肌

小趾屈肌

小趾屈肌

腓骨长肌沟

骰骨粗隆

前结节

足底方肌

小趾展肌

姆长屈肌

姆收肌
姆短屈肌

姆展肌
姆短屈肌

姆收肌

腓骨长肌

胫骨前肌

胫骨后肌

舟骨粗隆

距骨头

载距突

姆长屈肌沟

趾短屈肌
跖底腱膜

D

图 9-4(续)　(C)足肌的附着点：背面。(D)足肌的附着点：跖面。

▶小腿、踝和足的韧带

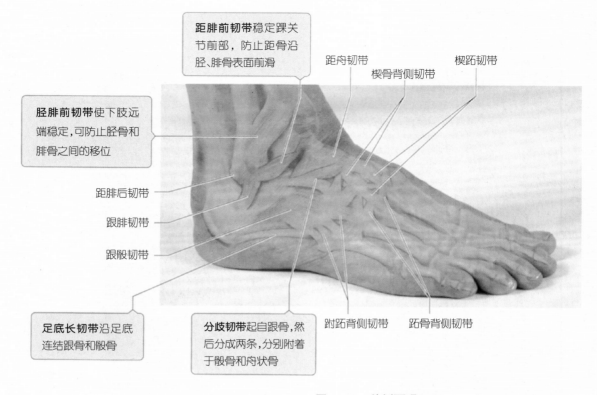

距腓前韧带稳定踝关节前部，防止距骨沿胫、腓骨表面前滑

距舟韧带

楔骨背侧韧带

楔距韧带

胫腓前韧带使下肢远端稳定，可防止胫骨和腓骨之间的移位

距腓后韧带

跟腓韧带

跟骰韧带

足底长韧带沿足底连结跟骨和骰骨

分歧韧带起自跟骨，然后分成两条，分别附着于骰骨和舟状骨

跗跖背侧韧带

跖骨背侧韧带

图 9-5A　外侧面观。

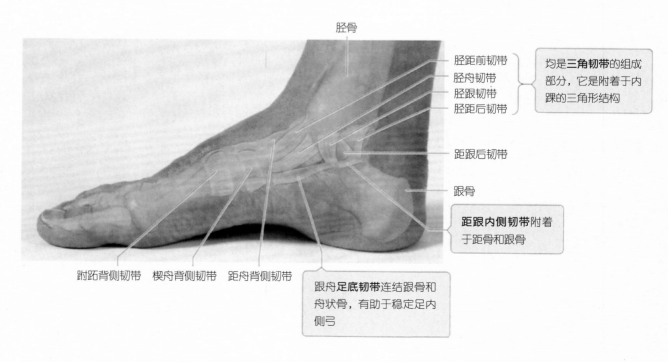

胫骨

胫距前韧带
胫舟韧带
胫跟韧带
胫距后韧带

均是**三角韧带**的组成部分，它是附着于内踝的三角形结构

距跟后韧带

跟骨

距跟内侧韧带附着于距骨和跟骨

跗跖背侧韧带　楔舟背侧韧带　距舟背侧韧带

跟舟足底韧带连结跟骨和舟状骨，有助于稳定足内侧弓

图 9-5B　内侧面观。

▶ **小腿、踝和足的韧带**

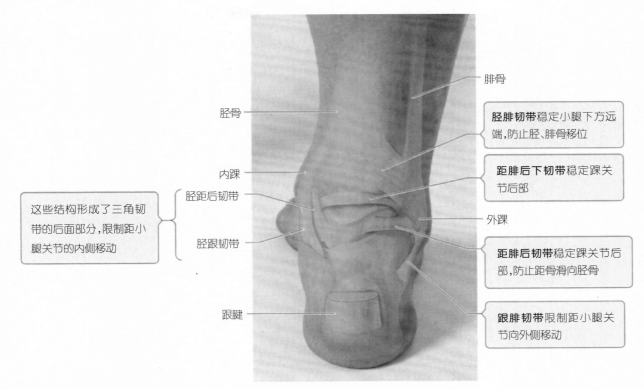

胫骨

内踝

胫距后韧带

胫跟韧带

跟腱

这些结构形成了三角韧带的后面部分,限制距小腿关节的内侧移动

腓骨

胫腓韧带稳定小腿下方远端,防止胫、腓骨移位

距腓后下韧带稳定踝关节后部

外踝

距腓后韧带稳定踝关节后部,防止距骨滑向胫骨

跟腓韧带限制距小腿关节向外侧移动

图 9-5C 后面观。

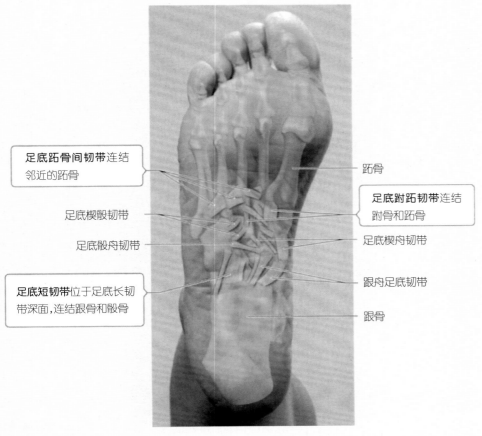

足底跖骨间韧带连结邻近的跖骨

足底楔骰韧带

足底骰舟韧带

足底短韧带位于足底长韧带深面,连结跟骨和骰骨

跖骨

足底跗跖韧带连结跗骨和跖骨

足底楔舟韧带

跟舟足底韧带

跟骨

图 9-5D 下面观。

▶ 小腿、踝和足的浅层肌

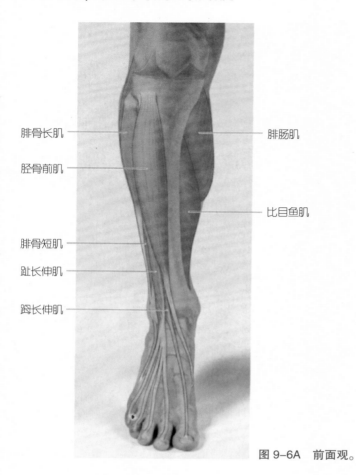

腓骨长肌

胫骨前肌

腓肠肌

比目鱼肌

腓骨短肌

趾长伸肌

踇长伸肌

图 9-6A　前面观。

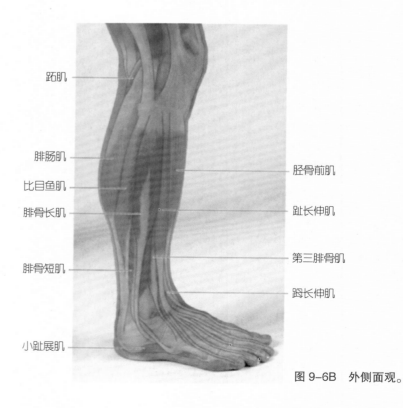

跖肌

腓肠肌

比目鱼肌

腓骨长肌

腓骨短肌

小趾展肌

胫骨前肌

趾长伸肌

第三腓骨肌

踇长伸肌

图 9-6B　外侧面观。

▶ 小腿、踝和足的浅层肌

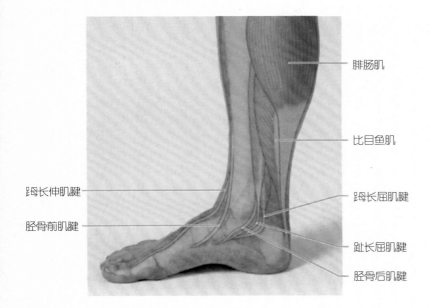

腓肠肌

比目鱼肌

踇长伸肌腱

踇长屈肌腱

胫骨前肌腱

趾长屈肌腱

胫骨后肌腱

图 9-6C　内侧面观。

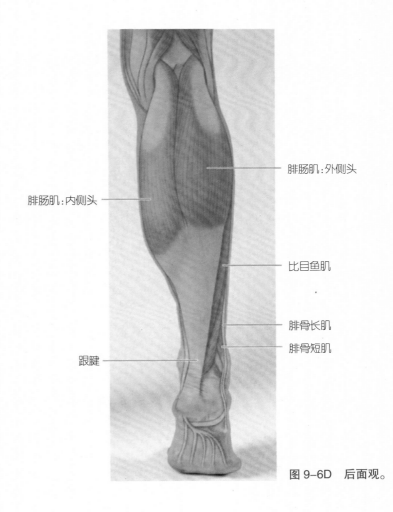

腓肠肌:外侧头

腓肠肌:内侧头

比目鱼肌

腓骨长肌

腓骨短肌

跟腱

图 9-6D　后面观。

▌ 小腿、踝和足的深层肌

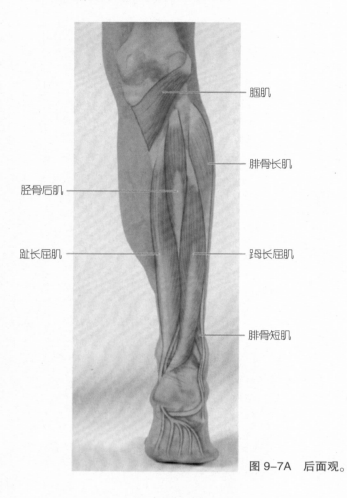

胭肌

腓骨长肌

胫骨后肌

趾长屈肌

踇长屈肌

腓骨短肌

图 9-7A　后面观。

▌ 小腿、踝和足的深层肌

▶**小腿、踝和足的深层肌**

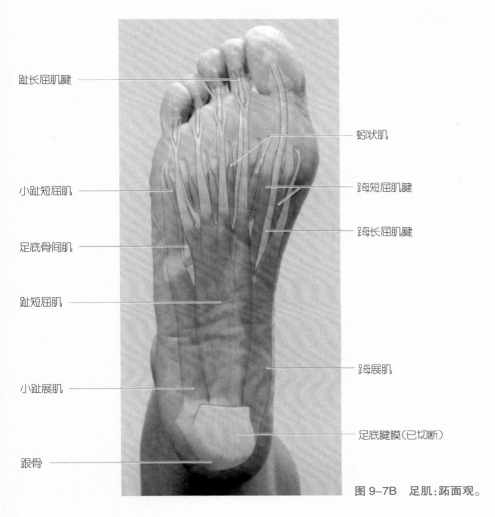

趾长屈肌腱

小趾短屈肌

足底骨间肌

趾短屈肌

小趾展肌

跟骨

蚓状肌

踇短屈肌腱

踇长屈肌腱

踇展肌

足底腱膜（已切断）

图 9-7B　足肌：跖面观。

▶ 小腿、踝和足的特殊结构

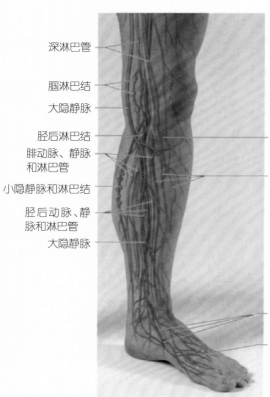

深淋巴管

腘淋巴结

大隐静脉

胫后淋巴结

腓动脉、静脉
和淋巴管

小隐静脉和淋巴结

胫后动脉、静
脉和淋巴管

大隐静脉

胫前淋巴结

胫前动脉、静
脉和淋巴管

足背动脉、静
脉和淋巴管

足背静脉弓

9-8A　小腿、踝和足的血管和淋巴系统:内侧面观。

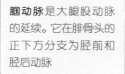

腘动脉是大腿股动脉
的延续。它在腓骨头的
正下方分支为胫前和
胫后动脉

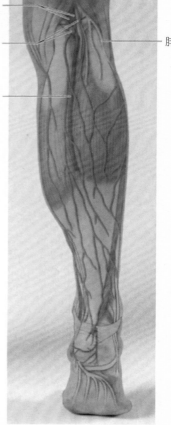

腘动脉
和静脉

腘淋巴结

腓总神经

小隐静脉

9-8B　小腿、踝和足的血管、淋巴和神经:后面观。

▶ 小腿、踝和足的特殊结构

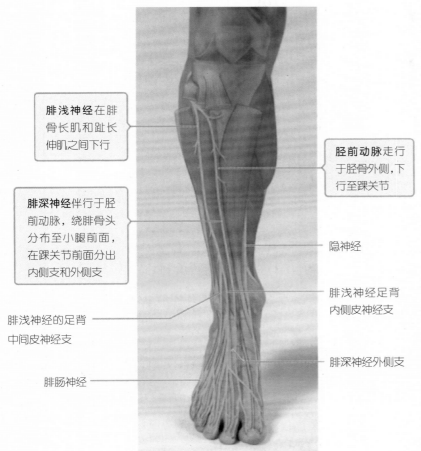

腓浅神经在腓骨长肌和趾长伸肌之间下行

腓深神经伴行于胫前动脉，绕腓骨头分布至小腿前面，在踝关节前面分出内侧支和外侧支

腓浅神经的足背中间皮神经支

腓肠神经

胫前动脉走行于胫骨外侧，下行至踝关节

隐神经

腓浅神经足背内侧皮神经支

腓深神经外侧支

9-8C　前面观。

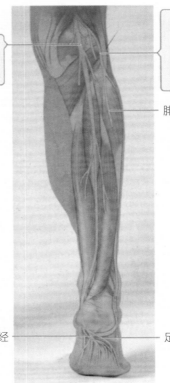

胫神经向下经过腘窝分布至踝关节

腓总神经亦称腓神经，向下经过腘窝，至腓骨颈附近分支为小腿深支和浅支

腓神经浅支

足底内侧神经

足底外侧神经

9-8D　后面观。

▶ 踝和足的姿势

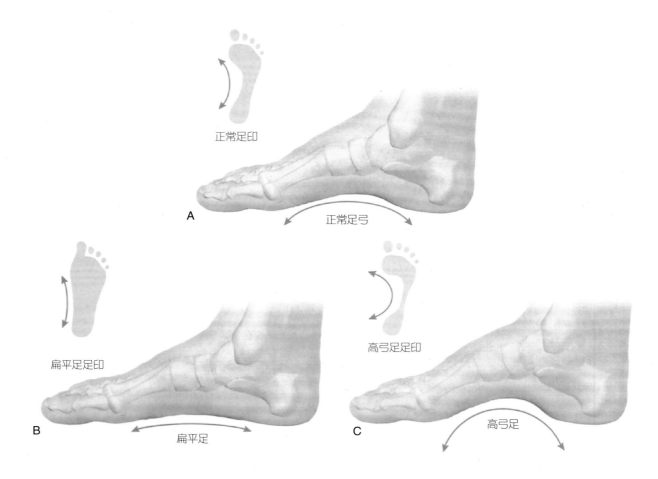

图 9-9 （A）足的正常姿势、结构和接触模式。（B）足的异常姿势、结构和接触模式:扁平足。良好支撑的足内侧弓需要关节囊和韧带的被动紧张以及足固有肌的动态稳定。塌陷的足弓即扁平足,表现为足内侧弓降低和足的过度旋前。这种姿势导致力量传递能力减低和足内侧结构应力过高。此动力链的上方结构,如膝、髋和脊柱,也会受到影响。扁平足常伴有膝及髋外翻。（C）**足的异常姿势、结构和接触模式:高弓足**。足、踝的僵直会导致足内侧弓过高。高弓即高弓足,表现为足内侧弓增高及足的过度旋后。高弓足导致减震能力降低和足外侧结构应力过高。此动力链的上方结构,如膝、髋和脊柱,也会受到影响。高弓足常伴有膝和髋的内翻。

第九章　小腿、踝和足　391

▶ 运动展示：踝关节

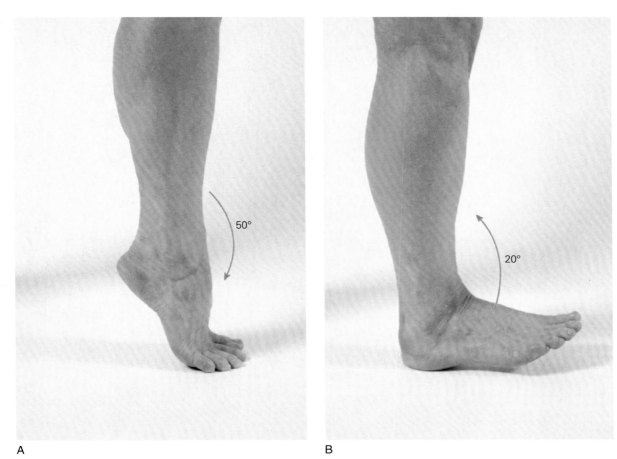

A   B

9-10　（A）踝关节跖屈。（B）踝关节背屈。

▶ 运动展示：足

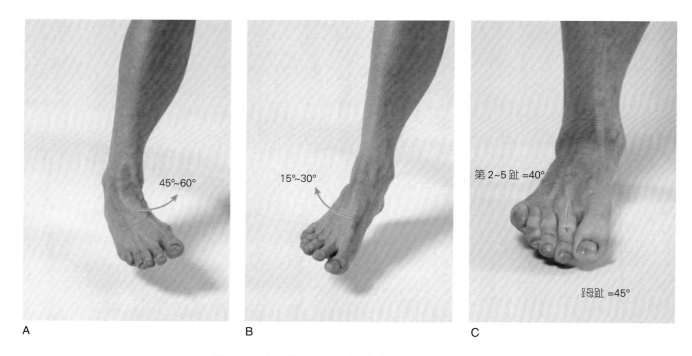

A　　　　　　　　　　　B　　　　　　　　　　　C

图 9-11　（A）足内翻。（B）足外翻。（C）趾屈。（待续）

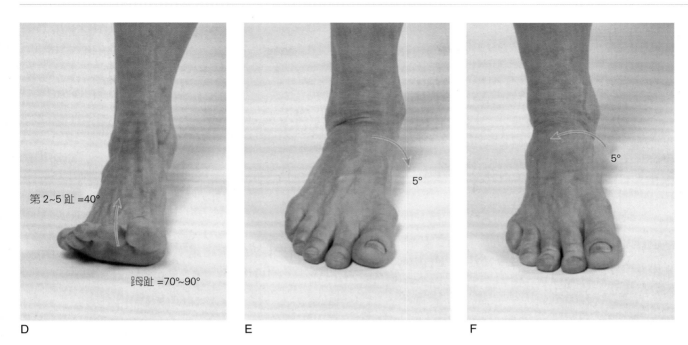

第2~5趾 =40°

拇趾 =70°~90°

D

5°

E

5°

F

图 9-11(续) (D)趾伸。(E)足内旋。(F)足外旋。

▶ 步态

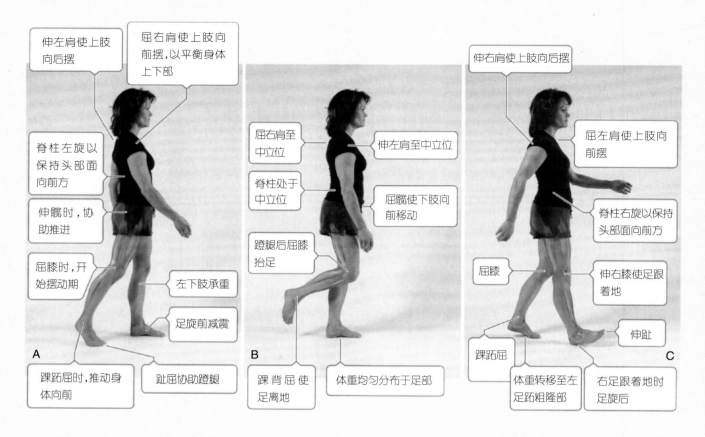

伸左肩使上肢向后摆

屈右肩使上肢向前摆,以平衡身体上下部

脊柱左旋以保持头部面向前方

伸髋时,协助推进

屈膝时,开始摆动期

左下肢承重

足旋前减震

踝跖屈时,推动身体向前

趾屈协助蹬腿

A

屈右肩至中立位

脊柱处于中立位

蹬腿后屈膝抬足

伸左肩至中立位

屈髋使下肢向前移动

体重均匀分布于足部

踝背屈使足离地

B

伸右肩使上肢向后摆

屈左肩使上肢向前摆

脊柱右旋以保持头部面向前方

屈膝

伸右膝使足跟着地

伸趾

踝跖屈

体重转移至左足跖粗隆部

右足跟着地时足旋后

C

图 9-12 步态。人的步态非常复杂,运动涉及下肢、骨盆、脊柱和上肢。左右下肢交替负重,此时脊柱旋转及双臂摆动以平衡转移的重量。将循环步态分阶段评价是非常有用的:站立期是下肢负重,摆动期是非承重下肢抬起并向前摆动。一侧下肢站立而另一侧摆动时同时出现站立期和摆动期。(A)左下肢站立期。(B)右下肢摆动期。(C)双足站立。(待续)

▶ 步态

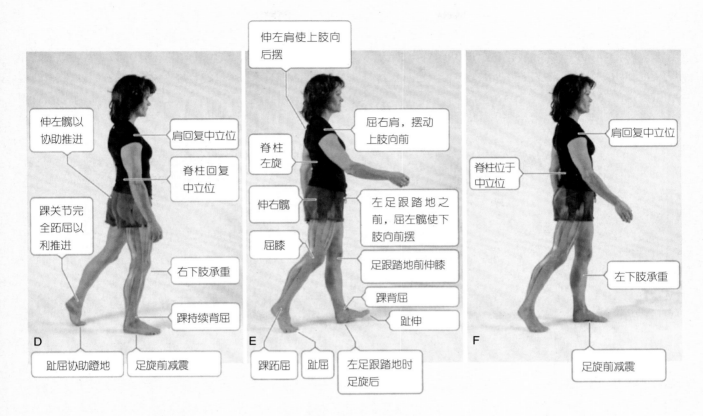

图 9-12(续) 步态。 (D)右下肢站立期。(E)双足站立。(F)左下肢站立期。

▶ 被动活动范围

　　检测距小腿关节、距下关节和趾关节的被动活动范围有助于评价有关结构的健康和功能状态，如关节囊及足和踝的韧带。它也可评价距小腿关节、距下关节和远端关节之间的相对运动情况。

　　受检者平躺在按摩床或检查床上。使受检者放松，以便在没有受检者"帮助"的情况下，完成被动活动范围检测。对于下面示出的负种运动，都需使足部获得运动终末感，并观察膝关节或髋关节有无代偿运动（不相干运动）。第三章末已对被动活动范围的检测步骤进行描述。

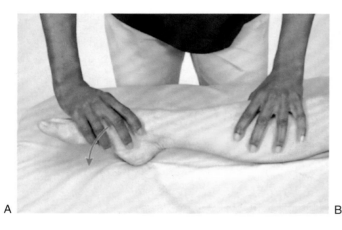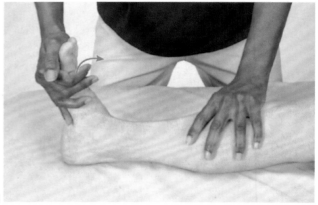

A　　　　　　　　　　　　　　　　　　　　B

图 9-13　（A）踝关节被动跖屈。蓝箭头示出运动方向。检查者站在仰卧位受检者一侧，一手握足，另一只手稳定小腿。移动足部时，嘱受检者保持放松。将受检者足部向下移动靠近床面。评估使踝关节跖屈的踝关节前韧带、关节囊和肌的运动的范围。（B）踝关节被动背屈。检查者站在仰卧位受检者一侧，一手握足底，另一只手稳定下肢。移动足部时，嘱受检者保持放松。将受检者足部向上移动抬离床面。评估使踝关节背屈的踝关节后韧带、关节囊和肌的运动范围。

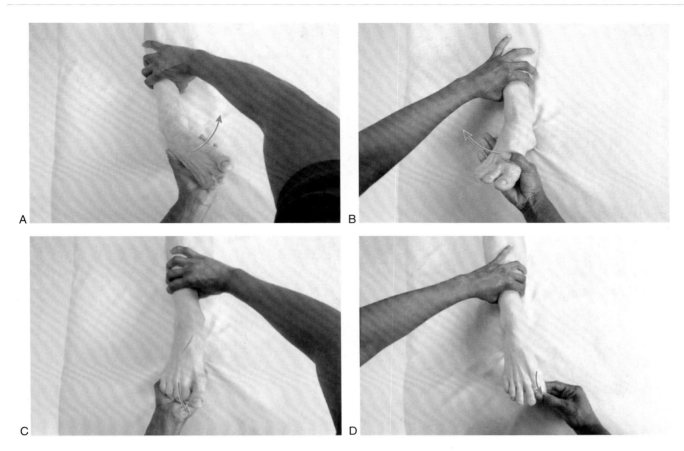

图 9-14 （A）被动足内翻。检查者站在仰卧位受检者一侧。一手握足，另一手稳定小腿。移动足部时嘱受检者保持放松。将受检者足向内侧朝另一足方向移动。评估踝关节外侧韧带、关节囊和使足外翻各肌肉的运动范围。（B）被动足外翻。检查者站在仰卧位受检者一侧。一手握足，另一手稳定小腿。移动足部时嘱受检者保持放松。将受检者足向外侧朝远离另一足的方向移动。评估踝关节内侧韧带、关节囊和使足内翻各肌肉的运动范围。（C）被动第 2~4 趾屈曲。检查者站在仰卧位受检者一侧。一手抓住足趾，另一手稳定足。移动足趾时嘱受检者保持放松。将受检者足趾向下移近床面。评估趾背侧韧带、关节囊和使伸趾各肌的运动范围。（D）被动姆趾屈曲。检查者站在仰卧位受检者一侧。一手抓住姆趾，另一手稳定足。移动足趾时嘱受检者保持放松。向床面下移受检者足趾。评估姆趾背侧的韧带、关节囊和使姆趾伸展各肌的运动范围。（待续）

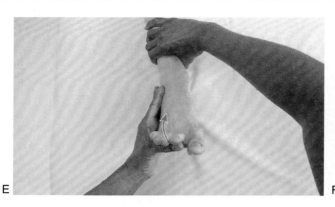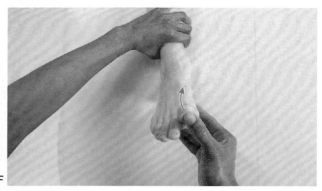

E　　　　　　　　　　　　　　　　　　F

图 9-14(续) （E）被动第 2~4 趾伸。检查者站在仰卧位受检者一侧。一手抓住足趾,另一手稳定足。移动足趾时嘱受检者保持放松。将受检者的足趾向上移离床面。评估足底趾韧带、关节囊和使足趾屈曲各肌的运动范围。(F)被动𝝑趾伸。检查者站在仰卧位受检者一侧。一手抓住𝝑趾,另一手稳定足。移动足趾时嘱受检者保持放松。将受检者的𝝑趾向上移离床面。评估足底趾韧带、关节囊和使𝝑趾屈曲各肌的运动范围。

▶ 抵抗活动范围

　　检测抵抗活动范围有助于评估踝和足部动态稳定结构与原动肌的健康和功能状况。这种功能强度和耐力的评估有助于辨别稳定和操控下肢的各肌肉之间的平衡状况和潜在的失衡状态。进行抵抗活动范围评估及分级的步骤在第三章已作了简要说明。

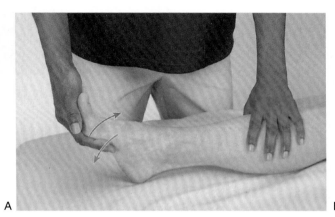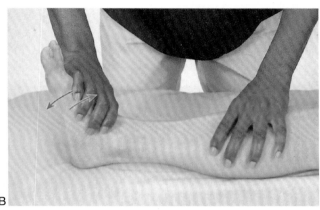

图 9-15 （A）抗阻力踝跖屈。绿色箭头表示受检者的运动方向，红色箭头表示检查者所施阻力方向。检查者面对仰卧位受检者站立一侧。将一手掌置于受检者足底，另一手稳定小腿。轻稳地将足向上压时，嘱受检者迎着阻力将足下推。评估使足跖屈各肌的强度和耐力。（B）抗阻力踝背屈。检查者面对仰卧位受检者站立一侧，将一手掌置于受检者足背，另一手稳定小腿前面。轻稳地将足向下压时，让受检者迎着阻力将足上拉。评估使足背屈各肌的强度和耐力。

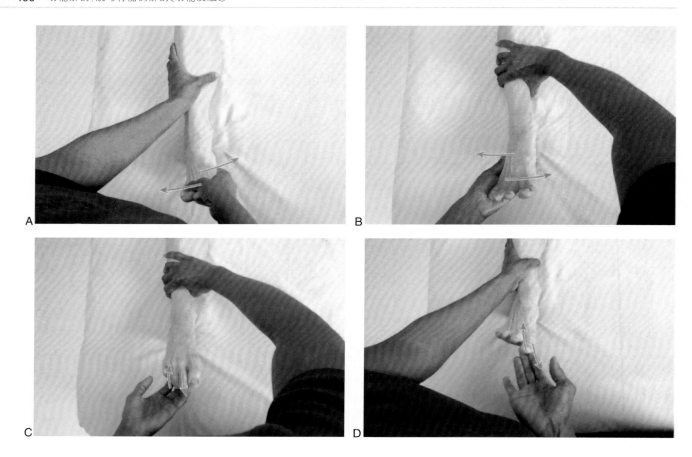

图 9-16 (A)抗阻力足内翻。检查者面对仰卧位受检者站立一侧。一手握住受检者足内侧,另一手稳定小腿前面。轻稳地将足向外侧推时,让受检者迎着阻力将足向内侧拉。评估足内翻肌的强度和耐力。(B)抗阻力足外翻。检查者面对仰卧位受检者站立一侧。一手握住受检者足外侧,另一手稳定小腿前面。轻稳地将足向内侧推时,让受检者迎着阻力将足向外侧推。评估足外翻肌的强度和耐力。(C)抗阻力第 2~4 趾屈。检查者面对仰卧位受检者站立一侧。手指置于受检者足趾底面,另一手稳定小腿前面。轻稳地将足趾向上推时,让受检者迎着阻力下压足趾。评估足趾屈肌的强度和耐力。(D)抗阻力踇趾屈。检查者面对仰卧位受检者站立一侧。手指置于受检者踇趾底部,另一手稳定小腿前面。轻稳地将踇趾向上推时嘱受检者迎着阻力下压踇趾。评估踇趾屈肌的强度和耐力。(待续)

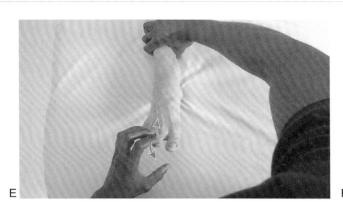
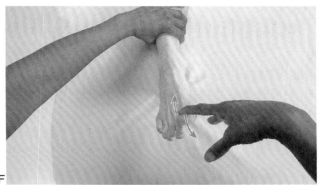

图 9-16(续) (E)抗阻力第 2~4 趾伸。检查者面对仰卧位受检者站立一侧。一只手的手指置于受检者足趾背面,另一手稳定小腿前面。轻稳地将足趾向下压时,让受检者迎着阻力向上伸足趾。评估足趾的伸肌强度和耐力。(F)抗阻力跨趾伸。检查者面对仰卧位受检者站立一侧。一只手的手指置于受检者跨趾背部,另一手稳定小腿前面。轻稳地将跨趾向下压时,让受检者迎着阻力向上伸趾。评估跨趾的伸肌强度和耐力。

胫骨前肌(Tibialis Anterior) ● Latin "tibialis" *of the tibia* "anterior" *front*

附着点
起点:胫骨外侧髁和胫骨近侧半及小腿骨间膜
止点:内侧楔骨跖面和第一跖骨底

功能
- 踝背屈
- 足内翻

神经支配
- 腓深神经
- 第 4 腰神经 ~ 第 1 骶神经(L₄~S₁)

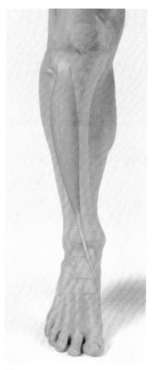

图 9-17

功能解剖

　　胫骨前肌是小腿前面一块体积较大的表浅肌。其功能随足部位置的不同而异。如果足离地,胫骨前肌将足远端上拉(背屈)。这一功能使足趾在步态摆动期不与地面接触。保持背屈位也使得足跟先着地,从而在足跟着向站立期转换时保持最佳的减震体位。

　　足部固定或站立时,胫骨前肌将小腿拉向足前(也称背屈)。步态站立期体现了这种功能。一旦足跟着地,胫骨前肌便持续收缩使重心由足后移向足前。胫骨前肌过度使用或软弱会产生刺激或导致肌腱炎。这是造成小腿前面疼痛的原因之一,通常称为"外胫夹"。

　　最后,胫骨前肌还有助于支撑足内侧弓。胫骨前肌腱在足背部横过伸肌支持带下方,然后向前绕过内踝附着于内侧楔骨跖面和第一跖骨底。肌腱走行角度使胫骨前肌起着抬高足内侧弓的杠杆作用并限制或控制旋前。足旋前和旋后过程中,胫骨前肌与胫骨后肌协同作用,维持足弓高度和拮抗腓骨长肌。

触诊胫骨前肌

体位:受检者仰卧。
1. 站于受检者足侧,一手拇指扪及胫骨干外侧缘。
2. 拇指向外侧滑动至胫骨前肌的肌腹。
3. 继续向远端触诊,该肌在踝前部汇聚为肌腱。
4. 受检者抵抗足背屈,以确认正确的触诊位置。

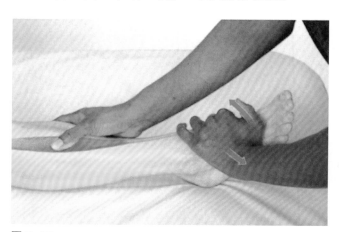

图 9-18

趾长伸肌(Extensor Digitorum Longus) ● Latin "extensor" extender "digitorum" of the digits "longus" long

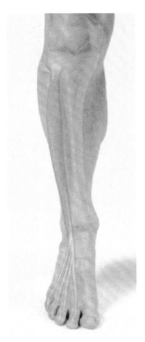

图 9-19

触诊趾长伸肌

体位:受检者仰卧。

1. 站于受检者足侧,一手拇指扪及胫骨外侧缘。
2. 拇指向外侧滑过胫骨前肌,扪及趾长伸肌的肌腹。
3. 继续向远端扪及,最后在足背面汇聚后分出 4 条肌腱。
4. 受检者抵抗伸展第 2~5 趾,以确认正确的触诊位置。

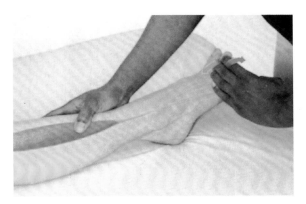

图 9-20

附着点
起点:胫骨外侧髁、腓骨近端前面和小腿骨间膜
止点:经 4 条肌腱止于第 2~5 趾中节及远节趾骨背面

功能
- 伸展第 2~5 趾的跖趾关节和趾间关节
- 背屈踝关节
- 足外翻

神经支配
- 腓深神经
- 第 4 腰神经 ~ 第 1 骶神经(L$_4$~S$_1$)

功能解剖

趾长伸肌位于胫骨前肌外侧。主要功能是伸展第 2 ~ 5 趾。肌腹在足背向远端分成 4 条明显肌腱止于中节和远节趾骨。由于趾长伸肌跨过所有远端关节,因此能通过跖趾关节和趾间关节伸展足趾。

趾长伸肌跨过整个小腿前面,因此对踝关节有一定杠杆作用。足离地或踏地时,趾长伸肌协助胫骨前肌和踇长伸肌使踝关节背屈。由于趾长伸肌位于小腿和踝的外侧,因此也能协助腓骨肌使足外翻。

拇长伸肌(Extensor Hallucis Longus) ● Latin "extensor" *extender* "hallux" *great toe* "longus" *long*

附着点
起点：腓骨前面中部和小腿骨间膜
止点：第一远节趾骨底背面

功能
- 伸展第一跖趾关节和趾间关节
- 踝关节背屈
- 足内翻

神经支配
- 腓深神经
- 第 4 腰神经 ~ 第 1 骶神经(L_4~S_1)

功能解剖

　　拇长伸肌位于胫骨前肌和趾长伸肌之间的深面，使其难以触诊。拇长伸肌主要是伸展拇趾。拇长伸肌肌腹位于伸肌支持带稍外侧，然后在支持带深面汇聚成肌腱。再绕向内侧，止于拇趾的中节和远节趾骨。由于拇长伸肌跨过所有远端关节，因此可在跖趾关节和趾间关节处伸趾。

　　足离地或踏地时，拇长伸肌协助胫骨前肌和趾长伸肌使踝关节背屈。拇长伸肌在伸肌支持带处的曲度为足内翻提供了杠杆，并与胫骨前肌、胫骨后肌、趾长屈肌和拇长屈肌协同作用。拇长伸肌的曲折走行使它和胫骨前肌及小腿后面深部肌一起控制足旋前。

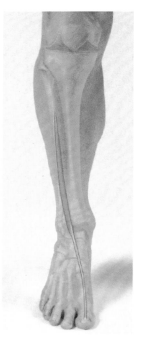

图 9-21

触诊拇长伸肌

体位：受检者仰卧。
1. 拇长伸肌位于胫骨前肌和趾长伸肌之间的深面。站在受检者足侧，拇指扣及胫骨前肌的肌腱结合处远端。
2. 拇指轻轻向外侧滑至拇长伸肌腱上。
3. 向远端扣及支持带下的肌腱，至拇趾背面。
4. 受检者抵抗拇趾背屈，以确认正确的触诊位置。

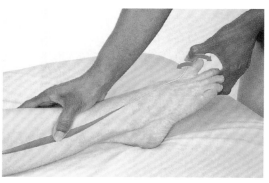

图 9-22

腓骨长肌(Peroneus Longus) ● Greek "**perone**" *fibula* Latin "**longus**" *long*

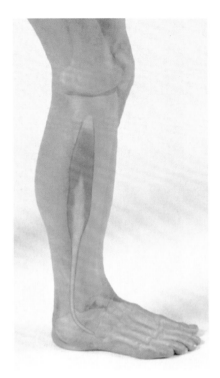

图 9–23

触诊腓骨长肌

体位:受检者仰卧。
1. 站在受检者足侧,一拇指扪及腓骨头外侧面。
2. 向远端扪及腓骨长肌肌腹。
3. 沿肌腱向远侧触诊至它与其他腓骨肌在外踝后方汇聚处。
4. 受检者抵抗足外翻,以确认正确的触诊位置。

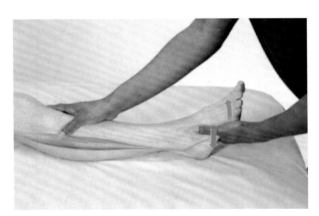

图 9–24

附着点

起点:腓骨头和腓骨外侧 2/3
止点:第一跖骨和中间楔骨外侧面

功能

- 跖屈踝关节
- 足外翻

神经支配

- 腓浅神经
- 第 4 腰神经 ~ 第 1 骶神经(L_4~S_1)

功能解剖

　　腓骨长肌是小腿外侧浅层的长羽状肌。腓骨长肌腱从外踝后方下行,延伸跨过足底止于胫骨前肌腱附近。腓骨长肌腱和胫骨前肌腱一起构成"解剖学 U 形马镫"状结构,主要功能是动态稳定足横弓和内侧纵弓,以使足部减震和适应不平坦地面。

　　腓骨长肌与腓骨短肌和第三腓骨肌一起使足外翻。足踏地前这种协同作用对足部在地面精确定位是非常必要的。腓骨长肌也参与身体在额状面上的侧移活动。此时,腓骨长肌与胫骨前肌起着类似的作用,将重心从足上方内侧拉向外侧。这种侧向跨步运动在跨越障碍物或绕障碍物行走时常见,如徒步旅行。体育运动中也常用到,如橄榄球、足球和篮球运动中改变控球方向时。一些要求从一边推向另一边的活动,如滑雪和溜冰,都有赖于腓骨肌协助提供动力。

　　腓骨长肌和腓骨短肌都止于足跖面。基于这个原因,二者可协同进行踝跖屈。在举重、散步、跑步和跳跃时,几块长短肌协同作用使踝跖屈。

腓骨短肌(Peroneus Brevis) ● Greek *"perone"* fibula Latin *"brevi"* short

附着点
起点：腓骨外侧面的远端 2/3
止点：第五跖骨粗隆外侧面

功能
- 踝跖屈
- 足外翻

神经支配
- 腓浅神经
- 第 4 腰神经 ~ 第 1 骶神经（L_4~S_1）

功能解剖

　　腓骨短肌是短羽状肌，位于小腿外侧腓骨长肌远端深面。腓骨短肌腱绕外踝后方止于第五跖骨底。跟骨腓结节分隔腓骨长肌腱和腓骨短肌腱。腓骨短肌没有腓骨长肌那样长的肌腱，因此对足跖屈的杠杆作用较小。

　　腓骨短肌主要和腓骨长肌及第三腓骨肌一起使足外翻。这种功能对足踏地前使足准确接触地面是至关重要的。身体向两侧移动时也要有腓骨短肌协助作用。侧移时腓骨短肌与胫骨前肌的作用相似，可将重心从足上方内侧转向外侧。这种侧向跨步运动在跨越或绕障碍行走时常见，如橄榄球、足球和篮球运动中使用的动作。腓骨肌也利于侧向运动中获取爆发力，如滑板和溜冰。

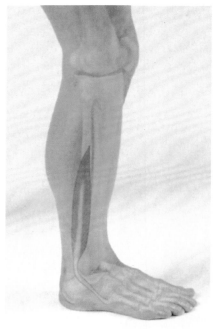

图 9-25

触诊腓骨短肌

体位：受检者仰卧。

1. 腓骨短肌位于腓骨长肌深面，使它难于辨别。站在受检者足侧，拇指扣及外踝后缘。
2. 拇指向后滑动扣及腓骨长肌和腓骨短肌的肌腱。
3. 在两块肌腱前面分辨出腓骨短肌腱，顺着肌腱扣及第五跖骨粗隆。
4. 受检者抵抗足外翻，以确认正确的触诊位置。

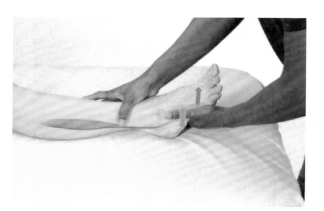

图 9-26

第三腓骨肌（Peroneus Tertius） ● Greek "*perone*" *fibula* Latin "*terti*" *third*

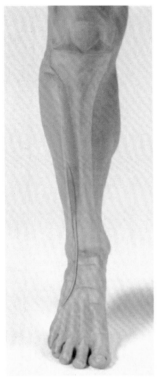

图 9-27

触诊第三腓骨肌

体位：受检者仰卧。

1. 站在受检者足侧,用拇指扪及外踝内侧缘。
2. 拇指向内上方滑动扪及第三腓骨肌纤维。
3. 沿伸肌支持带下方肌腱向远端扪及至第五跖骨底背面。
4. 受检者抵抗足外翻,以确认正确的触诊位置。

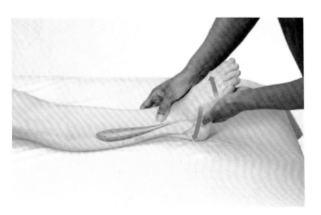

图 9-28

附着点
起点：腓骨前面远端 1/3 和骨间膜
止点：第五跖骨底背面

功能
- 踝背屈
- 足外翻

神经支配
- 腓深神经
- 第 4 腰神经 ~ 第 1 骶神经（L_4~S_1）

功能解剖

第三腓骨肌是短羽状肌,位于腓骨长、短肌深面的前部。第三腓骨肌腹位于腓骨长肌和趾长伸肌之间,其肌腱在外踝前方下行,止于第五跖骨底背面。第三腓骨肌背侧止点使它成为踝背屈的唯一腓骨肌。

第三腓骨肌主要和腓骨长、短肌一起使足外翻。这种功能对足踏地前使足准确接触地面是至关重要的。身体在额状面向两侧移动时也要有第三腓骨肌协助作用。侧移时各腓骨肌将重心从足上方内侧转向外侧。这种侧向跨步动作在徒步旅行以及橄榄球、足球和篮球运动中可控制并改变运动方向。各腓骨肌也利于侧向运动中获取爆发力,如滑板和溜冰。

腓肠肌（Gastrocnemius） ● Greek "gaster" *belly* "cnemi" *leg*

附着点
内侧头起点：股骨内侧髁后面
外侧头起点：股骨外侧髁后面
止点：通过跟腱止于跟骨后面

功能
- 踝跖屈
- 屈膝

神经支配
- 胫神经
- 第 1~2 骶神经（S_1~S_2）

功能解剖

    腓肠肌是 3 块小腿三头肌中最大、最表浅的。这个肌群还包括跖肌和比目鱼肌，它们在跟腱汇聚并止于跟骨后面。

    腓肠肌是小腿后部强大有力的二头肌。极易扪及其两个头，向下可至跟腱。腓肠肌主要含有快动肌纤维，易兴奋收缩也易疲劳。这种肌纤维的分布表明腓肠肌能在提腿、短跑和跳跃时产生爆发力。

    比目鱼肌协同腓肠肌完成跖屈。这两块肌在这个动作期间哪一块的作用更大主要由膝关节的位置决定。伸膝时或伸膝后（如由蹲、坐位站起或跳起时），腓肠肌的作用大。屈膝时（如放松散步或静立），比目鱼肌的作用大。

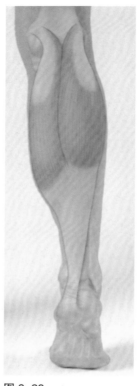

图 9-29

触诊腓肠肌

体位：受检者仰卧。
1. 靠近受检者小腿站立，手掌扪及腘窝远端的大块肌肉。
2. 手向内、外侧滑动辨识出腓肠肌的两个头。
3. 继续向远端触诊，腓肠肌便汇入跟腱。
4. 受检者抵抗踝跖屈，以确认正确的触诊位置。

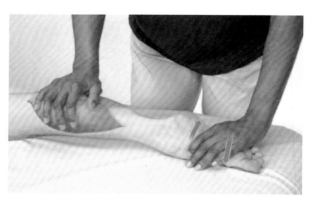

图 9-30

比目鱼肌(Soleus) ● Latin "solum" *bottom*

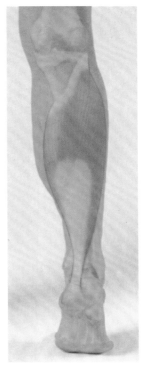

图 9-31

触诊比目鱼肌

体位:受检者俯卧并微屈膝。

1. 站在受检者小腿一侧,手掌扪及腓肠肌的内外侧头。
2. 手向远端滑动然后握住腓肠肌的内外侧头,扪及比目鱼肌的边缘。
3. 继续向远端触诊,比目鱼肌便汇入跟腱。
4. 受检者抵抗踝关节跖屈,以确认正确的触诊位置。

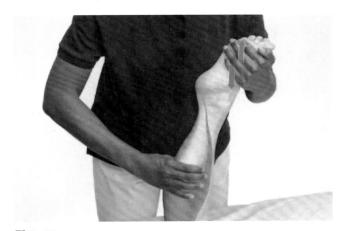

图 9-32

附着点
起点:胫骨后面和比目鱼肌线,腓骨后头和近端
止点:经跟腱止于跟骨后面

功能
● 跖屈踝关节

神经支配
● 胫神经
● 第 5 腰神经 ~ 第 2 骶神经(L_5~S_2)

功能解剖

在 3 块小腿三头肌中,比目鱼肌的大小和位置居中。这三块肌汇入跟腱并止于跟骨后面。该肌群还包括跖肌和腓肠肌。

虽然比目鱼肌也是大块肌,但它的组成中慢动肌纤维多于快动肌纤维。这种纤维分布表明比目鱼肌是一块耐疲劳的体位肌。腓肠肌参与力量大的爆发活动,如举重、短跑、跳跃,而比目鱼肌驱动的是不太强烈的活动,如站立、行走和慢跑。哪块肌的作用更大由膝关节的体位决定。伸膝时或伸膝后(如由蹲位或坐位站起或跳起时),腓肠肌的作用较大;屈膝时(如全身放松的散步或静立),则比目鱼肌的作用大。

跖肌(Plantaris) ● Latin "planta" *sole of the foot*

附着点
起点:股骨外侧髁上线远端
止点:经跟腱止于跟骨后面

功能
- 跖屈踝关节
- 屈膝

神经支配
- 胫神经
- 第 4 腰神经 ~ 第 1 骶神经(L_4~S_1)

功能解剖

　　跖肌是 3 块小腿三头肌中最深最小的肌。小腿三头肌群由汇入跟腱的 3 块小腿肌组成，止于跟骨后面。该肌群还包括比目鱼肌和腓肠肌。

　　由于跖肌的肌腹小且肌腱长，常与前臂的掌长肌相比。跖肌与腓肠肌协同作用，但肌力不如该大块肌。跖肌的小肌腹靠近腓肠肌的内侧头，常不易辨认。跖肌的长肌腱位于腓肠肌和比目鱼肌之间的小腿后部深面。跖肌的功能尚不清楚，但认为它在行走和跑步中参与了跖屈踝关节和屈膝。

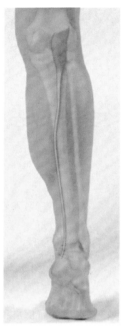

图 9-33

触诊跖肌

体位:受检者俯卧。
1. 靠近受检者小腿站立,拇指扪及腓骨头后面。
2. 在腓肠肌两个头之间,拇指向内侧远端滑动扪及跖肌的小肌腹。
3. 继续扪及跖肌直至跖肌进入腓肠肌两头之间。(*注意:腘窝内有腘动脉、腘静脉、胫神经、腓总神经和淋巴结。为避开这些结构,应在腘窝远端触诊。*)
4. 受检者抵抗踝关节跖屈,以确认正确的触诊位置。

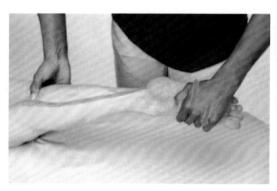

图 9-34

胫骨后肌（Tibialis Posterior） ● Latin "tibialis" *of the tibia* "posterior" *back*

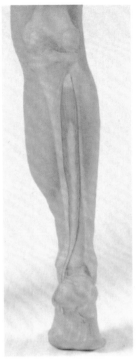

图 9-35

触诊胫骨后肌

体位：受检者俯卧并屈膝。
1. 站在受检者小腿一侧，指尖扪及胫骨内侧缘。
2. 向后滑动手指并抓住胫骨边缘，扪及胫骨后肌纤维。
3. 继续触诊位于胫骨和腓骨之间小腿后面深部的胫骨后肌羽状肌纤维。
4. 受检者抵抗跖屈和内翻，以确认正确的触诊位置。

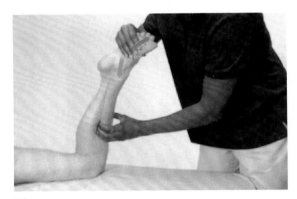

图 9-36

附着点
起点：胫骨后外侧、腓骨内侧近端 2/3 和骨间膜
止点：足舟骨粗隆、第 1~3 楔骨、骰骨、第 2~4 跖骨底

功能
- 踝关节跖屈
- 足内翻

神经支配
- 胫神经
- 第 4 腰神经 ~ 第 1 骶神经（L_4~S_1）

功能解剖

　　胫骨后肌是小腿后部最深的肌，位于腓肠肌和比目鱼肌深面，趾长屈肌和姆长屈肌之间。胫骨后肌腱以锐角绕过内踝后面与跟骨之间，即跗管，然后附着于足底（像蜘蛛样分支分别止于 8 块骨）。跗管内还有趾长屈肌和姆长屈肌。（提示：为记住这组结构，可把 **t**ibialis posterior 的首字母联想成 Tom，flexor **d**igitorum longus 首字母联想成 Dick，将 flexor **h**allucis longus 首字母联想成 Harry，也可将"and"替换成"N"，来提醒胫神经 **n**erve 也通过跗管。）

　　胫骨后肌向内侧走行，止于足底，这使其能内翻足和跖屈踝关节。更重要的是，胫骨后肌宽阔的止点有助于保持内侧弓的机械结构和控制足旋前。胫骨后肌对足弓的影响可能比胫骨前肌更大，一些运动学家认为它是"U 形马镫结构"的内侧半。

　　承重活动（如行走、跑步和跳跃）时，胫骨后肌最活跃。维持胫骨后肌和其他支撑足弓肌适当的力量与耐力，可防止胫骨后肌腱炎所导致的"外胫夹"。这种肌腱炎常见，特别是伴有扁平足或足过度旋前的个体，当该肌收缩以维持足内侧弓时肌腱炎会使其应力过大。

趾长屈肌(Flexor Digitorum Longus) ● Latin *"flexor"* *bender* *"digitorum"* *of the digits* *"longus"* *long*

附着点
起点：胫骨后面中部
止点：第 2~5 趾远节趾骨底跖面

功能
- 屈曲第 2~5 跖趾关节和趾间关节
- 跖屈踝关节
- 足内翻

神经支配
- 胫神经
- 第 5 腰神经 ~ 第 1 骶神经(L_5~S_1)

功能解剖

　　趾长屈肌位于腓肠肌和比目鱼肌深面、胫骨后肌内侧。它与胫骨后肌、踇长屈肌穿过踝管。这三块肌可使足内翻和踝关节跖屈。趾长屈肌也可经跖趾关节和趾间关节屈曲小趾。

　　趾长屈肌是动态稳定足内侧弓的肌之一。承重活动时，如行走、跑步和蹦跳，趾长屈肌活跃并控制足的旋前。它与足固有肌协同作用，可调节平衡，并使足适合所接触的地面。

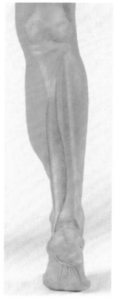

图 9-37

触诊趾长屈肌

体位：受检者俯卧。

1. 面对受检者足侧站立，拇指扪及内踝。

2. 拇指向后上滑动至胫骨干和跟腱之间，扪及趾长屈肌。（注意：胫动脉和神经也在内踝后面走行。如果受检者有麻木或麻刺感，或你感受到搏动，应重新调整拇指位置。）

3. 沿趾长屈肌继续向近端扪及比目鱼肌内侧缘深部。

4. 受检者抵抗屈曲第 2~5 趾，以确认正确的触诊位置。

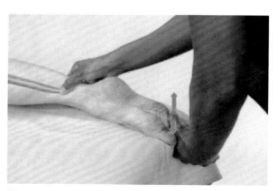

图 9-38

踇长屈肌(Flexor Hallucis Longus) ● Latin "**flexor**" *bender* "**hallux**" *great toe* "**longus**" *long*

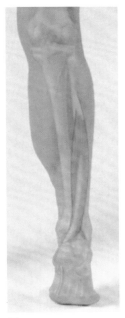

图 9-39

触诊踇长屈肌

体位：受检者俯卧。

1. 站在受检者足侧，拇指扣及内踝。
2. 拇指向后上方滑动至内踝与跟腱之间，扣及其内的三条肌腱。（注意：胫动脉和神经也经内踝后面走行。如果受检者有麻木或麻刺感，或你感受到搏动，要重新调整拇指位置。）
3. 继续扣及最后方的此肌腱，即为踇长屈肌。
4. 受检者抵抗屈曲踇趾，以确认正确的触诊位置。

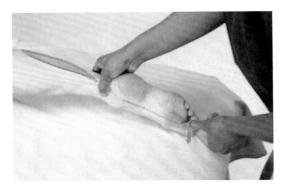

图 9-40

附着点
起点：腓骨远端后面和骨间膜
止点：第一趾骨远节底跖面

功能
- 屈曲第一跖趾关节和趾间关节
- 跖屈踝关节
- 足内翻

神经支配
- 胫神经
- 第 5 腰神经 ~ 第 2 骶神经(L_5~S_2)

功能解剖

　　踇长屈肌位于腓肠肌和比目鱼肌深面，胫骨后肌外侧，与胫骨后肌、趾长屈肌一起穿过踝管，可使足内翻和踝关节跖屈。踇长屈肌还可经跖趾关节和趾间关节屈曲踇趾。

　　踇长屈肌是动态稳定足内侧弓的肌之一。在承重活动如行走、跑步和蹦跳时，踇长屈肌可控制足的旋前。它还与足固有肌一起调节平衡，使足适合所接触的地面。

　　行走时身体向前推进，踇长屈肌是其主要的原动肌。在步态站立期末，重心由脚跟跨过足移至踇趾。由髋、大腿、膝和小腿产生的力借助足和踇趾传递，驱动身体向前。踇长屈肌在传递这些力量时起着重要作用。

▶ 足固有肌

肌	位置	作用	功能
趾短伸肌 	起点:跟骨外侧和背侧 止点:第2~4趾背筋膜	伸第2~4趾	步态中上抬第2~4趾,协助足背屈
跨短伸肌 	起点:跟骨背面 止点:跨趾远节趾骨底	伸跨趾	步态中上抬跨趾,协助足背屈
背侧骨间肌 	起点:跖骨相对缘 止点:近节趾骨底和趾背伸肌	外展第2~4趾	调节足和趾的姿势,以利平衡
足底骨间肌 	起点:第3~5跖骨底及其内侧 止点:第3~5远节趾骨底内侧	内收第3~5趾	调节足和趾的姿势,以利平衡

(待续)

▶ **足固有肌**（续）

肌	位置	作用	功能
蚓状肌 	起点:趾长屈肌腱 止点:第 2~5 趾背腱膜内侧	屈曲近节趾骨	调节足和趾的姿势,保持平衡
小趾对跖肌 	起点:第 5 跖骨结节背面 止点:第 5 近节趾骨底	外展第 5 趾	协助足旋后
小趾短屈肌 	起点:第 5 跖骨底和腓骨长肌腱鞘 止点:第 5 趾近节趾骨	屈曲小趾	调节小趾姿势,保持平衡
跨收肌 	起点:第 2~4 跖骨底和腓骨长肌腱鞘(斜头) 起点:第 3~5 跖趾韧带(横头) 止点:第 1 近节趾骨底和外侧籽骨	内收跨趾	调节跨趾位置,保持平衡并推动身体向前

▶ 足固有肌（续）

肌	位置	作用	功能
蹈短屈肌	起点：骰骨跖面、内侧楔骨和胫骨后肌腱 止点：籽骨和第1近节趾骨底内侧面及外侧面	屈蹈趾	协助平衡并推动身体向前
小趾展肌	起点：跟骨粗隆内、外侧面和足底腱膜 止点：第5趾近节趾骨外侧面	外展小趾	调整趾的姿势以保持平衡
趾短屈肌	起点：跟骨粗隆内侧半和足底腱膜 止点：经各自肌腱止于第2~5趾中节趾骨	经近节趾间关节屈第2~5趾	调整足和趾的姿势以保持平衡
蹈趾展肌	起点：跟骨粗隆内侧面 止点：蹈趾近节趾骨底和籽骨内侧	外展蹈趾	调整蹈趾姿势以保持平衡和身体推动

▶ 协同肌与拮抗肌：踝和足

运动	参与的肌	运动	参与的肌
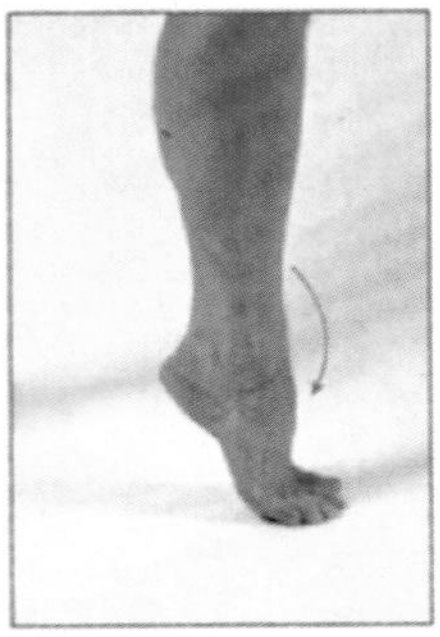 跖屈 踝跖屈	腓肠肌 比目鱼肌 跖肌 腓骨长肌 腓骨短肌 胫骨后肌 趾长屈肌 跗长屈肌	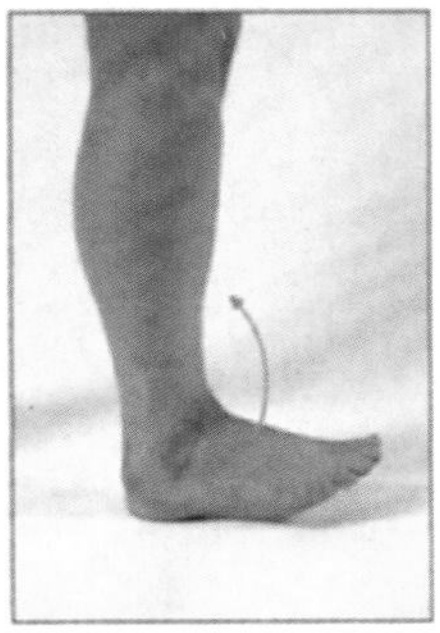 背屈 踝背屈	胫骨前肌 趾长伸肌 跗长伸肌 第三腓骨肌
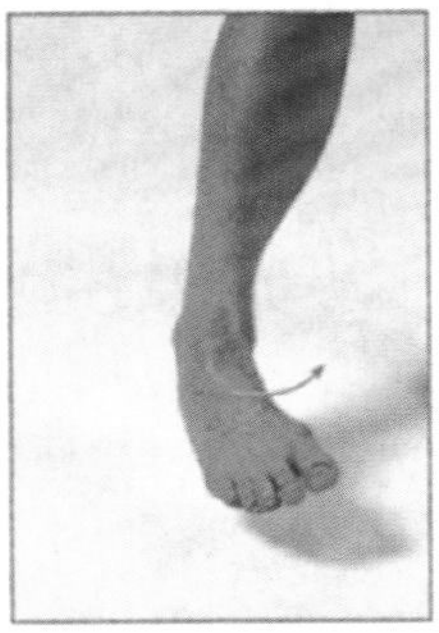 内翻 足内翻	胫骨前肌 跗长伸肌 胫骨后肌 趾长屈肌 跗长屈肌	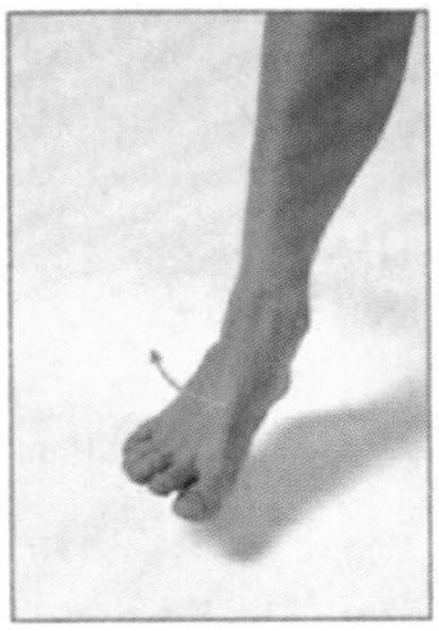 外翻 足外翻	趾长伸肌 腓骨长肌 腓骨短肌
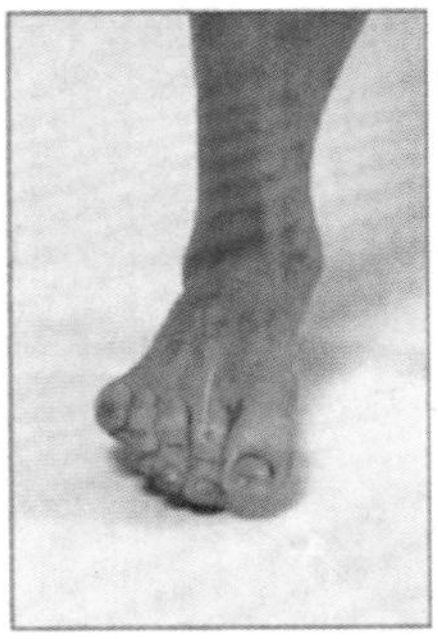 趾屈 趾屈	趾长屈肌(第2~5趾) 跗长屈肌(跗趾)	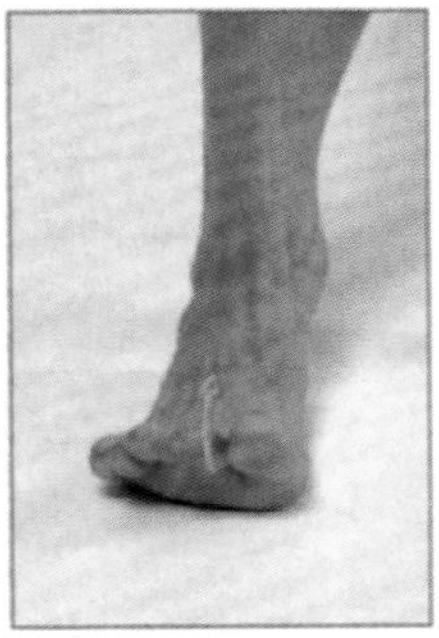 趾伸 趾伸	趾长伸肌(第2~5趾) 跗长伸肌(跗趾)

▶ 日常行为中的运动类型

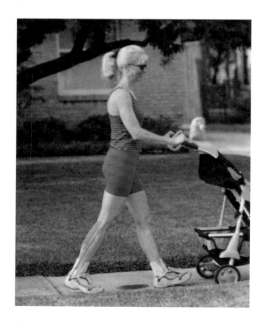

行走：重心协调地由一只小腿移至另一只小腿驱动着行走模式。通过屈髋、伸膝、踝背屈和伸趾，使摆动的小腿移动。通过伸髋、踝跖屈和屈趾，特别是屈蹬趾，站立的小腿向前移动。控制下的足旋前可缓冲震荡，并精确地引导力量从足后传到足前。

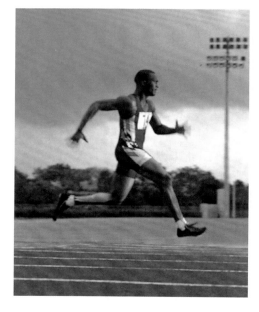

跑步：跑步比行走需要更大的动力。行走与散步之间的主要不同在于有无腾空期，也就是跑步过程中有一段时间双足离地。这需要强大向心力驱使身体离开地面，并需要离心力"抓住"人体再着地。功能相同的一些肌，伸髋肌和踝跖屈肌，驱动着跑步运动。

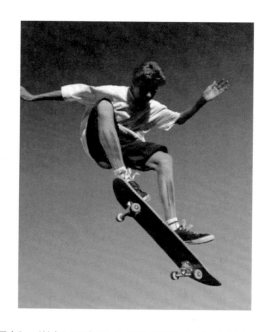

滑板：滑板运动要求足和踝具有多种精细而有力的动作。腓肠肌和比目鱼肌产生的跳跃运动对推动身体和滑板飞向空中是必不可少的。腓骨肌使足外翻，胫骨前肌及胫骨后肌使足内翻，以引导滑板方位及控制着地。

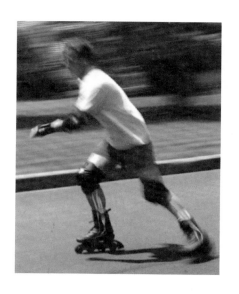

轮滑：轮滑和滑雪主要是依赖小腿内、外侧肌进行的额状面运动。腓骨肌和髋外展肌使躯体向前推动（外翻）。胫骨前肌、胫骨后肌、趾长屈肌和蹬长屈肌与足的固有肌在轮滑时期维持足部体位。侧向运动过程中，髋外展肌也起着重要作用。

总结

- 小腿胫骨和腓骨构成近端和远端胫腓关节。这两个关节的活动度有限，以使下肢稳定。
- 踝关节或称距小腿关节，只能跖屈和背屈。
- 距下关节较灵活，可完成足内翻和足外翻。
- 足是由骨、关节和韧带构成的复杂整体结构，可完成多种运动，包括适应地面和减震作用的旋前及旋后。
- 一些足外肌同时移动足和踝部，而足固有肌则进行足部的精细运动。
- 大的表浅肌如比目鱼肌和腓肠肌，可使踝和足进行强有力运动。
- 步态是整个身体的一种复杂运动模式，主要由下肢完成。
- 小腿、踝和足的各肌协同作用可产生功能性运动，如行走、跑步、举重和滑板。

复习

一、多选题

1. 组成距小腿关节的骨是：
    A. 股骨、胫骨、腓骨
    B. 胫骨、腓骨、跟骨
    C. 胫骨、腓骨、距骨
    D. 胫骨、跟骨、距骨

2. 组成距下关节的骨是：
    A. 胫骨、腓骨和距骨
    B. 距骨和跟骨
    C. 胫骨和跟骨
    D. 足舟骨和跟骨

3. 距小腿关节可进行的运动是：
    A. 跖屈和背屈
    B. 内翻和外翻
    C. 旋前和旋后
    D. 以上都是

4. 距下关节可进行的运动是：
    A. 伸趾和屈趾
    B. 跖屈和背屈
    C. 内翻和外翻
    D. B 和 C 都对

5. 止于足部 8 块分离骨的肌是：
    A. 胫骨前肌
    B. 胫骨后肌
    C. 腓肠肌
    D. 蹬长屈肌

6. 跨过膝和踝关节的两块肌是：
    A. 腓肠肌和比目鱼肌
    B. 比目鱼肌和跖肌
    C. 跖肌和腓肠肌
    D. 以上都是

7. 协助控制旋前的肌是
    A. 胫骨前肌
    B. 胫骨后肌
    C. 趾长屈肌
    D. 以上都是

8. 被称作"体位肌"的后部肌是：
    A. 腓肠肌
    B. 趾长屈肌
    C. 比目鱼肌
    D. 蹬长屈肌

9. "小腿三头肌"包括：
    A. 跖肌、比目鱼肌、腓肠肌
    B. 胫骨后肌、趾长屈肌、蹬长屈肌
    C. 胫骨前肌、趾长伸肌、蹬长伸肌
    D. 腓骨长肌、腓骨短肌、第三腓骨肌

10. 行走时牵拉小腿靠近足的肌是：
    A. 胫骨后肌
    B. 比目鱼肌
    C. 跖肌
    D. 胫骨前肌

二、配伍题

下面列出不同肌附着点，请匹配以正确的肌。

11. _____ 足舟骨粗隆、第 1~3 楔骨、骰骨和第二至四跖骨底   A. 跖肌
12. _____ 胫骨外侧髁、腓骨前面近端和骨间膜   B. 蹬长伸肌
13. _____ 胫骨比目鱼肌线和胫骨后面，腓骨头后面和腓骨   C. 胫骨后肌
     近端   D. 蹬长屈肌
14. _____ 经 4 条肌腱止于第 2~5 趾远节趾骨底跖面   E. 腓骨长肌
15. _____ 腓骨前面远端 1/3 和骨间膜   F. 胫骨前肌
16. _____ 腓骨前面中部和骨间膜   G. 第三腓骨肌
17. _____ 第一跖骨和内侧楔骨外侧面   H. 比目鱼肌
18. _____ 内侧楔骨、第一跖骨底跖面   I. 趾长屈肌
19. _____ 股骨外侧髁上线远端   J. 趾长伸肌
20. _____ 腓骨远端后面和骨间膜

下面列出了不同的运动形式，请匹配以正确的肌。各答案可以使用一次以上。

21. _____ 跖屈   A. 趾长伸肌
22. _____ 背屈   B. 腓骨短肌
23. _____ 内翻   C. 胫骨前肌
24. _____ 外翻   D. 趾长屈肌
25. _____ 屈趾   E. 蹬长伸肌
26. _____ 屈蹬趾   F. 比目鱼肌
27. _____ 伸趾   G. 第三腓骨肌
28. _____ 伸蹬趾   H. 蹬长屈肌
                         I. 胫骨后肌
                         J. 腓骨长肌

三、简答题

29. 描述小腿、踝和足的基本结构，并与前臂、腕和手比较，解释它们之间的区别。

30. 简述踝关节跖屈与背屈之间的力量平衡关系。这种关系的目的是什么？

31. 比较内翻和外翻、旋前和旋后。这些运动有什么不同以及作用是什么？

试一试

学习活动：找一搭档，让其在房间里走动或大厅内上下台阶，观察其活动。注意其每侧下肢的运动。连续观察髋部、盆部和脊柱的运动。再看看上肢的运动。换个角度，从前、后和两侧观察这些运动。将观察结果记录下来。看到了什么？左、右侧运动相似吗？运动范围多大？其运动是自由还是僵硬？能辨别步态的不同时期（摆动期和站立期）吗？每一种运动有哪些肌参与？足、膝、髋、骨盆、脊柱、手臂和头分别是怎样运动的？

建议：与搭档交换角色，重复上述活动。互相分享观察结果。重复同样步骤观察跑步。如果可能，在踏车上完成这些运动更易观察分析。

（蒋威 董卫国 孔令平 译）

推荐读物

Cote KP, Brunet ME II, Gansneder BM, et al. Effects of pronated and supinated foot postures on static and dynamic posture stability. *J Athl Train*. 2005;40(1):41–46.

Hanson AM, Padua DA, Blackburn JT, et al. Muscle activation during side-step cutting maneuvers in male and female soccer athletes. *J Athl Train*. 2008;43(2):133–143.

Hertel J. Functional anatomy, pathomechanics, and pathophysiology of lateral ankle instability. *J Athl Train*. 2002;37(4):364–375.

Hertel J, Gay MR, Denegar CR. Differences in postural control during single-leg stance among healthy individuals with different foot types. *J Athl Train*. 2002;37(2):129–132.

Richards J, Thewlis D, Selfe J, et al. A biomechanical investigation of a single-limb squat: implications for lower extremity rehabilitation exercises. *J Athl Train*. 2008;43(5):477–482.

各章复习参考题答案

第1章

1. D	15. B
2. C	16. F
4. B	17. I
3. B	18. D
5. C	19. G
6. C	20. C
7. A	21. B 或 E
8. D	22. A 或 D
9. D	23. C 或 F
10. B	24. B 或 E
11. E	25. B 或 E
12. A	26. C 或 F
13. H	27. B 或 E
14. J	28. A 或 D

29. 身体直立,双足并拢,面向前, 手臂置于体侧,手掌向前。

30. 骨很坚硬,在触诊过程中形状 保持不变。

31. 肌肉在某一具体肌纤维方向 上有波状感,在身体运动时会 改变形状。

32. 部位:
   A. 额区
   B. 胸骨区
   C. 脐区
   D. 胫骨区
   E. 小腿部
   F. 前臂区
   G. 腋区
   H. 颏区

第2章

1. B	4. D
2. C	5. C
3. A	6. B

7. A	14. D
8. C	15. A
9. B	16. J
10. C	17. G
11. F	18. I
12. C	19. B
13. H	20. E

21. *骨的功能*
   A. 支持和保护功能:作为支持 身体所有软组织的骨架并 保护重要器官。
   B. 运动功能:肌收缩时起坚硬 的杠杆作用。
   C. 造血功能:骨的红骨髓生成 红细胞。
   D. 储存矿物质和脂肪:磷酸盐 和钙形成"骨质并为重要的 化学功能而储存"。脂肪以 黄骨髓的形式储存在成熟 长骨中部。

22. *中轴骨骼*:由头和躯干骨组成, 包括颅骨、下颌骨、舌骨、胸骨、 肋骨、椎骨、骶骨和尾骨。

   附肢骨骼:由上肢带骨、上肢 骨、下肢带骨和下肢骨组成,包 括锁骨、肩胛骨、肱骨、桡骨、 尺骨、腕骨、掌骨、指骨、髋骨、 坐骨、耻骨、股骨、胫骨、腓骨、 跗骨、跖骨和趾骨。

23. *骨的形态*
   A. 长骨:长度大于宽度,有一 个骨干和末端的骨骺。
   B. 短骨:形似立方体,主要由松 质骨组成。
   C. 扁骨:薄扁易于弯曲。常有 造血作用。
   D. 不规则骨:有独特的形状,不 适合归于其他骨。

   E. 缝间骨:小的不规则骨,形成 颅骨外的骨化区。

24. *附加运动*:关节面之间的运动, 包括滚动、旋转和滑动。

   生理运动:通过主平面的关节运 动,包括屈、伸、收、展、旋。

25.
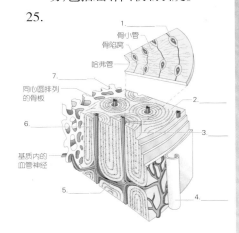

1. 骨细胞　2. 密质骨　3. 骨单位
4. 骨外膜　5. 福尔克曼管
6. 哈弗管　7. 松质骨

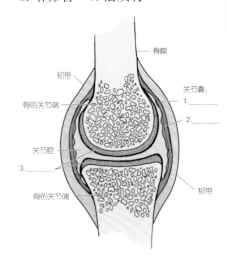

1.纤维囊　2. 滑膜　3. 关节软骨

第3章

1.C	3. A
2. D	4. A

5. B   13. 2
6. D   14. 6
7. C   15. 3
8. B   16. 7
9. B   17. 10
10. D   18. 9
11. 1   19. 5
12. 4   20. 8

21. 运动,姿势,保护,产热,血管泵。

22. 伸展性：使肌组织无损性拉伸。弹性:在肌缩短或拉长后恢复原状。兴奋性:肌组织对来自神经电信号有反应。传导性:肌组织能传导电信号(动作电位)。收缩性:使肌组织缩短变厚产生动力。

23. *肌力产生因素*

动力单位参与：参与的动力单位越多,产生的收缩越强。

横截面积:肌越厚在肌丝间的相互作用越大,因此可产生的动力越大。

纤维排列:羽状肌比其他类型的肌产生的肌力大。

肌长度:肌在静息长度时产力最大,这种能力在肌缩短或拉长时消失。

24. 中间纤维在缺氧或有氧情况下产生能量,取决于该肌常用的训练或活动类型。

25. 本体感受：对体位的整体感知。

26. 肌纤维
A.线粒体
B.肌节
C.Z线
D.肌质网
E.肌纤维膜
F.横管
G.细胞核

第 4 章

1. B   16. J
2. D   17. I
3. D   18. F
4. A   19. G
5. B   20. D
6. A   21. J
7. C   22. I
8. D   23. E
9. B   24. F
10. C   25. C
11. C   26. H
12. H   27. G
13. E   28. D
14. B   29. B
15. A   30. A

31. 肩胛肱骨节律:肩胸关节和肩关节的协调性运动。

32. 两个都是球窝关节,但是肩关节比胸锁关节具有更大的活动性。

第 5 章

1. D   16. B
2. A   17. F
3. C   18. E
4. C   19. A
5. B   20. I
6. C   21. F
7. A   22. H
8. D   23. C
9. C   24. A
10. B   25. I
11. G   26. E
12. J   27. G
13. C   28. J
14. D   29. D
15. H   30. B

31. 肱尺关节可以使肘部屈曲和伸展。近端和远端桡尺关节可绕轴使前臂旋前和旋后。

32. *外上髁*:旋后肌、肘肌、桡侧腕短伸肌、尺侧腕伸肌、指伸肌、小指伸肌。

内上髁:桡侧腕屈肌、掌长肌、尺侧腕屈肌、指浅屈肌、旋前圆肌。

33. 拇指有独特的对掌功能,是由于在第一腕掌关节为鞍状关节。这种运动在手的其他关节是不可能的。

第 6 章

1. A   16. I
2. C   17. J
3. B   18. G
4. D   19. F
5. B   20. C
6. A   21. A
7. B   22. C 或 J
8. C   23. G
9. D   24. D
10. D   25. I
11. D   26. F
12. H   27. H
13. B   28. E
14. E   29. B 或 F
15. A   30. B 或 F

31. 寰椎和枢椎具有与其他颈椎不同的形状和特征。它们一起形成车轴关节,以增强头和颈的旋转活动。

32. 脊髓位于椎管,脊神经从椎间孔穿出。椎动脉和静脉穿过横突孔。颈椎和颅骨的正确对位对保持这一区域的血液循环和避免神经受压有重要作用。

33. *将头和颈转向同侧的肌有*:颈长肌、头长肌、头夹肌、颈夹肌、头后大直肌、头下斜肌、头前直肌、肩胛提肌。

将头和颈转向对侧的肌有:胸

锁乳突肌、斜角肌、半棘肌、斜方肌、回旋肌、多裂肌。

第7章

1. B	16. A
2. C	17. I
3. A	18. B
4. D	19. D
5. B	20. E
6. C	21. F
7. D	22. D
8. A	23. A
9. D	24. G
10. B	25. F
11. C	26. H
12. J	27. G
13. H	28. E
14. D	29. C
15. F	30. B

31. 胸椎和腰椎都有椎体、横突、棘突和椎孔。胸椎的棘突比腰椎扁平，这是由于如果胸部脊柱存在后凸曲线以减少仰卧时不舒服且受伤。胸椎还包含其与肋骨相接的独特关节。腰椎的椎体更大,因为它们要比胸椎承受更多的身体重量。

32. 胸廓是由前面的胸骨和肋骨围绕内脏由前向后包绕形成的。在后面,肋骨与胸椎连结。真肋直接与胸骨连结,假肋通过肋软骨连结,浮肋在前方没有连结点。肋软骨位于胸骨和肋骨前部之间。当肌在肋软骨表面拉动时就会扩张或压缩胸廓,产生呼吸运动。

33. 最长肌、棘肌和腰方肌是产生运动的大块肌。半棘肌、回旋肌、多裂肌、棘间肌和横突间肌是稳定椎骨的小块深部肌。膈肌、上后锯肌、下后锯肌和肋提肌有助于吸气。

第8章

1. C	16. A
2. A	17. C
3. B	18. D
4. C	19. B
5. A	20. G
6. D	21. B
7. C	22. G
8. B	23. A
9. C	24. D
10. D	25. E
11. E	26. F
12. H	27. H
13. I	28. I
14. J	29. C
15. F	30. F

31. 下肢带骨由髋骨（由髂骨、坐骨和耻骨 3 块骨融合而成)和骶骨组成。耻骨联合是一个微动的软骨关节,两骶髂关节是非常稳固的滑膜关节。在下肢带骨可以进行微动,这有利于分散至下肢压力并且减震。与上肢带骨相比,下肢带骨更稳定,其骨更粗大,密度更高。这是由于身体的大部分重量是由下肢带骨所承担。

　　髋关节与肩关节相似,属于球窝滑膜关节。它是三轴的,但是比盂肱关节更稳定,这是由于髋臼形成的深窝和支持髋关节的强大韧带造成的。

32. 股四头肌附着于髌骨的内、外侧面。如果该肌某一部分比其他部分力量增强或柔韧性减弱，则它会将髌骨拉向它的起点。这样会改变髌骨在股骨沟的位置，造成髌股关节功能紊乱。

33. 如果下肢站立旋转，则需在距下、距小腿、胫股和髋关节之间协调运动。旋转包括足的旋前、旋后，膝、髋的扭转。像网球、壁球、篮球、足球、排球、橄榄球和棒球的守垒和跑垒、垒球、曲棍球和长曲棍球，这些运动中都要求下肢的旋转动作。

第9章

1. C	15. G
2. B	16. J
3. A	17. E
4. C	18. F
5. B	19. A
6. C	20. D
7. D	21. F
8. C	22. C
9. A	23. I
10. D	24. B,G,J
11. C	25. A
12. B	26. H
13. H	27. D
14. I	28. E

29. 在小腿和前臂都有由骨间膜连结的两块长骨。前臂的两个关节能进行旋转,而小腿的更稳定,在它的近端和远端关节只有很小或没有活动性。

30. 跖屈肌比背屈肌更强壮。这是因为距小腿关节的作用所致。

31. 足内翻和外翻发生在距下关节,而旋前和旋后是踝和足几个关节的复杂运动。旋前和旋后发生在足着地时,这些运动将肌力沿足传递。内翻和外翻发生在足离地时。

Abduction　外展：围绕矢状轴发生在额状面的关节运动，可产生偏离正中线的运动

Accessory motion　附加运动：关节面之间的相对运动

Acetylcholine　乙酰胆碱：穿过突触间隙在神经肌接头处传播动作电位的神经递质

Action potential　动作电位：当兴奋发生时，在神经、肌和其他可兴奋组织中发生的细胞膜电荷改变

Active range of motion　主动活动范围：当一个人独立运动身体特定部位，并进行这个部位的可能运动时所产生的关节运动，以此证明其主动进行某关节运动的意愿和能力

Adduction　内收：围绕矢状轴发生在额状面的关节运动，可产生偏向正中线的运动

Adenosine triphosphate（ATP）　三磷腺苷：细胞中储存能量的化学物质

Adipocytes　脂肪细胞：在细胞的内部间隙内储存油脂的细胞

Aerobic　需氧的：为产生能量而利用氧，也称为氧化的

Afferent fibers　传入纤维：围绕肌梭的梭内肌纤维的感觉神经，可监控肌肉的伸展强度和速率

Afferent lymphatic vessel　输入淋巴管：将淋巴液输入淋巴结的管状结构

Agonist　主动肌：主要参与产生运动的肌

Alpha motor neurons　α运动神经元：肌梭中的运动神经，可激发环绕的梭外肌纤维使肌肉收缩变短，以保护其不受损伤

Amphiarthrotic joint　微动关节：有柔韧结构如韧带或纤维软骨环绕的关节

Anaerobic　厌氧的：产生能量不依靠氧

Antagonist　拮抗肌：对它的主动肌进行相反运动的肌

Anatomical terminology　解剖学术语：用于描述人体局部和运动的通用的术语。

Anatomical position　解剖姿势：以身体直立面向前方、双足并拢、双臂在体侧伸展、掌心向前为特征的标准体位

Anatomy　解剖学：是一门研究器官结构的学科

Anterior　前方：指向前方的方位术语

Anterior pelvic tilt　骨盆前倾：以骨盆带前倾为特点的姿态偏斜

Appendicular skeleton　附肢骨骼：包括肩胛带、上肢、骨盆带和下肢的各骨。

Approximation　接近：将关节活动约束在关节内的限制因素

Aponeurosis　腱膜：宽而扁的肌腱

Arthrology　关节学：研究关节的学科

Axial skeleton　中轴骨骼：由头部和躯干各骨组成，包括颅骨及其相关骨、舌骨、胸骨、肋骨、椎骨、骶骨、尾骨

Axis　轴：使杠杆围绕自身转动的杠杆系统的一部分，也称为支点

Axon　轴突：神经细胞的长突起，接受胞体发出的冲动，并将这种冲动发送至相邻细胞

Ball-and-socket joint　球窝关节：这种滑膜关节的特点是一骨的球状关节头配在另一骨的圆形窝内

Biaxial　双轴的：能在两个运动平面上进行运动

Bipennate　羽肌：肌纤维沿中央肌腱两侧斜行排列的羽状肌

Blood vessel　血管：一种循环结构，是血液流经整个身体的通道

Bone　骨：是由胶原纤维和矿物质构成的一种支撑结缔组织

Bony endfeel　骨性终末感：使关节运动达到两骨接触的限制因素

Bony landmark　骨性标志：可识别软组织、关节面、沟或其他功能的骨上独特结构

Bursa　囊：可以减少结构之间摩擦的小而扁的滑液囊

Bursitis　滑囊炎：由创伤或过度摩擦引起的囊的炎症

Calcium　钙：储存在骨里的矿物质和磷酸盐组成骨质。它用于人体内许多化学反应中，包括保持血液中的酸碱平衡、传递神经冲动、协助肌收缩、维持血压以及受伤后启动血液凝固

Canaliculi　骨小管：从中央哈弗管辐射状发出的小管，将微血管和神经分支带到远处的骨细胞

Capsular endfeel　关节囊终末感：将关节运动限制在关节囊的因素

Cardiac muscle　心肌：组成心壁并产生使血液在身体循环所需搏动的不随意肌

Cartilage　软骨：是一种支撑结缔组织，根据在基质中各蛋白分布比例的不同而具有不同的硬度和功能

Cartilaginous joints　软骨关节：是一种由软骨将相邻骨的关节面分隔开的微动关节

Caudal　尾侧：表明朝向足部的方位术语

Cell body　胞体：胞核所在处神经元的功能中心

Cephalic　头侧：表明朝向头部的方位术语

427

Chondroblasts 成软骨细胞：分泌蛋白的成纤维细胞，可在软骨细胞外基质中合成纤维

Circular muscles 环状肌：其肌纤维环绕身体某些开口排列形成括约肌

Collagen fibers 胶原纤维：一种长而直的蛋白链，使结缔组织具有拉伸强度和柔韧度

Compact bone 密质骨：由同心层状骨单位和间骨板组成的骨的致密部

Concave 凹面：向里的圆形凹

Concentric contraction 同心收缩：产生张力、使肌缩短并使关节角变小的肌等张收缩

Condyle 髁：形成关节的圆形骨端

Conductivity 传导性：传播电信号的能力

Connective tissue 结缔组织：四大基本组织类型之一，可见于人体大多数运动结构，包括骨、韧带、肌腱和筋膜

Contractility 收缩性：对某一具体刺激反应性变短和增厚从而产力的能力

Convex 凸面：向外的圆形突起

Convex–concave rule 凹凸定律：控制附加运动（滑动和滚动）方向的定律，关节面的形态决定运动状态。如果凹面在固定的凸面上运动，则滑动方向与滚动方向相同；如果凸面在固定的凹面上运动，则滑动方向与滚动方向相反

Crest 嵴：骨上的细长软组织附着部位

Cross-bridges 横桥：在肌收缩过程中肌球蛋白头和肌动蛋白纤维上活性受体位点之间的连结

Deep 深面：是指远离体表的方位术语

Deep fascia 深筋膜：致密结缔组织网，可在肌肉及骨内部结构周围形成一个网状结构

Deform 变形：形状的改变

Dendrite 树突：神经细胞的短分支，可将冲动传递至胞体

Dense connective tissue 致密结缔组织：含有许多胶原纤维和少量基质的结缔组织

Depressions 凹：骨上含有肌、肌腱、神经和血管的槽和沟

Dermis 真皮：表皮深面的致密结缔组织层，包含有毛囊、腺体、神经、血管和细小的肌

Diaphysis 骨干：长骨的体，由密质骨组成，其中央充满黄骨髓

Diarthrotic joint 可动关节：具有大关节腔的关节

Direct synergist 直接协同肌：其所有活动都有主动肌共同参与的肌

Dislocation 脱位：关节中正常骨结构的移位

Distal 远端：表明远离躯干的方位术语

Dynamic stabilizer 动态稳定器：通过收缩和伸长来限制或控制运动的结构

Eccentric contraction 离心收缩：产生张力、使肌伸长并使关节角增大的肌等张收缩

Edema 水肿：在身体组织中液体的异常积累

Efferent lymphatic vessel 输出淋巴管：将淋巴结中的淋巴液滤出的结构

Elastic fibers 弹性纤维：含有弹性蛋白并使组织回弹以使其恢复原状的结缔组织成分

Elastic cartilage 弹性软骨：鼻和耳中含有大量弹性纤维的一种自支撑软骨

Elasticity 弹性：在伸长或缩短后恢复原状的能力

Elastin 弹性蛋白：弹性纤维中的蛋白，可使组织呈现一种分支的波状外观并使其在伸长或改变形状后能恢复原状

Ellipsoid joint 椭圆关节：具有卵圆形关节面类似于扁圆或椭圆的滑膜关节

Empty endfeel 空白终末感：以允许异常运动为特点的异常终末感，由韧带或关节囊来防止其产生，也称为松弛终末感

Endfeel 终末感：在关节可能的运动范围达到终点时可觉察到的活动性，取决于被动活动范围

Endomysium 肌内膜：包绕各个肌细胞的结缔组织鞘

Epicondyle 上髁：长骨在关节端附近的突起，位于髁的上面

Epidermis 表皮：在皮肤表面的层状或上皮组织，含有角蛋白、黑色素和免疫细胞

Epimysium 肌外膜：包绕肌束的结缔组织鞘

Epiphyseal plate 骺板：长骨骺与骨干交汇的部位，也称为生长板

Epiphysis 骺：长骨的隆起端，由薄层密质骨包绕的松质骨构成

Epithelial tissue 上皮组织：四种基本组织类型之一，覆盖在身体的内表面和外表面。它具有保护、吸收、过滤和分泌功能，且极易再生

Excitability 兴奋性：能通过产生电信号对刺激做出反应，也称为感应性

Extensibility 伸展性：无损伤伸长的能力

Extension 伸展：在矢状面围绕冠状轴发生的关节运动，使关节角度增大

External rotation 外旋：在横截面围绕纵轴发生的使附肢骨骼旋离中线的关节运动

Extracellular matrix 细胞外基质：由悬在基质内的不同纤维组成的结缔组织成分

Extrafusal fibers 梭外肌纤维：肌梭外的肌纤维，对 α 运动神经元的刺激做出反应性收缩和缩短

Facet 关节面：形成关节的骨的扁平突起

Fascia 筋膜：疏松或致密结缔组织的一层薄膜，覆盖于身体组织结构上，对其起保护作用，并使其形成一个结构单位

Fascicle　肌束：被肌束膜包绕的肌纤维束

Fiber direction　肌纤维方向：决定组织收缩时牵拉方向的肌组织排列

Fibroblast　成纤维细胞：能产生和分泌蛋白的细胞，可在结缔组织细胞外基质中形成纤维

Fibrous capsule　纤维囊：滑膜关节囊外层组织，为关节提供稳定和保护作用

Fibrous cartilage　纤维软骨：由胶原纤维的致密网状结构形成的软骨，可起缓冲作用并提高关节的连续性，见于椎间盘和膝关节的半月板

Fibrous joints　纤维关节：是带有小关节腔的骨和将各骨紧密连结在一起的致密胶原纤维结缔组织之间的稳固结构

First-class lever　一级杠杆：是在中心轴的一侧施力在另一侧施以阻力的机械系统

Fissure　沟：骨上的一个扩大的裂口或缝隙

Flaccidity　肌松弛：肌的紧张度下降

Flat bones　扁骨：由纤维网骨化形成的一类薄骨，包括胸骨、髂骨和几块颅骨。骨中心的松质骨为造血部位

Flexion　屈曲：围绕额状轴在矢状面发生的关节运动，使关节角度减小

Flight phase　腾空期：奔跑步态中两只脚都离地的时期

Fluid connective tissue　液态结缔组织：在细胞外基质中包含血浆的结缔组织

Foramen　孔：大小不一，通常是于骨上的圆形开口

Force　力：起始运动的杠杆系统中的机械能源

Frontal axis　额状轴：与矢状面垂直的一条想象直线，围绕这个轴进行屈伸运动

Frontal plane　额状面：将身体垂直分成前后两部分的运动平面

Fulcrum　支点：杠杆系统的一部分，杠杆围绕它进行自身旋转，也称为轴

Fusiform muscles　梭肌：肌纤维排列呈中部肌腹两端细的肌

Gait　步态：行走或跑步的方式

Gamma motor neurons　γ运动神经元：可调整肌束紧张度以维持其监控肌肉长度的运动神经

Genu valgus　膝外翻：小腿相对于大腿向外偏移的姿态偏斜

Genu varum　膝内翻：小腿相对于大腿向内偏移的姿态偏斜

Glandular epithelium　腺上皮：生成物质并将其输送至身体的内表面或外表面或者直接送至血液的一种组织

Glide　滑动：一个骨面上的一点与另一个骨面上的一系列点接触时所发生的附加运动

Gliding joint　滑动关节：以扁平关节面为特征可进行小的平面运动的滑膜关节

Glycolysis　糖酵解：无氧产能，将糖转化成乳酸

Golgi tendon organ　高尔基腱器：嵌入肌腱结缔组织中的本体感受器，可监控肌伸缩所产生的肌紧张度变化

Gomphosis　钉状关节：一种特殊的纤维关节，由牙齿嵌入颌部凹槽形成

Ground substance　基质：结缔组织中一种独特的液体成分，悬浮于细胞外基质，可以水状或固体状存在

Growth plate　生长板：见骺板

Guarding　肌卫：以抽动或摇晃为特征的肌不随意突然收缩，也称为肌痉挛

Heel strike　脚跟触地：步态中的前脚着地期

Haversian canals　哈弗管：使血管和神经穿过密质骨的纵行管

Head　关节头：长骨上组成关节的、大而圆的末端突起

Hematopoiesis　造血：发生在红骨髓内的血细胞生成过程

Hinge joint　屈戌关节：一块骨上的圆柱状突起配在另一块骨的相应凹槽内形成的滑膜关节

Hyaline cartilage　透明软骨：光滑有弹性的软骨，有利于减少摩擦，见于喉头、胸肋骨之间和骨的关节面

Hypertonicity　高张性：过度肌紧张

Hypodermis　皮下组织：皮肤真皮深部的疏松结缔组织层，含有脂肪细胞，能缓冲和保护深层结构，见浅筋膜

Inferior　下方：指向底面的方位术语

Intermediate fibers　中间纤维：兼有快缩纤维和慢缩纤维特性的肌纤维

Internal rotation　内旋：附肢骨骼绕纵轴在横截面上向中线旋转的关节运动

Interstitial space　细胞间隙：组织细胞间的间隙

Interosseous membrane　骨间膜：比韧带薄的宽片状致密结缔组织，沿骨干的长轴连结两骨

Intrafusal fibers　梭内肌纤维：肌梭内的特殊肌纤维，外面包绕一圈感觉神经末梢，可监控肌肉的伸展速率和强度

Inverse myotatic reflex　反向肌伸张反射：对于因受到高尔基腱器刺激而使其过度紧张所产生的反应性肌松弛和拮抗肌收缩

Involuntary　不随意：不受意识控制

Irregular bones　不规则骨：有独特形态的骨，包括椎骨和面颅骨

Irritability　应激性：通过产生电信号对刺激做出反应，也称可兴奋性

Isometric contraction　等长收缩：产生张力但肌长度和关节角度不改变的肌收缩

Isotonic contraction　等张收缩：产生张力且肌长度和关节角度发生改变的肌收缩

Joint　关节：两骨之间的连结区域

Joint capsule　关节囊：包绕整个关节的致密结缔组织网

Joint cavity　关节腔：骨关节面之间

的腔隙

Joint play　关节内活动度：围绕关节的关节囊和韧带的松弛度或弹性

Keratin　角蛋白：存在于表皮的坚韧保护性蛋白

Kinesiology　运动学：研究人类运动的学科

Kyphosis　脊柱后凸：脊椎向后弯曲

Lacunae　陷窝：骨细胞所在骨基质中的微小腔隙

Lamellae　骨板：包绕哈弗管的同心圆陷窝

Lateral　外侧：指向远离中线的方位术语

Left rotation　左旋：围绕纵轴在横断面上使脊柱转向左的脊柱关节运动

Lever　杠杆：通过传递或改变力量来产生运动的刚性装置

Leverage　杠杆作用：由机械系统产生的作用力增加量，也称机械效益

Ligament　韧带：由连结相邻骨的致密结缔组织所形成的纤维结构

Line　骨线：骨上细长的软组织附着点

Long bones　长骨：长度大于宽度的一种骨，有明显的骨干和突起的末端

Longitudinal axis　纵轴：与横截面垂直相交的一条假想直线，骨围绕它旋转

Loose connective tissue　疏松结缔组织：含大量基质和很少纤维的结缔组织

Loose endfeel　松弛终末感：以异常运动为特征的异常终末感，受韧带或关节囊限制。也称为空白终末感

Lordosis　脊柱前凸：脊柱向前弯曲

Lymph　淋巴液：身体组织里的额外液体【组织液与细胞进行物质交换后，小部分（主要是水和大分子物质）进入毛细淋巴管成为淋巴，是一种无色液体——译者注】

Lymph node　淋巴结：清除淋巴液里外来颗粒、病毒和细菌的微小器官

Macrophages　巨噬细胞：对损伤或感染做出反应的免疫细胞

Meatus　管：骨内的细小通道

Mechanical advantage　机械效益：由杠杆产生的作用力增加量，也称杠杆作用

Mechanoreceptor　机械感受器：对压力产生反应性变形并协助本体感觉的特殊神经末梢

Medial　内侧：指向中线的方位术语

Medullary cavity　髓腔：含骨髓的长骨干的中央空腔

Melanin　黑色素：存在于皮肤上皮的色素蛋白

Mitochondrion　线粒体：细胞的主要能量源，产生三磷腺苷

Motor nerve　运动神经：定向作用神经，执行由大脑决定的反应

Motor neuron　运动神经元：负责引发运动的神经元

Motor unit　运动单位：一个运动神经元以及它控制的所有肌纤维

Multipennate　多羽肌：肌纤维在多个肌腱的两侧排列的羽状肌

Muscle belly　肌腹：肌腱之间的那部分肌肉

Muscle spasm　肌痉挛：以抽动或晃动为特征的肌肉不随意性突然收缩，也称肌卫

Muscle spindle　肌梭：遍布骨骼肌组织的本体感受器，可监控组织长度变化

Muscle tissue　肌组织：四种基本组织之一，含有称为肌纤维的收缩蛋白结构，可以使这种组织收缩并产生运动

Muscle tone　肌张力：由于持续运动单位激活产生的张力

Musculotendinous junction　肌肌腱结合部：肌外膜开始汇聚并形成肌腱的部位

Myofibrils　肌原纤维：使骨骼肌组织出现条纹状的特殊收缩蛋白

Myology　肌学：研究肌的学科

Myosin　肌球蛋白：在肌中形成粗肌丝纤维的蛋白

Myotatic reflex　牵张反射：由于肌梭受到刺激对快速牵拉力产生的肌收缩

Nerve　神经：控制和联系身体其他部位的那部分神经系统

Nervous tissue　神经组织：四种基本组织之一，能感受刺激、传导刺激并对刺激产生反应

Neuromuscular junction　神经肌连结：神经细胞轴突和肌细胞之间的连结

Neuron　神经元：神经细胞

Neurotransmitter　神经递质：可以穿过突触间隙并刺激或抑制邻近细胞的特殊化学物质

Nucleus　细胞核：细胞的一部分，包含细胞的功能信息并控制细胞的工作

Openings　孔：骨上的孔槽，神经、血管、肌和肌腱由此通过。它们也可产生含气空腔，称之为窦

Osseous tissue　骨组织：见骨

Ossification　骨化：透明软骨被成骨细胞生成的骨组织所取代的过程

Osteoarthritis　骨关节炎：透明软骨受损导致的关节慢性炎症

Osteoblast　成骨细胞：分泌蛋白的成纤维细胞，可在骨的细胞外基质中形成纤维

Osteoclast　破骨细胞：分解陈旧骨的骨细胞

Osteocyte　骨细胞：组成骨实质的细胞

Osteology　骨学：研究骨的学科

Osteon　骨单位：骨的功能单位，由骨板和哈弗管组成，也称哈弗系统

Osteoporosis　骨质疏松症：由于骨矿物质（如钙和磷酸盐）缺失而导致的病理状态，其特点是松质骨的骨密度减少

Pacinian corpuscle　环层小体：皮肤、肌周围结缔组织和肌腱内的机械感受器，可检测初期施加的振动或深部压力并监控身体的运动方向和速度

Panniculus　肌膜：连续的扁平肌外膜

Passive range of motion　被动活动

范围:受检者静息而治疗师移动关节进行可能的运动时所发生的关节运动,常用于确定关节的终末感

Pennate 羽状:像羽毛状的结构

Perimysium 肌束膜:围绕肌束的结缔组织膜

Periosteum 骨膜:围绕骨并滋养和保护骨的致密结缔组织

Pes cavus 高弓足:以内侧弓过高和旋后为特点的足和踝部姿态偏斜

Pes planus 扁平足:以内侧弓低和足过度旋前为特点的足和踝部姿态偏斜

Phosphate 磷酸盐:储存于骨内的矿物质,和钙一起构成骨质

Physiological movements 生理运动:在基本平面进行的所有关节运动

Physiology 生理学:研究器官功能的学科

Pivot joint 车轴关节:一骨的圆柱状头和另一骨相应的凹窝相配构成的滑膜关节

Posterior 后方:指向背侧的方位术语

Posterior pelvic tilt 骨盆后倾:骨盆带向后倾斜的姿态偏斜

Power stoke 动力行程:当肌球蛋白结合肌动蛋白将肌节拉拢在一起时发生的渐变运动

Process 突起:软组织与骨连结处的隆起

Projection 隆起:骨上的隆起部分,有助于形成关节

Prone 俯卧:面朝下的卧姿

Proprioception 本体感受:体位的总体感觉

Proximal 近端:指向躯干的方位术语

Quadriceps angle Q角:髌骨上股四头肌腱引出线和胫骨粗隆上髌韧带引出线相交形成的角

Ramus 支:骨上的桥状突起

Range of motion 活动范围:关节可能的移动幅度

Reciprocal inhibition 交互抑制:由于肌梭和高尔基腱器受到刺激,使关节一侧的肌肉收缩而关节另一侧的肌肉产生适应性松弛

Red bone marrow 红骨髓:存在于某些类型可生成血细胞的骨的内腔的疏松结缔组织

Reflexes 反射:无意识发生的保护性机制

Relative synergist 相对协同肌:只有一部分或很少部分的动作是和主动肌一起运动的肌

Resistance 抵抗力:杠杆系统中对抗作用力施加的机械能来源

Resisted range of motion 抗阻力活动范围:受检者迎着检查者所加的阻力试图使关节运动时关节的运动范围,常用于检查收缩肌及其相应肌腱的健康和功能状况

Reticular fibers 网状纤维:存在于结缔组织的薄层蛋白,能抵抗多方向的作用力,有助于将各种结构聚合在一起

Ridge 嵴:骨上细长的软组织附着部位

Right lymphatic duct 右淋巴导管:两条终末淋巴管之一,位于颈部右侧,流入胸部的右头臂静脉

Right rotation 右旋:脊柱围绕长轴在横断面上使脊柱向右旋转的关节运动

Roll 滚动:一个骨面上的一系列点与另一骨面上相应的一系列点接触时发生的辅助关节运动

Ruffini corpuscle 鲁菲尼小体:位于整个关节囊的机械感受器,可检测关节变形并监控关节位置

Saddle joint 鞍状关节:两个骨性关节面一凹一凸构成的滑膜关节

Sagittal axis 矢状轴:与额状面垂直相交的一条假想直线,可围绕其进行外展和内收

Sagittal plane 矢状面:将身体垂直分为左右两半的运动平面

Sarcolemma 肌纤维膜:肌纤维的细胞膜,可调控进出肌纤维的化学物质

Sarcomere 肌节:肌纤维的功能单位,包含一条Z线到下一条Z线的结构

Sarcoplasm 肌质:肌细胞的细胞质

Sarcoplasmic reticulum 肌质网:充液腔的网状结构,覆盖在每一个肌纤维上并储存有助于引发肌收缩的钙离子

Scoliosis 脊柱侧凸:以脊柱外偏并有一定旋转特征的姿态偏斜

Scapulohumeral rhythm 肩肱节律:肩胸关节和盂肱关节之间的协调运动

Screw-home mechanism 旋锁机制:通过胫骨外旋而锁定胫腿关节

Second-class lever 二级杠杆:这种机械系统的特点是:一端施力另一端为轴,阻力加在两端之间

Sensory epithelium 感觉上皮:包含有特殊细胞能感受和传导特殊刺激的组织

Sesamoid bone 籽骨:被肌腱包绕的骨,其功能是增加与其连结肌的杠杆作用和力量

Sensory nerve 感觉神经:监控内外环境并将这些信息传至脑的一种神经类型

Short bones 短骨:主要由松质骨组成的立方状骨,进行精细的滑动

Skeletal muscle 骨骼肌:可使关节产生运动的随意肌

Skin 皮肤:覆盖于体表的连续结构,保护身体免受侵害和辐射,协助调控体内部温度,排出某些废物,便于和外界环境的相互作用

Sliding filament theory 纤丝滑动学说:用来解释肌纤维中厚肌纤维和薄肌纤维中的收缩蛋白怎样结合和释放,以使肌节缩短,而导致肌收缩

Slow-twitch fiber 慢缩肌纤维:利用有氧产能的肌纤维,收缩慢且耐疲劳

Smooth muscle 平滑肌纤维:有助于消化、泌尿、生殖、循环和呼吸的不随意肌

Spin 自旋:一个面围绕一个固定的

纵轴顺时针或逆时针旋转时发生的附属运动

Spine 棘：骨上短而锋利的刺样突起

Spongy bone 松质骨：一种三维格状疏松骨组织，里面充有红骨髓

Spongy endfeel 疏松终末感：是以湿软或泥泞感为特点的异常终末感

Springy block 弹性阻滞：以运动范围终止之前发生弹力或弹性阻断为特点的异常终末感

Springy endfeel 弹力终末感：拉伸肌或肌腱类关节运动的限制因素

Stance phase 站立期：以完全由下肢承载体重为特征的步态期

Static stabilizer 静态稳定结构：通过抵抗拉伸来限制运动的结构

Striation 横纹：见于心肌和骨骼肌的明暗交替的肌纤维

Subserous fascia 浆膜下筋膜：将深筋膜与胸腔和腹腔衬膜分隔出的致密结缔组织

Summation 总和：汇聚越来越多的运动单位以增加产力的过程

Superficial 浅层：表示靠近体表的方位术语

Superficial fascia 浅筋膜：位于皮肤真皮正下方的疏松结缔组织，可储存脂肪和水并为神经和血管提供通道

Superior 上方：指向顶部的方位术语

Supine 仰卧：面朝上的卧姿

Supportive connective tissue 支持结缔组织：强有力的紧密结缔组织，含有在其底物中沉积的钙盐

Surface epithelium 表面上皮：含膜状细胞层的组织，位于身体内外表面，起屏障或分泌腺作用

Sutures 骨缝：骨之间的连续骨膜连结

Swing phase 摆动期：从抬小腿并向前移动到足后跟着地的步态期

Symphysis 联合：形成关节两骨之间的纤维软骨联合

Synapse 突触：一个神经细胞和另一个神经细胞、肌细胞、腺体或感觉受体细胞之间的功能性膜对膜接触部位

Synaptic cleft 突触间隙：轴突末端和突触后膜之间的空隙

Synarthrotic joint 不动关节：关节面结合得很紧密的关节

Syndesmosis 韧带联合：呈条索状或膜状，由结缔组织形成纤维连结

Synergist 协同肌：是指通过稳定、调控或促成某种特定关节协助主动肌发挥作用的肌

Synostosis 骨性连结：形成关节的两骨之间的骨性结合

Synovial fluid 滑液：黏液囊和滑膜关节内的润滑剂，以减少结构间的摩擦并产生滑行运动

Synovial joint 滑膜关节：灵活的一类关节，有关节囊、大的关节腔和滑液

Synovial membrane 滑膜：滑膜关节囊的内膜，能产生滑液

Tendon 肌腱：将肌附着至骨并会聚在一起的肌筋膜致密结缔组织

Thermogenesis 产热：身体热量的产生

Thick filament 粗肌丝：肌纤维的收缩成分之一，由肌球蛋白组成

Thin filament 细肌丝：肌纤维的收缩成分之一，由肌动蛋白组成

Third-class lever 三级杠杆：阻力在一端、轴在另一端、力加在两者之间的机械系统

Thixotropy 触变性：当组织的活动或温度增加时，基质变为液态的能力

Thoracic duct 胸导管：身体最大的淋巴管，两条终末淋巴管之一，将淋巴输至头臂静脉

Tissue 组织：有相同结构和功能的一组细胞

Toe-off 离地：步态中行进腿的足推离地面向前推进

Trabeculae 骨小梁：根据应力线形成和改变的骨连结小体，起支撑作用

Transverse plane 横断面：将身体水平分为上、下两半的平面

Transverse tubules 横管：垂直于肌节走行的管状网络，可将神经冲动从肌纤维膜传至细胞里

Triangular muscles 三角肌：肌纤维排列起始于一个宽底然后汇聚成一点的一种类型的肌

Triaxial 三轴的：能在所有三个平面运动（矢状面、额状面、横断面）

Trochanter 转子：骨上的圆形附着点

Tropomyosin 原肌球蛋白：在静息期覆盖于肌动蛋白分子上结合点的蛋白

Troponin 肌钙蛋白：在静息期，将原肌球蛋白保持在肌动蛋白结合上的蛋白，将其移出路径外以便使肌收缩

Tubercle 结节：骨上的钝圆形附着点

Tuberosity 粗隆：骨上的圆形附着点

Uniaxial 单轴的：能在单一运动平面内移动

Unipennate 半羽肌：肌纤维从中心肌腱一侧斜行的羽状肌

Vestibular apparatus 前庭器官：位于内耳，能感受头的位置和运动

Volkmann's canals 福尔克曼管：在密质骨中与哈弗管垂直走行的管道，构成从骨表面到其内面的通道，也称为穿通管

Voluntary 随意：受意识控制

Wolff's Law 伍尔夫定律：描述当应力（比如重力的压迫以及肌和韧带的张力）加在骨上时骨的适应性原理

Wormian bone 沃姆骨：沿颅缝存在的一种小而不规则骨

Agur AMR, Dalley AF. *Grant's Atlas of Anatomy.* 11th Ed. Philadelphia: Lippincott, Williams & Wilkins; 2005.

American College of Sports Medicine. *ACSM's Resources for the Personal Trainer.* 2nd Ed. Thompson WR, Baldwin KE, Pire NI, et al., eds. Philadelphia: Lippincott, Williams & Wilkins; 2007.

Aminaka N, Gribble PA. Patellar taping, patellofemoral pain syndrome, lower extremity kinematics, and dynamic postural control. *J Athl Train.* 2008;43(1):21–28.

Archer P. *Therapeutic Massage in Athletics.* Philadelphia: Lippincott, Williams & Wilkins; 2007.

Behnke RS. *Kinetic Anatomy.* 2nd Ed. Champaign: Human Kinetics; 2006.

Benjamin MH, Toumi JR, Ralphs G, et al. Where tendons and ligaments meet bone: attachment sits ('entheses') in relation to exercise and/or mechanical load. *J Anat.* 2006;208(4):471–490.

Bernasconi SM, Tordi NR, Parratee FM, et al. Effects of two devices on the surface electromyography responses of eleven shoulder muscles during azarian in gymnastics. *J Strength Cond R.* 2006;20(1):53–57.

Biel A. *Trail Guide to the Body.* 3rd Ed. Boulder: Books of Discovery; 2005.

Bongers PM. The cost of shoulder pain at work: variation in work tasks and good job opportunities are essential for prevention. *BMJ.* 2001;322(7278):64–65.

Boyde A. The real response of bone to exercise. *J Anat.* 2003;203(2):173–189.

Braun MB, Simonson S. *Introduction to Massage Therapy.* Philadelphia: Lippincott, Williams & Wilkins; 2005.

Brumitt J, Meira E. Scapula stabilization rehab exercise prescription. *Strength Cond J.* 2006;28(3):62–65.

Chandler J, Brown LE. *Conditioning for Strength and Human Performance.* Philadelphia: Lippincott, Williams & Wilkins; 2008.

Chek P. Corrective postural training and the massage therapist. *Massage Therapy Journal.* 1995;34(3):83.

Clarkson H. *Joint Motion and Function: A Research-Based Practical Guide.* Baltimore: Lippincott, Williams & Wilkins; 2005

Clay JH, Pounds DM. *Basic Clinical Massage Therapy: Integrating Anatomy and Treatment.* 2nd Ed. Philadelphia: Lippincott, Williams & Wilkins; 2008.

Cogley RM, Archambault TA, Fiberger JF, et al. Comparison of muscle activation using various hand positions during the push-up exercise. *J Strength Cond R.* 2005;19(3):628–633.

Cohen BJ. *Memmler's The Structure and Function of the Human Body.* 8th Ed. Philadelphia: Lippincott, Williams & Wilkins; 2005.

Cote KP, Brunet II ME, Gansneder BM, et al. Effects of pronated and supinated foot postures on static and dynamic posture stability. *J Athl Train.* 2005;40(1):41–46.

Davies GJ, Zillmer DA. Functional progression of a patient through a rehabilitation program. *Orthop Phys Ther Clin N Am.* 2000;9:103–118.

Devan MR, Pescatello LS, Faghri P, et al. A prospective study of overuse knee injuries among female athletes with muscle imbalances and structural abnormalities. *J Athl Train.* 2004;39(3):263–267.

Drysdale CL, Earl JE, Hertel J. Surface electromyographic activity of the abdominal muscles during pelvic-tilt and abdominal hollowing exercises. *J Athl Train.* 2004;39(1):32–36.

Eroschenko VP. *diFiores' Atlas of Histology with Functional Correlations.* 10th Ed. Philadelphia: Lippincott, Williams & Wilkins; 2005.

Fairclough J, Hayashi K, Toumi H, et al. The functional anatomy of the iliotibial band during flexion and extension of the knee: implications for understanding iliotibial band syndrome. *J Anat.* 2006;208(3):309–316.

Falla D, Jull G, Russell T, et al. Effect of neck exercise on sitting posture in patients with chronic neck pain. *Phys Ther.* 2007;87:408–417.

Floyd RT. *Manual of Structural Kinesiology.* 16th Ed. Boston: McGraw-Hill; 2007.

Frost HM. From Wolff's law to the Utah paradigm: insights about bone physiology and its clinical applications. *Anat Rec.* 2001;262(4):398–419.

Grezios AZ, Gissis IT, Sotiropoulos AA, et al. Muscle-contraction properties in overarm throwing movements. *J Strength Cond R.* 2006;20(1):117–123.

Hanson AM, Padua DA, Blackburn JT, et al. Muscle Activation During Side-Step Cutting Maneuvers in Male and Female Soccer Athletes. *J Athl Train.* 2008;43(2):133–143.

Hendrickson T. *Massage for Orthopedic Conditions.* Baltimore: Lippincott, Williams & Wilkins; 2003.

Hertel J, Gay MR, Denegar CR. Differences in postural control during single-leg stance among healthy individuals with different foot types. *J Athl Train.* 2002; 37(2):129–132.

Hertel J. Functional anatomy, pathomechanics, and pathophysiology of lateral ankle instability. *J Athl Train.* 2002;37(4):364–375.

Hoppenfeld S. *Physical Examination of the Spine & Extremities.* Norwalk: Appleton & Lange; 1976.

Jeran JJ, Chetlin RD. Training the shoulder complex in baseball pitchers: a sport-specific approach. *Strength Cond J.* 2005;27(4): 14–31.

Juhan D. *Job's Body.* 3rd Ed. Barrytown, NY: Station Hill; 2003.

Kendall FP, et al. *Muscles: Testing and Function with Posture and Pain.* 5th Ed. Baltimore: Lippincott, Williams & Wilkins; 2005.

Knudson DV, Morrison CS. *Qualitative Analysis of Human Movement.* 2nd Ed. Champaign: Human Kinetics; 2002.

Konrad P, Schmitz K, Denner A. Neuromuscular Evaluation of Trunk-Training Exercises. *J Athl Train.* 2001;36(2):109–118.

Lee TC, Staines A, Taylor D. Bone adaptation to load: microdamage as stimulus for bone remodeling. *J Anat.* 2002;201(6):437–446.

Magee DJ. *Orthopedic Physical Assessment.* 2nd Ed. Philadelphia: Saunders; 1992.

Mansell J, Tierney RT, Sitler MR, et al. Resistance training and head-neck segment dynamic stabilization in male and female collegiate soccer players. *J Athl Train.* 2005; 40(4):310–319.

Marieb EN. *Essentials of Human Anatomy & Physiology.* 8th Ed. San Francisco: Pearson; 2006.

McArdle WD, Katch FI, Katch VL. *Essentials of Exercise Physiology.* 2nd Ed. Baltimore: Lippincott, Williams & Wilkins; 2000.

McMullen J, Uhl TL. A kinetic chain approach for shoulder rehabilitation. *J Athl Train.* 2000;35(3):329–337.

Mills SE. *Histology for Pathologists.* 3rd Ed. Philadelphia: Lippincott, Williams & Wilkins; 2007.

Moore KL, Dalley AF II. *Clinically Oriented Anatomy. 4th Ed.* Baltimore: Lippincott, Williams & Wilkins; 1999.

Moss RI, DeVita P, Dawson ML. A biomechanical analysis of patellofemoral stress syndrome." *J Athl Train. 1992;*27(1):64–66, 68–69.

Muscolino J. The effects of postural distortion. *Massage Therapy Journal.* 2006;45(2):167.

Muscolino JE. *Kinesiology: The Skeletal System and Muscle Function.* St. Louis: Mosby; 2006.

Muscolino JE. *The Muscular System Manual: The Skeletal Muscles of the Human Body: 2nd Ed.* St. Louis: Elsevier; 2006.

Myers JB, Pasquale MR, Laudner KG, et al. On-the-field resistance-tubing exercises for throwers: an electromyographic analysis. *J Athl Train.* 2005;40(1):15–22.

Myers TW. *Anatomy Trains: Myofascial Meridians for Manual and Movement Therapists.* New York: Churchill Livingstone; 2001.

National Academy of Sports Medicine. *NASM Essentials of Personal Fitness Training.* 3rd Ed. Clark MA, Lucett SC, Corn RJ, eds. Philadelphia: Lippincott, Williams & Wilkins, 2008.

National Strength and Conditioning Association. *Essentials of Strength Training and Conditioning.* 2nd Ed. Baechle TR, Earle R, eds. Champaign: Human Kinetics; 2000.

National Strength and Conditioning Association. *NSCA's Essentials of Personal Training.* Earle RW, Baechle TR, eds. Champaign: Human Kinetics; 2004.

Netter FH. *Atlas of Human Anatomy.* 2nd Ed. East Hanover: Novartis; 1997.

Oatis CA. *Kinesiology: The Mechanics and Pathomechanics of Human Movement.* Baltimore: Lippincott, Williams & Wilkins; 2004.

Passero PL, Wyman BS, Bell JW, et al. Temporomandibular joint dysfunction syndrome: a clinical report. *Phys Ther.* 1985;65: 1203–1207.

Pettitt R, Dolski A. Corrective neuromuscular approach to the treatment of iliotibial band friction syndrome: a case report. *J Athl Train.* 2000; 35(1):96–99.

Premkumar K. *The Massage Connection: Anatomy and Physiology.* 2nd Ed. Philadelphia: Lippincott, Williams & Wilkins; 2004.

Prentice WE. *Techniques in Musculoskeletal Rehabilitation.* New York: McGraw-Hill; 2001.

Richards J, Thewlis D, Selfe J, et al. A biomechanical investigation of a single-limb squat: implications for lower extremity rehabilitation exercises. *J Athl Train.* 2008;43(5): 477–482.

Riemann BL, Lephart SM. The sensorimotor system, part II: the role of proprioception in motor control and functional joint stability. *J Athl Train.* 2002;37(1):80–84.

Ronai P. Exercise modification and strategies to enhance shoulder function. *Strength Cond J.* 2005;27(4): 36–45.

Ruff C, Holt B, Trinkaus E. Who's afraid of the big bad Wolff? "Wolff's law" and bone functional adaptation. *Am J Phys Anthropol.* 2006;129(4):484–498.

Scannell JP, McGill SM. Lumbar posture-should it and can it, be modified? A study of passive tissue stiffness and lumbar position during activities of daily living. *Phys Ther.* 2003;83:907–917.

Scheumann DW. *The Balanced Body: A Guide to Deep Tissue and Neuromuscular Therapy.* 3rd Ed. Baltimore: Lippincott, Williams & Wilkins; 2007.

Stedman TL. *Stedman's Medical Dictionary for the Health Professions and Nursing: Illustrated.* 5th Ed. Philadelphia: Lippincott, Williams & Wilkins; 2005.

Terry GC, Chopp TM. Functional anatomy of the shoulder. *J Athl Train.* 2000;35(3):248–255.

Tortora GJ, Grabowski SR. *Principles of Anatomy and Physiology.* 8th Ed. New York: Harper Collins; 1996.

Tyson A. Identifying and treating rotator cuff imbalances. *Strenth Cond J.* 2006;28(2):92–95.

Tyson A. Rehab exercise prescription sequencing for shoulder external rotators. *Strength Cond J.* 2005;27(6): 39–41.

Tyson A. The importance of the posterior capsule of the shoulder in overhead athletes. *Strength Cond J.* 2005;27(4):60–62.

Udermann BE, Mayer JM, Graves JE, et al. Quantitative Assessment of Lumbar Paraspinal Muscle Endurance. *J Athl Train.* 2003;38(3):259–262.

Voight ML, Thompson BC. The role of the scapula in the rehabilitation of shoulder injuries. *J Athl Train.* 2000;35(3):364–372.

Wackerhage H, Rennie MJ. How nutrition and exercise maintain the human musculoskeletal mass. *J Anat.* 2006;208(4):417–431.

Weineck J. *Functional Anatomy in Sports.* 2nd Ed. DeKornfield TJ, Trans. St. Louis: Mosby-Year Book; 1990.

Wilmore JH, Costill DL. *Physiology of Sport and Exercise.* 3rd Ed. Champaign: Human Kinetics; 2004.

Zimmerman GR. Carpal tunnel syndrome. *J Athl Train.* 1994;29(1): 22–24, 26–28, 30.

西 方 现 代 临 床 按 摩 系 列 丛 书

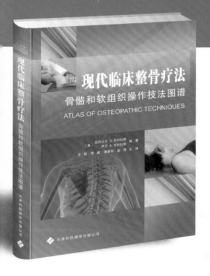

本书是《基础临床按摩疗法》的姊妹篇——目前国内第一部综合详述整骨疗法的彩色图谱。本书的英文版本作为美国费城大学整骨医学专业参考书已有30余年，并深受从业人员的喜爱和推崇。

本书分步骤详细描述了约350种整骨疗法的具体操作方法，是指导整骨疗法临床应用必不可少的工具书之一，并配有1250余幅全彩图片，在每幅图片下附有详细的解说。编者力求为读者呈现一部生动、易懂、临床实用性强的整骨疗法专著。

16开　精装　铜版纸彩色印刷　定价：198元

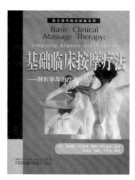
16开　精装　定价：180元

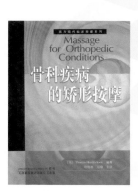
16开　精装　定价：120元

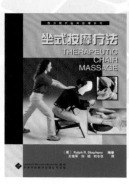
16开　精装　定价：140元

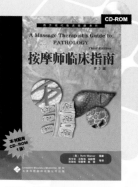
16开　精装　定价：198元

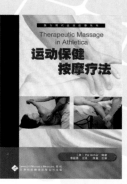
16开　精装　定价：140元

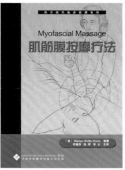
16开　精装　定价：100元

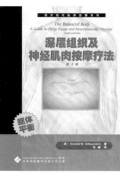
16开　精装　定价：120元

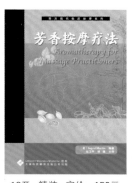
16开　精装　定价：150元

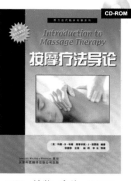
16开　精装　定价：260元

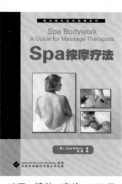
16开　精装　定价：198元

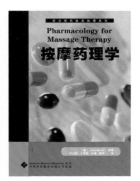
16开　精装　定价：150元

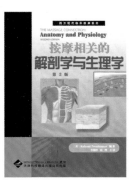
16开　精装　定价：298元

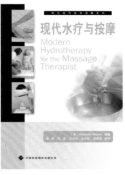
16开　精装　定价：120元

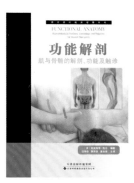
16开　精装　定价：198元

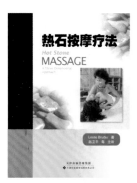
16开　精装　估价：150元

学贯中西，方能游刃有余——"西方现代临床按摩"系列丛书系由美国LWW公司引进，全面、系统地介绍了西方医学界与按摩相关的各方面理论及临床实践，秉承了西方医学界注重理论先行的理念，详尽介绍了国外按摩的新成果、新技法，是对东方传统按摩的革命性突破。